感染症学

Essential Knowledge and Skills

編著

駒野　淳
大阪医科薬科大学薬学部 教授

大井一弥
鈴鹿医療科学大学薬学部 教授

安　武夫
明治薬科大学 准教授

南山堂

著者一覧

浮村　　聡　　大阪医科薬科大学　功労教授／
市立ひらかた病院　特命顧問・医療安全管理室（感染防止対策部門）

川畑拓也　　大阪健康安全基盤研究所 微生物部ウイルス課　総括研究員

駒野　淳　　大阪医科薬科大学薬学部 感染制御学研究室　教授

中山章文　　岐阜医療科学大学保健科学部　臨床検査学科　教授

小川　拓　　大阪医科薬科大学医学部 微生物学・感染制御学教室　講師／
大阪医科薬科大学病院 感染対策室　室長

松尾宏一　　福岡大学薬学部 腫瘍・感染症薬学研究室　教授

中野貴文　　福岡大学薬学部 腫瘍・感染症薬学研究室　准教授

榎屋友幸　　鈴鹿医療科学大学薬学部 医薬品情報学研究室　准教授

朝井　章　　大阪医科薬科大学病院 中央検査部　特務准教授／肝疾患センター　センター長

大井一弥　　鈴鹿医療科学大学薬学部 臨床薬理学研究室　教授

松元一明　　慶應義塾大学薬学部 薬効解析学講座　教授

磯邉浩和　　新潟薬科大学薬学部 臨床薬学教育研究センター　准教授

金本大成　　昭和薬科大学 微生物学研究室　教授

斎藤あつ子　神戸女子大学健康福祉学部　健康スポーツ栄養学科　教授

長野基子　　兵庫医科大学薬学部 微生物学研究室　教授

安　武夫　　明治薬科大学 治療評価学研究室　准教授

江頭伸昭　　和歌山県立医科大学薬学部 医療薬剤学研究室　教授

山田孝明　　和歌山県立医科大学薬学部 医療薬剤学研究室　准教授

松元加奈　　同志社女子大学薬学部　臨床薬剤学研究室　准教授

西村信弘　　国際医療福祉大学福岡薬学部　教授／高邦会 高木病院　薬剤部長

西　圭史　　日本大学薬学部 薬剤師教育センター　教授・センター長

花井雄貴　　東邦大学薬学部 臨床薬学研究室　講師

継田雅美　　新潟薬科大学医療技術学部 臨床感染症研究室　教授

山本武人　　東京大学医学部附属病院 薬剤部　副薬剤部長

山口　諒　　東京大学医学部附属病院 薬剤部

髙橋雅弘　　明治薬科大学 薬物動態学研究室　講師

山崎伸吾　　千葉大学医学部附属病院 薬剤部　准教授・副薬剤部長

（執筆順）

序

　感染症は人類の歴史において繰り返し重大な影響を及ぼしてきた．パンデミック
は経済や文化，医療を含む社会全体に深刻な影響を与え，多くの教訓を残している．
現在も新興・再興感染症の出現や薬剤耐性（antimicrobial resistance：AMR）の増加
などといった問題は，医療や公衆衛生において解決すべき喫緊の課題となっている．
医療現場では，感染症がすべての診療科に関わるため，感染の拡大を防ぐ対策や，多
剤耐性菌を発生させないための適切な抗菌薬の使用などが求められる．抗菌薬や抗ウ
イルス薬，ワクチンといった医薬品は，感染症の予防や治療において不可欠である
が，治療・予防法が次々に実用化され，アップデートすべき知識も多い．このよう
に感染症とその基盤となる微生物学は医歯薬系において極めて大切な領域である．し
かし，カバーする領域が広く，多様な病原体と疾患が絡んでいるために初学者にとっ
て難解である．本書の執筆者は微生物学・感染症学に関する教育と臨床に長年携わ
り，難解な領域をどのように教えるか工夫を重ねてこられた．そのノウハウを活かし
て，より初学者が馴染みやすい感染症学の教科書を提供したいと考えたのが本書を企
画したきっかけである．

　本書の内容は，2022 年（令和 4 年）度改訂版『薬学教育モデル・コア・カリキュラ
ム』に準拠している．この改訂版では，従来広いカテゴリの中に組み込まれていた感
染症に関する内容が，独立性と具体性を持つ形で大きく再編成された．「D-2-15 感染
症と治療薬」や「F-3-4 医療現場での感染制御」といった新たな項目が追加され，
AMR や医療関連感染（healthcare-associated infection：HAI）の管理など，現代医療
における重要な課題が取り入れられている．さらに，感染制御チーム（infection
control team：ICT）や抗菌薬適正使用支援チーム（antimicrobial stewardship team：
AST）の役割，多職種連携による感染防止策が反映され，実践的な感染管理能力の育
成を目指している．また，「E-1-2 人の健康を脅かす感染症の予防とまん延防止」では，
ワクチン接種や感染症の予防，新興・再興感染症への対応など，公衆衛生的な観点も
取り入れられている．これに加えて，「F-4-2 地域での公衆衛生，災害対応への貢献」
では，地域における感染症予防や拡大防止の対策，感染症発生時の啓発活動，消毒薬
や衛生用品の供給確保と使用法の指導，ワクチン接種への主体的参画など，社会的課
題への対応を具体的に示している．このように，感染症を個々の疾患として学ぶだけ
でなく，社会的課題として捉え，地域医療や公衆衛生に寄与する視点が強調されている．

　本書では，カリキュラムの趣旨を反映し，各章において体系的かつ実践的に感染
症を学べるよう構成されている．1 章では，感染症の歴史的背景と社会的影響を俯瞰
し，感染症サーベイランスやリスクマネジメントについて解説する．2 章では，診療
プロセスの流れ，微生物学的検査の役割と結果の解釈，抗微生物薬を用いた薬物治

iii

療，抗微生物薬の特徴と使用上の注意点など，感染症診療の基本事項を解説する．3章では，主要な感染症を取り上げ，その病態，治療，予防について詳述する．4章では，抗微生物薬の適正使用をテーマに，薬剤使用時の留意点や副作用の管理，治療薬物濃度モニタリングや用量調整を含む個別化医療の考え方を取り上げる．また，AMRへの対応として，抗菌薬適正使用支援を取り上げる．5章では，医療現場における感染制御を基礎から実践まで学べる内容となっている．滅菌や消毒の基本，標準予防策や隔離予防策などの具体的手法を詳述し，血液・体液曝露事故の対処法，ICTおよびASTの役割，感染症法に基づく届出制度を解説する．さらに，新興・再興感染症への対応策や地域での感染拡大防止における薬剤師の役割も取り上げる．最後の6章では，感染症予防の柱であるワクチン接種に関する内容を詳述する．このように本書の構成は，2022（令和4年）度改訂版『薬学教育モデル・コア・カリキュラム』に基づき，基礎知識から臨床応用，公衆衛生的役割までを包括的に学べる内容となっている．

　感染症学を学ぶ学生諸君にとって，本書がその基礎を築き，知識を実践に結びつける助けになることを願う．感染症学は医療現場において基盤となる極めて重要な領域である．本書がその学びを支える一助となれば幸いである．

　最後に，本書の編集にご尽力をいただいた南山堂 根本英一氏および関係諸氏に深く感謝の意を表する．

2024年12月

編者を代表して

駒野　淳

目 次

1章 総 論

1 感染症の歴史にみる人類への影響 ························ (浮村 聡) 2
2 感染症のサーベイランスとリスクマネジメント ·········· (川畑拓也) 16
章末問題 ··· 27

2章 感染症診療の基本事項

1 感染症診療の基本的プロセス ························ (駒野 淳) 30
2 微生物学的検査とその解釈 ························· (中山章文) 38
3 抗微生物薬による治療プロセス ············ (小川 拓・駒野 淳) 55
4 抗微生物薬の種類と特徴 ······································ 63
  ❶抗菌薬 ··································· (中野貴文・松尾宏一) 63
  ❷抗真菌薬 ································· (榎屋友幸) 83
  ❸抗ウイルス薬 ····························· (榎屋友幸) 88
  ❹抗寄生虫薬 ······························ (榎屋友幸) 100
章末問題 ··· 106

3章 主要な感染症の特徴と予防・治療

1 呼吸器感染症 ······················· (小川 拓・駒野 淳) 112
  ❶上気道感染症 ··· 112
  ❷インフルエンザ ·· 114
  ❸COVID-19 ··· 118
  ❹市中肺炎 ·· 121
  ❺院内肺炎 ·· 126
  ❻肺結核症 ·· 128
  ❼肺非結核性抗酸菌症 ··· 132
  ❽肺アスペルギルス症 ··· 135
2 消化器感染症 ································· (朝井 章) 138
  ❶*Helicobacter pylori* 感染症 ···································· 138
  ❷虫垂炎 ·· 140
  ❸腸炎（総論） ··· 142
  ❹細菌性赤痢 ··· 143
  ❺サルモネラ腸炎 ·· 145
  ❻腸炎ビブリオ感染症 ··· 146
  ❼カンピロバクター腸炎 ··· 148
  ❽腸管出血性大腸菌（EHEC）感染症 ······························ 150
  ❾ウェルシュ菌感染症 ··· 152
  ❿アメーバ赤痢 ··· 154
  ⓫偽膜性腸炎 ··· 156

v

⑫ ウイルス性腸炎 ⋯⋯⋯⋯⋯⋯⋯⋯⋯⋯⋯⋯⋯⋯⋯⋯⋯⋯⋯⋯⋯⋯⋯⋯⋯ 158

3 肝胆感染症 ⋯⋯⋯⋯⋯⋯⋯⋯⋯⋯⋯⋯⋯⋯⋯⋯⋯⋯⋯⋯⋯ (朝井　章) 160

❶ ウイルス性肝炎 (総論) ⋯⋯⋯⋯⋯⋯⋯⋯⋯⋯⋯⋯⋯⋯⋯⋯⋯⋯⋯⋯ 160

❷ A 型肝炎 ⋯⋯⋯⋯⋯⋯⋯⋯⋯⋯⋯⋯⋯⋯⋯⋯⋯⋯⋯⋯⋯⋯⋯⋯⋯⋯⋯ 161

❸ *Epstein-Barr* ウイルス感染症 ⋯⋯⋯⋯⋯⋯⋯⋯⋯⋯⋯⋯⋯⋯⋯⋯⋯ 162

❹ サイトメガロウイルス肝炎 ⋯⋯⋯⋯⋯⋯⋯⋯⋯⋯⋯⋯⋯⋯⋯⋯⋯⋯ 164

❺ B 型肝炎ウイルス感染症 ⋯⋯⋯⋯⋯⋯⋯⋯⋯⋯⋯⋯⋯⋯⋯⋯⋯⋯⋯ 166

❻ C 型肝炎ウイルス感染症 ⋯⋯⋯⋯⋯⋯⋯⋯⋯⋯⋯⋯⋯⋯⋯⋯⋯⋯⋯ 172

❼ 急性胆嚢炎 ⋯⋯⋯⋯⋯⋯⋯⋯⋯⋯⋯⋯⋯⋯⋯⋯⋯⋯⋯⋯⋯⋯⋯⋯⋯ 175

❽ 急性胆管炎 ⋯⋯⋯⋯⋯⋯⋯⋯⋯⋯⋯⋯⋯⋯⋯⋯⋯⋯⋯⋯⋯⋯⋯⋯⋯ 178

4 尿路感染症 ⋯⋯⋯⋯⋯⋯⋯⋯⋯⋯⋯⋯⋯⋯⋯⋯⋯⋯⋯⋯⋯ (大井一弥) 182

❶ 膀胱炎 ⋯⋯⋯⋯⋯⋯⋯⋯⋯⋯⋯⋯⋯⋯⋯⋯⋯⋯⋯⋯⋯⋯⋯⋯⋯⋯⋯ 182

❷ 腎盂腎炎 ⋯⋯⋯⋯⋯⋯⋯⋯⋯⋯⋯⋯⋯⋯⋯⋯⋯⋯⋯⋯⋯⋯⋯⋯⋯⋯ 184

❸ カテーテル関連尿路感染 ⋯⋯⋯⋯⋯⋯⋯⋯⋯⋯⋯⋯⋯⋯⋯⋯⋯⋯ 185

5 性感染症 ⋯⋯⋯⋯⋯⋯⋯⋯⋯⋯⋯⋯⋯⋯⋯⋯ (小川　拓・駒野　淳) 188

❶ 梅　毒 ⋯⋯⋯⋯⋯⋯⋯⋯⋯⋯⋯⋯⋯⋯⋯⋯⋯⋯⋯⋯⋯⋯⋯⋯⋯⋯⋯ 188

❷ 淋菌感染症 ⋯⋯⋯⋯⋯⋯⋯⋯⋯⋯⋯⋯⋯⋯⋯⋯⋯⋯⋯⋯⋯⋯⋯⋯⋯ 192

❸ HIV 感染症 ⋯⋯⋯⋯⋯⋯⋯⋯⋯⋯⋯⋯⋯⋯⋯⋯⋯⋯⋯⋯⋯⋯⋯⋯⋯ 194

❹ 性器カンジダ症 ⋯⋯⋯⋯⋯⋯⋯⋯⋯⋯⋯⋯⋯⋯⋯⋯⋯⋯⋯⋯⋯⋯⋯ 199

❺ 腟トリコモナス症 ⋯⋯⋯⋯⋯⋯⋯⋯⋯⋯⋯⋯⋯⋯⋯⋯⋯⋯⋯⋯⋯⋯ 201

❻ 性器クラミジア感染症 ⋯⋯⋯⋯⋯⋯⋯⋯⋯⋯⋯⋯⋯⋯⋯⋯⋯⋯⋯ 202

6 皮膚・軟部組織感染症 ⋯⋯⋯⋯⋯⋯⋯⋯⋯⋯⋯⋯⋯⋯⋯ (大井一弥) 204

❶ 伝染性膿痂疹 ⋯⋯⋯⋯⋯⋯⋯⋯⋯⋯⋯⋯⋯⋯⋯⋯⋯⋯⋯⋯⋯⋯⋯ 204

❷ 蜂窩織炎 ⋯⋯⋯⋯⋯⋯⋯⋯⋯⋯⋯⋯⋯⋯⋯⋯⋯⋯⋯⋯⋯⋯⋯⋯⋯ 206

❸ 丹　毒 ⋯⋯⋯⋯⋯⋯⋯⋯⋯⋯⋯⋯⋯⋯⋯⋯⋯⋯⋯⋯⋯⋯⋯⋯⋯⋯⋯ 208

❹ 壊死性筋膜炎 ⋯⋯⋯⋯⋯⋯⋯⋯⋯⋯⋯⋯⋯⋯⋯⋯⋯⋯⋯⋯⋯⋯⋯ 209

❺ ざ瘡 (尋常性ざ瘡) ⋯⋯⋯⋯⋯⋯⋯⋯⋯⋯⋯⋯⋯⋯⋯⋯⋯⋯⋯⋯⋯ 211

❻ 帯状疱疹 ⋯⋯⋯⋯⋯⋯⋯⋯⋯⋯⋯⋯⋯⋯⋯⋯⋯⋯⋯⋯⋯⋯⋯⋯⋯ 214

❼ 白癬 (皮膚糸状菌症) ⋯⋯⋯⋯⋯⋯⋯⋯⋯⋯⋯⋯⋯⋯⋯⋯⋯⋯⋯ 217

❽ 疥　癬 ⋯⋯⋯⋯⋯⋯⋯⋯⋯⋯⋯⋯⋯⋯⋯⋯⋯⋯⋯⋯⋯⋯⋯⋯⋯⋯⋯ 219

7 中枢神経系感染症 ⋯⋯⋯⋯⋯⋯⋯⋯⋯⋯⋯⋯⋯⋯⋯⋯ (松元一明) 222

❶ 髄膜炎 ⋯⋯⋯⋯⋯⋯⋯⋯⋯⋯⋯⋯⋯⋯⋯⋯⋯⋯⋯⋯⋯⋯⋯⋯⋯⋯ 222

❷ 脳膿瘍 ⋯⋯⋯⋯⋯⋯⋯⋯⋯⋯⋯⋯⋯⋯⋯⋯⋯⋯⋯⋯⋯⋯⋯⋯⋯⋯ 229

❸ 脳　炎 ⋯⋯⋯⋯⋯⋯⋯⋯⋯⋯⋯⋯⋯⋯⋯⋯⋯⋯⋯⋯⋯⋯⋯⋯⋯⋯ 232

❹ クロイツフェルト・ヤコブ病 (プリオン病) ⋯⋯⋯⋯⋯⋯⋯⋯⋯ 234

8 全身性感染症 ⋯⋯⋯⋯⋯⋯⋯⋯⋯⋯⋯⋯⋯⋯⋯ (小川　拓・駒野　淳) 237

❶ 敗血症 ⋯⋯⋯⋯⋯⋯⋯⋯⋯⋯⋯⋯⋯⋯⋯⋯⋯⋯⋯⋯⋯⋯⋯⋯⋯⋯ 237

❷ 発熱性好中球減少症 ⋯⋯⋯⋯⋯⋯⋯⋯⋯⋯⋯⋯⋯⋯⋯⋯⋯⋯⋯ 242

❸ 深在性真菌症 (総論) ⋯⋯⋯⋯⋯⋯⋯⋯⋯⋯⋯⋯⋯⋯⋯⋯⋯⋯⋯ 247

❹ 深在性カンジダ症 ⋯⋯⋯⋯⋯⋯⋯⋯⋯⋯⋯⋯⋯⋯⋯⋯⋯⋯⋯⋯ 247

目次

❺クリプトコックス症		250
❻ムコール症（接合菌症）		252
❼ニューモシスチス肺炎		253
❽スポロトリコーシス		255

9 心・血管内感染症 （小川　拓・駒野　淳）257
- ❶感染性心内膜炎 257
- ❷感染性動脈瘤 263
- ❸ウイルス性心筋炎 265

10 骨・関節感染症 （磯邉浩和）267
- ❶骨髄炎 267
- ❷化膿性関節炎 271

11 感覚器感染症 （磯邉浩和）274
- ❶眼瞼炎 274
- ❷感染性結膜炎 277
- ❸感染性角膜炎 280
- ❹中耳炎 281
- ❺副鼻腔炎 285

12 歯科感染症 （金本大成）289
- ❶齲　蝕 290
- ❷歯周病 293
- ❸歯性感染症 297
- ❹口腔カンジダ症 299
- ❺誤嚥性肺炎 302
- ❻感染性心内膜炎 304

13 寄生虫症 （長野基子・斎藤あつ子）306
- ❶マラリア 306
- ❷トキソプラズマ症 309
- ❸赤痢アメーバ症（アメーバ赤痢） 312
- ❹ジアルジア症 314
- ❺クリプトスポリジウム症 315
- ❻アニサキス症 317
- ❼サルコシスティス食中毒・クドア食中毒 319
- ❽回虫症 321
- ❾蟯虫症 322
- ❿消化管寄生条虫症 323
- ⓫エキノコックス症（包虫症） 325

14 薬剤耐性菌感染症 （小川　拓・駒野　淳）327
- ❶薬剤耐性菌感染症（総論） 327
- ❷メチシリン耐性黄色ブドウ球菌（MRSA）感染症 330
- ❸バンコマイシン耐性腸球菌（VRE）感染症 333

vii

❹ 薬剤耐性緑膿菌（MDRP）感染症 ·· 335

❺ 基質特異性拡張型β-ラクタマーゼ（ESBL）産生菌感染症 ··················· 337

❻ カルバペネマーゼ産生菌感染症 ··· 339

15 医療関連感染 ···································· （小川　拓・駒野　淳） 342

❶ 手術部位感染（SSI） ··· 342

❷ カテーテル関連尿路感染（CAUTI） ·· 346

❸ 中心静脈カテーテル関連血流感染（CLABSI） ································· 348

❹ 人工呼吸器関連肺炎（VAP） ·· 351

章末問題 ·· 354

4章　抗微生物薬の適正使用

1 感染症治療薬を投与する際の留意点 ················ （安　武夫） 366

2 フォローすべき副作用と発現時の対応 ·········· （山田孝明・江頭伸昭） 379

3 血中薬物濃度に基づく用法・用量の最適化 ··············· （松元加奈） 398

4 薬剤耐性（AMR）の重要性と抗菌薬適正使用支援 ········· （西村信弘） 406

章末問題 ·· 417

5章　医療現場での感染管理

1 消毒薬と滅菌法 ···································· （西　圭史） 420

2 標準予防策と隔離予防策
（接触感染予防策，飛沫感染予防策，空気感染予防策） ········· （花井雄貴） 432

3 血液・体液曝露事故（針刺し事故）の対応 ················· （継田雅美） 440

4 感染制御管理体制と感染症法に基づく届出 ·········· （山口　諒・山本武人） 446

5 新興・再興感染症に対する対応 ······················· （髙橋雅弘） 455

6 地域における感染症予防，拡大防止等の対策と発生時の対応
·· （山崎伸吾） 465

章末問題 ·· 474

6章　予防接種

1 ワクチンの意義と種類 ·································· （大井一弥） 480

2 ワクチンの接種禁忌と副反応 ··························· （大井一弥） 492

3 ワクチン接種会場における薬剤師の役割 ················ （大井一弥） 500

章末問題 ·· 505

解答と解説　506

一般索引 ··· 520

薬剤索引 ··· 527

抗微生物薬略語一覧

5-FC	フルシトシン		CTX	セフォタキシム
ABC	アバカビル		CXM	セフロキシム
ABK	アルベカシン		CZOP	セフォゾプラン
ABPC	アンピシリン		DAA	直接作用型抗ウイルス薬
ACV	アシクロビル		DAP	ダプトマイシン
AMK	アミカシン		DBECPCG	ベンジルペニシリンベンザチン
AMNV	アメナメビル		DHPG	ガンシクロビル
AMPC	アモキシシリン		DLM	デラマニド
AMPC/CVA	アモキシシリン / クラブラン酸		DOR	ドラビリン
AMPH-B	アムホテリシン B		DOXY	ドキシサイクリン
Ara-A	ビダラビン		DRPM	ドリペネム
AZM	アジスロマイシン		DRV	ダルナビル
AZT	アズトレオナム		DTG	ドルテグラビル
BIC	ビクテグラビル		EB	エタンブトール
BIPM	ビアペネム		EFCZ	エフィナコナゾール
CAM	クラリスロマイシン		EM	エリスロマイシン
CAZ	セフタジジム		ETH	エチオナミド
CCL	セファクロル		ETV	エンテカビル
CDTR-PI	セフジトレン ピボキシル		EVG	エルビテグラビル
CEX	セファレキシン		EVM	エンビオマイシン
CEZ	セファゾリン		FCV	ファムシクロビル
CFDC	セフィデロコル		FDX	フィダキソマイシン
CFDN	セフジニル		F-FLCZ	ホスフルコナゾール
CFPM	セフェピム		FLCZ	フルコナゾール
CFPN-PI	セフカペン ピボキシル		FMOX	フロモキセフ
CFTM-PI	セフテラム ピボキシル		FOM	ホスホマイシン
CFX	セフォキシチン		FRPM	ファロペネム
CL	コリスチン		F-RVCZ	ホスラブコナゾール
CLDM	クリンダマイシン		FTC	エムトリシタビン
CMNX	セフミノクス		GFLX	ガチフロキサシン
CMX	セフメノキシム		GLE/PIB	グレカプレビル / ピブレンタスビル
CMZ	セフメタゾール		GM	ゲンタマイシン
COBI	コビシスタット		GRNX	ガレノキサシン
CP	クロラムフェニコール		INH	イソニアジド
CPFG	カスポファンギン		INSTI	インテグラーゼ阻害薬
CPFX	シプロフロキサシン		IPM/CS	イミペネム / シラスタチン
CPZ	セフォペラゾン		ISCZ	イサブコナゾール
CS	サイクロセリン		ITCZ	イトラコナゾール
CTM	セフォチアム		KCZ	ケトコナゾール
CTRX	セフトリアキソン		KM	カナマイシン

LAM	ラミブジン	RFP	リファンピシン
L-AMB	アムホテリシンBリポソーム製剤	RPV	リルピビリン
LDV/SOF	レジパスビル / ソホスブビル	RTV	リトナビル
LEN	レナカパビル	RXM	ロキシスロマイシン
LFLX	ロメフロキサシン	SBT/ABPC	スルバクタム / アンピシリン
LMOX	ラタモキセフ	SBTPC	スルタミシリン
LPV	ロピナビル	SM	ストレプトマイシン
LSFX	ラスクフロキサシン	SOF/LDV	ソホスブビル / レジパスビル
LTV	レテルモビル	SOF/VEL	ソホスブビル / ベルパタスビル
LVFX	レボフロキサシン	SPCM	スペクチノマイシン
LZD	リネゾリド	SPM	スピラマイシン
MCFG	ミカファンギン	ST	スルファメトキサゾール /トリメトプリム
MCIPC	クロキサシリン	STFX	シタフロキサシン
MCZ	ミコナゾール	TAF	テノホビルアラフェナミドフマル酸塩
MEPM	メロペネム	TAZ/CTLZ	タゾバクタム / セフトロザン
MFLX	モキシフロキサシン	TAZ/PIPC	タゾバクタム / ピペラシリン
MINO	ミノサイクリン	TBPM-PI	テビペネム ピボキシル
MNZ	メトロニダゾール	TC	テトラサイクリン
MUP	ムピロシン	TDF	テノホビルジソプロキシルフマル酸塩
MVC	マラビロク	TEIC	テイコプラニン
NA	ナリジクス酸	TER	テルビナフィン
NDFX	ナジフロキサシン	TFLX	トスフロキサシン
NFLX	ノルフロキサシン	TGC	チゲサイクリン
NNRTI	非ヌクレオシド系逆転写酵素阻害薬	TNZ	チニダゾール
NRTI	ヌクレオシド / ヌクレオチド系逆転写酵素阻害薬	TOB	トブラマイシン
NVP	ネビラピン	TZD	テジゾリド
OFLX	オフロキサシン	VACV	バラシクロビル
PAPM/BP	パニペネム / ベタミプロン	VCM	バンコマイシン
PCG	ベンジルペニシリン	VGCV	バルガンシクロビル
PFA	ホスカルネット	VRCZ	ボリコナゾール
PIPC	ピペラシリン	ZDV (AZT)	ジドブジン
PSCZ	ポサコナゾール		
PUFX	プルリフロキサシン		
PZA	ピラジナミド		
PZFX	パズフロキサシン		
RAL	ラルテグラビル		
RBT	リファブチン		
REL/IPM/ CS	レレバクタム / イミペネム / シラスタチン		

1章

総論

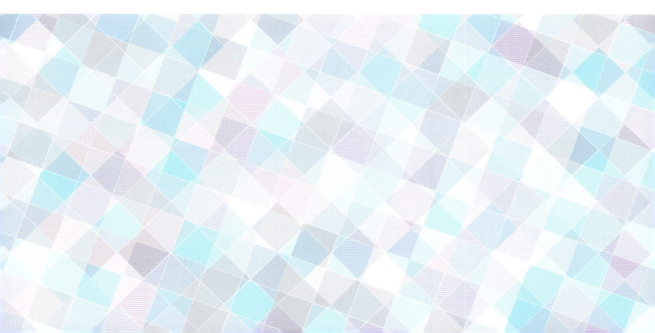

1 感染症の歴史にみる人類への影響

2022年に診療報酬が改定され,「外来感染対策向上加算」の新設と「感染防止対策加算」の見直しが行われた[※1].具体的には新興・再興感染症と薬剤耐性菌対策が2本の柱であり,その成果達成には多職種連携が必須である.新興感染症に対する新規薬剤の使用においても,薬剤耐性菌対策における抗菌薬の適正使用においても,薬剤師の役割は今後さらに大きくなっていくと考える.本項は薬学生に感染症の歴史を学ぶことで,感染症に興味を持ってもらいたいという趣旨で執筆し,キーワードを**太字**で示した.

1 感染症からみた人類の歴史

病原微生物ないしは病原体がヒトや動物の体や体液に侵入し,定着・増殖して感染を起こすと一定の潜伏期間を経て病気になる.これを感染症という.**感染の三要素**は,①**感染源**,②**感染経路**,③**感受性のある宿主**であり,この3つの要素が揃うことで発生する.

初期の人類は狩猟により生活していたため,野生動物との接触や野生動物の摂取により感染する感染症が脅威であった.野生動物や生活環境に存在する細菌やウイルスのみならず,野生動物が運ぶノミやダニ,寄生虫による疾患も人類の命を奪ってきた.縄文時代の排泄物の化石からさまざまな寄生虫の卵が見つかっており,当時の寄生虫病の流行を伺い知ることができる.およそ1万年前頃から人類の一部の集団は農耕・定住を開始し,穀物を生産して豚や犬,鶏を飼育するなど,狩猟よりも安定した生活を送るようになったが,家畜からヒトへ,そしてヒトからヒトへ感染する感染症が流行した.2009年にH1N1pdm2009によるインフルエンザのパンデミックが発生したが,このウイルスはヒトのウイルス,豚のウイルス,鳥のウイルスの遺伝子が交雑してできたウイルスであり,人畜共通感染症の対応が容易ではないことを教えてくれる.

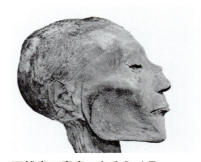

天然痘の瘢痕のあるミイラ
(Smith GE : The Royal Mummies, Le Caire : Imprimerie de l'Institut Français d'Archéologie Orientale, 1912)

生活に必要なものは水であり,その後,大河に沿って文明国家が形成されていくが,水を介して広がる感染症や水辺に繁殖する蚊が媒介する感染症も人類を悩ませた.大河に沿った四大文明(メソポタミア文明,エジプト文明,インダス文明,黄河文

※1 医療機関に対しては,実際の診療に対する報酬以外に,医療安全や感染対策を実施する対価として診療報酬を算定することができる.従来は病院のみが算定できたが,最近診療所に対しても算定できる制度になった.

明）においては，都市が形成され，人口の増加により寄生虫，コレラ，赤痢，チフスなどの消化器系感染症の流行が発生した．その後，交易が盛んになり，シルクロードを使った貿易の活性化によってさまざまな絹などの各地の特産品と共に感染症は伝播した．免疫を持っていない地域に持ち込まれた伝染病はしばしば大きなインパクトをもたらした．都市は病原体にとって感染を拡大させるのに適しており，14世紀にはペスト，16世紀には梅毒，17～18世紀には天然痘，19世紀には結核とコレラによる大流行が発生した．抗菌薬が開発されるまで，人類は感染症に罹患すると自らの免疫力による**自然治癒**を待つしか方法がなかった．

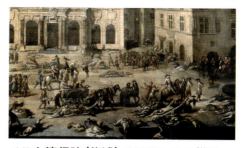

ペスト流行時（後述）のフランスの様子
(Serre M：Vue de l' hôtel de ville de Marseille pendant le peste de 1720)

2 病原体の発見と予防策の考え方

紀元前4～5世紀の古代ギリシャ時代の医師**ヒポクラテス**らは，①煮沸水で創を洗浄することの重要性，②術者の手と爪の清浄化，③膏薬による創被覆の重要性を示した．一切の障害を避けて自然治癒を待つのが基本方針であったが，この考え方は現在の予防策にも通じる．イスラム世界を代表する医学者のイブン・スィーナーは感染症が伝染するという考えを初めて示し，1020年の『医学典範』において，隔離[※2]が感染症の拡大を止めること，体液が何らかの天然物によって汚染されることで感染性を獲得することを記し，微生物の発見前に彼が示した考え方は重要である．14世紀にはペストの流行において衣類・食器・イヤリングへの接触が発症の有無と関係することが発見された．そこで「感染症は微生物がヒトの体内に侵入することによって発症する」との仮説が立てられ，この仮説はルネサンス時代の欧州にも受け入れられた．この時点で誰も病原体を見ていないが，事例解析からこのような考え方に至った先人たちの業績の価値は大きい．

1676年，オランダのアントニ・ファン・レーウェンフックが**光学顕微鏡**により細菌を観察したことは人類が病原体を初めて見た事例とされる．1838年には細菌を意味するラテン語"*bacterium*"が科学用語として導入され，病原体が現在のように判明してきたのは19世紀以降である．1876年，ロベルト・コッホは感染力のある病原体として炭疽菌の分離および純培養に成功した．それを動物に接種して炭疽を起こせること，その病変部から再び炭疽菌が分離できることを明らかにし，1884年に**「コッホの四原則」**を提唱して近代感染症学の基礎となる科学的な考え方を打ち出した．「コッホの四原則」の原義は，①ある一定の病気には一定の微生物が見いだされること，②その微生物を分離できること，

[※2] COVID-19パンデミックの時のような検疫隔離は14世紀のペストの大流行時に海からの感染拡大を防ぐ島に作られた施設から始まったとされている．40日の検疫隔離が必要だったことから，検疫の英語 quarantine の語源はイタリア語の quarantina（40日）に由来する．

③分離した微生物を感受性のある動物に感染させて同じ病気を起こさせること，④その病巣部から同じ微生物が分離されることの4点からなる．コッホは炭疽菌の発見の後，同じ方法で結核菌やコレラ菌を発見した．肺炎球菌などと異なり結核菌はわれわれの免疫力では殺菌できず，結核の治癒には抗結核薬の開発を待つ必要があった．

3 種痘の発明

エドワード・ジェンナーは1749年に英国の乳牛の放牧が盛んな地域に生まれた．酪農地域では，牛痘が何度も流行し，牛痘に感染した牛の乳房には痘疱ができ，乳絞りをする際にこの痘疱に触れると手の傷から牛痘に感染し数週間で治癒することが知られていた．1796年にジェンナーはこの牛痘に感染した人々は天然痘に罹患しにくいことに着目し，使用人の少年の手の傷に牛痘に罹患した乳絞りを行う女性にできた皮疹から取り出した液を繰り返し接種して感染させ，その6週後

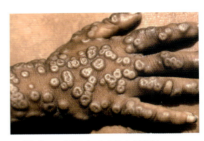

天然痘に感染した手の痘疱
(Centers for Disease Control and Prevention：Public Health Image Library, ID#：16064)

に天然痘を接種しても天然痘を発症しないことを見いだした．これが**種痘の発明**であり，その後の天然痘ワクチンの開発のきっかけになった．このエピソードからわれわれは2つのことを学ぶことができる．一つ目は，感染対策の基本である標準予防策に健常ではない皮膚は感染源になるとあるが，ジェンナーは牛痘の感染には手の傷が必要だということを理解していた．二つ目は，原因がわからなくても対策は立てられるということであり，ジェンナーは天然痘がウイルス疾患であることは知らなかった．日露戦争の時，ビタミンB_1の発見はずっと先のことであったが，日本海軍は麦飯を食べると脚気にならないことを経験的に学び，軍艦で海軍兵は麦飯を食べることで脚気を防いだ．このことは，日本陸軍兵が白米を食べていたため多くの兵士が脚気で亡くなったのと対照的である．

4 ゼンメルワイスが示した手洗いの重要性

イグナッツ・フィリップ・ゼンメルワイスはハンガリー出身の医師で，1846年に彼はウイーン総合病院第一産科の助手になった．産科には第一産科と第二産科があったが，第一産科の妊産婦の死亡率は9.9％であったのに対し，第二産科の死亡率は3.4％と大きな差があり，そのほとんどは産褥熱[※3]によるものであった．第一産科は医学生を，第二産科では助産婦を教育しており，前者では医師と医学生が剖検と腟検査を行っていたが，後者の助産婦はそれらを行っていなかった．1847年，彼の友人が死体解剖の授業中に誤ってメスで指を切ったことが原因で感染症を発症し死亡したが，剖検において死

※3　産褥熱：出産時に発生する感染症で子宮内膜炎が原因になることが多い．

亡の原因が産褥熱で死亡した女性患者に似ていることから，解剖後の医師や学生らが感染性の粒子を手に付着させたまま第一産科の患者を診察していると考えた．ゼンメルワイスは，未知の「死体粒子」が産褥熱を引き起こすという仮説を立て，手の消毒を世界で初めて開始した．その結果，1848 年の第一産科の死亡率は 1.3 % と，第二産科の 1.3 % と同等にまで激減した．

この結果は他国の医師やウイーン学派の一部の人から賞賛を受けたが，当時の考え方に反するものであり，妊婦を診察する前に毎回手を洗うことは，面倒過ぎると反論された．医師たちも自分たちが多くの死を引き起こしていることを認めなかった．1848 年，ゼンメルワイスは消毒の範囲をさらに広げ，産婦に接触するすべての医療器具も消毒するよう命じた．その結果，産科病棟から産褥熱はほぼ完全に撲滅されたが，彼は保守的な政治勢力のもと失職した．1861 年，ゼンメルワイスは，自らの発見を『産褥熱の病因，概念および予防法』にて発表したが，医学界の権威が彼の発見を認めなかったために，何千人もの若い妊婦が命を落とすことになった．その後，彼は精神疾患に苦しむことになる．精神疾患が悪化してから数年後，彼はウイーンの精神病院に入院し，その病院で暴行を受けて 1865 年に死亡した．ゼンメルワイスの死後，感染は病原菌により起こることが発見され，彼は消毒法と院内感染予防のパイオニアとして認識されている．現在も医療者の手で薬剤耐性菌が水平伝播しており，手指消毒の重要性を再認識すべきである．

5 ペニシリンの発見と抗生物質の開発

英国の医師であり，細菌学者であった**アレクサンダー・フレミング**は 1903 年にロンドン大学に入学，1914 年に第一次世界大戦が勃発する．フレミングは戦場病院に召集され，細菌研究施設にて細菌の研究に従事した．フレミングは感染症に罹患する多くの戦傷兵に接し，感染症治療薬の開発に没頭する．培養で問題となるのがコンタミネーション（汚染）で，彼がブドウ球菌をシャーレで培養中，家族と長旅に出たときにコンタミネーションにより青カビのコロニーができていたが，彼は青カビのコロニーの周辺ではブドウ球菌が繁殖していないことに気づいた．フレミングは青カビにはブドウ球菌の発育を抑制する物質が含まれているのではないかという仮説にたどり着き，1928 年に青カビの培養液をろ過して抗生物質の存在を突き止めることに成功した．実験の失敗とその失敗を解釈する彼の観察眼がペニシリンの発見につながった．

オックスフォード大学のハワード・フローリーとエルンスト・ボリス・チェーンによりペニシリンの粉末を得たのが 1939 年であった．1939 年に第二次世界大戦が始まりペニシリンの開発は国家機密とされ，大量生産が始まった．1944 年のノルマンディー上陸作戦の時には，多くの戦傷兵がペニシリン投与により敗血症やガス壊疽に陥ることなく回復したとされる．その後，奇跡の薬といわれたペニシリンは大量生産が可能となると安価になり，家畜にも使われるようになった．これにより 1960 年代には急速に耐性化が進むことになる．そしてさらに新たな系統の抗菌薬が開発されると新たな薬剤耐性菌が発生するというサイクルが始まった．

6 コッホの四原則の限界と天然痘の撲滅

その後，コッホの四原則では証明できない感染症の存在も明らかになった．
① ヒトに病気を起こす病原微生物が必ずしも実験動物でも病気を起こすとは限らない．
② 子宮頸癌におけるヒトパピローマウイルスのように，必ずしもすべての臨床例で病原微生物が検出されない場合がある．
③ 日和見感染症のように，病原微生物が存在しても必ずしも発病しない場合がある．

1885年，ルイ・パスツールはウイルスの感染を防ぐ狂犬病のワクチンを開発し，彼はウイルスが顕微鏡で見えないほど小さいと推察していた．パスツールとジェンナーはウイルスを電子顕微鏡で確認できない時代にその対策を実現した．パスツールは嫌気性菌を発見し，殺菌法を開発し，コッホと共に近代細菌学の開祖と呼ばれている．その後，天然痘のワクチンは世界中で使用されるようになり，ジェンナーの実験から約200年後の1980年，世界保健機関（World Health Organization：WHO）は**天然痘の世界根絶宣言**を行った．天然痘は国際社会の協力により人類が初めて根絶したウイルス感染症である．天然痘はコッホの四原則を満たさず，自然宿主はヒトであるので，他の人獣共通感染症と異なりヒトの免疫獲得のみで撲滅が可能となったと言える．天然痘の撲滅と新規抗菌薬の開発により人類は感染症をコントロールできるという考えに至ったが，それは誤りであった．病原微生物は人類よりもはるかにしたたかであることを，その後の薬剤耐性菌の増加と新興・再興感染症の発生頻度の増加により人類は思い知らされることになる．

7 ウイルスの発見

1884年にシャルル・シャンベランは細菌が通過しない大きさの孔を持つフィルターを発明し，現在もシャンベラン型ろ過器として用いられている．1892年，ドミトリー・イワノフスキーはモザイク状に変色・変形したタバコの葉の圧縮液が，このフィルターを通しても感染性を失わないことを発見し，これはタバコモザイクウイルスと考えられる．1898年にマルティヌス・ベイエリンクはこのろ過された感染性の物質を「ウイルス」と名付けた．この発見がウイルス学の始まりで，ウェンデル・スタンリーによってウイルスが粒子であることが実証された．

1881年，カルロス・フィンライは蚊が黄熱の原因を媒介していることを示し，その仮説は1900年にウォルター・リードらによって証明された．黄熱のウイルスは1932年にマックス・タイラーによって単離・培養され，1937年にはワクチン開発も成功した．野口英世は蛇毒，梅毒や黄熱の研究で有名で，千円札にも描かれ，ノーベル賞候補にもなった．彼は1928年に西アフリカで黄熱の研究

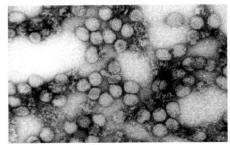

黄熱ウイルスの電子顕微鏡写真
(Centers for Disease Control and Prevention : Public Health Image Library, ID# : 8239)

中に黄熱に感染し51歳で死亡したが，彼が黄熱の病原体と判断したのは細菌の「レプトスピラ・イクテロイデス」であり，実際の病原体はウイルスであった．結果的に彼は黄熱の病原体の同定やワクチン開発に成功したわけではないが，電子顕微鏡のない時代に彼が行った功績が色あせるものではない．

インフルエンザは歴史上何度も大流行を繰り返し，1918年から1919年にかけてのインフルエンザのパンデミック（スペインかぜ）では4,000〜5,000万人（当時の人口の約2％）が1年以内に死亡した．インフルエンザ菌（*Haemophilus influenzae*）はインフルエンザ感染後に合併する細菌性肺炎の原因細菌として肺炎球菌に次いで重要である．そのため，リヒャルト・パイフェルによりこの細菌がインフルエンザの原因であると誤って結論付けられた．

1931年にエルンスト・ルスカとマックス・クノールにより**電子顕微鏡**が開発され，ウイルスの粒子の構造が初めて明らかとなった．ウイルスがインフルエンザの原因であることが証明されたのは1933年のことであった．フェリックス・デレーユによるバクテリオファージの発見と性状解析によりウイルス学の研究は飛躍的に進歩し，20世紀の初期までに多くのウイルスが発見された．レトロウイルスがRNA（リボ核酸）からDNA（デオキシリボ核酸）を合成する逆転写酵素が発見されたのは1970年で，HIVが単離されたのは1983年である．

8 薬害としての血友病患者のヒト免疫不全ウイルス（HIV）感染

薬害の代表的なものの一つが**非加熱製剤**による**血友病患者のHIV感染**である．薬害とは人為的ミスにより起きた医薬品健康被害が大多数に起こり社会問題化した人災，あるいは不適切な医療行政の関与が疑われるものを指すという見解もあり，明確な定義は定まっていないが，薬剤投与時の副作用やワクチン接種時の副反応とは異なると考えられる．

血友病の治療に用いる血液凝固因子製剤がHIVで汚染されているおそれがあるとする海外の報告が無視された結果，多くのHIV感染者が日本国内で発生し，後天性免疫不全症候群（エイズ）を発症して多くの死者を出した．これが薬害エイズ事件である．感染の原因は，HIVに感染した供血者の血液が混入した原料から製造された血液凝固因子製剤が，加熱によるウイルスの不活性化が行われない状態で製造・流通・使用されたことにある．これらを非加熱製剤，加熱による不活性化を行ったものを**加熱製剤**と呼ぶ．

米国では，1981年前後からエイズ患者が報告されるようになり，血友病患者のエイズ発症率が高いことから非加熱製剤の安全性が疑問視され，1983年に加熱製剤が承認された．1983年に厚生省（現 厚生労働省）はエイズ研究班を設置したが，非加熱製剤の危険性情報を知りつつ使用継続を決めた．この結果，日本国内の血友病患者1,433人がHIVに感染し，700人超が死亡した．1985年，米国から2年4ヵ月遅れて日本で加熱製剤が承認された．しかし，厚生省は加熱製剤の承認後も非加熱製剤の製造・販売の中止と回収を命じず，製薬企業の自主回収に委ね，その回収の確認なども十分に行われなかったため，さらなる感染拡大を生んだ．この結果，厚生省の責任者と製薬企業の経営者が刑事責任を

問われ，有罪判決を受けた．その後，国レベルの危機管理体制の見直しや強化が行われ，現在では抗ウイルス薬の開発により，HIV感染症はコントロール可能な疾患となっている．

9 C型肝炎ウイルス（HCV）の発見とフィブリノゲン製剤によるC型肝炎の感染

C型肝炎は非A非B肝炎[※4]とされ，輸血や注射針の共用など血液を介したものと性行為により感染が拡大した．1989年に米国Chiron社の研究グループによって非A非B肝炎患者から遺伝子断片が分離された．ヒトが唯一の宿主で理想的な実験モデルがなく，1980年代以降の遺伝子学的手法の進歩により発見に至った．HCVは肝細胞と一部のリンパ球を標的細胞とするが，インターフェロンをはじめとした宿主の免疫反応を回避して持続感染し，慢性肝炎，肝硬変および肝癌へと進展する．HCVは発癌ウイルスでもあるが，最近の抗ウイルス薬の進歩により治療可能な疾患となった．

日本でのフィブリノゲン製剤は当初行われていたB型肝炎ウイルス（HBV）に対する不活化処理（β-プロピオラクトン）によりHCVも不活化されていたが，1985年に不活化処理がHBsグロブリン付加に変更されると，非A非B肝炎発生例は増加した（HBsグロブリン付加ではHCVが不活化されないことが後に判明）．また国内では低フィブリノゲン血症のみが適応症であったが，臨床で止血剤として広くフィブリノゲン製剤が使用されていた．1987年に8人の非A非B肝炎集団感染事例が発生し，フィブリノゲン製剤の自主回収が開始され，使用数は激減した．加熱製剤が1987年に承認されたが，これはHIVとHBVには有効であったものの，非A非B肝炎ウイルス（後にHCVと判明）には有効でなく，HCVにも有効なSD（有機溶媒／界面活性剤）処理された加熱製剤の承認は1994年であった．その後，2001年の感染被害の実態調査により，一部のC型肝炎がフィブリノゲン製剤により発生した可能性が明らかとなった．厚生労働省は2004年フィブリノゲン製剤納入先医療機関名を公表し，HCV検査受診を呼びかけた．しかし，診療録の保管期間を過ぎた投与例も多く，HCV感染の因果関係を明らかにするのが困難な事例がある．

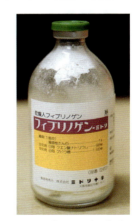

フィブリノゲン製剤
（写真提供：共同通信社）

10 標準予防策の歴史：医療の現場で感染を広げないために

1877年，米国では感染症専門病院への入院について示した隔離予防策が初めて勧告された．その後，科学的根拠の低い状態でも隔離が過剰に行われた時代となった．1960年

[※4] **非A非B肝炎**：当時輸血によって感染する肝炎が知られており，C型肝炎ウイルスはまだ発見されておらず，A型肝炎でもB型肝炎でもないことからこのように呼ばれた．

代に各病原体の感染経路や病原性を考慮したエビデンスに基づいた対応が開始され，感染症専門病院や結核専門病院を閉鎖・縮小し，一般的な病院の病床で感染症診療を行う時代に変化した．1970年に米国CDC（現Centers for Disease Control and Prevention：米国疾病予防管理センター）から『病院における隔離技術マニュアル』が公開された．その改訂の後，1983年にHIV-1が発見され，『病院における隔離予防のためのCDCガイドライン』が公開された．当時はまだ過剰隔離の傾向が残っていたが，血液や体液から感染するHIVが発見され，HIV対策として1985年に『普遍的予防策（Universal Precautions：UP）』が導入された．HIV-2が1986年に発見され，1987年に『ボディサブスタンスアイソレーション（BSI，生体物質隔離）』が提唱された．1991年に米国労働安全衛生局（Occupational Safety and Health Administration：OSHA）は『血液媒介病原体に関する基準（Bloodborne Pathogens Standard）』を発行した．1996年CDCが示した**標準予防策**（スタンダードプリコーション）は，感染症の有無に関わらず，**すべての人に対して血液，体液，汗を除く分泌物，排泄物，損傷した皮膚，粘膜などの湿性生体物質は，感染の可能性があるとみなして対応する**予防策をいう．その目的は感染の3要素の除去である．現在では**感染経路別予防策**と**職業感染対策**が追加されている．

　日本では1980年代に次々と新たな抗菌薬が開発され，使用されるようになった．この時期にメチシリン耐性黄色ブドウ球菌（methicillin-resistant *Staphylococcus aureus*：MRSA）感染が猛威を振るうこととなったが，これは当時の医療者が予防策，特に手指消毒の重要性を十分に認識していなかったことと関連する．1991年に厚生省は通知『医療施設における院内感染の防止について』（指発第46号）を発出した．これは当時の臨床現場における常識的な感染対策の留意点を示したもので，エビデンスに基づいた内容ではなかった．その後，感染制御に関する多くのエビデンスが発表され，2005年には医療関連感染制御の方向性を示す通知『医療施設における院内感染の防止について』（医政指発第0201004号）の発出により感染制御策は転機を迎えた．内容は，感染予防の基本として標準予防策の実施，集中治療室（intensive care unit：ICU）入室時の常時ガウンテクニック※5の廃止，院内環境の一律的な広範囲の消毒の廃止，感染防止のための除塵吸着マットの廃止，手術時の水道水による手洗いなどである．2011年に発出された通知『医療機関等における院内感染対策について』（医政指発0617第1号）では，**感染制御チーム（infection control team：ICT）**の体制・活動，医療機関相互の連携，アウトブレイクの定義・対応などが示された．ICTでは医師，看護師，薬剤師，臨床検査技師の**4職種が連携**することが求められた．その後，2012年度診療報酬改定において「感染防止対策加算」と「感染防止対策地域連携加算」が新設され，ICTの設置と地域連携による感染対策が急速に推進された．MRSAなどでは抗菌薬の適正使用よりも感染対策の徹底が重要である．

※5 **ガウンテクニック**：患者と医療者間の交差感染を防ぐため，ガウン，手袋，マスク，キャップなどの個人防護具を着用することをいう．

11 感染症の新たな脅威：日和見感染症

　免疫不全疾患や抗がん薬治療中の患者など免疫の働きが低下している時に，健康な人では感染しない，病原性の弱い微生物に感染して発症することを**日和見感染症**という．緑膿菌などの細菌，真菌，サイトメガロウイルスなどがその典型的な例である．また抗菌薬の長期間使用などが原因で，体内に常在する細菌種が他の菌種に交代し，細菌叢が著しく変化する現象を**菌交代現象**といい，菌交代現象によって異常な発育を示した菌種によって起こる病気を菌交代症という．広域抗菌薬の使用後に発症する **MRSA** 感染症や**深在性真菌症**などが代表的な例である．深在性真菌症は真菌による感染症が内臓などの臓器にまで及ぶ症状を引き起こす疾患である．日本病理剖検輯報によれば，1970 年以降抗がん薬や免疫抑制薬の使用により免疫抑制状態の患者が増加するにつれ，深在性真菌症による死亡は増加した．その第一位はカンジダ症であったが，1990 年前後にフルコナゾール，ミカファンギンなどカンジダに有効な複数の抗真菌薬の開発によりいったん減少に転じ，アスペルギルス症が第一位となった．しかし，これは剖検数であり，深在性真菌症発症数の第一位は現在もカンジダ症である．アスペルギルス症による死者数の増加は移植医療，特に骨髄移植が増加したことと関連し，その診断・治療がカンジダ症よりも困難なことによると考えられる．

　生体に病原微生物の感染が成立した後に病原体と宿主生体の間で平衡関係が保たれている状態を**潜伏感染**という．終生にわたり病原体が潜伏感染を続けても臨床症状が現れないこともあるが，宿主の免疫能が低下すると臨床症状を認めるようになる．カンジダはわれわれの体内に常在するが，免疫抑制状態で増加し，また広域の抗菌薬治療によりその数が増加することでカンジダ症を発症する**内因性感染**であり，対策としては，宿主感染防御能の維持と抗菌薬の適正使用が重要である．一方，アスペルギルス症は大気中に浮遊するアスペルギルスの胞子の吸入による**外因性感染**であり，特に病院の工事中の浮遊胞子の増加を抑制するなどの空調管理が重要となる．また，アスペルギルス症は宿主の免疫能によってアレルギー性アスペルギルス症，肺アスペルギローマ，侵襲性肺アスペルギルス症など，その病態が変化する．

12 グローバル化時代の感染症の課題

　現在はグローバル化（グローバリゼーション）の時代となり，感染症も国家を超えて世界単位で考えないといけないことをわれわれは COVID-19 パンデミックによって学んだ．現在，われわれは疾患の面からみると，①新興・再興感染症，②エイズ，マラリア，結核が代表的疾患である患者数が多く対策の困難な感染症，③薬剤耐性菌の 3 つの課題に直面している．

　感染症のグローバル化の要因は，第一に人口増加である．世界の人口は産業革命以降増加し，大都市が形成され，人が密集して住むようになったことが感染者数の増加に密接に関連していると推定される．エボラ出血熱，ジカウイルス感染症は，ジャングルや

島々に限られていた感染症が都市で流行したことが要因になっていると言える．第二の要因は交通の発達であり，重症急性呼吸器症候群(severe acute respiratory syndrome：SARS)やCOVID-19はジェット機による大量輸送が瞬く間に世界中に感染症を拡散させた代表的な例と言える．また，日本における20代女性の梅毒の著増と人の移動との関連が推定されている．第三の要因は食の産業革命で，腸管出血性大腸菌感染症[※6]と加工肉，伝達性海綿状脳症[※7]と草食動物などの畜産動物への肉骨粉飼料の使用，畜産業や水産業における抗菌薬の使用と細菌の耐性化などがこの要因に関連した代表的事例と言える．

英国政府の調査結果を経済学者のジム・オニールがまとめた『**オニール・レポート**』が2014年に発表された．2013年における薬剤耐性菌による死亡は世界で年間70万人であるが，何も対策を取らないで薬剤耐性菌が増加した場合，2050年には年間1,000万人となり，2013年の癌による死亡の820万人を超えるというものである．厚生労働省は2016年に『薬剤耐性(AMR)対策アクションプラン』を策定したが，これはすでに抗菌薬使用と薬剤耐性菌の問題は人のみならず，畜産業や水産業も含めた問題であるという**ワンヘルス・アプローチ**の視野に立って取り組むべき内容がまとめられたものである．このプランでは6つの分野，すなわち①普及啓発・教育，②動向調査・監視(p.16)，③感染予防・管理，④抗微生物薬の適正使用，⑤研究開発・創薬，⑤国際協力における問題点が記載され，これらに関する目標や，目標ごとに戦略および具体的な取り組みなどが盛り込まれている．しかし，5年間のアクションプランの評価の結果，薬剤耐性菌の抑制，抗菌薬の使用量抑制などの数値目標の多くは達成できず，世界での薬剤耐性菌による死亡は130万人に増加し，2023年に新たなアクションプランが開始された．

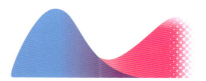

薬剤耐性(AMR)対策のロゴマーク

13　薬剤耐性菌対策と抗菌薬の適正使用

緑膿菌などは広域抗菌薬の長期使用により耐性化が進行する代表的な細菌で，感染対策に加え抗菌薬の適正使用が求められる．感染症に対して原因微生物を分離し，薬剤感受性試験を行い，有効と考えられる抗微生物薬を投与する治療法を**標的治療**(definitive therapy)というが，実際にはさまざまな理由で標的治療が行えない場合も多い．そこで，患者の背景因子(年齢，基礎疾患，市中感染／院内感染など)から原因微生物を推定し，症状や診察所見から感染巣(感染臓器・組織)を推定することで有効と考えられる抗微生物薬で治療を開始するが，このような治療法を**経験的治療**(empiric therapy)という．抗菌薬の使用における基本事項には下記の6点がある．

①感染巣と原因菌を推定・同定し，適切な培養検査，画像検査を実施する．

※6　代表的なものとしてO157があり，志賀毒素産生型で重症化しやすい．
※7　**クロイツフェルト・ヤコブ病(Creutzfeldt-Jakob disease：CJD)**：全身の不随意運動と急速に進行する認知症を主徴とする中枢神経の変性疾患であり，発症後の平均予後は12年とされ，異常プリオンが脳内に侵入し，脳機能障害を引き起こす．

②経験的治療開始時にはエビデンスと施設のアンチバイオグラム（各検出菌の薬剤感受性）を参考に抗菌薬を選択する．

③培養結果が出れば可能な限り原因微生物のみを標的とした狭域の抗菌薬に変更する．

④抗菌薬の選択時には薬物動態と薬力学，臓器移行性や薬物相互作用を考慮する．

⑤エビデンスをもとに投与期間を定め，漫然とした投与を行わない．

⑥周術期[※8]の予防投与は手術の清潔度，手術部位，手術時間を考慮して抗菌薬と投与期間を選択する．

　一方で，抗菌薬の不適正使用，すなわち適応のない使用や適切でない投与法，投与期間で投与される抗菌薬使用を抑制することにも取り組む必要がある．現在，医療機関ではICT のみならず**抗菌薬適正使用支援チーム（antimicrobial stewardship team：AST）**が置かれ4職種が連携しているが，AST での薬剤師の役割は大きい．

14 新興・再興感染症

　新興感染症は「かつては知られていなかった，この20年間に新しく認識された感染症で，局地的に，あるいは国際的に公衆衛生上の問題となる感染症」を意味する．1990年にこの定義は発表され，エボラ出血熱，エイズ，レジオネラ症，高病原性鳥インフルエンザ，SARS，中東呼吸器症候群（Middle East respiratory syndrome：MERS）コロナウイルス感染症，今回の SARS-CoV-2 ウイルス感染症（疾患名：COVID-19）などがこれにあたる．不顕性感染とは，感染が成立しているにもかかわらず，臨床的に明らかな症状を示さない感染様式のことを指し，感染成立後に症状がある場合を顕性感染という．病原体によっては，不顕性感染が一般的なことも少なくない．不顕性感染を示す個体は臨床症状を示さないため，感染源として気づかないうちに病原体を他の個体に拡げてしまうおそれがあり，このような個体を無症候性キャリアと呼ぶ．SARS-CoV-2 は無症候でも感染性を有するため，対策が困難であった．

　再興感染症は「かつて存在した感染症で公衆衛生上ほとんど問題とならないようになっていたが，近年，再び増加してきたもの，あるいは将来的に再び問題となる可能性がある感染症」とされる．結核，ジフテリア症，コレラ，百日咳，マラリア，デング熱，狂犬病，薬剤耐性菌感染症などが相当する．

15 ワクチンのメリットとデメリット

　ワクチンにより患者や医療従事者の感染予防を行うことは重要で，従来は**生ワクチン，不活化ワクチン，トキソイド**の3種類があった．

　生ワクチンは生きたウイルスや細菌の病原性を弱めた製剤であり，自然感染と同じ機序

※8　周術期における抗菌薬投与の目的は，術野に細菌感染が発生する前から抗菌薬を投与し，手術部位の術後感染の発症を予防することにある．

で免疫ができるため，少ない接種回数でも十分な免疫を作ることができる．ただし，1回の接種では十分な免疫を獲得することができないこともあるため，麻疹・風疹（2006年6月以降）および水痘（2014年10月以降）は，2回の予防接種が小児の定期接種スケジュールに導入されている．流行性耳下腺炎（ムンプス）については1回の任意接種となっているが，医療関係者（学生含む）では麻疹，風疹，ムンプス，水痘について2回接種が原則とされている．副反応として，もとの疾患のごく軽い症状が現れることがある．

不活化ワクチンは，ウイルスや細菌の病原性を完全になくした製剤である．インフルエンザワクチンなどがあり，その疾患になることはないが，1回の接種では免疫が十分に獲得できない．ワクチンによって決められた回数の接種が必要である．

感染症によっては細菌の出す毒素が病因として重要であり，この毒素の毒性をなくし，免疫を作る働きだけにしたものがトキソイドワクチンである．破傷風やジフテリアのワクチンなどがある．

COVID-19においてはmRNAワクチンやリコンビナントワクチンという遺伝子技術を使った新たな種類のワクチンが用いられた．**mRNAワクチン**技術の開発者であるカタリン・カリコらが2023年にノーベル賞を受賞したことは，この技術の価値の高さを表している．ノーベル賞の選考委員会は「すでにのべ130億人が接種を受けた．副反応も限定的で大きな懸念とは考えていない．有害事象として特に若い男性で心筋炎が出ることはあるが，ほとんどの場合は軽度で長期的な影響なく解消する．COVID-19に罹患する方が長期的な健康への影響がある」と述べた．mRNAワクチンの副反応としてアナフィラキシーや心筋炎などさまざまなレベルの副反応が起こることは事実で，日本でも予防接種健康被害救済制度による補償が行われているが，このワクチンが多くの命を救ったことも事実である．高齢化率が世界一の日本におけるCOVID-19による死亡率は，人口比で欧米の1/5程度であり，低い死亡率が高いワクチン接種率と関連していると考えられる．

医療関係者に必要な視点

医学は統計を用いたエビデンスを積み重ねていく科学であり，筆者は医療関係者においては科学的に考える姿勢が重要と考えている．薬剤師を目指すみなさんもそのような視点を持って感染症を学んでいただきたい．

本項で取り上げた歴史年表

約 1～250 万年前	野生動物との接触や摂取による感染症が脅威
約 1 万年前	一部の集団が農耕・定住を開始．家畜との接触による感染症が流行
約 5,000 年前	大河に沿った文明国家の形成と水を介した感染症の拡大
紀元前 4～5 世紀	ヒポクラテスらが衛生に関する基本方針を示す
1020 年	イブン・スィーナーが『医学典範』で感染症が伝染することを提唱
14 世紀	ペストの流行．感染症は微生物がヒトの体内に侵入することで発症するという仮説が提唱
16 世紀	梅毒の流行
17～18 世紀	天然痘の流行
1676 年	光学顕微鏡で細菌を初めて観察
1796 年	エドワード・ジェンナーが種痘を発明
19 世紀	結核・コレラの流行
1861 年	イグナッツ・フィリップ・ゼンメルワイスが手洗いの重要性を提唱
1884 年	ロベルト・コッホが炭疽菌 (1876 年)・結核菌 (1882 年)・コレラ菌 (1884 年) を発見．『コッホの四原則』を提唱し，近代感染症学の基礎を築く シャルル・シャンベランがシャンベラン型ろ過器を発明
1885 年	ルイ・パスツールが狂犬病ワクチンを開発
1892 年	ドミトリー・イワノフスキーがタバコ葉の圧縮液から感染性の物質を発見
1898 年	マルティヌス・ベイエリンクが感染性の物質を「ウイルス」と名付ける
1918～1919 年	インフルエンザ (スペインかぜ) のパンデミック発生
1928 年	アレクサンダー・フレミングが青カビの培養液に含まれる抗生物質 (ペニシリン) を発見
1931 年	エルンスト・ルスカとマックス・クノールが電子顕微鏡を開発
1932 年	マックス・タイラーが黄熱ウイルスの単離・培養に成功
1933 年	インフルエンザの原因がウイルスであることが証明
1937 年	マックス・タイラーが黄熱ワクチンを開発
1960 年代	大量生産・使用とともにペニシリンの耐性化が進む
1970 年	逆転写酵素の発見 米国 CDC が『病院における隔離技術マニュアル』を発表
1980 年	世界保健機関 (WHO) による天然痘の世界撲滅宣言
1981 年前後	米国でエイズ患者が報告
1982 年	米国 CDC が血友病患者とエイズとの関連を報告
1983 年	HIV-1 の発見．米国で『病院における隔離予防のための CDC ガイドライン』が発表 米国で非加熱血液製剤の安全性への懸念から加熱製剤が承認．日本では非加熱製剤の使用を継続
1985 年	米国で HIV 対策として『普遍的予防策』が導入 日本で加熱血液製剤が承認．非加熱製剤の製造・販売の中止と回収を命じず，さらなる HIV 感染拡大が起こる 日本の製薬企業がフィブリノゲン製剤の不活化処理を独自に変更
1986 年	HIV-2 の発見

1987年	米国で『生体物質隔離』が提唱 日本で非A非B肝炎の集団感染が発生 日本で加熱フィブリノゲン製剤（HCV不活化に無効）が承認
1989年	米国Chiron社が非A非B肝炎の遺伝子断片を分離．HCVの発見につながる
1991年	米国労働安全衛生局が『血液媒介病原体に関する基準』を発表
1994年	日本でSD処理されたフィブリノゲン加熱製剤（HCV不活化に有効）が承認 厚生省による薬害エイズ被害の実態調査
1996年	米国で『標準予防策（スタンダードプリコーション）』が導入 日本でHIV訴訟和解成立
2001年	厚労省による薬害C型肝炎被害の実態調査
2005年	厚労省が通知『医療施設における院内感染の防止について』を発出．感染制御策が転機を迎える
2008年	薬害C型肝炎被害について国と原告とで基本合意書締結
2009年	H1N1pdm2009によるパンデミック発生
2011年	厚労省が通知『医療機関等における院内感染対策について』を発出．感染制御チーム（ICT）の活動や医療機関間の連携が強化
2012年	診療報酬改定で「感染防止対策加算」「感染防止対策地域連携加算」が新設
2014年	英国で『オニール・レポート』が発表
2016年	『薬剤耐性（AMR）対策アクションプラン（2016-2020）』策定
2019年	COVID-19のパンデミック発生
2022年	診療報酬改定で「外来感染対策向上加算」が新設
2023年	『薬剤耐性（AMR）対策アクションプラン（2023-2027）』策定

2 感染症のサーベイランスとリスクマネジメント

ココをしっかりおさえよう！

▶感染症発生動向調査　▶リスクアセスメント　▶リスクコミュニケーション

1 感染症の監視（サーベイランス）体制

▶▶ サーベイランスとは

サーベイランス（surveillance）は「監視」という意味の言葉である．公衆衛生分野や医療分野では，多くのサーベイランス（感染症サーベイランス[1]や医療関連感染サーベイランスなど）が行われているが，基本的に，標準化された基準や方法でデータを収集し，それらをデータベースに蓄積することで，異なる立場の施設・団体や個人が参照し比較することが可能となっている．ここでは国や地域レベルでのサーベイランスを主に紹介するが，感染制御チーム（infection control team：ICT）の活動による各医療機関の感染症サーベイランスも重要であることは言うまでもない．

▶▶ 医療におけるさまざまなサーベイランス

医療のサーベイランス体制においては，1970年に米国で構築された『全米病院感染サーベイランスシステム（NNIS）』（その後『全米医療安全ネットワーク（NHSN）』に改称）が手本となり，世界各国でサーベイランスシステムが構築されている．

国内では，上記のNNISに沿って構築されたJHAIS（Japanese Healthcare Associated Infections Surveillance：旧名称JNIS（Japanese Nosocomial Infections Surveillance））と，NNISには沿わないJANIS（Japan Nosocomial Infections Surveillance）の2つの大規模な医療関連感染サーベイランスシステムが現在稼働している．

それぞれのサーベイランスシステムには，手技関連やデバイス関連の感染が対象となるサーベイランスや薬剤耐性菌を対象とするサーベイランスが定義づけられている（**表1.2.1**）．

▶▶ 感染症サーベイランスの目的

感染症サーベイランスとは，ある感染症に罹患した人が何人いるのかを把握することであるが，その主な目的は感染症対策に必要な平常時の感染症罹患者数の把握（ベースラインの把握）や，集団発生（アウトブレイク）の把握，感染症の今後の動向や流行の予測，感染症予防対策の効果評価などである．

----

[1] インフルエンザや新型コロナウイルス感染症（COVID-19）などについて，今どれくらい流行しているかが報告されているが，これが感染症サーベイランスの一例である．

2 感染症のサーベイランスとリスクマネジメント

表1.2.1　医療関連感染サーベイランスの種類と名称

種　類	名　称
手技関連サーベイランス	手術部位感染 (SSI) サーベイランス
デバイス関連サーベイランス	中心静脈カテーテル関連血流感染 (CLABSI) サーベイランス カテーテル関連尿路感染 (CAUTI) サーベイランス 人工呼吸器関連肺炎 (VAP) サーベイランス 人工呼吸器関連イベント (VAE) サーベイランス
病原体サーベイランス	薬剤耐性菌サーベイランス

▶ 平時と有事・アウトブレイク（集団発生）とその探知

　平常時に，どの程度の感染者が発生しているかを把握しておくこと（ベースラインの把握）で，感染症の突発的な急増・集団発生（アウトブレイク）を把握・探知することが可能である．しかし，もしも感染者の人数の把握が，年に一度の集計・報告だったとしたら，どうなるだろう？ 集計が年に一度だと，感染者数の報告の急な増加をすぐに気づくことができず，感染症の拡大を遅らせたり，止めたりするための対策はできない．つまり，感染症対策を行うには，感染症の監視（サーベイランス）を「常時」実施しておくことが大切である．ただし，アウトブレイクの探知についての感度（探知度）を上げるためにリアルタイム性を追求すればするほど，報告されるデータの正確性や量・質が犠牲になってしまうことに注意が必要である．

2 国内外の感染症サーベイランスと水際対策

▶ 国際的な感染症サーベイランス，国際保健規則（IHR）

　国際保健規則（International Health Regulations：IHR）は，2005年に改正された国際規約で，すべての世界保健機関（World Health Organization：WHO）加盟国を拘束する国際法である．その内容としては，感染症だけではなく，原因を問わず「国際的に懸念される公衆衛生上の緊急事態（Public Health Emergency of International Concern：PHEIC）」を構成するおそれのあるすべての事象が対象となっている．その5つの概要を以下に示す．

- WHOへの通告：WHO加盟各国においてPHEICに関する評価を行ってから24時間以内にWHOに通告する義務がある
- 国家連絡窓口（National Focal Point：NFP）の設置：NFPは24時間いつでもアクセス可能であることが求められている（日本では，厚生労働省大臣官房厚生科学課）
- 加盟国の体制整備
- WHOの勧告
- IHR専門家名簿の作成

　わが国では，国内の感染症サーベイランスで検知された潜在的に国際的な公衆の保健上の懸念を生じるすべての事象に対して，WHOへ通告するかどうか評価されるが，WHO

への通告が必須の4事象として，①天然痘，②野生型ポリオウイルスに起因する急性灰白髄炎，③新種の亜型を原因とするヒトインフルエンザ，④重症急性呼吸器症候群（SARS）が指定されている．また，PHEICの評価実施が必須の6事象として，①コレラ，②肺ペスト，③黄熱，④ウイルス性出血熱（エボラ出血熱，ラッサ熱，マールブルグ病），⑤ウエストナイル熱，⑥その他の特別な国内的または地域的懸念となる疾病（例：デング熱，リフトバレー熱，髄膜炎菌感染症）が指定されている．

▶▶ 国内の感染症サーベイランス，感染症発生動向調査，感染症の類型

わが国では，1981年7月より全国で感染症発生動向調査事業が行われており，1999年4月に『感染症の予防及び感染症の患者に対する医療に関する法律』（いわゆる『感染症法』）が施行されたことにより，この感染症発生動向調査事業が日本の感染症サーベイランスとして位置づけられた．地方自治体（都道府県，特別区，政令指定都市，中核市，その他政令市）は，感染症法に基づき，感染症の発生状況を医療機関から報告を受け（患者サーベイランス），また，患者由来検体を集め病原微生物の検査を行い，その結果を集計している（病原体サーベイランス）．また，原因不明の重症の感染症の発生を早期に探知・把握するために，疑似症サーベイランスを行っており，医療機関が届出の定点として指定されている．こうして得られた情報は，毎週更新され，感染症の発生や流行の実態を把握し，対策を立案するのに利用するとともに，速やかに国民（住民）に公表することで，感染症の蔓延を防ぐのに役立てている．

感染症法では，感染症を5つの類型に分類し（**表1.2.2**），感染者・患者の発生をモニタリングしている．なお一類感染症から四類感染症までは全数届け出る義務があり（全数把握疾患[※2]（**表1.2.3**），診断した医師は診断後直ちに届け出る必要がある）．五類感染症には全数把握疾患と定点把握疾患[※3]（**表1.2.4**）があり，定点把握疾患はあらかじめ定点に指定された医療機関のみが週単位や月単位で集計し届け出ることになっている（ただし疑似症に関しては，定点医療機関は診断後すぐに届け出る必要あり）．

また，対象となるすべての感染症に届出基準や届出様式が定められており，国立感染症研究所や各自治体の感染症情報センター，医療部局のウェブサイトなどからダウンロード可能となっている．

▶ 水際対策，検疫，検疫法，検疫感染症

国内の感染症の発生とは別に，水際対策，すなわちわが国に常在しない感染症の病原体が船舶や航空機を介して国内に侵入するのを防ぐ目的で，検疫法が施行され，その中で検疫感染症が指定されている（**表1.2.5**）．

全国の港，空港にある検疫所において検疫法に基づき検疫が実施され，検疫感染症の患者あるいは検疫感染症の無症状病原体保有者が発見された場合には，入国停止，隔離，停

※2 **全数把握疾患**：周囲への感染拡大防止を図る必要があり，発生数がまれなため定点方式での正確な把握が困難な疾患
※3 **定点把握疾患**：患者が多数であり，全数を把握する必要のない疾患

2 感染症のサーベイランスとリスクマネジメント

表1.2.2　感染症法の対象となる感染症一覧

分 類	感染症の疾病名等
一類感染症	［法］エボラ出血熱，クリミア・コンゴ出血熱，痘そう，南米出血熱，ペスト，マールブルグ病，ラッサ熱
二類感染症	［法］急性灰白髄炎，結核，ジフテリア，重症急性呼吸器症候群 [1]，中東呼吸器症候群 [2]，鳥インフルエンザ [3]
三類感染症	［法］コレラ，細菌性赤痢，腸管出血性大腸菌感染症，腸チフス，パラチフス
四類感染症	［法］E 型肝炎，A 型肝炎，黄熱，Q 熱，狂犬病，炭疽，鳥インフルエンザ [4]，ボツリヌス症，マラリア，野兎病 ［政］ウエストナイル熱，エキノコックス症，エムポックス（サル痘），オウム病，オムスク出血熱，回帰熱，キャサヌル森林病，コクシジオイデス症，ジカウイルス感染症，重症熱性血小板減少症候群 [5]，腎症候性出血熱，西部ウマ脳炎，ダニ媒介脳炎，チクングニア熱，つつが虫病，デング熱，東部ウマ脳炎，ニパウイルス感染症，日本紅斑熱，日本脳炎，ハンタウイルス肺症候群，B ウイルス病，鼻疽，ブルセラ症，ベネズエラウマ脳炎，ヘンドラウイルス感染症，発しんチフス，ライム病，リッサウイルス感染症，リフトバレー熱，類鼻疽，レジオネラ症，レプトスピラ症，ロッキー山紅斑熱

五類感染症

全数把握疾患	定点把握疾患
［法］ウイルス性肝炎 [6]，クリプトスポリジウム症，後天性免疫不全症候群，梅毒，麻しん ［省］アメーバ赤痢，カルバペネム耐性腸内細菌目細菌感染症，急性弛緩性麻痺 [7]，急性脳炎 [8]，クロイツフェルト・ヤコブ病，劇症型溶血性レンサ球菌感染症，ジアルジア症，侵襲性インフルエンザ菌感染症，侵襲性髄膜炎菌感染症，侵襲性肺炎球菌感染症，水痘 [9]，先天性風しん症候群，播種性クリプトコックス症，破傷風，バンコマイシン耐性黄色ブドウ球菌感染症，バンコマイシン耐性腸球菌感染症，百日咳，風しん，薬剤耐性アシネトバクター感染症	［法］インフルエンザ [10]，性器クラミジア感染症，メチシリン耐性黄色ブドウ球菌感染症 ［省］RS ウイルス感染症，咽頭結膜熱，A 群溶血性レンサ球菌咽頭炎，感染性胃腸炎，急性呼吸器感染症 [11]，急性出血性結膜炎，クラミジア肺炎 [12]，細菌性髄膜炎 [13]，新型コロナウイルス感染症 [14]，水痘，性器ヘルペスウイルス感染症，尖圭コンジローマ，手足口病，伝染性紅斑，突発性発しん，ペニシリン耐性肺炎球菌感染症，ヘルパンギーナ，マイコプラズマ肺炎，無菌性髄膜炎，薬剤耐性緑膿菌感染症，流行性角結膜炎，流行性耳下腺炎，淋菌感染症

分 類	感染症の疾病名等
新型インフルエンザ等感染症	現在は該当なし
指定感染症	現在は該当なし
新感染症	現在は該当なし

［法］感染症の予防及び感染症の患者に対する医療に関する法律（感染症法）
［政］感染症の予防及び感染症の患者に対する医療に関する法律施行令（感染症法施行令：政令）
［省］感染症の予防及び感染症の患者に対する医療に関する法律施行規則（感染症法施行規則：省令）
1) 病原体がコロナウイルス属 SARS コロナウイルスであるものに限る，2) 病原体がベータコロナウイルス属 MERS コロナウイルスであるものに限る，3) H5N1，H7N9 に限る，4) 特定鳥インフルエンザを除く，5) 病原体がフレボウイルス属 SFTS ウイルスであるものに限る，6) E 型および A 型肝炎を除く，7) 急性灰白髄炎を除く，8) ウエストナイル脳炎，西部ウマ脳炎，ダニ媒介脳炎，東部ウマ脳炎，日本脳炎，ベネズエラウマ脳炎およびリフトバレー熱を除く，9) 入院例に限る，10) 鳥インフルエンザおよび新型インフルエンザ等感染症を除く，11) 令和 6 年 7 月 8 日時点の案（出典：第 86 回厚生科学審議会感染症部会資料 1），12) オウム病を除く，13) 髄膜炎菌，肺炎球菌，インフルエンザ菌を原因として同定された場合を除く，14) 病原体がベータコロナウイルス属のコロナウイルス（令和 2 年 1 月に中華人民共和国から世界保健機関に対して，人に伝染する能力を有することが新たに報告されたものに限る）であるものに限る

表1.2.3 全数把握疾患の届出と実施できる措置

分類	届出	実施できる措置	分類の考え方
一類感染症	診断後直ちに	建物の立入制限・封鎖，交通の制限 対人：入院の勧告・措置，就業制限 対物：消毒（媒介動物等の駆除） 発生動向調査	感染力と罹患した場合の重篤性等に基づく総合的視点からみた危険性の程度に応じて分類
二類感染症	診断後直ちに	対人：入院の勧告・措置，就業制限 対物：消毒（媒介動物等の駆除） 発生動向調査	
三類感染症	診断後直ちに	対人：就業制限 対物：消毒（媒介動物等の駆除） 発生動向調査	
四類感染症	診断後直ちに	対物：消毒（媒介動物等の駆除） 発生動向調査	一類から三類感染症以外のもので，主に動物等を介してヒトに感染
五類感染症	診断後7日以内※	発生動向調査	国民や医療従事者への情報提供が必要
新型インフルエンザ等感染症	診断後直ちに	対人：入院の勧告・措置，就業制限 対物：消毒 発生動向調査 健康状態の報告，外出自粛等の要請 政令により一類相当の措置も可能	新たにヒトからヒトに伝染する能力を有するようになったインフルエンザで，国民が免疫を獲得していないことから，全国的かつ急速な蔓延により国民の生命および健康に重大な影響を与えるおそれがあるもの
指定感染症	診断後直ちに	一類から三類に準じた措置	既知の感染症で，一類から三類感染症と同等の措置を講じなければ，国民の生命および健康に重大な影響を与えるおそれがあるもの
新感染症	—	当初：厚生労働大臣が都道府県知事に対し対応を個別に指導・助言 要件指定後：一類に準じた対応	ヒトからヒトに伝染する未知の感染症で，重篤かつ国民の生命および健康に重大な影響を与えるおそれがあるもの

※侵襲性髄膜炎菌感染症，麻しん，風しんは診断後直ちに届出

留，消毒などの措置がとられる．

3 感染症のリスクマネジメント

▶▶ 感染症リスクマネジメント

　感染症におけるリスクマネジメントとは，感染症のアウトブレイクなどの健康危機事象の探知（Event Detection）に始まり，そのアウトブレイクした感染症のリスク評価（Risk Assessment），管理措置（Control Measures）の決定，その措置の評価（Evaluation），再び残存するリスクの評価へと続く一連のサイクルと，リスクコミュニケーションをまとめて指す（図1.2.1）．

　感染症のリスクを組織的に管理し，平常時から有事の際のリスク評価や管理措置の方法，その評価方法を定め，それらを関係者（ステークホルダー）間で共有することで，将

2 感染症のサーベイランスとリスクマネジメント

表1.2.4 定点把握疾患（五類感染症の一部）の届出と対象疾患

定点	届出	対象疾患
小児科定点	週単位	RSウイルス感染症，咽頭結膜炎，A群溶血性レンサ球菌咽頭炎，感染性胃腸炎，水痘，手足口病，伝染性紅斑，突発性発しん，ヘルパンギーナ，流行性耳下腺炎
インフルエンザ／COVID-19定点	週単位	インフルエンザ（鳥インフルエンザおよび新型インフルエンザ等感染症を除く），COVID-19
眼科定点	週単位	急性出血性結膜炎，流行性角結膜炎
性感染症定点	月単位	性器クラミジア感染症，性器ヘルペスウイルス感染症，尖圭コンジローマ，淋菌感染症
基幹定点	週単位	感染性胃腸炎（ロタウイルスのみ），クラミジア肺炎（オウム病を除く），細菌性髄膜炎（髄膜炎菌，肺炎球菌，インフルエンザ菌以外），マイコプラズマ肺炎，無菌性髄膜炎
	月単位	ペニシリン耐性肺炎球菌感染症，メチシリン耐性黄色ブドウ球菌感染症，薬剤耐性緑膿菌感染症
類似症定点	診断後直ちに	発熱，呼吸器症状，発しん，消化器症状または神経症状その他感染症を疑わせるような症状のうち，医師が一般に認められている医学的知見に基づき，集中治療その他これに準ずるものが必要であり，かつ直ちに特定の感染症と診断することができないと判断したもの
急性呼吸器感染症定点※	週単位	上気道炎あるいは下気道炎を呈し，国内ですでに発生がみられる疾患，および新たに五類感染症に位置づける「急性呼吸器感染症」

※令和6年7月8日時点の案（出典：第86回厚生科学審議会感染症部会資料1）

表1.2.5 検疫感染症一覧

感染症法に基づく分類	感染症の種類
一類感染症	エボラ出血熱，クリミア・コンゴ出血熱，痘そう，南米出血熱，ペスト，マールブルグ病，ラッサ熱
二類感染症	中東呼吸器症候群（MERS），鳥インフルエンザ（H5N1，H7N9）
四類感染症	ジカウイルス感染症，チクングニア熱，デング熱，マラリア
新型インフルエンザ等感染症	新型インフルエンザ等感染症

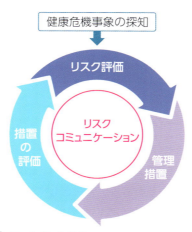

図1.2.1 リスクマネジメントサイクル

（出典：World Health Organization：Rapid risk assessment of acute public health events, 2012）

来のアウトブレイクで起こりうるリスクを想定し，アウトブレイクが起った際の損害を最小限度に抑えることが可能になる．この一連の手法が，感染症リスクマネジメントである．

以下，図1.2.1に基づいて，感染症リスクマネジメントの各段階を説明する．

▶ 健康危機事象の探知（Event Detection）

感染症の流行や集団発生（アウトブレイク），あるいは，まだヒトには疾患や問題は発生していないようにみえるものの，今後問題が起こりうる可能性を秘めた事象（健康危機事象）がある場合，これらを発見したり探知したりするために，感染症サーベイランスをはじめ，さまざまなサーベイランスが行われる．

▶ リスク評価・リスクアセスメント（Risk Assessment）

感染症のリスクアセスメントでは，危険または病原体（hazard）の特定（健康危機事象の発生前であれば想定）と評価，曝露（exposure）状況の評価（リスク評価を健康危機事象の発生前に行う場合は，想定される曝露状況の評価），付帯状況（context）の評価を行い，これら3つの要素の評価の結果より，各要素別の情報を統合し，その健康危機事象のリスクの程度を総合的な評価である「リスクの特徴づけ（Risk Characterization）」を最終的に行う（後述の「4. 感染症のリスクアセスメントの実際」[p.23]を参照）．

▶ 管理措置（Control Measures）の決定（特定）（Identification）

ある健康危機事象に対する管理措置（対応，対策）の実施が成功する可能性，実施すること自体の実現可能性，管理措置によって影響を受ける人々と社会のより広範な範囲に対する意図せぬ効果を考慮して，優先順位に基づいて管理措置をランクづけすることを指す．

▶ 措置の評価（Evaluation）

健康危機事象を終息させるためには，その健康危機事象の展開・進展に応じた継続的な監視と，実行された管理措置の評価が必要である．評価の結果や健康危機事象の状況によっては，健康危機事象を終息させるために，さらなるリスク評価や異なる管理措置を行う必要がある．

▶ リスクコミュニケーション

リスク管理者，その他の利害関係者，影響を受けるコミュニティに所属する人々がそれぞれ，実施されている管理措置を理解し，互いに支援できるようにするために，効果的・継続的に情報を交換することである．方法としては，リスク管理者が呼びかけ人となり，すべての関係者を集め，上下関係のない公平な立場で，意見交換・情報共有を行うことが必要である（詳細は後述の「5. 感染症のリスクコミュニケーション」[p.24]を参照）．

4 感染症のリスクアセスメントの実際

▶ 感染症を特徴づける3要素

　ある健康危機事象のリスクの程度は3つの要素，すなわち，①その危険な事象が疑わしいかどうか，あるいは既知であるかどうか，②その危険に曝露される可能性，③その事象が発生する状況，に依存する．したがってリスク評価を行うには，前述の3要素それぞれに応じた，危険性（あるいは病原体）の評価，曝露評価，状況評価が必要で，これらの評価結果はリスクの程度の総合的な評価，リスクの特徴づけ（Risk Characterization）に利用される．

　以下に，これら3つの要素それぞれの評価について説明する．

▶ 危険性（病原体）の評価

　「危険性の評価」とは，健康危機事象を引き起こす危険または潜在的な危険の数と，その危険が関係する健康への悪影響を特定することである．したがって，公衆衛生においては，「危険性の評価」が「病原体の特定」を意味する場合が多くなるが，そのほかに，化学物質や物理的な危険，放射性物質の危険が含まれる．こうした危険性の評価には，以下のような内容が含まれる．

- 健康危機事象の原因となる可能性のある危険を特定すること
- 潜在的な危険性について，その特徴を明らかにすること
- 複数の危険性が原因として考えられる場合に，それら複数の危険性について順位づけを行うこと

　実験室診断により原因となっている病原体が確認された場合や，臨床的および疫学的特徴に基づいて容易に特定できそうな場合には，危険性の評価はその病原体について，これまでに知られている内容を記述する．一方，最初に病原体がわからない場合には，記述疫学で判明していることから可能性の高い病原体を順に挙げ，サーベイランスのデータなどから順に評価を行う．

▶ 曝露評価

　「曝露評価」とは，個人または集団が，発生する危険に曝露することを評価することである．これらの評価には，既知の曝露された者の人数，またはグループの数を使用する．また，免疫がないか低い者（例えばワクチンを接種していない）など，感染しやすい者の人数やグループの数も，把握できていれば使用して評価する．

　曝露評価には，以下のような情報を利用する．

- 感染経路（例：飛沫感染か，接触感染か，動物由来感染か）
- 用量反応（例：一部の病原体・感染性物質，毒素，化学物質など）
- 潜伏期間（例：既知，あるいは推定）

- 致死率
- 感染の可能性の推定（例：R0（基本再生産数）※4）
- 曝露された人々のワクチン接種状況

▶▶ 状況評価

「状況評価」とは，健康危機事象が発生する環境を評価することである．これには，気候，植生，土地利用（農業，工業など），水系や水源などの物理的環境のほか，住民の健康状態（栄養状態，疾病負荷，過去の大流行など），インフラストラクチャ（交通網，医療，公衆衛生インフラなど），文化的慣習，信条などが含まれる．

これらの内容は，それらの英単語の頭文字をとり，"STEEEP" としてまとめられている（**表1.2.6**）．

▶▶ リスクの程度の総合的な評価「リスクの特徴づけ（Risk Characterization）」

危険性，曝露および状況の各リスク評価を行ったら，次にリスクの程度の総合的な評価として「リスクの特徴づけ（Risk Characterization）」を行う．この過程では，定量的なモデルからの数値的な評価や基準値との比較がない場合には，各リスク評価の専門家の意見に基づき，リスクの程度を割り当てる．リスクの程度の総合的な評価には，健康危機事象の起こりやすさの推定値の定義（**表1.2.7**）と，被害規模の推定値（**表1.2.8**）の積を示した「リスクマトリックス」（**図1.2.2**）が，ツールとしてよく用いられる．総合的なリスクが評価できたら，その内容に従い管理措置を決定する．

5　感染症のリスクコミュニケーション

▶▶ リスクコミュニケーションとは

リスクコミュニケーションとは，リスクについてリスクマネジメント（前述の「3. 感

表1.2.6　状況を評価する際の「STEEEP」

S	Social（社会的な）
T	Technical and scientific（技術的，科学的な）
E	Economic（経済的な）
E	Environmental（環境的な）
E	Ethical（倫理的な）
P	Policy and political（政策と政治の）

※4　**基本再生産数 (R0)**：ある感染症に対する免疫をまったく持たない集団に 1 人の感染者が加わった場合に，平均して何人に感染させるかを示す指標である．R0 が 1 を超え大きいほど感染が拡大しやすく，1 未満で小さいほど感染が収束しやすいことを意味する．

2 感染症のサーベイランスとリスクマネジメント

表1.2.7　起りやすさの推定値の定義

起こりやすさの程度	定　義
ほぼ確実に起こる (Almost certain)	ほとんどの状況で発生すると予想される （例：95% 以上の確率など）
起こる可能性が極めて高い (Highly likely)	ほとんどの状況において，おそらく発生する （例：70% 以上 94% 以下の確率）
起こる可能性が高い (Likely)	ある程度の確率で発生する （例：30% から 69% の確率）
起こるかもしれない (Unlikely)	ある程度の確率で発生する可能性がある （例：5% 以上 29% 以下の確率）
起こる可能性は低い (Very unlikely)	例外的な状況下で発生する可能性がある （例：5% 未満の確率）

表1.2.8　被害規模の推定値とその内容

被害の程度	内　容
最小限 (Minimal)	• 影響を受ける人々への影響は限定的 • 通常の活動やサービスへの混乱が少ない • 日常的な対応が適切であり，追加の管理措置を実施する必要がない • 当局や関係者に余分なコストがほとんどかからない
小規模 (Minor)	• 少人数またはリスクのあるグループに対する軽微な影響 • 通常の活動やサービスへの混乱は限定的 • 少数の追加的な管理措置が必要であり，そのために必要な資源は最小限である • 当局や利害関係者のコストが多少増加する
中規模 (Moderate)	• 多数の人口またはリスクのある集団が影響を受けるため，中程度の影響 • 通常の活動やサービスに対する中程度の混乱 • いくつかの追加的な管理措置が必要となり，これらのいくつかは実施に中程度の資源を必要とする • 当局や利害関係者のコストが中程度増加する
大規模 (Major)	• 少人数またはリスクのあるグループに対する大きな影響 • 通常の活動やサービスに大きな混乱 • 多くの追加的な管理措置が必要となり，その中には実施に多大な資源を必要とするものもある • 当局や利害関係者のコストが大幅に増加する
甚大・重篤 (Severe)	• 多数の人口またはリスクのある集団に深刻な影響 • 通常の活動やサービスに深刻な混乱が生じる • 多くの追加的な管理措置が必要となり，そのほとんどは実施に多大な資源を必要とする • 当局や利害関係者のコストが著しく増加する

染症のリスクマネジメント」［p.20］を参照）を行う際の，一連のコミュニケーションの原則，活動，情報交換のことである．リスクコミュニケーションは，そのリスク（すなわち重大な公衆衛生事象）のすべての段階（準備段階，対応段階，回復段階）を通じて，責任当局（国・自治体の公衆衛生部局の職員），研究者や専門家，事業者や消費者，リスクに直面する当事者とそのコミュニティといった関係者全員が，対等な立場で，信頼に基づ

		推定される被害規模				
		最小限 (Minimal)	小規模 (Minor)	中規模 (Moderate)	大規模 (Major)	甚大・重篤 (Severe)
事象の起こりやすさ	ほぼ確実に起こる (Almost certain)	1	2	3	4	4
	起こる可能性が極めて高い (Highly likely)	1	2	3	4	4
	起こる可能性が高い (Likely)	1	2	3	3	4
	起こるかもしれない (Unlikely)	1	1	2	3	3
	起こる可能性は低い (Very unlikely)	1	1	2	3	3

	総合的な リスクの程度	管理措置
1	低リスク	• 標準的な対応プロトコル，日常的な管理プログラム，規制に従って管理される（例：日常的な監視システムによるモニタリング）
2	中程度のリスク	• 対応の役割と責任を明確にする • 必要とされる具体的なモニタリングまたは管理措置（サーベイランスの強化，追加ワクチン接種キャンペーンなど）
3	高リスク	• 上級管理者の注意が必要：指揮統制構造を確立する必要がある場合がある • さまざまな追加の管理措置が必要となり，その中には重大な結果をもたらす可能性のあるものもある
4	非常に高いリスク（または緊急事態）	• 健康危機事象が通常の勤務時間外に報告された場合でも，即時の対応が必要 • 直ちに上級管理者の注意喚起が必要（例：指揮統制構造は数時間以内に確立される必要がある） • 深刻な結果をもたらす管理措置が実施される可能性が非常に高い

図1.2.2　リスクマトリックス（図上部）および総合的なリスクの程度・管理措置（図下部）

く意思決定を行い，積極的な行動変容や相互の信頼関係を維持するために必要である．

▶▶ 感染症リスクコミュニケーション

　感染症のリスクコミュニケーションでは特に，前述した重大な公衆衛生事象のすべての段階以外に，平時（何も起こっていない段階）の準備が重要である．その準備には，「1. 感染症の監視（サーベイランス）体制」で説明したサーベイランスによる警戒・監視と，感染症ごとの高リスク者や当事者を含めたすべての関係者の間の情報共有（研修会やフォーラム，市民公開講座）や有事の際（実際の感染症のアウトブレイク時）を想定したシミュレーション訓練などが有効である．

章末問題

1.1.1 標準予防策の見地から感染性を有しないものはどれか．1つ選べ．
1) 汗　　2) 唾液　　3) 血液　　4) 胸水　　5) 粘膜

1.1.2 日和見感染症の原因微生物はどれか．1つ選べ．
1) インフルエンザ菌　　2) 肺炎球菌　　3) 緑膿菌
4) A群溶連菌　　5) 髄膜炎菌

1.1.3 予防接種に生ワクチンが使用されるのはどれか．1つ選べ．
1) インフルエンザ　　2) ジフテリア　　3) 破傷風　　4) 麻疹　　5) COVID-19

1.2.1 検疫に関する記述のうち，誤っているのはどれか．1つ選べ．
1) 検疫法は，国内に常在しない感染症の病原体が船舶または航空機を介して国内に侵入することの防止を目的としている．
2) 検疫感染症の患者は，入国停止，隔離，停留あるいは消毒などの措置がとられる．
3) 新興感染症は，すべて検疫感染症に含まれる．
4) 検疫感染症には，感染症法※に定める一類感染症が含まれる．
5) 検疫感染症には，感染症法に定める新型インフルエンザ等感染症が含まれる．
　　※感染症法：感染症の予防及び感染症の患者に対する医療に関する法律

1.2.2 右図は，わが国におけるある性感染症の報告数（全数把握）の年次推移を示したものである．この図に該当する感染症はどれか．1つ選べ．
1) 性器クラミジア感染症
2) 性器ヘルペスウイルス感染症
3) 尖圭コンジローマ
4) 梅毒
5) 後天性免疫不全症候群

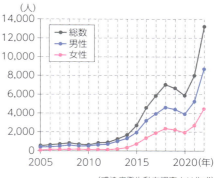
（感染症発生動向調査より作成）

1.2.3 化学物質のリスク分析において，「消費者，事業者，行政担当者などの関係者の間で情報および意見を共有することで相互に意思疎通を図ること」を意味するのはどれか．1つ選べ．
1) リスク評価　　2) リスク管理　　3) リスクコミュニケーション
4) 安全データシート（SDS）制度　　5) マニュフェスト制度

2章

感染症診療の基本事項

1 感染症診療の基本的プロセス

ココをしっかりおさえよう！
▶臨床検査　▶診断と治療

　診療の基本的なプロセスは，診察，検査，診断，治療，効果判定であり，これは感染症にとどまらず，すべての疾患に当てはまるプロセスである（図2.1.1）．診察と一口に言っても，その中には問診と身体所見をとる診察がある．問診ではまず主訴を明らかにする．主訴とは，患者が医療機関を訪れるきっかけとなった症状を指す．医療機関を訪れるまでの体調の変化（現病歴）を患者自身の言葉で表現してもらう．このほか，問診には既往歴，家族歴，生活歴の聴取も含まれる．身体所見をとる診察とは視診・触診・聴診で異常がないかを診ることである．検査には検体検査，生体検査など多くの種類がある．こうして得られた情報をもとに診断し治療していく．具体的な症例を挙げながら感染症診療のプロセスをみていきたい．

症例1

8歳，男児．某年12月，39℃台の発熱と咳嗽，カタル症状にて母親とクリニックに来院した．同じクラスにインフルエンザに罹患して休みの子が数人いるとのことである．

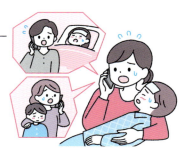

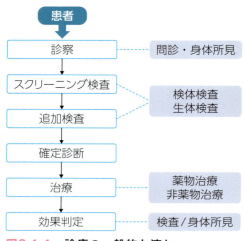

図2.1.1　診療の一般的な流れ

1 感染症診療の基本的プロセス

症例2

45歳，男性．某年6月，1ヵ月前から体調が悪いと感じており，1週間前からだるさで仕事に行けなくなり，病院の内科を受診した．

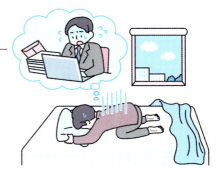

1 診察してすぐに感染症に罹患しているか判別できる？

インフルエンザは多くの人が罹患した経験がある．その経験に照らして，症例1の男児では，特にインフルエンザが疑わしいことが症状と状況から推測できる．こういった場合は，最初からインフルエンザかどうかを判定するための検査を行うのが通常の診療アプローチである．ただし，新型コロナウイルスやRSウイルス感染症の可能性も完全には否定できない．このように，ほかにも可能性のある疾患と区別して疾患を診断することを鑑別診断という．クリニックでは，インフルエンザ迅速診断試薬を使った臨床現場即時検査（point of care testing：POCT）を行って「インフルエンザ」という診断を確定し，速やかに抗インフルエンザ薬と対症療法を提供することになる．

症例2の働きざかりの中年男性では，患者が感染症なのか，それ以外の疾患によるものか，症状だけではわからない．例えば，がん，内分泌異常，精神疾患かもしれない．患者が感染症なのか，それ以外の疾患なのかをはっきり鑑別することも大切である．診断するためには，患者の症状をより詳しく問診し，自覚症状だけでなく他覚所見，身体所見のうち理学所見に目を配り，患者の病歴，各疾患の疫学的な背景，および各種検査を踏まえる必要がある．理学所見としては身長・体重のほか，血圧，脈拍，呼吸数，顔色，咽頭の発赤，リンパ節の腫れ，意識レベルなどがある．診察では触診や聴診も重要である．

2 熱が出るのは感染症の主要な徴候だが

次に症状について考えてみたい．日常的に私たちがよく経験する発熱を例に挙げると，熱が出る原因には感染症のほか，自己免疫疾患，悪性腫瘍，内分泌疾患など多くの原因がある．"熱＝感染症"ではない．一方，"熱が出ていないから感染症ではない"というのも誤りである．

症例1では，39℃台の発熱がある．インフルエンザは普通感冒と比較すると高い熱が出るという特徴がある．しかし，39℃だから"インフルエンザ以外の感染症ではない"とは言えない．発熱以外の情報と合わせて矛盾がないことが大切である．

症例2の患者は，本人は自覚していなかったが，肌の色が黄色味がかっていた．これは黄疸という肝臓の機能が悪くなったときにみられる典型的な症状である．これはこの患者の疾患とどのような関係があるのであろうか．また，来院時の体温は37.7℃であっ

た．これはどう考えるのか？　平熱は何℃なのか，熱が出るのは夕方だけなのか，何日か
ごとに熱が出るのかなども診断に重要なヒントになる．

3 問診でどこまでわかるのか？

　次に病歴について考えてみたい．病歴には現在の病気に関する履歴である現病歴と，過
去の病気に関する既往歴がある．症例1，症例2の患者は共に生来健康だったのか，糖尿
病や高血圧などの慢性疾患はないか，よくかぜを引きやすい体質だったのか，大きな病
気や手術をしたことがあるのか，それに伴って日頃から薬を飲んでいるのかなども診断
する上で大切である．普段体調が悪くなったとき，同じ診療所で同じ医師に診てもらっ
ていれば，医師は病歴を十分に把握しているので，少しの体調変化でも気づいてくれるだ
ろう．これが，「かかりつけ医をなるべくもちましょう」という現在の医療制度の背景に
なっている．
　病歴の中には，家族歴・生活歴も含まれる．家族歴とは，親や兄弟，祖父母にどのよう
な慢性疾患や遺伝性の疾患があったか，また，亡くなった原因は何だったかを問うもの
である．よく「うちは癌の家系だ」などと言うが，実際に癌になりやすい遺伝的背景は存
在する．感染症に対する感受性や抵抗性も遺伝的背景と密接に関係する場合がある．生活
歴とは，日常生活における食生活や嗜好品などが含まれる．アルコールを日常的に飲酒
で摂取するのか，喫煙するのか，なども特定の疾患になりやすいことと深い関わりがある．
　このほか，既往歴の中にはぜんそくやアレルギーの有無も重要である．感染症の観点
からはワクチン接種歴もしばしば問題となる．
　忘れがちなのが旅行歴である．海外に渡航した履歴や国内旅行でも感染症の診断のヒン
トになることがある．症例2の患者は，入院後，実は2週間前に仕事でインドに1週間
滞在していたことを日常会話の中で看護師に話している．重要な情報であるが初診時の問
診では言い忘れていた．このほか，国籍や性的指向が診断のヒントになることもある．

4 感染症の流行状況について

　次に疫学について述べたい．インフルエンザが冬に多いのはよく承知していると思う
が，冬ではない時季に流行することもある．一方，夏に多い感染症もある．例えば咽頭結
膜熱（プール熱）である．季節性を知っておくことも感染症の診断には大切である．症例1
で，医師はそのときインフルエンザが流行していることをどのようにして知るのだろう
か？　患者の家族が「インフルエンザが流行しています」と言う言葉を信じてもよいのであ
ろうか．実は，地域でインフルエンザが流行しているかは国による疫学調査が実施されて
いて，毎週各地域の流行状況が公開されている（1章2「感染症のサーベイランスとリスク
マネジメント」[p.16]参照）．医師はこの情報を踏まえて，患者の置かれた状況を判断し
ている．このように，感染症の流行状況を把握するシステムは法律で決められている．こ
れが感染症法である．感染症法は主に衛生学で学ぶ．

1 感染症診療の基本的プロセス

年齢や性別にも特徴がある．インフルエンザの罹患率は小児が最も高い．しかし，死亡率は高齢者が高いという特徴がある．梅毒は，男性の方が多く，年齢は20代後半〜40代が同程度に多く，女性は20代が非常に多いという疫学的な特徴がある．風疹も男性が多いが，40〜50代が多い．これは過去のワクチン接種のあり方が影響している．また，海外で流行する感染症もあるので，患者が旅行や出張で海外へ渡航した履歴があるかどうかも重ねて診断には重要な情報である．

5 臨床検査は診断のよりどころ

検査を行う場合は，感染症かどうかを見極めるための検査（スクリーニング検査，一次検査）と，病原体を特定して診断を確定するための検査（確定検査）に大別される．感染症かどうかを見極めるというのは全身の状態を把握するということである．このために，検体検査，生理学的検査，画像検査などが行われる（表2.1.1）．

検体検査とは，尿検査，糞便検査，喀痰検査，血液検査などであり，生体試料を使って，その成分を調べることで全身の状態を把握しようとするものである．血液検査は，検査の中でも低い侵襲（患者への負担があまり大きくないという意味）で多くの情報を得ることができる．体内に炎症反応が起こっているか，肝臓や腎臓の機能が保たれているかなどである．生理学的検査とは，心電図検査，脳波検査，呼吸機能検査など臓器の機能を身体の外から測定するものである．画像検査には，エコー検査（超音波検査），X線検査，磁気共鳴画像（MRI）などがある．X線検査には，単純X線写真と造影X線写真がある．また，X線を使って体を輪切りにして検査するCT検査がある．単純X線写真は，比較的簡単に短時間で多くの情報を得ることができるので健康診断でも利用されている．

症例1のようにインフルエンザが極めて疑わしい症例に対して，クリニックでこれらすべての検査を行うことはない．イムノクロマト法による抗原検査などの必要最低限の検査で原因を絞り込む．肺炎など，重症な疾患・病態が疑われる場合には胸部X線検査を行って，細菌性肺炎の合併などを診断する．一方，検査によって異常が明らかになった

表2.1.1　臨床検査の種類

検体検査	生体検査
尿検査 糞便検査 体液検査 血液学的検査 血液生化学検査 免疫・血清学検査 微生物学検査 染色体・遺伝子検査 病理組織検査 　　　　　　　　など	①生理学的検査 　心電図検査 　呼吸機能検査 　脳波検査 　　　　　　　　など ②画像検査 　X線検査 　超音波検査 　CT, MRI, PET 　　　　　　　　など ③内視鏡検査

場合は，さらに特殊な検査を追加して感染症かどうかを明らかにしていく．一度の検査で必ずしも診断できないからである．例えば内視鏡検査である．腹部単純X線検査や糞便検査で大腸に異常があると思われた場合には，大腸内視鏡検査を行う．内視鏡で異常があった場合にはバイオプシー（生検）して病理検査などを行う．

　血液検査の中でも特に，末梢血白血球数（WBC），C反応性タンパク（CRP）など炎症反応のバイオマーカーは感染症の診断に大きく役立つ．炎症反応とは，感染した組織で免疫細胞が病原体を攻撃する一連の生体反応である．身体のどこで起こっていても，炎症反応は血液を通じて検知することができる．もし感染症だった場合，病巣が身体のどこにあるのかを見定める必要がある．感染症は身体のすべての部位に起こりうるからである．これを明らかにするためには，血液検査のほかにX線検査や超音波を使った画像検査が必要となる．このほかに糞便検査や尿検査も患者に侵襲を伴わず，多くの情報を得ることができるので日常的に行われる．こうしてどこにどのような病原体がいるのかを絞り込んでいく．そして病原体を同定するための検査を実施する．症例2では血液検査で赤血球に異常が認められた．また肝臓の機能に異常が認められた．

　病原体を同定するための検査は，各病原体の抗原・ゲノムを検出する検査や免疫学的な反応を検出する検査がある．検査には血液を対象にする場合のほか，糞便，尿，喀痰，鼻汁など，感染が起こっている組織や臓器に近い所から採取された検体を用いる．臨床検体の中に細菌が潜んでいるかを検査するために，染色して顕微鏡で観察する方法がある．染色には一般的にグラム染色を用いる．細菌感染症がある場合には，しばしば原因菌が検出される．しかし，染色だけでは菌を同定することができない．培養を基盤とした同定には数日かかるため，同定検査の結果が出るまでは症状を参考にしながら，最も疑われる病原菌を想定して治療する．核酸の検査は検査を依頼した当日中に結果が得られる．ゲノム検査では原因微生物を直接同定することができる．つまり，確定診断が得られる．さらに，病原体を培養する方法もある．培養するには数日がかかるが，時間がかかっても，治療するために有用な情報が得られるので培養検査は日常的に行われる．病原体の抗原は抗体を使って検出する．病原体のゲノムはポリメラーゼ連鎖反応（polymerase chain reaction：PCR）やLAMP（loop-mediated isothermal amplification）法により検出する．免疫学的な反応を検出する検査には代表的な例として抗体検査がある．抗体検査は，私たちが病原体に対して作出した特異的な抗体を検出する検査である．病原体のどの部分を認識する抗体なのか，抗体のクラスは何か，抗体の量はどの程度か，感染初期に比べて経過とともに抗体の値に変動はないかを測定する．抗体のクラスの中でもIgM型抗体は，細菌病原体に感染したことを示すため診断的価値が高い．ただし，ワクチンを受けている場合，ワクチンによって得られた抗体か，感染症で誘導された抗体かを調べる必要がある．このほか，免疫学的な反応を検出する検査には細胞性免疫を測定する検査もある．ツベルクリン反応はその代表例である．

6 入院するか外来で診るか？

　感染症の診療で特に重要なのは，患者は入院を要するくらい重篤な状態にあるか，また，今後，病気が重篤にならないかを適切に判断することである．症例1のインフルエンザでは，一般的に重症化することは少ない上，小児における死亡率は極めて低い．症例2では，症状がこれから急速に悪化しないか，命に関わるような症状の変化が現れないかを判断する必要がある．

表2.1.2　qSOFA

> ①意識状態の変容
> ②呼吸回数 ≧ 22 回 / 分
> ③収縮期血圧 ≦ 100 mmHg

　感染症の症状の重篤さを反映するものにバイタルサインがある．バイタルサインとは，血圧，脈拍，呼吸数，意識レベルである．重篤さを判断するための指標として，簡易的な方法にこれらを組み合わせたqSOFAがある（表2.1.2）．これは重篤さを数値で判定する．救急の現場などでは多くの医療従事者が急いで患者に対応するとき，短い言葉で患者の状態を関係者間で共有することは，医療の提供をより確実にするために大切である．

　症例2の患者は，2週間前に仕事でインドに1週間滞在していたが，その時に蚊に刺されてマラリアに感染したことが疑われた．血液検査で認められた異常とは，赤血球の中にマラリア原虫がいたのである．マラリア原虫は肝臓に感染して肝臓機能を障害する．血液検査で肝臓の異常があったことと符合する．体調の悪さは主に肝機能の低下に由来すると推測される．画像診断でも肝臓が大きく腫れていた．診断が確定して治療を開始するまでに重症化するかもしれないので，医師は入院して検査することを勧めたのである．

7 診断がついたら治療戦略を立てる

　症例1ではインフルエンザの治療薬としてオセルタミビルが処方された患児は，比較的元気なので，入院する必要はないと判断され，発熱に対してアセトアミノフェンが処方された．一方，症例2に対しては，抗マラリア薬クロロキンが処方された．体調の急変が危惧されたので，すぐに入院となった．その後，1ヵ月半の入院で体調は良くなり退院した．

　治療が効果的であったかは，どのように判断されるのであろうか．投薬による効果は，一般的に症状がなくなることで判定できる．熱がある患者では熱が下がるということが指標になる．入院患者では，このほかに各種検査を用いて評価することもある．症例1では，インフルエンザの症状がなくなることで治癒したことがわかる．症例2では，治療の効果はバイタルサインを毎日モニタリングしたり，血液検査を定期的に行うことで，異常値が改善していくことを確認する．

　確定診断がつかなくても治療を開始することがある．対症療法のことだけではない．細菌感染症と推定される場合には，原因の病原体が同定されていなくても「この細菌かな」と想定して抗菌薬治療を開始することがしばしばある．これが1章1-13［p.11］で触れた経験的治療（empiric therapy）である．早く治療を開始しないと取り返しがつかなくなる

かもしれないからである．原因がはっきりわかった時点で特効薬に切りかえて治療する．これを標的治療（definitive therapy）という．

8 原疾患が感染症ではなくても

これまでは，感染症が原因で医療機関を訪れた患者を例に感染症診療のプロセスをみてきたが，これ以外にも感染症が関連する状況がある．

症例 3

60歳，男性．某年7月，早期胃癌に対する手術のため入院．手術は成功したが，術後3日目に39℃台の発熱を認めた．

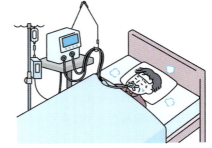

症例 4

22歳，女性．某年10月，以前から身体のだるさを訴えていたが白血病であることが判明した．化学療法を実施し改善傾向にあったが，化学療法の途中で39℃台の発熱をきたした．

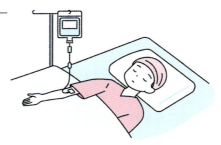

2つの症例はもともと感染症ではなかったが，もとの疾患（原疾患）に対する治療をしたために感染症になった症例である．

症例3は消化管の手術をしている．消化管の手術をするためには，皮膚に切開を入れ，消化管を一部切除する必要がある．これは人為的にケガをさせているような状況である．子供の頃，ケガをしたら，その後に細菌に感染するといって消毒したことがあると思うが，手術でも同じである．皮膚には常在菌が存在し，消化管の中にも常在菌がいる．消毒しても完全に消毒できないので，手術の傷口に細菌が感染することはしばしば経験する．これを手術部位感染（surgical site infection：SSI）という．症例3は，このような術後感染症が疑われる．また，手術をするときには全身麻酔をする．心臓の機能や呼吸機能，各種臓器の機能をリアルタイムで測定するために，カテーテルを動脈や静脈に留置する．自分でトイレに行けないので導尿するために尿道カテーテルを留置する．カテーテルや人工呼吸器を経由して感染症になることもある．手術後に発熱が起こった場合は，カテーテル関連感染症や人工呼吸器関連の感染症も疑う必要がある．

症例4では，白血病に対する治療を行っていたが，悪性腫瘍に対する化学療法では，副作用として骨髄抑制がしばしばみられる．骨髄では血液の細胞が産生され，白血球も含まれる．骨髄抑制とは血球細胞を作り出す機能が障害されるために，すべての血球が減少する．赤血球が減少すると貧血になる．また，白血球の数も少なくなる．白血球は感染症

をコントロールするために必要な免疫細胞である．これが少なくなると，感染症に罹患しやすくなる．この症例では骨髄抑制のために感染症に罹患したことが疑われる．

症例1，症例2は，感染症になった人が医療機関を受診する状況で，これを市中感染（市井感染）という．一方，症例3，症例4は，入院している患者の感染症で院内感染と位置づけられる．市中感染と院内感染では病原体が異なることが多い．市中感染では病原性が強い病原体によるものが多く，感染すると多くの場合は発症する．一方，院内感染では，身体の抵抗力が弱くなった患者が発症するので，病原体の病原性は一般的に低いことが多い．また，常在菌による感染症も多くなる．これを踏まえて原因を推定しながら治療を行う必要がある．症例3は腸管や表皮に常在する黄色ブドウ球菌による多感染であった．血液中からも菌が検出されたため重症であったが，メロペネムが奏効した．症例4は消化管に常在するカンジダが原因の真菌性腸炎であった．フルコナゾールにより速やかに症状は改善した．

病院には抵抗力が弱い人が多く入院している．当然，感染症のリスクも高くなる．したがって，入院患者には抗菌薬を使う頻度も高くなる．すると，抗菌薬が効きにくい薬剤耐性菌が病院の中で増えてくる．これが医療従事者，患者家族，環境を介して入院患者の間で流行すると，治療に抵抗性の院内感染が増える．細菌感染症は抗菌薬で治療できるが，高度に抗菌薬耐性を獲得した細菌は治療できなくなる．治療のために入院したにもかかわらず，病院の中で薬剤耐性菌に感染して重篤化するのは，患者も医療を提供する側も望まない．薬剤耐性菌を作り出さないことや，薬剤耐性菌を広げないための対策として標準予防策の遵守も医療機関では大変重要である．ここでは詳細は省くが，感染症の診療をするためには，医療を提供する側も感染症から身を守る必要がある．そのためには何をしなければならないのか思いを巡らせてほしい（1章1-13［p.11］参照）．

感染症は，症状があってから医療機関を受診するだけでなく，症状がなくても医療機関を受診する場合もある．例えば，健康診断で異常が指摘された場合などである．感染症は非常に多くの状況で発生する可能性があることを知っておくことが大切である．

薬剤師の関わり

　薬剤師は診断に直接関与しないので，診療の流れや検査の方法，結果の解釈を知らなくてもよいというのは誤りである．疾患と薬物治療の知識だけでなく，症例検討会やカルテを通じて，個別に症例の背景を知っておくことで，より適切な治療薬をタイムリーに提供できる．医薬分業体制が進み，薬物治療に関する専門知識が膨大となり，チーム医療での貢献が薬剤師に求められるとき，受け身でチーム医療に取り組むのではなく，積極的な貢献を果たすためにも薬剤師も診療のプロセスを知っておく方がよい．

2 微生物学的検査とその解釈

ココをしっかりおさえよう！

▶病原微生物の感染部位　▶抗菌薬とブレイクポイント　▶薬剤耐性菌

　微生物学的検査は，感染症を疑う患者から採取された種々の材料（喀痰，尿，便，膿，分泌物，髄液，胸水，腹水，血液など）について，染色法や分離培養法によって感染症の原因となっている微生物（主に細菌，真菌など）を特定し，その微生物に対する抗微生物薬（抗菌薬，抗真菌薬）の感受性を調べる検査である．この検査結果を基にして感染症の診断と治療が行われている．培養法を中心とする微生物学的検査は微生物の増殖能力に依存しているため，最終報告までに数日を要する場合がある．このことから，各検査の工程において報告可能な情報を随時臨床に報告することが必要となる．また，原因微生物（細菌や真菌に加えてウイルスを含む）の迅速な検出を目的とした迅速検査法として，免疫学的方法のイムノクロマト法や分子生物学的方法の遺伝子検査法などが開発され，日常の微生物学的検査として実施されている．微生物学的検査は，①検査材料の採取・受付，②迅速検査，③染色・鏡検，④分離培養，⑤微生物の同定検査と病原因子の検出，⑥薬剤感受性試験と耐性因子の確認，⑦最終結果の報告の7つの工程に分けられ，おおよそ4日間の日程からなっている（図2.2.1）．

　しかし，微生物の中には世代時間（1回の分裂に要する時間）が長く，通常用いられる24～48時間の培養ではコロニーが観察されない細菌が存在する．結核菌を代表とする抗

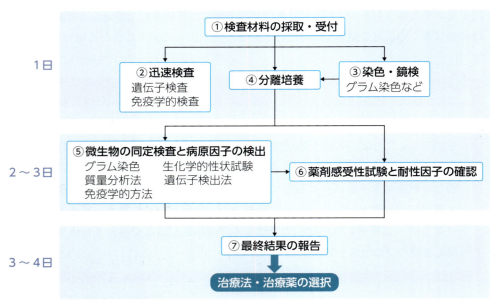

図2.2.1　微生物学的検査の流れ

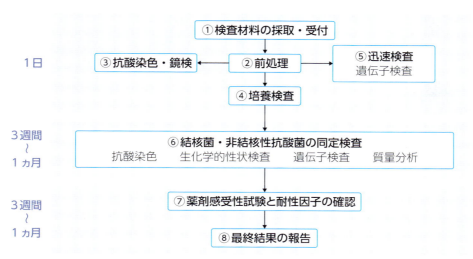

図2.2.2　抗酸菌検査の流れ

酸菌のMycobacterium属の多くは世代時間が他の細菌よりも長いことから，他の細菌とは異なった工程によって検査が実施される（図2.2.2）．抗酸菌検査では，培養を開始してからコロニーが観察されるまで3週間以上の時間が必要となる．このため，結核菌などを対象とした抗酸菌検査では，遺伝子検査法によって検査材料から直接検出する方法が積極的に実施されている．

1　検査依頼と検査材料の採取・輸送・保存

▶ 検査依頼

　検査依頼は，近年の電子カルテの普及に伴い外来・病棟の電子端末から医師が依頼するのが一般的である．検査依頼時には，患者に関する基本情報（カルテ番号，氏名，性別，年齢，外来・入院など）および検査情報（検査材料名，採取部位，検査項目：一般細菌・抗酸菌・真菌など）に加えて，感染症に関わる患者情報（基礎疾患，体温，炎症反応：白血球数・C反応性タンパク（CRP）値・赤血球沈降速度，化学療法の有無：抗微生物薬の種類と投与方法，渡航歴など）が必要となる．これは，微生物学的検査を的確に効率よく実施するために重要な情報となる．このことから，臨床検査技師も積極的にカルテを参照して検査を進めている．

▶ 検査材料の採取・運搬

　検査材料は，一部の材料（臨床検査技師等に関する法律の一部改正：2015年4月1日施行）を除いて，ほとんどの場合に医師または看護師によって採取される．検査材料を採取するタイミングは，①病勢の急性期，②抗菌薬投与の前または，次回投与の直前である．そして，採取時の注意点として，①常在菌混入の回避，②採取時に用いた消毒薬の混入の回避，③採取部位および材料に対して適切な機材・容器の使用，④滅菌された機材・

容器の使用，⑤偏性嫌気性菌の検出を目的とする材料には嫌気性菌用の容器（嫌気ポーターなど）の使用がある．また，採取した検査材料は，乾燥や雑菌の混入を防止できる密閉された容器に入れて速やかに検査室に運搬する．

▶▶ 検査材料の保存

　検査材料の保存は，材料の種類と検出対象とする病原微生物によって条件が異なるため注意が必要である．基本的に常在菌の混入が予想される材料は，常在菌の増殖を防ぐために4℃で保存し，血液や髄液などの本来無菌である材料は原因菌の死滅を防ぐために室温または37℃で保存することが望ましい．しかし，常在菌の混入が予想される材料であっても低温保存によって死滅または増殖不良となってしまう微生物があることに注意が必要である．この代表的な例として，腸管感染症における *Vibrio* 属や *Campylobacter* 属の検出を目的とした便，*Neisseria gonorrhoeae*（淋菌）や *Neisseria meningitidis*（髄膜炎菌）の検出を目的とした各種材料が挙げられる．保存条件が適切でなかった場合，真の病原体の検出が困難となり的確な診断の障害となる．

2　迅速検査による原因微生物の検出

　感染症診療において，原因微生物を迅速に特定することは非常に重要である．しかし，微生物学的検査法の主流である培養法は，微生物の増殖能力に依存することから検査結果を得るまでに長い時間を必要とする．このことから，多くの医療施設の臨床現場では，特定の病原微生物を対象とした迅速検査が実施されている．迅速検査は検査材料から直接病原微生物を検出する検査法で，抗原や毒素タンパク質を検出する免疫学的方法（検出に抗体を用いるイムノクロマト法やラテックス凝集法など）と，病原微生物に特有な遺伝子を検出する遺伝子検査法（polymerase chain reaction（PCR）法，loop-mediated isothermal amplification（LAMP）法，transcription reverse-transcription concerted reaction（TRC）法など）がある．迅速検査の代表的な方法のイムノクロマト法とPCR法の原理を図2.2.3と図2.2.4 に示す．迅速検査のメリットとして，検査結果が早く得られることによって早期に適切な治療が開始できることが挙げられる．もう一つのメリットとして，患者の処置に伴う医療従事者への感染リスクを低減できることが挙げられる．例えば，緊急手術が必要となった患者の術前検査として血液中のB型肝炎ウイルス（HBV），C型肝炎ウイルス（HCV），ヒト免疫不全ウイルス（HIV），梅毒（*Treponema pallidum*）の迅速検査が実施されている．迅速検査が用いられる主な検査材料と微生物の組み合わせを表2.2.1 に示す．

3　染色と検鏡所見による原因微生物の推定

▶▶ グラム染色

　ウイルス以外の微生物は光学顕微鏡（×1,000倍）を用いて観察することが可能である．このことから，微生物を対象とした種々の染色法が考案されてきた．その中で最も重要

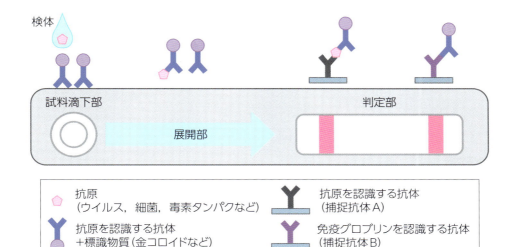

図2.2.3 イムノクロマト法の原理

イムノクロマト法は、セルロース膜などからなる展開部を毛細管現象によって、抗原を含む検体が標識抗体と反応しながら流れる性質を応用した免疫測定法である.

検体中の抗原は検体滴下部に含まれる金コロイドなどで標識された抗体（標識抗体）と免疫複合体を形成しながら展開部を移動し、判定部に固定された捕捉抗体Aに免疫複合体、捕捉抗体Bに抗原と反応しなかった標識抗体がトラップされ発色する. これを目視により判定する. 捕捉抗体Aの位置の発色は陽性判定、捕捉抗体Bの位置の発色は試料と試薬が正常に展開されたことを示す.

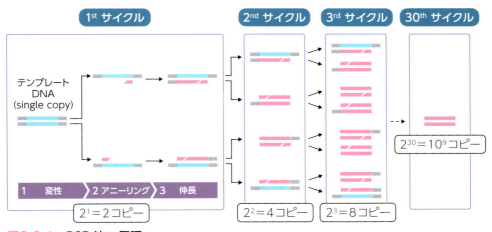

図2.2.4 PCR法の原理

PCR法による遺伝子の増幅は次の順番で進められる.
　①変性：2本鎖DNAを加熱によって1本鎖DNAに解離
　②アニーリング：増幅範囲を規定する短いDNA分子「プライマー」の結合
　③伸長：プライマーを起点にして、DNAポリメラーゼが3'末端方向に相補鎖を合成
このサイクルを繰り返すことによって、標的DNAのコピーが指数関数的に合成され、25〜35サイクル繰り返すことによって、1分子のDNAが数百万個のコピーに増幅される.（ライフテクノロジーズジャパン株式会社より提供）

な染色法がグラム染色である. グラム染色*は、細菌の細胞壁の構成成分と厚さの違いおよび、外膜の有無によって青色と赤色に染め分ける染色法で、青色に染まる菌はグラム陽性菌、赤色に染まる菌はグラム陰性菌に分類される. また、菌体の形によって球菌または桿菌（一部らせん状の菌を含む）と表現し、染色所見の色と形を組み合わせることに

表2.2.1　主な迅速検査法

感染症	対象微生物	検査材料
呼吸器感染症	インフルエンザウイルス	鼻咽頭ぬぐい液など
	アデノウイルス	鼻咽頭ぬぐい液など
	SARS-CoV-2 コロナウイルス	鼻咽頭ぬぐい液など
	A 群 β 溶血性レンサ球菌	咽頭ぬぐい液
	肺炎球菌	尿・髄液
	RS ウイルス	鼻咽頭ぬぐい液など
	レジオネラ・ニューモフィラ血清型 1	尿
	結核菌	喀痰・胃液など
	肺炎マイコプラズマ	咽頭ぬぐい液
消化器感染症	*Clostridioides difficile*	糞便
	ロタウイルス	糞便
	アデノウイルス	糞便
	ノロウイルス	糞便
	ヘリコバクター・ピロリ	糞便
性感染症	梅毒トレポネーマ	血液
	淋菌	子宮頸管擦過物 尿道擦過物
	クラミジア	子宮頸管擦過物 尿道擦過物
血液による感染症	B 型肝炎ウイルス	血液
	C 型肝炎ウイルス	血液
	ヒト免疫不全ウイルス	血液

　　よって細菌を大きく 4 種類（グラム陽性球菌（Gram-positive cocci：GPC），グラム陰性球菌（Gram-negative cocci：GNC），グラム陽性桿菌（Gram-positive rod：GPR），グラム陰性桿菌（Gram-negative rod：GNR））に分類することができる（**図2.2.5**）．

　　実際の微生物学的検査では，グラム染色を細菌のみの染色に使用することよりも，患者から採取された臨床材料の染色に用いることの方が多い．これは，臨床材料のグラム染色標本には微生物に加えて血液細胞や粘膜細胞，フィブリンなどの生体成分が含まれるためである．臨床材料の染色所見は，患者の病巣部の状態を反映していると考えられ，原因

※　**グラム染色**：グラム染色は 1884 年にデンマークの細菌学者であるハンス・クリスチャン・グラムによって開発された細菌の染色法で，ペプチドグリカン層にタイコ酸を含む厚い細胞壁を有する細菌（グラム陽性菌）と，細胞壁が薄く，細胞壁の外側にリポ多糖からなる外膜を有する細菌（グラム陰性菌）を染め分けることができる．結果として，グラム陽性菌は青紫色に染まり，グラム陰性菌は赤色に染まる．材料の塗抹からグラム染色の終了まで約 10 分間で実施でき，臨床材料のグラム染色は菌種の推定だけでなく白血球の出現やフィブリンの析出などの炎症所見の観察が可能である．グラム染色は感染症検査として簡便かつ，重要なツールである．

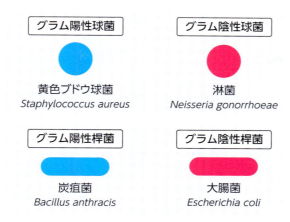

図2.2.5 細菌のグラム染色所見

微生物の推定に重要な情報を与える．例えば，多核白血球やフィブリンの析出像などの炎症所見と共に有意に観察される細菌や，多核白血球の細胞質に貪食されている細菌は原因菌の可能性が高いと考えられる．さらに，これらの所見と患者情報や検査情報を併せて判断することによって原因微生物の推定が可能となる．臨床材料のグラム染色所見から推定可能な病原体で，日常検査において検出頻度が高い細菌を以下に示す．呼吸器の材料では，市中肺炎を疑う患者の喀痰に *Streptococcus pneumoniae*（肺炎球菌；写真2.2.1 a），*Haemophilus influenzae*（インフルエンザ菌；写真2.2.1 b），*Moraxella catarrhalis*（カタル球菌；写真2.2.1 c）が観察される．食中毒の下痢便では，特徴的ならせん状桿菌の *Campylobacter jejuni*（写真2.2.1 d）が観察される．泌尿生殖器の材料では，多核好中球の細胞質に貪食されたグラム陰性の双球菌の *N. gonorrhoeae*（淋菌；写真2.2.1 e）が観察される．さらに，臨床材料のグラム染色は，培養検査に追加が必要な培地や培養条件の確認にも利用されている．例えば，検鏡所見で糸状真菌を推定する染色所見（写真2.2.1 f）が観察された場合に，サブロー寒天培地などの真菌用培地を追加しておくことによって，原因微生物を効率的に培養することができる．

▶ 抗酸菌染色

結核菌（*Mycobacterium tuberculosis*）を含む *Mycobacterium* 属は，細胞壁に多量のミコール酸を含むことからグラム染色によって染色されない（写真2.2.2 a）．このことから，*Mycobacterium* 属の染色には，抗酸菌染色のチール・ネルゼン（Ziehl-Neelsen）染色が実施される（写真2.2.2 b）．しかし，チール・ネルゼン染色は抗酸菌が結核菌か否かの鑑別はできないことから，続いて遺伝子増幅法（PCR法など）による迅速検査が実施される．

もう一つの抗酸菌染色としてキニヨン（Kinyon）染色がある．この染色法は *Nocardia* 属の染色に用いられ，臨床材料のグラム染色において共にグラム陽性分岐を有する多形性桿菌（写真2.2.2 c）として観察される *Actinomyces* 属との鑑別に有用である．*Nocardia* 属

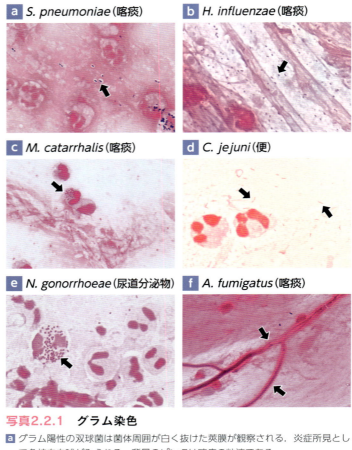

写真2.2.1　グラム染色

<u>a</u> グラム陽性の双球菌は菌体周囲が白く抜けた莢膜が観察される．炎症所見として多核白血球がみられる．背景のピンクは喀痰の粘液である．
<u>b</u> H. Influenzae はグラム陰性の小桿菌で多形性を示す．
<u>c</u> M. catarrhalis はグラム陰性球菌で，多核白血球の細胞質に貪食された菌体が観察される．
<u>d</u> C. Jejuni はらせん菌のため，カモメが飛んでいるような形にみえる．
<u>e</u> 多核白血球の細胞質に貪食されたグラム陰性の双球菌が観察される．
<u>f</u> 検鏡倍率×400倍．糸状菌の分岐した菌糸が観察される．

（写真提供：[a, c] 中部国際医療センター 林 亜季 氏，
[e, f] 中濃厚生病院 桂川 晃一 氏）

はキニヨン染色で抗酸性を示すのに対して，Actinomyces 属は抗酸性を示さない点で鑑別される（**写真2.2.2 d**）．Nocardia 属の場合は治療薬としてスルファメトキサゾール／トリメトプリム（ST 合剤）が第一選択薬であるが，Actinomyces 属の場合はペニシリン系抗菌薬が選択される．

▶ 墨汁染色

髄膜炎を疑う患者の脳脊髄液と墨汁を混ぜ合わせてカバーグラスをかけて検鏡すると，菌体の周りに白く抜けた像（莢膜）が観察される．この所見から莢膜を有する酵母様真菌の Cryptococcus neoformans（**写真2.2.3**）よる髄膜炎が推定される．

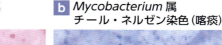
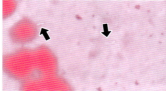
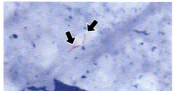
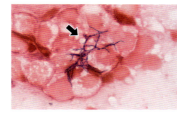
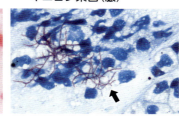

写真2.2.2　抗酸菌染色

a *Mycobacterium*属は，グラム染色で染色されずに白く抜けた桿菌として観察される．
b チール・ネルゼン染色では，石炭酸フクシン液に染まって赤い桿菌として観察される．
c *Nocardia*属は，グラム染色でグラム陽性の分岐した桿菌として観察される．
d 抗酸菌染色の一つであるキニヨン染色でフクシン液に染まり，赤い分岐した桿菌として観察される．

(写真提供：[a, b] 中部国際医療センター　林 亜季 氏，
[c, d] 岐阜県総合医療センター　大澤 稜 氏)

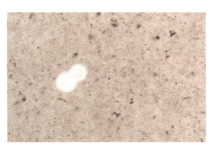

写真2.2.3　墨汁染色

*C. neoformans*は菌体を莢膜が覆うため，墨汁に染まらず白く抜けて観察される．

4　培養所見による原因微生物の推定

　臨床材料からの病原微生物の分離培養は，患者情報・検体情報に加えて材料のにおい，性状，グラム染色所見などから病原微生物を想定し，病原体の増殖に必要な培地と培養条件（温度，好気培養と二酸化炭素の濃度，嫌気培養）を選択して実施される．培養検査によって得られる所見（コロニーの形状，色，サイズ，におい，粘性など）は，グラム染色

所見や患者情報と共に微生物の推定において有用な情報となる．検査材料は「常在菌が生息しない部位から採取された検査材料」と「常在菌が生息する部位から採取された検査材料」の2種類に分けられる．これら2種類の材料の培養結果は，原因菌としての判定や臨床的意義がそれぞれで異なることを理解する必要がある．

▶ 常在菌が生息しない部位から採取された検査材料の培養結果

　常在菌が生息しない部位から採取された検査材料として，血液，脳脊髄液，関節液，胸水や腹水などの穿刺液がある．血液は液体培地の入ったボトル（**写真2.2.4**）に直接接種して培養し，その他は遠心分離した残渣を寒天平板培地と増菌培地に接種して培養する．これら材料から微生物が検出された場合，高い確率で感染症の原因となっていると考えられる．これらのことから，推定される原因微生物の病原性や薬剤耐性などに関するコメントを付して主治医に迅速に報告する必要がある．中でも緊急報告を必要とするケースは，脳脊髄液や血液の培養が陽性となった場合である．脳脊髄液の培養陽性は細菌性髄膜炎が推定され，患者が新生児の場合 Escherichia coli（大腸菌），Streptococcus agalactiae（B群溶血性レンサ球菌），Listeria monocytogenes（リステリア菌），小児および成人では S. pneumoniae, H. influenzae, N. meningitidis が主要な原因菌として重要である．また，癌や免疫不全を有する抵抗力が低下した患者では，酵母様真菌の C. neoformans が挙げられる．

　血液培養の陽性は菌血症（bacteremia）および敗血症（sepsis）の状態が疑われる．菌血症は一過性あるいは持続性に血液中に菌が存在する状態で，血液中に微生物を供給している感染巣が血管外にある場合（膿瘍や肺炎，関節炎，抜歯処置など）と血管内にある場合（感染性心内膜炎や血管内留置カテーテル感染など）がある．敗血症は，感染により惹起された全身性炎症反応症候群（systemic inflammatory response syndrome：SIRS）と定義されており，髄液培養陽性の場合と同様に迅速な診断・治療が不可欠である．血液培養陽性時には直ちに培養液のグラム染色と平板培地への分離培養が行われる．培養液のグラム染色は，短時間で菌種の推定などの有用な情報を提供することができ，分離培養は菌種の確定や薬剤感受性など原因微生物の詳細な情報を得ることができる．迅速な原因微生物の確定を目的として，培養液から直接微生物の遺伝子を検出する遺伝子検査法が開発されている．また，近年では質量分析法を用いた菌種同定法の微生物検査室への導入が進み，マトリックス支援レーザー脱離イオン化飛行時間型質量分析（MALDI-TOF MS；**図2.2.6**）を用いて血液培養陽性ボトルの培養液から直接病原体を同定する検査法が実施されている．このように血

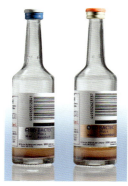

写真2.2.4　血液培養ボトル
血液培養ボトルは，好気培養用ボトルと嫌気培養用ボトルの2本が1セットとなっている．また，ボトルに抗菌薬吸着剤が入っているものもある．
（写真提供：日本ベクトン・ディッキンソン株式会社）

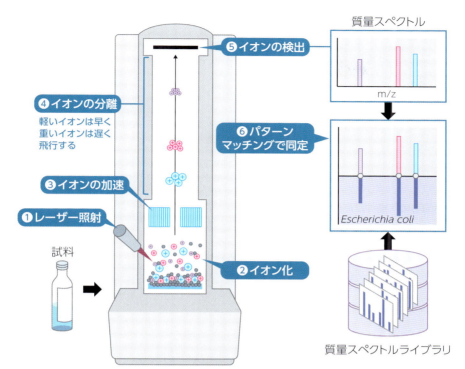

図2.2.6 質量分析法による微生物同定の原理

液培養の陽性は重篤な感染症の存在を示すことから，原因菌確定のための検査法の迅速化が進められている．

血液培養結果判定の注意点

血液培養が陽性となった場合，検出された微生物が必ずしも原因菌とは限らないケースがある（表2.2.2）．血液の採取時に皮膚の常在菌などが汚染して検出される場合があり，分離菌が原因菌か汚染菌かを鑑別することが必要である．この鑑別に必要な情報として，グラム染色による菌種の推定に加えて，培養陽性までに要した時間（短い：血液中の細菌数が多い，長い：血液中の細菌数が少ない・増殖に時間がかかる菌種），陽性ボトルの割合（通常2セット・4本以上採取することが推奨されている）がある．また，直近の微生物検査の結果（中心静脈カテーテル先端，尿，喀痰などからの同一菌種の検出など）も参考となる．原因菌と汚染菌の最終的な判定には，患者の臨床症状，患者背景などを含めた総合的な判断が必要である．

▶ 常在菌が生息する部位から採取された検査材料の培養結果

常在菌が生息する部位の呼吸器，消化管，皮膚，粘膜から採取された検査材料では，患者情報や検体の情報とグラム染色所見を参考にしながら寒天培地に発育したコロニーを常在菌と病原菌に区別して原因菌の推定を進める．尿は本来無菌的であるが，採取の状況によって皮膚や腸管の常在菌が混入することがある．常在菌が生息する部位の検査材料の中でも糞便は多くの常在菌を含むことから，常在菌の発育を抑制して目的とする病原細

表2.2.2　血液培養陽性の原因菌と汚染菌

原因菌の可能性が高い主な菌種	*Staphylococcus aureus* *Streptococcus pyogenes* *Streptococcus pneumoniae* 腸内細菌目細菌 *Pseudomonas aeruginosa* *Acinetobacter* 属 *Candida* 属
汚染菌の可能性が高い主な菌種	コアグラーゼ陰性ブドウ球菌 (coagulase-negative staphylococci：CNS) *Cutibacterium acnes* *Corynebacterium* 属 *Aerococcus* 属 *Micrococcus* 属 炭疽菌以外の *Bacillus* 属

注意点として，患者が血管カテーテルや人工弁などの医療デバイスが体内に留置されている場合や，免疫不全を伴う易感染患者であった場合は，上記の汚染菌の可能性が高い菌種であっても原因菌である可能性が考えられる．

菌を選択的に増殖させる選択分離培地が用いられ，発育したコロニーの特徴によって原因菌が推定できる．例えば，TCBS 寒天培地（*Vibrio* 属検出用の寒天培地）で黄色または青色の大きなコロニーの場合は，*Vibrio* 属（**写真2.2.5**）が推定される．また，SS 寒天培地（*Salmonella* 属，*Shigella* 属検出用の寒天培地）で中央部が黒変した無色透明のコロニーの場合は，*Salmonella* 属の可能性が考えられる（**写真2.2.6**）．

5　微生物の同定検査と病原因子の検出

　微生物学的検査では，検査材料から分離培養によって単一に培養された原因微生物について，菌種を確定するための試験と病原性を調べるための試験が実施される．感染症の原因となっている微生物の菌種同定とその病原因子の検出は，感染症の確定診断に必須の条件である．この確定診断に基づいて患者の治療方針が決定される．微生物の同定検査は，主に微生物の生化学的性状を中心とした表現型を調べる試験が実施されている．また，迅速な試験法として，微生物の遺伝子を対象とした遺伝子検出法やタンパク質を対象とした質量分析法が導入されている．

　生化学的性状試験は，微生物の有する代謝反応，酵素活性，炭水化物利用能力，酸化還元反応などのプロファイルを調べることによって種類を識別し，基準菌株（American Type Culture Collection（ATCC）株など）に対する相同性によって菌種が確定される．

　遺伝子検出法は，PCR 法や LAMP 法などの病原微生物の特異遺伝子を増幅して検出する方法が広く使用されている．また近年，次世代シーケンシング（next generation sequencing：NGS）法を用いて微生物の全ゲノム配列を解析する手法も開発されている．これらの遺伝子を対象とした方法は，微生物の同定だけでなく病原性遺伝子や薬剤耐性遺

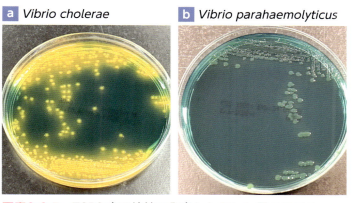

写真2.2.5 TCBS寒天培地で発育したVibrio属のコロニー

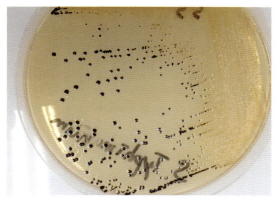

写真2.2.6 SS寒天培地で発育したSalmonella属（S. Typhimurium）のコロニー

伝子の検出にも応用されている．

　質量分析法は，MALDI-TOF MS装置を用いて，菌体中の主要なタンパク質のマススペクトルを解析し，既知菌株のパターンと比較して菌種を同定する方法である．この方法は試験に必要な菌量が少なく（1コロニー），試験時間が約10分間と短時間であることから，培養を伴う生化学的性状試験による同定よりも迅速に結果が報告できる利点を有している．しかし，質量分析法はE. coliとShigella属のような微生物学的に近縁な種の鑑別ができないことや，同じ菌種間の薬剤耐性を保有しない菌と保有する菌の区別ができない欠点がある．

6 薬剤感受性試験と耐性因子の確認

▶ 薬剤感受性試験と結果の判定

　薬剤感受性試験は，同定検査で菌種が決定された微生物が特定の抗微生物薬にどの程度感受性を示すかを評価する試験であり，適切な治療薬を決定するために非常に重要な試験である．微生物検査室で日常的に行われている薬剤感受性試験にはディスク拡散法と微

量液体希釈法があるが，薬剤の微生物に対する最小発育阻止濃度（minimum inhibitory concentration：MIC）が測定できる微量液体希釈法が最もよく行われている．

MIC値は，対象とする微生物の発育を阻止するために必要な最小薬剤濃度（μg/mL）で表される．MIC値がブレイクポイント（微生物が薬剤に感性か耐性かを判定する基準）よりも小さい場合に感性（susceptible：S），大きい場合に耐性（resistant：R），感性と耐性の間を中間（intermediate：I）と判定する．また，薬剤によって用量依存的感性（susceptible-dose dependent：SDD）という判定基準が設定されている．これらブレイクポイントによる薬剤感受性結果の解釈を**表2.2.3**に示す．ブレイクポイントの設定を行っている国際標準機関として，米国のClinical and Laboratory Standards Institute（CLSI），欧州のEuropean Committee on Antimicrobial Susceptibility Testing（EUCAST）がある．

ブレイクポイントは薬剤と菌種の組み合わせによって異なる．例えば，アンピシリン（ABPC：ペニシリン系抗菌薬）のブレイクポイントは，

- *E. coli* 感性：8μg/mL以下 耐性：32μg/mL以上
- *H. influenzae* 感性：1μg/mL以下 耐性：4μg/mL以上

と設定されている（CLSI：M100-S24）．

しかし例外として，同じ菌種と薬剤の組み合わせであっても感染症によってブレイクポイントが異なるケースがあることに注意が必要である．*S. pneumoniae*の非経口ペニシリンおよびセファロスポリン系抗菌薬に対するブレイクポイントでは，

[髄膜炎由来菌株の場合]

- 非経口ペニシリン 感性：0.06μg/mL以下 耐性：2μg/mL以上
- セファロスポリン系抗菌薬 感性：0.5μg/mL以下 耐性：2μg/mL以上

表2.2.3　ブレイクポイントによる薬剤感受性結果の解釈

判定	解釈
感性 (S)	推奨される投与方法・投与量で抗菌薬が細菌の増殖を効果的に抑制または殺菌できることを示す．その結果，抗菌薬が到達しうる体内濃度で菌の増殖を阻止でき，治療による臨床効果が期待できる．
中間 (I)	感性と耐性の中間のMIC値を示す結果であり，一般には治療薬として選択しない．なお，抗菌薬が生理的に濃縮される場合（尿中のキノロン系抗菌薬およびβ-ラクタム系抗菌薬）や大量投与が可能な抗菌薬（β-ラクタム系抗菌薬など）は使用できる可能性がある．
耐性 (R)	通常の投与量では抗菌薬が細菌を効果的に制御できないことを示す．抗菌薬が到達しうる体内濃度で菌の増殖を阻止できず，治療による臨床効果が期待できない．
用量依存的感性 (SDD)	通常の投与量では感受性が不十分であるが，より高い用量で抗菌薬が効果的である場合に使用される．つまり，分離株の感受性が患者に用いられる投与計画に依存することを意味する． ※感受性検査結果がSDDと判定された分離株に対して臨床的有効性を期待するためには，感性のブレイクポイントより高い薬剤曝露となる投与計画（より高い投与量，投与頻度，あるいはその両方）を実施する必要がある．

2 微生物学的検査とその解釈

［髄膜炎以外の感染症由来菌株の場合］
- 非経口ペニシリン　　　　　　感性：$2\mu g/mL$ 以下　　　耐性：$8\mu g/mL$ 以上
- セファロスポリン系抗菌薬　　感性：$1\mu g/mL$ 以下　　　耐性：$4\mu g/mL$ 以上

と設定されている.

　薬剤耐性菌では薬剤感受性試験の結果を感性から耐性に修正して報告するケースがある. *Staphylococcus* 属においてメチシリン耐性株のメチシリン耐性黄色ブドウ球菌（methicillin-resistant *Staphylococcus aureus*：MRSA）および, メチシリン耐性コアグラーゼ陰性ブドウ球菌（methicillin-resistant coagulase-negative staphylococci：MRCNS）と判定された菌株は, すべての β-ラクタム系抗菌薬の薬剤感受性試験について結果が感性であっても耐性に修正して報告される. これは, MRSA または MRCNS による感染症において, β-ラクタム系抗菌薬による治療が不完全である事実と, β-ラクタム系抗菌薬の臨床効果が立証された確かな臨床データが示されていないためである.

　また, 薬剤感受性試験によって求められる MIC 値は, 薬剤の投与方法や投与量の決定にも必要なデータで, 薬物血中濃度の測定（TDM）と共に pharmacokinetics/pharmacodynamics（PK/PD）理論による薬物療法の最適化に用いられている. TDM は治療薬物モニタリング（therapeutic drug monitoring）のことで, 患者の主に血液中の薬物濃度を定期的に測定し, 患者の体内での薬物動態を把握するために行われる. PK/PD 理論は, 薬物の体内動態（pharmacokinetics：PK）と薬理学的効果（pharmacodynamics：PD）を組み合わせて薬物の最適な使用方法を探り, 抗微生物効果を最大化し, 薬物耐性のリスクを最小限に抑えるためのアプローチである.

▶ アンチバイオグラム（antibiogram）

　薬剤感受性試験の結果は, 患者の治療抗菌薬の選択以外にアンチバイオグラムの作成に用いられる. アンチバイオグラムとは, 自施設で一定期間内に検出された微生物に対して実施された薬剤感受性試験の結果を集計し, 施設内で使用されている薬剤に対する感受性率を示したレポートである. 各薬剤に対する微生物の感受性率は施設によって異なることが知られている. このことから, 1 年に 1 回以上定期的に更新し, 常に直近の薬剤感受性率を提供している.

　アンチバイオグラムは経験的治療を支援するための重要なツールで, 対象とする微生物の薬剤感受性結果が得られていない時点でも, 微生物に対する効果的な薬剤選択を可能にしている. また, アンチバイオグラムは抗菌薬適正使用支援チーム（antimicrobial stewardship team：AST）の業務の一つとして位置づけられ（p.56, 450 参照）, 施設内における抗微生物薬の感受性動向の監視や他施設との比較, さらに厚生労働省院内感染対策サーベイランス（Japan Nosocomial Infections Surveillance：JANIS）などによる薬剤耐性菌の動向調査にも活用されている.

2

感染症診療の基本事項

▶▶ 臨床上重要な薬剤耐性菌を含む細菌

　臨床上重要な薬剤耐性菌を含む細菌として，①*S. aureus*，②*Enterococcus* 属，③*S. pneumoniae*，④腸内細菌目細菌，⑤ブドウ糖非発酵グラム陰性桿菌，⑥*H. influenzae*，⑦結核菌がある．患者検体から検出された原因微生物の薬剤感受性試験は，適切な治療抗菌薬の選択を目的として実施されるが，同時に薬剤耐性菌の耐性因子の推定にも重要な役割を果たしている．

1) *S. aureus*

　薬剤耐性菌として，MRSA が最も重要である．MRSA は，β-ラクタム系抗菌薬への結合親和性が低い細胞壁合成酵素（PBP2'）を獲得することによって，すべてのβ-ラクタム系抗菌薬に耐性を獲得した黄色ブドウ球菌である．薬剤感受性試験ではオキサシリンまたはセフォキシチンが指標抗菌薬として用いられる．また，PBP2' の免疫学的検出法や PBP2' をコードする *mecA* 遺伝子を PCR 法によって検出する耐性因子の検査法がある．

2) *Enterococcus* 属

　薬剤耐性菌として，バンコマイシン耐性腸球菌（vancomycin-resistant enterococci：VRE）がある．VRE は，変異型の結合酵素 VanA や VanB を産生して，細胞壁ペプチドグリカン前駆体を構成する成分のうちアラニンを乳酸またはセリンに置換することによって，グリコペプチド系抗菌薬への耐性を獲得した *Enterococcus* 属である．耐性因子の検査として，バンコマイシン含有選択培地での発育や PCR 法による *van* 遺伝子保有の確認がある．

3) *S. pneumoniae*

　薬剤耐性菌として，ペニシリン耐性肺炎球菌（penicillin-resistant *S. pneumoniae*：PRSP）がある．PRSP は，細胞壁合成酵素の変異によってベンジルペニシリンおよび他のβ-ラクタム系抗菌薬への結合親和性が低下し，耐性化した肺炎球菌である．薬剤耐性菌はベンジルペニシリンに対する MIC を測定することによって判定する．

4) 腸内細菌目細菌

　腸内細菌目細菌のβ-ラクタム系抗菌薬に対する耐性機序として重要な耐性因子は，基質特異性拡張型β-ラクタマーゼ（ESBL）やセファロスポリナーゼ（AmpC），カルバペネマーゼなどのβ-ラクタマーゼである．β-ラクタマーゼは，β-ラクタム系抗菌薬のβ-ラクタム環を加水分解して不活化する酵素で，これらのβ-ラクタマーゼはペニシリン系およびセフェム系抗菌薬の広域な抗菌薬に分解活性を示す．中でもカルバペネマーゼはモノバクタム系抗菌薬以外のβ-ラクタム系抗菌薬をすべて分解することから，最も重要な耐性因子である．腸内細菌目細菌は，このカルバペネマーゼを産生する薬剤耐性菌（carbapenemase-producing *Enterobacterales*：CPE）を含む．カルバペネム系抗菌薬に耐性を獲得した腸内細菌目細菌（carbapenem-resistant *Enterobacterales*：CRE）が最も警戒レベルが高い薬剤耐性菌として認識されている．フルオロキノロン系抗菌薬に対しては，DNA ジャイレースおよびトポイソメラーゼⅣの構造遺伝子変異による結合親和性低下や，Qnr タンパクによって抗菌薬と DNA-トポイソメラーゼ複合体（cleavable complex）との結合がブロックされることによる耐性が知られている．さらに，アミノグリコシド系抗菌薬に対してア

ミノグリコシド修飾酵素による抗菌薬へのリン酸基やアセチル基，アデニル基の付加に伴う耐性化がある．これらの耐性因子には，伝達性プラスミド上に存在するものがあり，医療関連感染の対策において重要視すべき薬剤耐性菌である．

5）ブドウ糖非発酵グラム陰性桿菌

　ブドウ糖非発酵グラム陰性桿菌は，ブドウ糖を嫌気的に分解利用できないグラム陰性桿菌で，通常病原性は弱く健常人に感染症を引き起こすことはまれである．しかし，抵抗力の低下した患者に対する日和見感染の原因菌として医療関連感染上問題となっている．主な菌種として，緑膿菌（*Pseudomonas aeruginosa*）を代表とする *Pseudomonas* 属，*Acinetobacter* 属，*Stenotrophomonas* 属，*Burkholderia* 属などが臨床検体からの検出頻度が高い．

　ブドウ糖非発酵グラム陰性桿菌の多くの菌種は，外膜の変異を有して抗菌薬の透過性が低下していることに加えて，ESBL やセファロスポリナーゼ，カルバペネマーゼなどの各種 β-ラクタマーゼを産生する菌種が存在する．さらに，修飾酵素によるアミノグリコシド系抗菌薬への耐性と DNA ジャイレース，トポイソメラーゼの変異によるフルオロキノロン系抗菌薬への耐性も併せ持つ多剤耐性菌（multi-drug resistant *P. aeruginosa*（MDRP），multi-drug resistant *Acinetobacter*（MDRA））が存在し，臨床上重要な問題となっている．MDRP と MDRA は，感染症法において広域 β-ラクタム系抗菌薬，アミノグリコシド系抗菌薬，フルオロキノロン系抗菌薬に耐性の緑膿菌および *Acinetobacter* 属菌として定義されている．

6）*H. influenzae*

　薬剤耐性菌として，β-lactamase producing ampicillin resistant（BLPAR），β-lactamase non-producing ampicillin resistant（BLNAR），β-lactamase positive amoxicillin/clavulanic acid resistant（BLPACR）がある．これらの薬剤耐性菌は，ペニシリナーゼ産生によるペニシリン系抗菌薬の分解および，細胞壁合成酵素（PBP3A，3B）の変異による結合親和性の低下のいずれか一つ，または両方の耐性因子によって耐性化した *H. influenzae* である．薬剤耐性菌はアンピシリンに対する MIC の測定および，ニトロセフィン法などの β-ラクタマーゼ検査法の結果によって判定される．

7）結核菌

　重要な薬剤耐性菌として，多剤耐性結核菌（multi-drug resistant tuberculosis：MDR-TB）がある．MDR-TB は，一次抗結核薬のリファンピシンとイソニアジドに加えて，キノロン系抗菌薬に耐性かつ，アミノグリコシド系抗菌薬のアミカシン，カナマイシン，カプレオマイシンのどれかに耐性を持つ結核菌と感染症法において定義されている．世界保健機関（WHO）は結核治療として一次抗結核薬 3 剤と二次抗結核薬 1 剤による治療法を推奨しているが，MDR-TB の場合は治療に用いる抗結核薬の選択が非常に困難となる．

7 最終報告と結果の解釈

▶▶ 感染症との関連性

　臨床材料から検出される微生物がすべて感染症の原因となっているわけではない．結核菌や *Salmonella* 属のような高病原性の菌種の場合は，患者から検出された場合に原因微生物の可能性が非常に高い．しかし，ヒトに常在する菌種が検出された場合は混入菌の可能性が考えられる．患者が基礎疾患として癌や免疫低下をきたす疾患を有しているケースでは，易感染性を評価して日和見感染症の可能性を判定する必要がある．このように，感染症の診断には患者情報や臨床症状を勘案して検査結果を判断することが重要である．

▶▶ 微生物検査のパニック値

　パニック値は，緊急に対処が必要な異常な検査結果を指し，患者の健康に重大なリスクをもたらす可能性があることを示している．微生物検査におけるパニック値として，①血液や髄液から微生物が検出された場合，②結核菌が検出された場合，③感染症法における三類以上の感染症の対象微生物が検出された場合，④高度な薬剤耐性を有する耐性菌（MDRP，MDRA，CRE など）が検出された場合が挙げられる．パニック値が検出された場合，直ちに担当医師に連絡を取り，適切な治療や対応策を行う必要がある．

💬 医療現場から一言

　現在，多くの医療施設では感染対策に関する医療チームの感染制御チーム（infection control team：ICT）と感染症診療に関する医療チームの抗菌薬適正使用支援チーム（AST）が組織されている（詳細は 4 章 4「薬剤耐性（AMR）の重要性と抗菌薬適正使用支援 [p.406]」，5 章 4「感染制御管理体制と感染症法に基づく届出 [p.446]」を参照）．ICT や AST などのチーム医療では他職種の業務を理解することが非常に重要である．本項では臨床検査技師が担当している微生物学的検査について解説した．将来，薬剤師としてチーム医療のこれらの業務を遂行するためには，感染症の原因微生物についての情報を理解し，薬剤師が担当する分野について他のスタッフに解説できることが非常に重要である．例えば，薬剤耐性菌の検出状況は，医療施設における抗菌薬や消毒薬の使用量と密接な関係があり，感染対策の評価などに活用されている．チーム医療の ICT や AST における薬剤師の役割は近年ますます大きくなっており，感染症患者の原因微生物が確定されるまでの背景を知ることによって，ICT 活動や AST 活動における共通言語を理解していただきたいと考える．

3 抗微生物薬による治療プロセス

ココをしっかりおさえよう！

▶ 薬剤感受性　▶ De-escalation 療法　▶ Escalation 療法　▶ アンチバイオグラム
▶ 先制攻撃的 (pre-emptive) 治療

1 抗微生物薬選定の基本的な考え方

　患者に投与する抗微生物薬の選定については，原因菌に対する感受性のみならず，さまざまな要素を加味して決定する．どこの感染症なのか，原因微生物の名称や感受性，患者の特定の健康状態やアレルギー歴，地域における薬剤耐性のパターン（アンチバイオグラム），薬剤による副作用リスク，およびコストなどを総合的に考慮する．

▶ 臓器移行性と感染臓器での抗微生物活性

　抗微生物薬はそれぞれ特徴的な臓器移行性を示す．また特定の臓器では抗微生物活性が低下する薬剤も存在する．特に薬剤が移行しにくいのは骨と中枢神経系である．例えば，中枢神経系感染症に対して抗菌薬を使用する場合には，まったく移行しない抗菌薬（セファゾリン：CEZ）を避け，必要に応じて投与量を増量して治療する必要がある（表2.3.1）．また，ダプトマイシン（DAP）は肺胞サーファクタントの存在下では抗菌活性が低下するため，肺炎には使用できない．このように，臓器移行性や臓器での抗微生物活性などの薬剤特性を知ることが抗微生物薬の選定に必要である．

▶ 病原微生物の薬剤感受性

　病原微生物の薬剤感受性試験が実施できる場合は，基本的に薬剤感受性試験の結果を基

表2.3.1　各種抗菌薬の通常投与量と中枢神経系感染症への投与量の比較（一例）

薬剤名	通常投与量	中枢神経系感染症への投与量
ベンジルペニシリン (PCG)	400万単位，4時間毎	同左
セフォタキシム (CTX)	1g，6時間毎	2g，6時間毎
セフトリアキソン (CTRX)	2g，24時間毎	2g，12時間毎
セフェピム (CFPM)	1g，8時間毎	2g，8時間毎
メロペネム (MEPM)	1g，8時間毎	2g，8時間毎
バンコマイシン (VCM)	15mg/kg，12時間毎	10〜15mg/kg，6〜12時間毎
リネゾリド (LZD)	600mg，12時間毎	同左

2

感染症診療の基本事項

に抗微生物薬が選定される．しかし，一般細菌，抗酸菌，*Candida* 属などでは薬剤感受性試験結果を得ることができるが，ウイルスの薬剤感受性はウイルスの遺伝子配列の解析など，一般医療の範囲で実施できないことが多く，治療を行った反応をみて判定される場合が多い．また，抗酸菌については培養に時間がかかるため結果が判明するまで数週間以上を要する．なお，ヒト免疫不全ウイルス（HIV）感染症については，比較的容易に保険診療で薬剤感受性試験を実施することができ，抗レトロウイルス療法（ART）のレジメンを決定するために活用されている．

▶▶ 患者の基礎疾患とアレルギー歴・副作用

　抗微生物薬の選定に際して，患者の腎機能や肝機能を考慮する必要がある．例えば，急激な腎機能低下がある症例に腎障害リスクが高いバンコマイシン（VCM）を開始するのは得策ではなく，肝不全の患者に肝機能障害の副作用が多いリファンピシン（RFP）は投与すべきではない．また，既知のアレルギー歴がある患者に同一系統の薬剤を投与する際は慎重に行う必要がある．

▶▶ 地域における薬剤感受性パターン（アンチバイオグラム）

　さまざまな病原微生物がどの抗微生物薬にどの程度感受性を示すかを記した表をアンチバイオグラム（表2.3.2）という．薬剤感受性がわからない間に抗微生物薬を開始する必要がある場合，このアンチバイオグラムを参考にする必要がある．例えば，極めて薬剤耐性菌が多い地域で生じた尿路感染症に対して最初から CEZ で治療を開始することは妥当ではない．一方，ほとんど薬剤耐性菌の検出がない地域であれば，ショックに陥っていなければ CEZ での初期治療は妥当である．

▶▶ 培養検出菌から原因菌を見極める

　培養結果が返却された後に抗菌薬を再検討するにあたって，どの菌が真の原因菌であるのかを見極める必要がある．無菌であるはずの検体から菌が検出されれば，その場合は原因菌であると確定でき，治療対象とすることができる．しかし，喀痰などでは口腔内常在菌と原因菌が混ざった状態で培養されるため，原因菌を見極めなければならない．その時に役立つのが培養検体のグラム染色である．例えば，喀痰培養で緑膿菌（グラム陰性桿菌）が検出された場合，グラム染色でグラム陰性桿菌が大量に観察されていれば原因菌として対応する．しかしグラム染色でグラム陰性桿菌がまったく見えていなければ治療対象にしないことも多い．また，細菌性肺炎の症例で，グラム染色ではさまざまな形態の菌が大量の白血球と共に見られるにもかかわらず，口腔内常在菌ばかりが培養されるような場合は，誤嚥性肺炎の可能性が高くなる．グラム染色所見と培養結果を組み合わせ，総合的に判断する必要がある．

▶▶ 経済性

　医療には費用がかかっていることを忘れてはいけない．まったく何のリスクもない患

3 抗微生物薬による治療プロセス

表2.3.2 アンチバイオグラムの一例

アンチバイオグラム（抗菌薬感受性率）　2022年（2022年7月〜2023年6月）　臨床分離株

Staphylococcus

	区分	株数	PCG	MPIPC	S/A	CEZ	GM	MINO	ABK	EM	CLDM	LVFX	VCM	TEIC	DAP	LZD
Staphylococcus aureus (MRSA)	入院	175	0	0	0	0	56	80	100	19	30	15	100	100	100	100
Staphylococcus aureus (MRSA)	外来	113	0	0	0	0	66	83	100	19	34	19	100	100	100	100
Staphylococcus aureus (MSSA)	入院	234	51	100	100	100	78	100	100	82	82	79	100	100	100	100
Staphylococcus aureus (MSSA)	外来	280	47	100	100	100	82	99	99	71	74	79	100	100	100	100
Staphylococcus epidermidis	入院	324	11	24	24	24	55	92		50	62	33	100	100	100	100
Staphylococcus lugdunensis	入院	56	31	69	69	69	58	100	100	85	85	81	100	77	100	100

Enterococcus

	区分	株数	PCG	ABPC	MINO	EM	LVFX	VCM	TEIC	DAP	LZD
Enterococcus faecalis	入院	291	NA	NA	94	33	94	100	100	100	100
Enterococcus faecalis	外来	118	NA	NA	28	12	91	100	100	77	100
Enterococcus faecium	入院	222	NA	NA	50	8	4	100	100	100	100

Streptococcus

	区分	株数	PCG	ABPC	CTX	MINO	EM	CLDM	LVFX	TC	MFLX	CP	VCM	ST	LZD
Streptococcus agalactiae (groupB)	入院	55	100	100	100	100	33	100	40	77	NA	89	100		100
Streptococcus agalactiae (groupB)	外来	90	100	100	100	100	24	72/97	47	64	NA	85	100		100
Streptococcus pneumoniae *髄膜炎/非髄膜炎	入-外	93	50/96	---	74/95	100	72/97	27	98	75	NA	96	100	89	100
Streptococcus pyogenes (groupA)	入-外	16	100	100	100	100	100	75	82	NA	50	100	69	100
Streptococcus anginosus	入-外	101	99	99	100	98	37	55	100	---	99
Streptococcus constellatus	入-外	78	88	93	94	94	61	90	100	100

*Streptococcus pneumoniaeについては、髄膜炎由来株と非髄膜炎由来株でPCG, CTX, CTRXの判定基準が異なります。全検出株について、それぞれの判定基準に準拠した場合の感受性率を示しています。

腸内細菌科細菌

	区分	株数	ABPC	PIPC	S/A	T/P	CEZ(尿)	CEZ(尿以外)	CTRX	CAZ	CFPM	IPM	MEPM	CMZ	GM	AMK	AZT	CPFX	LVFX	MINO	ST
Escherichia coli (ESBL以外)	入院	376	68	75	76	96	92	99	99	100	100	97	100	99	94	100	99	99	92	100
Escherichia coli (ESBL以外)	外来	284	67	71	77	97	97	99	99	100	100	99	100	99	93	100	100	90	100
Escherichia coli (ESBL)	入院	87	0	0	38	92	0	0	0	100	98	99	99	82	99	100	14
Escherichia coli (ESBL)	外来	65	0	0	48	97	0	0	0	97	99	99	79	100	100	8
Klebsiella pneumoniae (ESBL以外)	入院	281	0	81	83	98	97	98	98	100	97	100	98	100	100	97	87	91
Klebsiella pneumoniae (ESBL以外)	外来	146	0	86	86	100	97	100	100	97	100	99	100	97	82	86	87
Klebsiella pneumoniae (ESBL)	入院	27	0	52	0	0	96	96	96	52	22
Klebsiella oxytoca (ESBL以外)	入院	135	0	84	73	86	96	100	100	96	100	100	99	97
Enterobacter aerogenes	入-外	85	0	62	63	64	66	78	93	67	96
Enterobacter cloacae complex	入-外	191	2	71	76	75	96	79	100
Citrobacter koseri	入-外	37	0	4	93	100	96	96	100	100
Citrobacter freundii	入-外	56	0	78	89	83	83	97	97	83
Serratia marcescens	入-外	73	0	91	91	98	100	100	76	100	85
Proteus mirabilis (ESBL以外)	入-外	67	80	89	89	100	100	100	4	96	82
Morganella morganii ssp. morganii	入-外	58	0	51	16	98	92	94	86	16

ブドウ糖非発酵性桿菌

	区分	株数	PIPC	T/P	CAZ	CFPM	IPM	MEPM	AZT	AMK	GM	CPFX	LVFX	MINO	ST
Pseudomonas aeruginosa	入院	252	82	93	89	91	89	89	72	100	99	88			
Pseudomonas aeruginosa	外来	118	85	93	92	94	94	94	76	98	96	85			
Stenotrophomonas maltophilia	入-外	76									94	97	82
Acinetobacter baumannii complex	入-外	6	60	100	80	98	100	100	100	98	100	92	100

その他の陰性桿菌

	区分	株数	ABPC	S/A	CTX	CAM	CAZ	AZT	CMZ	IPM	MEPM	CLDM	MFLX
Haemophilus influenzae	入-外	169	37	64	98	86	85	89	CTRX 93	IPM 100	MEPM 100	96	97

嫌気性菌

	区分	株数	PCG	ABPC	S/A	T/P	CTX	CLDM	MINO	IPM	MEPM	CMZ	MFLX
Bacteroides fragilis	入-外	11	0	0	91	91	82	82	78	16	82	82

酵母様真菌

	区分	株数	AMPH-B	5-FC	FLCZ	VRCZ	MCFG	CPFG	ST	MZ
Candida albicans	入-外	17	94	100	100	100	100	100
Candida parapsilosis	入-外	2	100	100	100	100	100	100
Candida glabrata	入-外	10	100	100	90	30	100	100

この表は、当院臨床分離株について、おもにCLSI M100-ED29、酵母様真菌はM60に準拠したカテゴリーをもとに判定した感受性率を算出しており、感受性率が90%以上を緑、50%以下を赤で示しています。
薬剤ごとの株数が10未満の場合はNAと表示しています。測定株数が30未満のものは参考値としてください。

2　感染症診療の基本事項

者に生じたメチシリン耐性黄色ブドウ球菌（methicillin-resistant *Staphylococcus aureus*：MRSA）による皮膚軟部組織感染症に対して，高額のリネゾリド（LZD）を用いる必要はなく，スルファメトキサゾール／トリメトプリム（ST合剤）を使えばよい．また，一般に抗ウイルス薬は高価であることが多く，効果も副作用も同じと想定されるのであれば医療経済学の見地から安価な薬剤を選択する方がよいだろう．

2 抗菌薬を使わないという選択

　感染症が生じるとすぐに抗菌薬を使用するという戦略は誤りである．かぜ症候群の多くはウイルス性上気道炎であり，細菌に作用する抗菌薬は効果がない．また，胃腸炎についても原因微生物がウイルスである頻度が高く，仮に細菌性だったとしても抗菌薬なしで自然と治癒する（self-limiting）ため，抗菌薬の処方は一般的には推奨されていない．このように，抗菌薬を使わないという選択肢についても常に検討することが必要である．ただし，かぜ症候群や胃腸炎であったとしても，免疫抑制状態の患者や便のグラム染色で *Campylobacter* 属菌と思われる菌が同定できているなどの場合は使用が許容される．

　また，抗菌薬の投与を見合わせるもう一つのタイミングは原因菌がはっきりしない感染症の原因を明らかにしたいときである．不明熱患者は，往々にしてあらゆる広域抗菌薬が投与されている．そのような場合には広域抗菌薬の一部が中途半端に効果を発揮し，治療には不十分であるが原因微生物が検出できない状態に陥っていることがある．患者のバイタルサインが安定しているならば，抗菌薬の投与を中断し，しばらく時間をおいてから血液培養などの培養検査を実施しなおすという手段がとられることがある．

3 標的治療，Escalation 療法，De-escalation 療法

　標的治療（definitive therapy）は原因微生物の種類や感受性に至るまで入手可能な情報がすべて出揃っている状態で行われる治療のことである．最も理想的な環境で行われる治療内容である．しかし，臨床の現場では原因微生物がはっきりしない状況で経験的に抗微生物薬の投与を行う必要がある場面がほとんどである（経験的治療：empiric therapy）．そこで，登場するのが Escalation 療法，De-escalation 療法という概念である（図2.3.1）．

　原因微生物が不明の感染症の治療を始めるとき，臨床医はどこの臓器が感染部位であるかを調べるために身体所見や画像検査などを行う．そして感染部位がある程度判明すれば，その感染臓器で原因となる病原微生物を想起する．全身状態が悪く，血圧の低下がありショックに陥っている患者であれば，想起した病原微生物を可能な限り幅広くカバーできるよう抗微生物薬を投与することになる．広域抗菌薬・抗真菌薬・抗ウイルス薬などが時に組み合わせて投与されることもある．その後，培養検査や血液検査，場合によってはウイルスの polymerase chain reaction（PCR）検査などの結果，原因微生物がある程度同定されると，抗菌薬はより狭域スペクトルのものに変更され，抗真菌薬や抗ウイルス薬のうち不必要なものは終了されていくことになる．こういった治療戦略を De-escalation 療法という．

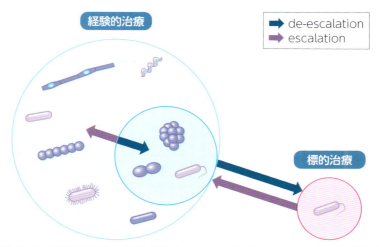

図2.3.1　経験的治療・標的治療と de-escalation・escalation の考え方
抗微生物スペクトル（病原微生物をカバーする範囲）の狭域化を de-escalation，広域化を escalation という．患者の状態が不安定であれば，考えられるすべての病原微生物を念頭に広域スペクトルの抗微生物薬で治療を開始し，可能な限り早く de-escalation する（De-escalation 療法）．患者の状態が安定しているなら，頻度の高い病原微生物をターゲットにした比較的狭域スペクトルの抗微生物薬で治療を開始し，改善が乏しければ escalation する（Escalation 療法）．原因微生物が同定されれば標的治療に移行する．

　De-escalation 療法の問題点は，複数の抗微生物薬の併用や広域抗菌薬の使用により患者の状態が改善し始めると，主治医は抗菌薬を変更したくないと考えてしまうことである．その結果，狭域スペクトラム抗菌薬への変更を抗菌薬適正使用チーム（AST）が提案しても受け入れてもらえにくくなる．培養結果が返却されたにもかかわらず，患者が改善しているからと治療内容を変えないことは，薬剤の副作用，薬剤耐性菌の蔓延，菌交代現象を通じたカンジダ症や *Clostridioides difficile*（CD）腸炎などの問題が生じる．

　一方，全身状態が不安定になっていない患者では，想定する限りの病原微生物を治療対象とする必要がない場合がある．このときに採られる治療戦略が Escalation 療法である．頻度の高い病原微生物だけをまず治療対象にして抗微生物薬を開始し，その間に検査結果を待ち標的治療に持ち込む戦略である．もちろん途中で患者の容体が急変するようなことがあればすぐに De-escalation 療法に移行すべきである．

　Escalation 療法は頻度の高い病原微生物だけをまずカバーするため，抗菌薬も比較的狭域なものからスタートし，頻度の低い抗真菌薬や抗ウイルス薬は最初から併用しない．改善が乏しければ，広域抗菌薬に escalation し，可能な限り早く de-escalation して狭域抗菌薬に切り替える．検査結果から初期治療内容で治療できない原因微生物が証明された場合には，速やかに標的治療に移行する．Escalation 療法は De-escalation 療法と反対で，薬剤耐性菌を作りにくく，CD 腸炎なども起こしにくいと考えられる．しかし，頻度の低い病原微生物が関与している場合は初期治療が外れることもあるため，経過観察ができる程度に全身状態の余裕がある患者に適応される．

4 適切な経過観察

　抗菌薬を投与して感染症がすぐに改善するという保証はない．感染症の症状の多くは，病原微生物そのものによる症状というよりは，生体反応としての炎症やサイトカインによるところが大きい．したがって，抗菌薬の開始から患者の症状改善まではタイムラグがある．

　このタイムラグは感染症の種類によって違いがある．抗酸菌が関与する感染症では治療の効果は数週間単位でしか現れない．一般細菌では数日以内に現れることが多いとされているが，逆に数日は要すると理解しておく必要がある．その中でもよくいわれる例として，尿路感染症の治療開始後3日間程度は発熱が継続することがある．したがって，抗菌薬を開始して翌日に症状が改善しないからといって，頻回に抗微生物薬を変更するのは，治療選択肢を狭め，より標的治療から遠い薬剤を選択することにつながってしまう．このほかに，血液検査マーカーが使用されることもある．C反応性タンパク（CRP）が広く使用され，感染症の活動性とは相関することが多い．また，プロカルシトニン（PCT）の値を確認しつつ治療効果を判定することが特に敗血症で有効であるとされている．しかし，CRPやPCTは感染症以外の要素でも増減するほか，トシリズマブ投与中の患者はCRPが上昇しないため注意が必要である．また，PCTは高価な検査であり，頻回に測定することは現在では難しい．

　一部でCRPが陰性化するまで抗菌薬による治療を継続する医師も存在するが，CRPは低下傾向が明らかで，臓器に特異的な症状が改善していれば，原則としてCRP陰性化を待たずに治療を終了してもよい．一方で，骨髄炎や感染性心内膜炎はCRPが陰性化しても組織が完全に無菌化するまで治療を継続する必要がある．したがって，CRPは大まかな目安であり，治療期間を厳密に規定するものではない．

5 治療期間

　感染臓器や原因微生物，膿瘍形成の有無やドレナージの実施などの要素を勘案して，抗微生物薬による治療期間が決定される．治療期間が長くなる要因として，膿瘍形成，骨感染症，人工物感染症，感染性心内膜炎，中枢神経系感染症などがある．また，局所の感染症よりも菌血症などの血流感染症に移行している場合の方が治療期間は長くなり，より病原性の強い微生物による感染症の方が長くなる．例えば，コアグラーゼ陰性ブドウ球菌よりも黄色ブドウ球菌の感染症の方が，また大腸菌の肺炎より緑膿菌の肺炎の方が長くなる．

　一方，治療期間が短くなる要因としては膿瘍のドレナージ，感染組織の切除などが挙げられる．

　一般的な各種感染症の推奨治療期間を表2.3.3に示す．しかし，これらの多くは確固たる臨床研究に基づいているとは限らない．最近では治療期間の短縮を目的とした比較試験が行われ，いくつかの感染症では治療期間短縮が可能という意見がある．

3 抗微生物薬による治療プロセス

表2.3.3 標準的な各種感染症の治療期間

感染症名	原因微生物名	標準的な治療期間
カテーテル関連血流感染	CNS	抜去すれば5～7日間
	黄色ブドウ球菌	抜去後14日間以上
	グラム陰性桿菌	7～14日間
髄膜炎	肺炎球菌	10～14日間
	インフルエンザ菌	7～14日間
	リステリア菌	21日間
感染性心内膜炎	黄色ブドウ球菌	4～6週間
	腸球菌	4～6週間
急性咽頭炎	レンサ球菌	10日間
市中肺炎	肺炎球菌	5～7日間
	肺炎マイコプラズマ	7日間
院内肺炎	MRSA	14日間以上
	緑膿菌	10日間以上
活動性肺結核	結核菌	原則6～9ヵ月間
急性骨髄炎	黄色ブドウ球菌	6週間以上
慢性骨髄炎	黄色ブドウ球菌	6週間以上で血沈陰性化まで
壊死性筋膜炎	溶血性レンサ球菌	10～28日間
蜂窩織炎	溶血性レンサ球菌	症状改善まで（最低7日間）
Clostridioides difficile 腸炎	*C. difficile*	10日間
単純性腎盂腎炎	大腸菌	キノロン系7～14日間，セフェム系14日間
複雑性腎盂腎炎	大腸菌	キノロン系7～14日間，セフェム系14日間
急性副鼻腔炎	インフルエンザ菌	5日間

CNS：コアグラーゼ陰性ブドウ球菌，MRSA：メチシリン耐性黄色ブドウ球菌

6 先制攻撃的治療（pre-emptive therapy）

　先制攻撃的治療は，検査などで病原体の感染の可能性があると判断された段階で，無症状の患者に対して抗微生物薬を投与する治療戦略である．予防的抗微生物薬（後述の「7. 予防的抗微生物薬」［p.62］を参照）は感染の可能性があるかを判定せず継続して抗微生物薬を投与するため，副作用などの問題が大きい．そのため，先制攻撃的治療が考案された．一般的には強い細胞性免疫抑制状態にある患者（後天性免疫不全症候群（AIDS），ステロイド長期投与，免疫抑制薬，細胞障害性抗がん薬，造血幹細胞移植後，固形臓器移植後など）における抗サイトメガロウイルス（CMV）薬や，血液悪性腫瘍患者の化学療法中や造血細胞移植後における抗真菌薬などがそれにあたる．

一例として，CMV の先制攻撃的治療について述べる．造血幹細胞移植後の患者で，血球の生着後に CMV 感染症が多くみられ，かつてはガンシクロビル（GCV）などの予防投与が実施されていた．しかし，GCV の主要な副作用には好中球減少があり，生着した血球が増加してこないというジレンマに陥ることが多かった．そこで，CMV 抗原血症（アンチゲネミア）の程度を測定する検査（CMV 抗原血症検査（HRP-C7 法や C10/C11 法）など）を定期的に実施し，陽性になった段階で予防ではなく治療として GCV などの抗ウイルス療法を開始するという方法が使用されるようになった．ただ，CMV 抗原血症は CMV 感染が生じる臓器によっては感度が低いという問題もあるため，副作用の少ないレテルモビルなどの抗 CMV 薬の予防投与の方が望ましい場合も存在する．

同様に β-D-グルカンをマーカーとした真菌症（主にアスペルギルス症をターゲットとしている）に対する先制攻撃的治療も行われる．

7 予防的抗微生物薬

予防的抗微生物薬の投与には，一次予防と二次予防がある．一次予防はまだ感染が生じていない患者に対して抗微生物薬を投与することで，感染を予防することを指す．最もポピュラーな予防的抗菌薬として，術前の抗菌薬投与がある．これは 1960 年代までに術前に適切なタイミングで抗菌薬を投与することで術後感染の発症頻度を低下させられるという研究に則って行われている．主に CEZ などの抗菌薬が手術開始前 1 時間以内に投与されることが多い．また，ステロイド投与を受けている患者に対するニューモシスチス肺炎予防目的の ST 合剤の投与（通常は 1g/日）も一次予防の一種である．一方，二次予防とは，一度発症した感染症の治療が完了した後に，再燃するのを予防する目的で抗微生物薬を投与することを指す．HIV 感染症に CMV 感染症を合併して AIDS と診断された症例に対し，長期にわたってバルガンシクロビル（VGCV）の投与を継続するのは二次予防である．

予防的抗微生物薬の多くは確固たるエビデンスに基づいたものばかりではなく，エキスパートオピニオンに近い部分が多く残されている．また，予防的抗微生物薬が副作用を引き起こす可能性もあるため，適応は慎重に選ばなければならない．また，潜在性結核感染症（latent tuberculosis infection：LTBI）に対する抗結核薬の投与のように，正しくは治療目的なのに予防投与と誤認されることがある．治療をしているのか，予防をしているのかを明確にして抗微生物薬の投与を行うべきである．

4 抗微生物薬の種類と特徴

│ 1 │ 抗菌薬

　抗微生物薬は細菌，真菌，ウイルス，寄生虫などの微生物に対して抗微生物活性を示す薬剤の総称である．これは抗菌薬，抗真菌薬，抗ウイルス薬，抗寄生虫薬などに分類され，感染症の治療や予防に対して使用される．抗微生物薬のうち，医療機関で最も使用頻度の高い薬剤は抗菌薬である．

ココをしっかりおさえよう！

▶抗菌スペクトル　▶抗菌薬の作用機序　▶PK/PD 理論

1 抗菌薬の分類

　抗菌薬には抗生物質と合成抗菌薬の2種類があり，微生物によって産生された天然物由来のものを抗生物質と呼び，人工的に合成された人工化合物由来のものを合成抗菌薬と呼ぶ（図2.4.1）．ペニシリン系，セフェム系，マクロライド系，テトラサイクリン系薬など多くの抗菌薬は，天然物もしくは天然物由来の化合物であるため，それらは抗生物質に分類される．一方，スルホンアミド系薬（サルファ剤）やニューキノロン系薬は起源が人工化合物であるため，それらは合成抗菌薬に分類される．

　感染症の日常診療において，選択する抗菌薬が抗生物質なのか，それとも合成抗菌薬なのかの違いは重要な要素にはなりにくい．むしろ，感染症治療・予防を最適に遂行するためには各抗菌薬のスペクトル，作用機序，特徴，および pharmacokinetics/pharmacodynamics（PK/PD）理論を把握しておくことが重要である．

2 抗菌スペクトル

　抗菌スペクトルとは，薬剤感受性試験の最小発育阻止濃度（minimum inhibitory concentration：MIC）に基づいて，その抗菌薬が抗菌活性を示す細菌の範囲のことを意味する．例えば，スペクトルが狭い抗菌薬は，感染症の原因菌がはっきりしている場合にピンポイントで治療するために用いることができる．一方，スペクトルが広い抗菌薬は，感染症の原因菌ははっきりしていないが，原因菌が確定されるまでの時間的猶予がない場合に用いることができる．このように抗菌薬治療を適正に行うためには各抗菌薬の抗菌

2

感染症診療の基本事項

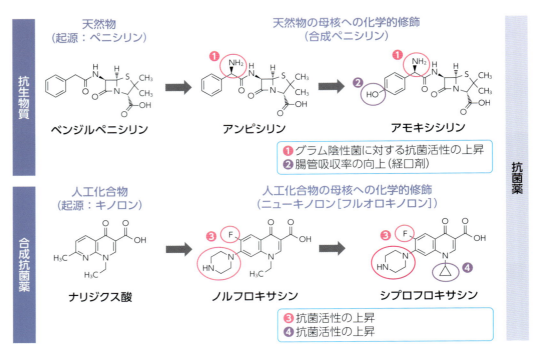

図2.4.1 抗生物質と合成抗菌薬の違いとその成り立ちの例

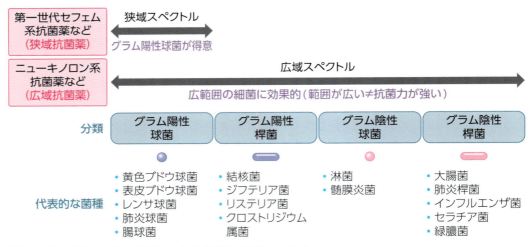

図2.4.2 細菌のグラム染色による分類と抗菌スペクトル

スペクトルの広さを把握しておく必要がある．

　そして，抗菌スペクトルの広さはグラム染色による細菌の分類と深い関係性がある．グラム染色された細菌は細胞壁の構造の違いにより，グラム陽性菌とグラム陰性菌に分けられる．さらに，細菌はその形状によっても分類され，大きく分けて球菌と桿菌が存在する（正確にはスピロヘータも含む3種類だがここでは除く）．したがって，細菌はグラム陽性球菌，グラム陽性桿菌，グラム陰性球菌，グラム陰性桿菌の4つに分類することができる（図2.4.2）．例外はあるが，抗菌薬はグラム陽性球菌をカバーするもの，陰性桿菌

をカバーするもの，または陽性球菌および陰性桿菌のどちらもカバーするものなど，各抗菌薬のスペクトルで系統や世代が分類されていることが多い（例：セフェム系抗菌薬など）．また，抗菌スペクトルが狭ければ狭域抗菌薬，広ければ広域抗菌薬と表現される．ただし，「広域スペクトル＝抗菌活性が強い」というわけではないこと，スペクトルがそのままその抗菌薬の適応菌種になるわけではないということに注意が必要である．

3 抗菌薬の作用機序

一般に，微生物の除去に用いられる用語は殺菌・静菌・滅菌・除菌などが使用される（図2.4.3 a）．

- 殺菌：細菌を死滅させて菌数を減らすこと
- 静菌：細菌の増殖を抑制すること
- 滅菌：細菌をある特定の場所・環境から完全に殺滅すること
- 除菌：ある特定の場所・部位から細菌を除去もしくは減少させること

抗菌薬は病原性細菌に対して殺菌的あるいは静菌的に作用する．どちらの作用も病原性細菌を生体内から滅菌させるわけではないため，抗菌薬の作用に加えて，宿主の免疫機能の働きが感染症治療の成功には重要になる．そのため，免疫機能が正常な患者では殺菌的抗菌薬と静菌的抗菌薬に臨床上の効果の違いはないとされている．一方で，宿主の免疫機能低下が著しい場合，または感染性心内膜炎などの重症度の高い感染症などでは殺菌性抗菌薬の使用を考慮する場合もある．

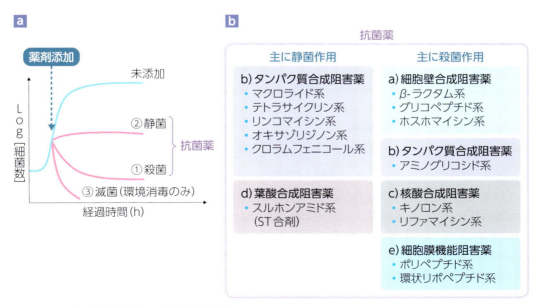

図2.4.3 静菌性抗菌薬と殺菌性抗菌薬
殺菌性と静菌性は試験管内の結果であり，絶対的な定義はないため，菌種や抗菌薬に対する感受性によっては殺菌性と静菌性が入れ替わることもある．

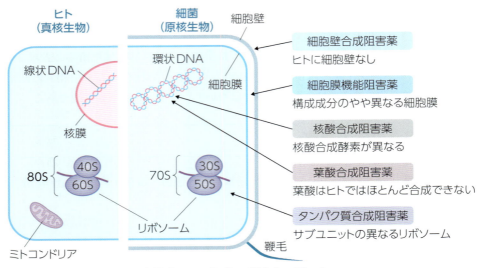

図2.4.4　抗菌薬の選択毒性（ヒトと細菌の構造上の違い）

　抗菌薬が殺菌作用を示すか，静菌作用を示すかはその作用機序が大きく関与する（図2.4.3 b）．抗菌薬の作用機序は主に①細胞壁合成阻害，②タンパク質合成阻害，③核酸合成阻害，④葉酸合成阻害，⑤細胞膜機能阻害に分類される．

　抗菌薬の各作用機序に共通した特徴は，ヒトと細菌の構造上の違いを利用した選択毒性が高い点である（図2.4.4）．この選択毒性により，抗菌薬はヒトに影響を与えずに，細菌に毒性を発揮することができる．そのため，抗菌薬の開発には，この選択毒性が重要な考えになる．それぞれの作用機序に対する選択毒性の違いを下記に示す．

▶ 細胞壁合成阻害

　細菌の細胞壁はペプチドグリカンが主成分として含まれる．細胞壁合成阻害を示す抗菌薬はこのペプチドグリカンの合成を阻害し，細菌の細胞構造を破壊することで殺菌作用を示す．細胞壁はヒトには存在しないため，細胞壁合成阻害薬は細菌のみに作用することができる．

▶ タンパク質合成阻害

　タンパク質の合成に働くリボソームは，ヒトなどの真核生物は80Sリボソーム（40Sと60Sのサブユニットで構成）を持ち，細菌などの原核生物は70Sリボソーム（30Sと50Sのサブユニットで構成）を持つ違いがある．タンパク質合成阻害を示す抗菌薬は，細菌に特有のリボソーム30Sサブユニットもしくは50Sサブユニットに結合することで静菌作用（アミノグリコシド系抗菌薬のみ殺菌作用）を示すため，細菌のみに作用することができる．

▶ 核酸合成阻害

　DNA合成阻害を示す抗菌薬は，細菌のDNA複製に重要なDNAジャイレースおよびトポイソメラーゼⅣの働きを阻害することで殺菌作用を示す．ヒトと細菌ではトポイソメラーゼの構造が異なることから，選択毒性を示すことができる．

▶ 葉酸合成阻害

葉酸合成阻害を示す抗菌薬は，細菌がDNAやアミノ酸を合成する際に補酵素として働く葉酸の合成を阻害することで静菌作用を示す．ヒトは葉酸を体内でほとんど合成することができず，食べ物で補っていることから，葉酸合成阻害薬はヒトには作用しにくい．

▶ 細胞膜機能阻害

細胞膜はヒトにも存在するため，他の抗菌薬に比べると選択毒性が低い．臨床で使用されている細胞膜機能阻害薬の安全性は臨床試験で十分に確保されているが，副作用発現には注意が必要である．

抗菌薬はその選択毒性により，ヒトに対しては安全な治療薬と考えられる．しかし，ヒトの体内には生命維持に必要な常在菌も多く存在するため，それらに対して抗菌薬が作用した場合は消化器症状や薬剤耐性菌の出現など，結果的にヒトに影響を与えることがある．これらを回避するためには，より選択的に病原性細菌を抗菌薬で攻撃する必要があるため，各抗菌薬の特徴や移行性などを理解することが重要である．

4 各抗菌薬の作用機序と特徴

▶ 細胞壁合成阻害薬

細胞壁合成阻害薬は細胞壁の主成分であるペプチドグリカンの合成を阻害する（図2.4.5）．ペプチドグリカンの形成には，まず，N-アセチルグルコサミンとN-アセチルムラミン酸の2つが交互に並んだ基本構造（グリカン鎖）と，その基本構造のN-アセチルムラミン酸にペンタペプチドが結合された前駆物質（ペプチドグリカンモノマー）の産生が必要である．ペプチドグリカンモノマーに結合したペンタペプチドはトランスペプチダーゼによって，別のペプチドグリカンモノマーのペンタペプチドと架橋形成し，網目状になることで細胞壁（ペプチドグリカン）が合成される．

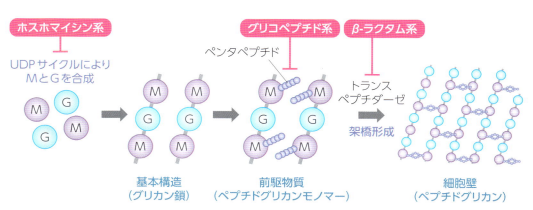

図2.4.5 細胞壁合成阻害薬の作用機序
M：N-アセチルムラミン酸，G：N-アセチルグルコサミン

1) β-ラクタム系抗菌薬

β-ラクタム系抗菌薬はペプチドグリカン合成の最終段階に関与する酵素群（ペニシリン結合タンパク［penicillin-binding protein：PBP］）のトランスペプチダーゼと結合する．それにより，トランスペプチダーゼによるペンタペプチドの架橋形成ができなくなり，細胞壁の合成が阻害される．

①ペニシリン系抗菌薬（表2.4.1）

ペニシリン系抗菌薬は，ペナム骨格が基本骨格であり，β-ラクタム環の6位側鎖に化学的修飾を加えることで抗菌スペクトルを広げている（図2.4.6）．

1928年に発見された初期のペニシリンはブドウ球菌を代表とするグラム陽性菌に対して強い抗菌活性を示した．しかし，ペニシリンは大腸菌などを代表とするグラム陰性桿菌に対しては抗菌活性が弱かったため，科学者はペニシリン骨格にさまざまな化学的修飾を加えて，グラム陰性桿菌に抗菌活性を示すアミノペニシリン系抗菌薬を開発した（図2.4.1）．また，ペニシリンは発見初期こそ黄色ブドウ球菌に対して強い抗菌活性を示したものの，黄色ブドウ球菌が持つβ-ラクタマーゼ（ペニシリナーゼ）と呼ばれる酵素により，ペニシリンは分解され，抗菌作用を受けない黄色ブドウ球菌が現れるようになった．現在の黄色ブドウ球菌はその半数以上がペニシリナーゼを産生するといわれており，日本では黄色ブドウ球菌感染症に対しては，ペニシリン系抗菌薬ではなく，第一世代セファロスポリン系抗菌薬が用いられている．黄色ブドウ球菌感

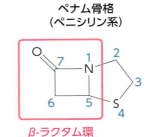

図2.4.6 ペニシリン系抗菌薬の基本骨格

表2.4.1 ペニシリン系抗菌薬の特徴

[分 類] 薬剤名	特 徴
[天然ペニシリン] ベンジルペニシリン	6位側鎖にベンジル基が結合した天然型ペニシリンである．ペニシリナーゼ※非産生型のグラム陽性菌に対して強い抗菌活性を示す．グラム陽性菌ではないが，例外的に梅毒（グラム陰性菌）に抗菌活性を示すため，梅毒の第一選択薬である．
[ペニシリナーゼ耐性ペニシリン] クロキサシリン メチシリン	ペニシリナーゼを産生する細菌に対しても抗菌活性を示す．そのため，黄色ブドウ球菌感染症に対しても有効ではあるが，メチシリンは副作用の観点から国内で使用されていない．
[アミノペニシリン] アンピシリン アモキシシリン	グラム陽性球菌（感受性のあるブドウ球菌属，レンサ球菌属，肺炎球菌属，腸球菌属など）に加えて，6位側鎖にアミノ基を結合させることで一部のグラム陰性桿菌（大腸菌，*Proteus mirabilis* など）まで抗菌活性を示す．
[抗緑膿菌ペニシリン] ピペラシリン	アミノペニシリンと同等のスペクトルに加え，緑膿菌を含むグラム陰性桿菌（*Citrobacter* 属，*Enterobacter* 属など）に抗菌活性を示す．また，一部の嫌気性菌（*Bacteroides* 属，*Prevotella* 属）に抗菌活性を示す．

※細菌が産生するペニシリンを分解する酵素

染症に対してペニシリン系抗菌薬を使用する場合は，β-ラクタマーゼ阻害薬（タゾバクタム，スルバクタム，クラブラン酸）配合ペニシリン系抗菌薬の使用が推奨されている．

②セフェム系抗菌薬（表2.4.2）

　セフェム系抗菌薬はその基本構造からセファロスポリン系，セファマイシン系，オキサセフェム系に分けられる（図2.4.7）．セファロスポリン系抗菌薬はβ-ラクタム環と6員環のジヒドロチアジン環を持ち，ペニシリン系抗菌薬と比べて構造学的な角度のひずみが小さい．そのため，セファロスポリン系抗菌薬はペニシリナーゼに安定であり，黄色ブドウ球菌感染症に対して第一選択薬で用いられる．セファロスポリン系抗菌薬は，β-ラクタム環およびジヒドロチアジン環に化学的修飾を加えることで，抗菌スペクトルを変化させており，その特徴の違いから第一から第四世代までに分類されている．セファマイシン系抗菌薬はβ-ラクタム環の7位側鎖にメトキシ基を有する抗菌薬で，β-ラクタマー

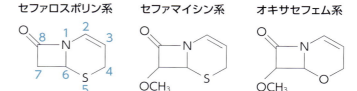

図2.4.7　セフェム系抗菌薬の基本骨格

表2.4.2　セフェム系抗菌薬の特徴

区分	[分類] 薬剤名	特徴
第一世代	[セファロスポリン] セファゾリン セファレキシン	グラム陽性球菌と一部のグラム陰性桿菌（大腸菌，*Proteus*属，肺炎桿菌など）に抗菌活性を示す．特にグラム陽性球菌に対する抗菌活性が強く，黄色ブドウ球菌感染症に対しては第一選択薬で使用される．
第二世代	[セファロスポリン] セフォチアム セフロキシム	第二世代は第一世代と比べて，グラム陰性桿菌に対する抗菌活性が増している．第一世代と同様の菌種に加えて，*Citrobacter*属，*Enterobacter*属などのグラム陰性桿菌に対して抗菌活性を示す．第一世代と比べてグラム陽性球菌に対する抗菌活性は劣る．
第二世代	[セファマイシン] セフメタゾール	グラム陽性球菌の黄色ブドウ球菌に抗菌活性を示すが，大腸菌や肺炎桿菌などのグラム陰性桿菌に対しての方がスペクトルは広い．セフェム系では数少ない一部の嫌気性菌（*Bacteroides*属，*Prevotella*属）に対しても抗菌活性を示す．
	[オキサセフェム] フロモキセフ ラタモキセフ	セファマイシン系抗菌薬と同様の特徴があるが，セファマイシン系に比べてグラム陽性球菌への適応菌種が多い．
第三世代	[セファロスポリン] セフトリアキソン セフォタキシム セフタジジム	第三世代は，グラム陰性桿菌に対する抗菌活性がさらに増強されているが，黄色ブドウ球菌に対しては第一世代や第二世代と比べて劣る． セフタジジムは他の第三世代と異なり，緑膿菌に対して強い抗菌活性を示すが，その分，グラム陽性球菌に対しては抗菌活性が弱いため，緑膿菌感染症以外の感染症では使用されにくい．
第四世代	[セファロスポリン] セフォゾプラン セフェピム	第四世代は，第三世代に比べてグラム陽性球菌に対する抗菌力を増強したものである．また，第四世代は緑膿菌に対して抗菌活性を示す．

ゼに対して高い安定性を示す．また，オキサセフェム系抗菌薬もβ-ラクタム環の7位側鎖にメトキシ基を持ち，さらに6員環の硫黄原子(S)が酸素原子(O)に置換することで，セファマイシン系抗菌薬と同様にβ-ラクタマーゼに対して高い安定性を示す．日本では，参考書によっては第一世代セフェム系抗菌薬，第二世代セフェム系抗菌薬と書かれているものもあるが，正確には世代分けがあるのはセファロスポリン系抗菌薬である．したがって，第一世代セファロスポリン系抗菌薬，第二世代セファロスポリン系抗菌薬とするのが学術的には正しい．しかし，セファマイシン系抗菌薬やオキサセフェム系抗菌薬は，その特徴から第二世代セファロスポリン系抗菌薬と同様に扱われることがあり，それらを総じて第二世代セフェム系抗菌薬と呼ぶことがある．そのため，表2.4.2についてもセファマイシン系およびオキサセフェム系抗菌薬は第二世代として記載する．

第一世代はグラム陽性球菌に対して強い抗菌活性を示し，世代が第二，第三と上がるにつれて抗菌スペクトルはグラム陰性桿菌の方へシフトしていく．そして，第四世代はグラム陽性球菌および陰性桿菌をカバーできる広域スペクトルの抗菌薬である．すべてのセフェム系抗菌薬に共通して，セフェム系抗菌薬はグラム陽性球菌の腸球菌に対しては抗菌活性を示すことができない（自然耐性）．

③カルバペネム系抗菌薬（表2.4.3）

カルバペネム系抗菌薬は，ペネム骨格の硫黄元素(S)がメチレン基($-CH_2-$)に置換された構造を持ち（図2.4.8），β-ラクタマーゼに対して優れた安定性を示す．天然型のイミペネムは緑膿菌を含む広い範囲の菌種に抗菌活性を示すため，抗菌薬としては優れた性質を持つが，腎毒性や中枢神経毒性の問題点があった．そのため，単剤で使用することは

表2.4.3　カルバペネム系抗菌薬の特徴

薬剤名	特　徴
イミペネム / シラスタチン	カルバペネム系抗菌薬はブドウ球菌，肺炎球菌などのグラム陽性球菌，大腸菌，肺炎桿菌，緑膿菌などのグラム陰性桿菌，*Bacteroides* 属などの嫌気性菌など幅広く有効であり，広域抗菌薬の代表例である． イミペネムは腎臓に局在する DHP-1 により分解され，その分解物が強い腎毒性を示す．そのため，イミペネムは DHP-1 阻害薬であるシラスタチンと配合され，臨床では使用されている．
パニペネム / ベタミプロン	イミペネムの中枢神経毒性を克服したパニペネムも DHP-1 によって分解されるため，腎への移行を抑制する有機アニオントランスポーター阻害薬のベタミプロンと配合されて使用されている．
メロペネム ビアペネム ドリペネム テビペネムピボキシル	イミペネム，パニペネムでみられた腎毒性や中枢神経毒性のリスクを減少させたカルバペネム系抗菌薬であり，臨床ではこれらの薬剤の方が頻用される．それぞれ特徴はあるが，効果に大きな差はないとされている． テビペネムピボキシルは経口吸収性に優れており，小児肺炎，中耳炎，副鼻腔炎に用いられる．
レレバクタム / イミペネム / シラスタチン	イミペネム / シラスタチンにβ-ラクタマーゼ阻害薬のレレバクタムが配合されている．大腸菌，*Citrobacter* 属，*Enterobacter* 属，緑膿菌などでカルバペネム系抗菌薬が耐性※を示す場合に限り使用できる．

※ Ambler Class A および Class C のβ-ラクタマーゼの関与が考えられる耐性菌
DHP-1：デヒドロペプチダーゼⅠ

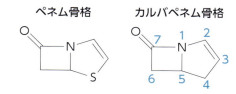

図2.4.8　ペネム系抗菌薬とカルバペネム系抗菌薬の基本骨格

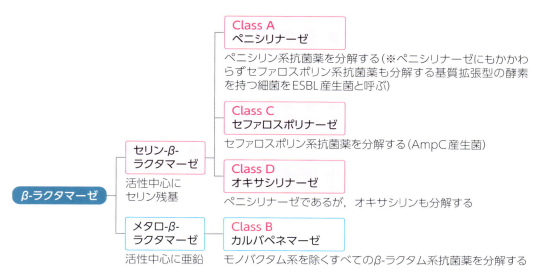

図2.4.9　β-ラクタマーゼの分類（Amblerの分類）

できず，配合剤として使用（イミペネム/シラスタチン，パニペネム/ベタミプロン）されている．一方で，カルバペネム骨格の4位側鎖にメチル基を結合することで腎毒性や中枢神経毒性を軽減させたメロペネム，ビアペネム，ドリペネムは単剤での使用が可能であり，臨床上でも使用頻度の高いカルバペネム系抗菌薬である．

　セフェム系抗菌薬やカルバペネム系抗菌薬など，β-ラクタマーゼのペニシリナーゼに対して安定な抗菌薬が増えたが，使用頻度の増加によりセフェム系抗菌薬やカルバペネム系抗菌薬を分解するβ-ラクタマーゼを産生する菌も出現するようになった．各β-ラクタマーゼの種類はAmblerの分類で示されている（図2.4.9）．

④モノバクタム系抗菌薬

　モノバクタム系抗菌薬で現在使用されているのはアズトレオナムのみである．アズトレオナムはβ-ラクタム単環構造を基本骨格としており（図2.4.10），緑膿菌を含む好気性グラム陰性桿菌に対して抗菌活性を示す．グラム陽性菌や嫌気性菌に対しては抗菌活性が弱いが，β-ラクタマーゼに対して安定であり，メタロ-β-ラクタマーゼの作用も受けにくいため，カルバペネマーゼ産生菌による一部

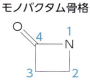

図2.4.10　モノバクタム系抗菌薬の基本骨格

の感染症に対しては有用な場合がある．また，アズトレオナムは他のβ-ラクタム系抗菌薬と比べて構造的類似性が少ないため，β-ラクタム系抗菌薬で重度なアレルギー歴があるが，その使用が治療上必要とされる場合などに選択されることがある．

2) グリコペプチド系抗菌薬（表2.4.4）

グリコペプチド系抗菌薬にはバンコマイシンとテイコプラニンがある．その作用機序はβ-ラクタム系抗菌薬と同じく細胞壁のペプチドグリカン合成阻害であるが，その作用点はβ-ラクタム系抗菌薬とは異なる．グリコペプチド系抗菌薬は，細菌の細胞壁の前駆物質のペンタペプチドC末端のD-Ala-D-Alaと結合し，架橋形成を防ぐことで細胞壁の合成を阻害する（図2.4.11）．また，その抗菌スペクトルは好気性，嫌気性を問わず，グラム陽性菌に対して強い抗菌活性を示す．しかし，注射用バンコマイシンの適応菌種はメチシリン耐性黄色ブドウ球菌（MRSA），メチシリン耐性コアグラーゼ陰性ブドウ球菌（MRCNS），メチシリン耐性肺炎球菌（PRSP）のみで，テイコプラニンの適応菌種はMRSAのみとメチシリン耐性菌に限られている．

表2.4.4 グリコペプチド系抗菌薬の特徴

薬剤名	特徴
バンコマイシン	**注射剤**：多くのグラム陽性菌に対して抗菌活性を示し，臨床上ではMRSA以外にも使用されることはあるが，適応菌種はメチシリン耐性菌のみであるため，バンコマイシンは抗MRSA薬と呼ばれる．治療薬物モニタリング（TDM）が必要な薬剤で，その指標は血中濃度-時間曲線下面積（AUC）であり，目標値は400～600 μg・h/mLが推奨されている． **経口剤**：適応菌種はMRSAとグラム陽性桿菌の*Clostridioides difficile*がある．経口剤は腸管からほとんど吸収されないため，腸管腔内の病原性細菌（*C. difficile*）による腸管感染症に用いられる．腸管に特別な事情がない限り（潰瘍部から薬剤が吸収されるおそれがあるなど），経口剤の使用でTDMをされることはない．
テイコプラニン	テイコプラニンも抗MRSA薬である．多くのグラム陽性菌に対して抗菌活性を示すが，適応菌種はMRSAのみである．TDMが必要な薬剤で，その指標は血中トラフ濃度であり，目標値は15～30 μg/mLが推奨されている．バンコマイシンと比較して急性腎機能障害の誘発リスクが少ないといわれている．

MRSA：メチシリン耐性黄色ブドウ球菌

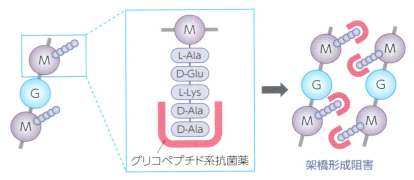

図2.4.11 グリコペプチド系抗菌薬の作用機序
M：*N*-アセチルムラミン酸，G：*N*-アセチルグルコサミン

注射用グリコペプチド系抗菌薬は，急速に投与すると体内のヒスタミン遊離が促進され，顔，首，体感に red man（red neck）症候群と呼ばれる紅斑や瘙痒感，さらに血圧低下などが現れることがある．そのため，必ずバンコマイシンは60分以上，テイコプラニンは30分以上かけて点滴静注する必要がある．

3）ホスホマイシン系抗菌薬（表2.4.5）

ホスホマイシン系抗菌薬にはホスホマイシンがあり，ホスホマイシンは細胞壁のペプチドグリカン合成の初期段階であるUDPサイクルを阻害することで細胞壁合成を阻害する．

低分子化合物のホスホマイシンは体内での安定性が高く，さらに抗原性が低いため，薬剤アレルギーの誘発頻度が低い．そのため，ホスホマイシンは薬剤アレルギーの多い患者で使用されることがある．

▶ タンパク質合成阻害薬

リボソームは細胞のタンパク質合成を担う生体内分子である．原核生物である細菌のリボソームは沈降定位数が70Sで，30Sと50Sの2つのサブユニットで構成されている．タンパク質合成阻害薬はその30Sサブユニットもしくは50Sサブユニットのどちらかに結合することで，タンパク質の合成（ペプチド鎖の伸長）を阻害し，抗菌作用を示す（図2.4.12）．

表2.4.5 ホスホマイシン系抗菌薬の特徴

薬剤名	特徴
ホスホマイシン	適応菌種はグラム陽性菌のブドウ球菌，グラム陰性菌の大腸菌，*Serratia* 属，*Proteus* 属，緑膿菌などがある．注射用ホスホマイシン製剤のホスミシン®Sはナトリウム含有量が14.5mEq/gと他の抗菌薬に比べて多いため，心不全や腎障害患者に大量投与する際は注意が必要である．

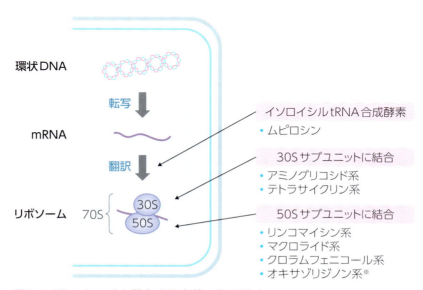

図2.4.12 タンパク質合成阻害薬の作用機序
※正確には50Sサブユニットに結合して70S開始複合体の形成を阻害

表2.4.6　アミノグリコシド系抗菌薬の特徴

薬剤名	特徴
ストレプトマイシン カナマイシン トブラマイシン ゲンタマイシン アミカシン アルベカシン（抗MRSA薬）	グラム陽性菌，陰性菌および結核菌など広範囲な菌種に抗菌活性を示すが，第8脳神経障害や腎毒性などの副作用がある． そのため，注射用アミノグリコシド系抗菌薬を使用する場合はTDMが必要である（詳細は4章3 [p.398] を参照）．また，アルベカシンも他のアミノグリコシド系抗菌薬と同様に広範囲の菌種に抗菌活性を示すが，この薬剤のみMRSAに対する治療薬として使用される．

1）アミノグリコシド系抗菌薬（表2.4.6）

アミノグリコシド系抗菌薬は，アミノ糖またはアミノサイクリトール（環状糖アルコールの水酸基がアミノ基で置換されたもの）を含む抗生物質である．その作用機序はリボソームの30Sサブユニットを構成する16S rRNAのA部位に結合し，タンパク質合成を阻害する．天然物にはストレプトマイシン，カナマイシン，ゲンタマイシンがある．カナマイシンの基本構造（図2.4.13）を基に化学的修飾を加えて，耐性菌の産生する不活化酵素から回避できるように合成されたものがアミカシン，アルベカシンである．

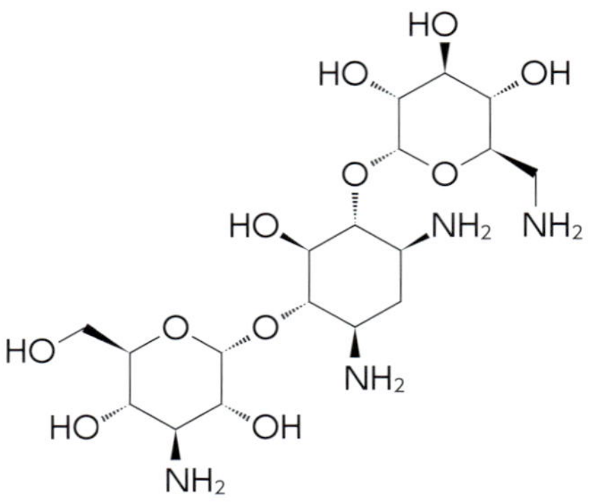

図2.4.13　カナマイシンの構造式

2）テトラサイクリン系抗菌薬（表2.4.7）

テトラサイクリン系抗菌薬にはテトラサイクリン，ミノサイクリンなどがあり，それらは線形四環性構造を持つ抗生物質である（図2.4.14）．その作用機序はリボソームの30Sサブユニットに結合し，リボソームにアミノアシルtRNA

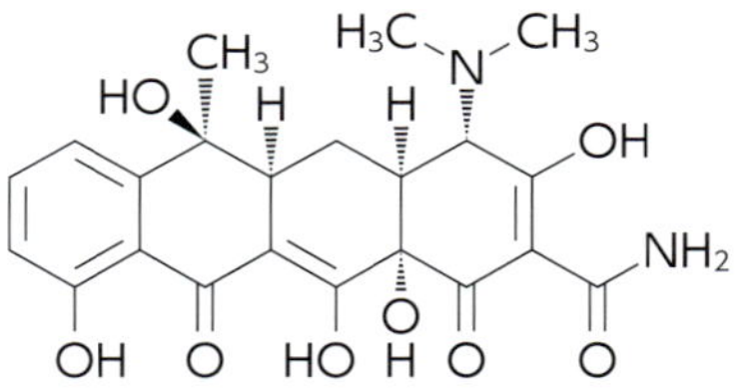

図2.4.14　テトラサイクリンの構造

表2.4.7　テトラサイクリン系抗菌薬の特徴

[分類] 薬剤名	特徴
[テトラサイクリン] テトラサイクリン ミノサイクリン	グラム陽性菌や陰性菌など幅広く抗菌活性を示し，リケッチア，マイコプラズマ，クラミジアなどのいわゆる非定型病原体に対しても抗菌活性を示す．そのため頻用されやすく，耐性菌の問題が挙げられている．消化管からの吸収に優れており，経口で用いられることが多いが，カルシウム，マグネシウム，アルミニウムを含む制酸薬や鉄剤と併用すると吸収が阻害される性質がある．
[グリシルサイクリン] チゲサイクリン	抗菌スペクトルは非常に幅広く，また，薬剤耐性化の影響も受けにくい性質を持つことから耐性菌の治療のために温存されている．そのため，多剤耐性アシネトバクターなどの難治性の感染症の場合にのみ限定的に使用される．

4 抗微生物薬の種類と特徴

表2.4.8　マクロライド系抗菌薬の特徴

[分類] 薬剤名	特徴
[14員環] エリスロマイシン クラリスロマイシン	グラム陽性菌に加えて，マイコプラズマ，クラミジア，レジオネラなどの非定型病原体に対しても抗菌活性を示す．本来の抗菌活性を期待したものとは別にびまん性汎細気管支炎，慢性副鼻腔炎などの慢性疾患に対して少量長期投与がなされることがある．エリスロマイシンは酸に対して不安定なため，それを克服するために誘導体として作られたのがクラリスロマイシンである．
[15員環] アジスロマイシン	14員環の適応菌種に加えて，グラム陰性桿菌のインフルエンザ菌にも抗菌スペクトルを広げている．半減期が長く，1日1回，3日間服用することで，細菌に対して有効な組織内血中濃度が約7日間維持される特徴を持つ．
[18員環] フィダキソマイシン	他のマクロライド系抗菌薬とはやや異なる性質を持つ．*C. difficile* 由来RNAポリメラーゼによる転写を阻害し，タンパク質の合成を阻害する．そのため，この薬剤は腸管感染症の一つである *C. difficile* 感染症に有効かつ他の正常な腸管細菌叢には影響を与えにくいという特徴がある．

が結合するのを妨げることで，タンパク質の合成を阻害する．天然物にはテトラサイクリンがあり，抗菌活性の増強のために化学的修飾を加えて合成されたものにドキシサイクリンやミノサイクリンがある．また，ミノサイクリンの9位をグリシルアミノ基に置換させたものをグリシルサイクリン系抗菌薬と呼び，現在使用されているものにはチゲサイクリンがある．

3）マクロライド系抗菌薬（表2.4.8）

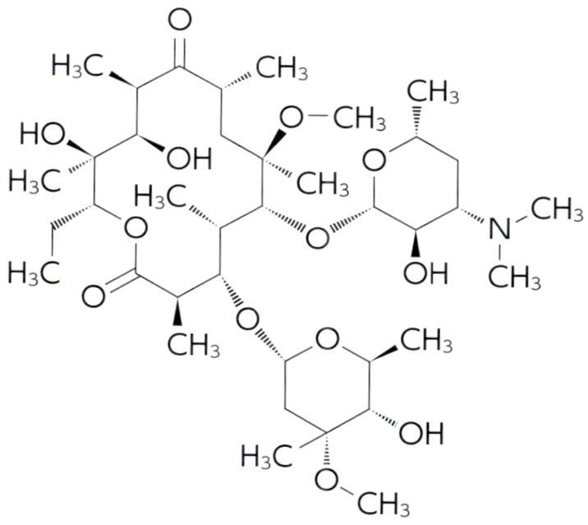

　マクロライド系抗菌薬は大環状ラクトンに糖が結合した抗生物質である（図2.4.15）．その作用機序はリボソーム50Sサブユ

図2.4.15　クラリスロマイシンの構造

ニットの23S rRNAに結合し，ペプチド転移反応を阻害することでタンパク質の合成を阻害する．14員環ラクトンを有する抗菌薬はエリスロマイシンと，エリスロマイシンの誘導体であるクラリスロマイシンがある．エリスロマイシンのラクトン環に *N*-メチル基を導入して合成されたものは15員環マクロライドと呼ばれ，アジスロマイシンがある．また，16員環や18員環マクロライドもある．

4）リンコマイシン系抗菌薬とクロラムフェニコール系抗菌薬（表2.4.9）

　リンコマイシン系抗菌薬にはリンコマイシン，クリンダマイシンがあり，クロラムフェニコール系抗菌薬にはクロラムフェニコールがある．どちらの抗菌薬もその作用機序はマクロライド系抗菌薬に類似しており，リボソーム50Sサブユニットに結合してタンパク質の合成を阻害する．また，リンコマイシン系抗菌薬は抗菌スペクトルや組織移行性もマクロライド系抗菌薬と類似するため，マクロライド系抗菌薬との間には完全な交差耐性が認められる．

表2.4.9　リンコマイシン系抗菌薬とクロラムフェニコール系抗菌薬の特徴

[分類] 薬剤名	特徴
[リンコマイシン] リンコマイシン クリンダマイシン	マクロライド系抗菌薬と類似の抗菌スペクトルで，グラム陽性菌に抗菌活性を示す．また，一部の嫌気性菌（*Bacteroides* 属）にも抗菌活性を示すが，近年は耐性化が問題となっている．そのため，現在は β-ラクタム系抗菌薬にアレルギーのある患者に対してグラム陽性菌をカバーしたい場合や，毒素産生菌の毒素産生を阻害したい場合などに用いられることが多い．
[クロラムフェニコール] クロラムフェニコール	グラム陽性菌，陰性菌，クラミジアなど幅広い抗菌スペクトルを持つが，耐性化や副作用の点から使用頻度は少ない．

表2.4.10　オキサゾリジノン系抗菌薬の特徴

[分類] 薬剤名	特徴
[オキサゾリジノン] リネゾリド（抗MRSA薬） テジゾリド（抗MRSA薬）	リネゾリドは MRSA および VRE に対して抗菌活性を示す．腎機能障害を持つ患者に対しても減量投与せずに治療できるが，長期投与は骨髄抑制（特に血小板減少）の副作用発現に注意が必要である．テジゾリドは MRSA 感染症にのみ適応をもつ抗菌薬で，リネゾリドと比べて抗菌活性が強く，血小板減少が生じにくい特徴がある．
ムピロシン	MRSA に対して抗菌活性を示し，軟膏剤として使用される．鼻腔に MRSA を保菌している術前患者に対して，MRSA の除菌目的でこの薬剤を両鼻腔内に塗布（術前に 1 日 3 回，3 日間）する．

5）オキサゾリジノン系抗菌薬（表2.4.10）

　オキサゾリジノン系抗菌薬にはリネゾリドとテジゾリドがある．その作用機序はリボソーム 50S サブユニットに結合し，70S 開始複合体の形成を阻害することでタンパク質合成を阻害する．リネゾリドとテジゾリドはグラム陽性菌に強い抗菌活性を示すが，適応菌種は MRSA であり，抗 MRSA 薬と呼ばれる．リネゾリドはバンコマイシン耐性腸球菌（VRE）感染症に対する特効薬として承認されたため，VRE 感染症にも適応を持つ．

▶▶ 核酸合成阻害薬

1）キノロン系抗菌薬（表2.4.11）

　キノロン系抗菌薬は，細菌の DNA 複製に重要な酵素である DNA ジャイレースおよびトポイソメラーゼⅣを阻害することにより，細菌の DNA 合成を阻害し，抗菌活性を示す．この 2 つの酵素はいずれも環状 DNA の二本鎖を切断・再結合する酵素で，Ⅱ型トポイソメラーゼとも呼ばれる．作用点はグラム陽性菌では DNA ジャイレースが，グラム陰性菌ではトポイソメラーゼⅣが重要である．

　キノロンは合成抗菌薬であり，ナリジクス酸がキノロン系抗菌薬の起源の化合物である（図2.4.16）．ナリジクス酸の抗菌スペクトルを広げるために，母核の 6 位側鎖にフッ素（F）を導入した化合物を総じてフルオロキノロンと呼び，フルオロキノロンのことをニューキノロン（第二，三，四世代），ナリジクス酸をオールドキノロン（第一世代）と分

4 抗微生物薬の種類と特徴

表2.4.11　キノロン系抗菌薬の特徴

区 分	薬剤名	特 徴
第一世代	ナリジクス酸	グラム陰性桿菌に優れた抗菌活性を示すが，代謝されやすく，組織移行性が低いことから，尿路感染症や腸管感染症にのみ使用されていた．現在の臨床使用はない．
第二世代	ノルフロキサシン オフロキサシン シプロフロキサシン パズフロキサシン	第二世代の中でもシプロフロキサシン，パズフロキサシンはグラム陽性菌，緑膿菌を含むグラム陰性菌に抗菌活性を示すため，現在も使用されている．また，クラミジア，マイコプラズマ，レジオネラの非定型病原体に対しても抗菌活性を示す．
第三世代	トスフロキサシン レボフロキサシン	第二世代の抗菌スペクトルに加え，肺炎球菌などの呼吸器感染症の原因菌に抗菌活性を示す．緑膿菌に対しては抗菌活性がやや減弱する． レボフロキサシン経口剤は，結核菌にも適応を持つ．
第四世代	シタフロキサシン ガレノキサシン ラスクフロキサシン	第三世代の抗菌スペクトルに加えて，嫌気性菌に抗菌活性を示す．ただし，ラスクフロキサシンは緑膿菌に適応症がないため，その点に注意が必要である． ガレノキサシンは6位側鎖にフッ素（F）はなく，8位にジフルオロメトキシ基が置換されている．

けて表現されることがある（図2.4.1）．さらに，ニューキノロンの中で第三世代以降の薬剤で肺炎球菌などの呼吸器感染症の原因菌に対して強い抗菌活性を示すものをレスピラトリーキノロンと呼ぶこともある．

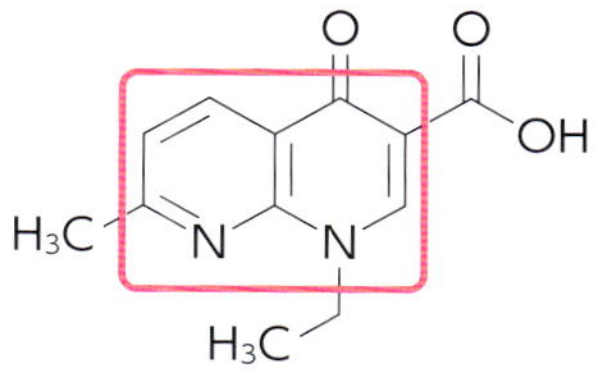

図2.4.16　ナリジクス酸

2) リファマイシン系抗菌薬

　リファマイシン系抗菌薬にはリファンピシンがある．その作用機序はDNA依存性RNAポリメラーゼを阻害することでRNA合成を阻害し，抗菌活性を示す．リファマイシン系抗菌薬は抗菌スペクトルが幅広く，グラム陽性菌や多くのグラム陰性菌に抗菌活性を示すが，リファンピシンが使用される感染症は肺結核やその他の結核症，非結核性抗酸菌症，ハンセン病など，他の抗菌薬に比べて範囲は限られている．

▶▶ 葉酸合成阻害薬

1) スルホンアミド系抗菌薬

　スルホンアミド系の代表的薬剤にはスルファメトキサゾールとトリメトプリムがある．細菌はヒトと異なり，自ら葉酸を合成し，それをDNA合成の材料に使用することができる．その合成過程は，細菌細胞内のパラアミノ安息香酸（PABA）などの物質からジヒドロ葉酸を作り，さらにジヒドロ葉酸を活性物質のテトラヒドロ葉酸に変換する過程を経て，DNAの複製を行う．スルファメトキサゾールとトリメトプリムは，それぞれ抗菌活性を示すが，両剤を併用することで耐性菌のリスクを抑え，相乗効果によりさらに抗菌活性が強くなることがわかり，両剤は配合剤として使用されている（ST合剤）．スルファメトキサゾールはジヒドロプロテイン酸合成酵素を阻害することでPABAからジヒドロ葉

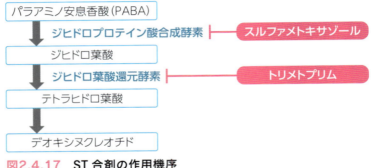

図2.4.17　ST合剤の作用機序

酸を生合成する過程を阻害する（PABAと競合拮抗をすると表現されることもある）．また，トリメトプリムはジヒドロ葉酸還元酵素を阻害することでジヒドロ葉酸の活性物質であるテトラヒドロ葉酸の生合成を阻害する（図2.4.17）．

　ST合剤はスルファメトキサゾールとトリメトプリムが5：1の割合で配合されている．グラム陰性桿菌，腸チフス，赤痢などに抗菌活性を示すが，ニューモシスチス肺炎の治療および予防に対して臨床上では使用されることが多い．

▶▶ 細胞膜機能阻害薬

1）ポリペプチド系抗菌薬

　ポリペプチド系抗菌薬のコリスチンはカチオン性のポリペプチドであり，細菌の外膜上に存在するアニオン性リポポリサッカライド（LPS）と静電気的相互作用を引き起こすことで，細胞外膜の安定性を低下させる．それにより，細胞外膜に局在的な障害が生じた細菌は細胞内物質が流出し，死滅する．細胞外膜はグラム陰性菌にのみに存在する細胞膜であるため，コリスチンはグラム陽性菌には抗菌活性を示さず，グラム陰性菌かつ多剤耐性の緑膿菌，アシネトバクター，大腸菌などに用いられる．

2）環状リポペプチド系抗菌薬

　環状リポペプチド系抗菌薬のダプトマイシンはグラム陽性菌の細胞膜にカルシウムイオン濃度依存的に結合および浸透し，細胞膜中でオリゴマーを形成する．そのオリゴマーは細胞膜電位の脱分極を引き起こし，カリウムイオンを細胞内から流出させる．その結果，タンパク質の合成を阻害し（DNAおよびRNAの合成も阻害される），抗菌作用を示す（図2.4.18）．ダプトマイシンはグラム陽性菌に対して強い抗菌活性を示すが，適応菌種はMRSAのみであり，抗MRSA薬に分類される．ダプトマイシンは肺サーファクタントに結合すると不活化されることから，MRSA肺炎に対しては効果を期待できない．

5　抗酸菌治療薬

　抗酸菌は細胞染色の過程で，塩酸アルコールで脱色されない性質を持つ細菌（*Mycobacterium*属）の総称である．この性質は，抗酸菌がミコール酸と呼ばれる長鎖脂肪酸を細胞壁の

4 抗微生物薬の種類と特徴

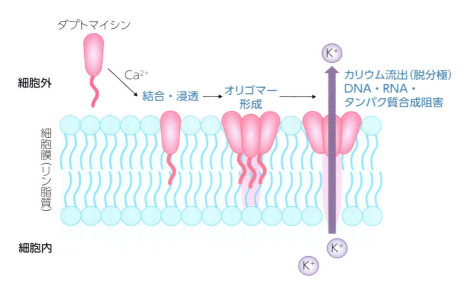

図2.4.18　ダプトマイシンの作用機序

最外層に有するためにみられる．そして，抗酸菌はミコール酸が存在するために，免疫細胞に認識されにくく，また，薬剤の細胞内侵入を制限することができるため，他の細菌感染症と比べて抗酸菌感染症は根治までに時間を要する特徴がある．抗酸菌の種類は臨床上，結核菌（*M. tuberculosis*），らい菌（*M. leprae*），非結核性抗酸菌（nontuberculous mycobacteria）の3つに分けられる．最も代表的な抗酸菌症は結核菌による感染症の結核もしくは肺結核であり，その治療にはRNAポリメラーゼ阻害薬とミコール酸合成阻害薬を基本薬とした多剤併用療法が行われる（図2.4.19）．また，らい菌によるハンセン病や非結核性抗酸菌症に対しても，結核に使用される薬剤が多く使用される．

　結核の標準治療は，リファンピシン，イソニアジド，ピラジナミド，エタンブトール（もしくはストレプトマイシン）の4剤併用を最初の2ヵ月間行い，その後，リファンピシンとイソニアジドの2剤併用をさらに4ヵ月間行う．そして，患者の年齢，腎機能，肝機能，妊娠，副作用，結核菌の薬剤感受性などの理由により，標準治療が行えない場合に薬剤や治療期間の変更が行われる．

1）DNA依存性RNAポリメラーゼ阻害薬（表2.4.12）

　作用機序は前述のリファマイシン系抗菌薬の作用機序に示す．

2）ミコール酸合成阻害薬（表2.4.13）

　イソニアジドやピラジナミドは結核菌の脂肪酸合成酵素群を阻害して，ミコール酸の生合成を阻害する．デラマニドはメトキシミコール酸とケトミコール酸の合成を阻害する新しい作用機序のミコール酸合成阻害薬である．エタンブトールはミコール酸の細胞壁への取り込みを阻害する．一方で，ピラジナミドは作用機序が明確にはされていないが，結核菌の持つピラジナミダーゼでピラジン酸に変換され，脂肪酸合成酵素を阻害することでミコール酸の生合成に影響を及ぼすと考えられている．

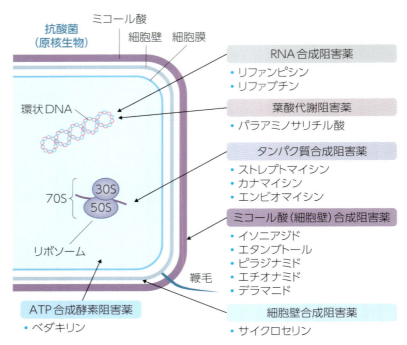

図2.4.19 抗結核薬として使用される薬剤の作用機序

表2.4.12　DNA依存性RNAポリメラーゼ阻害薬

薬剤名	特徴・適応症
リファンピシン リファブチン	[特徴] 結核に対しては基本的にリファンピシンが用いられ、リファブチンはリファンピシンの使用が困難な場合（リファンピシン耐性結核菌など）に適応となる．また、リファブチンは、リファンピシンと比べて薬物相互作用が少ないため、抗HIV薬服用患者で用いられる． [適応症] 肺結核、非結核性抗酸菌症、ハンセン病

表2.4.13　ミコール酸合成阻害薬

薬剤名	特徴・適応症
イソニアジド エチオナミド	[特徴] イソニアジドは結核菌に対する抗菌力が他の薬剤と比べて強く、キードラッグである．エチオナミドは、イソニアジドの構造類似体であるが、イソニアジドと交差耐性は示しにくいため、イソニアジド耐性結核菌にも使用できる． [適応症] 結核
ピラジナミド	[特徴] 肝硬変もしくは慢性C型肝炎、妊婦、80歳以上の患者はピラジナミドの服用が難しく、ピラジナミドを除いた標準治療を行うことになる．その場合は、治療期間が6ヵ月から9ヵ月に延長する． [適応症] 結核
エタンブトール	[特徴] 単独では耐性化の出現が早いので、他の抗結核薬と併用して用いる．視力障害のある患者では、悪化させるリスクがあるため使用を避ける． [適応症] 結核、非結核性抗酸菌症
デラマニド	[特徴] 通常の結核には使用せず、薬剤耐性のある結核に対して使用する． [適応症] 多剤耐性結核

4 抗微生物薬の種類と特徴

表2.4.14　タンパク質合成阻害薬

薬剤名	特徴・適応症
ストレプトマイシン エンビオマイシン カナマイシン	[特徴] アミノグリコシド系抗菌薬でみられる腎障害や第8脳神経障害が副作用にあるため，リスク患者では使用を避ける． [適応症] ストレプトマイシン：結核，非結核性抗酸菌症 　　　　　エンビオマイシン，カナマイシン：結核

表2.4.15　細胞壁合成阻害薬

薬剤名	特徴・適応症
サイクロセリン	[特徴] 第一選択薬で使用されることはあまりなく，標準治療薬のいずれかが副作用や耐性などで使用できない時の代替薬になる． [適応症] 結核

表2.4.16　葉酸代謝阻害薬

薬剤名	特徴・適応症
パラアミノサリチル酸	[特徴] 第一選択薬で使用されることはあまりなく，標準治療薬のいずれかが副作用や耐性などで使用できない時の代替薬になる． [適応症] 結核

表2.4.17　ATP合成酵素阻害薬

薬剤名	特徴・適応症
ベダキリン	[特徴] 多剤耐性結核菌に対する多剤併用療法の基本薬である．これに，エタンブトール，ピラジナミド，デラマニド，サイクロセリン，アミノグリコシド系抗菌薬などから感受性のあるものを選択する． [適応症] 多剤耐性結核

3) タンパク質合成阻害薬（表2.4.14）

作用機序は前述のアミノグリコシド系抗菌薬の作用機序に示す．エンビオマイシンは結核に特有の薬剤で，ストレプトマイシンは結核のほかに非結核性抗酸菌症にも適応を有する．一方で，カナマイシンは多剤耐性結核の場合に感受性があれば使用されることがある．

4) 細胞壁合成阻害薬（表2.4.15）

アラニンラセマーゼおよびd-アラニン：d-アラニンリガーゼの活性を阻害し，細胞壁のペプチドグリカン生合成を阻害する．

5) 葉酸代謝阻害薬（表2.4.16）

パラアミノ安息香酸と競合して葉酸合成を阻害する．

6) ATP合成酵素阻害薬（表2.4.17）

ATP合成酵素を特異的に阻害し，増殖期および休眠期の結核菌に抗菌活性を示す．

6 抗菌薬の PK/PD 理論

図2.4.3 に示したように，抗菌薬の効果は試験管内での成績を基に感受性や抗菌力を評価している．しかし，実際の感染症治療では，治療効果を得るためには抗菌薬が感染部位へ十分に移行することが必要であることから，体内薬物動態（pharmacokinetics：PK）と抗菌力（pharmacodynamics：PD）を合わせて考える必要がある．この概念を総じて PK/PD 理論と呼び，抗菌薬の作用をヒト生体内で最大限かつ安全に発揮させるためには，この理論に基づいた投与設計が必要になる．PK パラメータには血中濃度推移，PD パラメータには MIC が用いられ，PK/PD パラメータは下記の3つに分類される．

▶▶ Time above MIC

Time above MIC のタイプに属する抗菌薬は，血中濃度が MIC を超えている時間の長さに依存して有効性を期待することができる（図2.4.20 a）．この薬剤は時間依存性の抗菌薬とも表現され，ペニシリン系，セフェム系，カルバペネム系などの β-ラクタム系抗菌薬，リンコマイシン系抗菌薬，一部のマクロライド系抗菌薬などが該当する．Time above MIC に属する抗菌薬を投与する場合は，1日の総投与量が同じであれば，1回あたり投与量を増やすよりも，1日あたりの投与回数を増やす方が臨床効果を期待することができる．

> 例）セファゾリン注射剤 4g/日を投与する場合の用法・用量
> 治療効果の期待度　1回2gを1日2回 ＜ 1回1gを1日4回

▶▶ C_{max}（C_{peak}）/MIC

C_{max}/MIC のタイプに属する抗菌薬は，MIC に対する血中濃度の高さに依存して有効性を期待することができる（図2.4.20 b）．この薬剤は濃度依存性の抗菌薬とも表現され，アミノグリコシド系抗菌薬，ニューキノロン系抗菌薬（AUC/MIC の性質も含む），およびダプトマイシンが該当する．C_{max}/MIC に属する抗菌薬を投与する場合は，1日の総投与量が同じであれば，1日あたりの投与回数を増やすよりも，1回あたりの投与量を増や

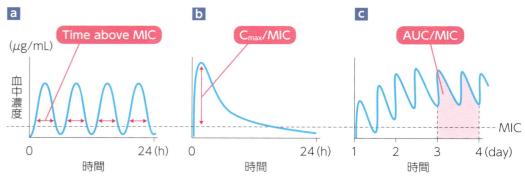

図2.4.20　PK/PD パラメータ

4 抗微生物薬の種類と特徴

す方が臨床効果を期待することができる．

> **例）アルベカシン注射剤 200 mg/日を投与する場合の用法・用量**
> 治療効果の期待度 　1回 200 mg を 1 日 1 回 ＞ 1 回 100 mg を 1 日 2 回

▶ AUC/MIC

　AUC/MIC のタイプに属する抗菌薬は，MIC に対する 1 日あたりの AUC の大きさに依存して有効性を期待することができる（**図2.4.20 C**）．AUC の大きさは血中濃度の高さとその持続時間に依存するため，このタイプの薬剤は濃度依存性であり，時間依存性でもある．理論的に AUC を大きくするためには用量を増量する以外の方法はなく，用法を変更しても AUC の大きさに影響は与えない．ただし，バンコマイシンのように患者背景によって血中濃度が大きく変化する薬剤は TDM をすることにより，推定 AUC を算出し，1 回の投与量や 1 日の投与回数を患者ごとで調整していく必要がある．

｜ 2 ｜ 抗真菌薬

　抗真菌薬は，真菌感染症の治療に使用される薬剤であり，真菌の細胞膜や細胞壁に対する作用を持つものが多い．真菌は細菌とは異なる微生物であり，真菌に特有の構造や代謝経路を標的にする薬剤が開発されている．日本で販売承認されている抗真菌薬は，その作用機序や対象となる真菌の種類に応じてさまざまな種類がある．本項では，日本で承認されている主な抗真菌薬について，その種類と特徴を解説する．

ココをしっかりおさえよう！

　▶ポリエン系抗真菌薬　▶アゾール系抗真菌薬　▶エキノキャンディン系抗真菌薬
　▶ピリミジン系抗真菌薬

　抗真菌薬は，その作用機序や標的とする部位に応じていくつかのグループに分類される．主な分類は**表2.4.18**に示す通りである．

1 ポリエン系抗真菌薬

　ポリエン系抗真菌薬は，真菌の細胞膜に存在するエルゴステロールに不可逆的に結合して，細胞成分の漏出を引き起こす孔を形成し，抗真菌活性を発揮する．

　2024 年時点では，日本で販売承認されているポリエン系抗真菌薬は，アムホテリシン B 製剤のみである．アムホテリシン B の抗真菌活性は，ほとんどの *Candida* 属，*Aspergillus* 属，*Mucor* 属の真菌症，および多種多様な臨床真菌分離株に対して *in vitro* で証明されている．また，リーシュマニア原虫に対する活性も科学的に証明されている．

表2.4.18 抗真菌薬の種類

抗真菌薬の種類	作用機序	適応症	主要な薬剤
ポリエン系抗真菌薬	エルゴステロールに結合し，細胞膜に孔を形成して細胞成分を漏出	カンジダ症，アスペルギルス症，ムコール症	アムホテリシンBリポソーム製剤
アゾール系抗真菌薬	エルゴステロール合成阻害	表在性および深在性真菌症	フルコナゾール，イトラコナゾール，ボリコナゾール，ポサコナゾール，イサブコナゾール
エキノキャンディン系抗真菌薬	1,3-β-D-グルカン合成酵素を阻害し，細胞壁の合成を抑制	カンジダ症，アスペルギルス症	ミカファンギン，カスポファンギン
ピリミジン系抗真菌薬	DNA/RNA 合成阻害	クリプトコックス症	フルシトシン
アリルアミン系抗真菌薬	スクアレンエポキシダーゼ阻害によりエルゴステロール合成を阻害	白癬，爪真菌症	テルビナフィン
ベンジルアミン系抗真菌薬	アリルアミン系抗真菌薬と同様，エルゴステロール合成阻害	白癬，癜風	ブテナフィン

　アムホテリシンB製剤には，いくつかの異なる製剤が存在する．初めて日本で販売承認されたアムホテリシンB製剤の注射剤は，デスオキシコール酸ナトリウムを添加剤として加えて可溶化したアムホテリシンBデスオキシコール酸製剤であるが，毒性が非常に強かった．リポソーム化技術の応用により，アムホテリシンBの真菌に対する作用を維持しながら生体細胞に対する障害性を低下させることが可能となり，アムホテリシンBリポソーム製剤が開発された．2024年時点では，アムホテリシンBリポソーム製剤が主に使用されている．アムホテリシンBリポソーム製剤であっても腎毒性が強く，以下で解説するような忍容性の高い抗真菌薬が増えたため，アムホテリシンB製剤は，生命を脅かす重篤な侵襲性真菌感染症や他の抗真菌薬を使用することができない患者にのみ使用されることが多い．

　アムホテリシンBの経口懸濁液（シロップ製剤）は，口腔カンジダや消化管カンジダの治療に使用される．アムホテリシンBは消化管からはほとんど吸収されないため，アムホテリシンBの経口懸濁液は，注射剤で生じる毒性をほとんど有さない．

2 アゾール系抗真菌薬

　アゾール系抗真菌薬は，真菌の細胞膜の主要成分であるエルゴステロールの合成を阻害することで，真菌の増殖を抑制する．このグループは，さらにイミダゾール系とトリアゾール系に分類される．

▶ イミダゾール系

1）クロトリマゾール

クロトリマゾールは，主に表在性真菌感染症に使用される．一般的に，皮膚カンジダ症や足白癬などの皮膚感染症，または口腔内カンジダ症の治療に外用剤として使用される．全身投与はされず，外用剤として広く利用されている．

2）ケトコナゾール

ケトコナゾールは，かつては経口投与もされていたが，肝毒性のリスクが高いため，日本では経口剤としては承認されておらず，主に外用剤として皮膚カンジダ症や脂漏性皮膚炎などの治療に使用されている．外用剤としては比較的安全に使用されている．

3）ミコナゾール

ミコナゾールは，主に口腔内や皮膚のカンジダ症の治療に使用される．全身性の吸収はほとんどなく，局所的な作用が主体となる．

▶ トリアゾール系

1）フルコナゾール

フルコナゾールは経口および静脈内投与が可能である．水溶性が高く，吸収も良好で，バイオアベイラビリティは約90％に達する．また，脳脊髄液への移行がよいため，クリプトコックスによる真菌性髄膜炎の治療に有効である．フルコナゾールの副作用として，肝機能障害（AST，ALT の上昇），消化器症状（悪心，嘔吐），皮疹が報告されている．また，QT 延長などの心毒性もまれに報告されている．フルコナゾールはシトクロム P450（CYP）酵素系（特に CYP2C9，CYP2C19，CYP3A4）の阻害作用を持ち，他の薬剤の代謝に影響を与える可能性がある．長期使用や高用量では，肝毒性に注意が必要である．

2）イトラコナゾール

イトラコナゾールは，経口投与が主で，カプセル剤と内用液剤が販売承認されている．内用液剤は空腹時に吸収がよく，カプセルは食後に服用することで吸収が最適化されている．脂溶性が高く，広範囲の組織に分布するが，脳脊髄液への移行は限定的である．CYP3A4 の強力な阻害薬であり，多くの薬物相互作用が報告されている．

3）ボリコナゾール

ボリコナゾールは，経口および静脈内投与が可能で，高い生物学的利用率を有している．広範な抗真菌スペクトルを有し，フサリウムやアスペルギルスなどの侵襲性真菌症に対して有効である．代謝は主に CYP2C19，CYP2C9，CYP3A4 を介して行われ，個人差が大きい．主な副作用には，視覚障害（霞んだ視覚，光感受性の増加），肝障害，皮疹，QT 延長，そしてまれに神経障害が報告されている．長期使用では，視覚障害が蓄積することがあり，定期的な視覚検査が推奨される．血中濃度が治療効果と毒性に直接的に関連しているため，血中濃度のモニタリングが推奨されている．また，CYP 酵素系を介した多くの薬物相互作用が存在するため，併用薬にも注意が必要である．

4）ポサコナゾール

ポサコナゾールは，経口および静脈内投与製剤が販売承認されている．バイオアベイ

ラビリティは食事に依存し，高脂肪食摂取後では空腹時投与と比較して，バイオアベイラビリティが増加する．幅広い抗真菌活性を持ち，侵襲性真菌症の予防および治療に使用されている．他のトリアゾール系抗真菌薬と同様に，CYP 酵素系の阻害作用があり，薬物相互作用のリスクがある．特に肝機能障害には注意が必要である．

5）イサブコナゾール

イサブコナゾールは，プロドラッグのイサブコナゾニウム硫酸塩として投与され，体内で活性化される．経口および静脈内投与が可能であり，他のトリアゾール系抗真菌薬と同様に薬物相互作用には注意が必要である．臨床研究により QTc 間隔を短縮させることが報告されているため，先天性 QT 短縮症候群の患者に対しては，治療上の有益性が危険性を上回ると判断される場合にのみ投与し，投与前および投与中は定期的に心電図検査を実施するなど，患者の状態を慎重にモニタリングする必要がある．

6）エフィナコナゾール

エフィナコナゾールは，爪白癬の治療に特化したトリアゾール系抗真菌薬である．爪に浸透しやすく，爪床まで効果的に薬剤が届くように設計された外用剤であり，これは，他の外用抗真菌薬と比べて優れた浸透性を持ち，爪の硬い構造を突破して真菌の生息場所に直接作用することを可能にする．外用剤であるため，全身への吸収は極めて少なく，副作用も局所的なものであることが多い．最も一般的な副作用は，塗布部位の紅斑，かゆみ，刺激感などの軽度の皮膚反応である．通常，これらの副作用は軽度であり，治療の継続が可能な場合がほとんどである．長期間の使用が必要な場合でも，全身性の副作用リスクが少ないことが利点である．

3 エキノキャンディン系抗真菌薬

エキノキャンディン系は，真菌の 1,3-β-D-グルカン合成酵素を阻害し，細胞壁の構造を弱めることで抗真菌効果を発揮する．日本では，ミカファンギンおよびカスポファンギンが販売承認されている．

1）ミカファンギン

ミカファンギンは肝臓で代謝され，主にアリルスルファターゼやカテコール-O-メチルトランスフェラーゼによって代謝され，尿中にほとんど排泄されない．ミカファンギンは，侵襲性カンジダ症やアスペルギルス症の治療に使用されるほか，造血幹細胞移植を受ける成人患者に対するカンジダ感染の予防としても承認されている．一般的に安全性が高いが，肝機能異常などの副作用が報告されている．また，シクロスポリン，シロリムス，ニフェジピンのクリアランスを軽度低下させることが報告されているため，これらの薬剤を使用している患者では注意が必要である．

2）カスポファンギン

カスポファンギンは肝臓で加水分解および *N*-アセチル化によって代謝され，腎臓での排泄はほとんどない．食道カンジダ症，侵襲性カンジダ症およびアスペルギルス症の治療に使用される．

安全性が高いが，いくつかの薬物相互作用が報告されている．カスポファンギンが他の薬剤と相互作用するメカニズムは完全には解明されていないが，OATP1B1などの有機アニオン輸送ポリペプチド（取り込みトランスポーター）がカスポファンギンとの相互作用に関与している可能性が示唆されている．シクロスポリンはOATP1B1の阻害薬であり，カスポファンギンと同時に投与されると，カスポファンギンのAUCが約35％増加することが報告されている．一方，カスポファンギンはシクロスポリンの薬物動態に顕著な影響を与えなかった．米国食品医薬品局（FDA）による承認情報では，カスポファンギンとシクロスポリンを同時に投与する場合，肝毒性のリスクが増加する可能性があるため注意が必要であり，肝機能検査のモニタリングが推奨されている．一方，タクロリムスの血中濃度は，カスポファンギンによって約20％低下することが報告されている．リファンピシンとカスポファンギンの併用は，未知のメカニズムを通じてカスポファンギンの代謝を促進することが示唆されている．この機序として，リファンピシンによるOATP1B1の誘導が寄与していると考えられている．また，ネビラピン，フェニトイン，デキサメタゾン，カルバマゼピンなどでもカスポファンギンのクリアランスを増加させることが報告されている．

4 ピリミジン系抗真菌薬（フルシトシン）

フルシトシン（5-FC）は，シトシンペルメアーゼを介して真菌細胞内に取り込まれ，シトシンデアミナーゼによって5-フルオロウラシル（5-FU）に変換される．5-FUは，真菌細胞内でDNA合成を抑制し，加えてRNAに取り込まれることでタンパク質合成を阻害する．それにより，真菌に対して静的または致死的に作用すると考えられている．フルシトシンは，アムホテリシンBとの併用でクリプトコックス髄膜炎や重症のクリプトコックス肺炎の初期治療に使用される．また，フルコナゾールとの併用で経口治療の一部として使用される．耐性率の高い菌株が多いため，単独療法としての使用は非常に限定的である．フルシトシンの耐性獲得は，真菌細胞内への取り込みの障害や代謝経路の欠陥により，5-FUへの変換が失われることで生じる．

フルシトシンは経口でのみ利用可能であり，バイオアベイラビリティは80〜90％である．薬剤は体内の広範囲に分布し，特に髄液や尿中で高濃度に達する．腎機能が低下している患者では薬剤が蓄積しやすくなるため，腎機能障害のある患者では，用量の調整が必要である．

最も重要な毒性は，血液毒性であり，白血球減少症や血小板減少症がみられた際には，使用を制限する必要がある．肝機能障害や消化器症状もみられることがあるが，これらの副作用は血中濃度依存的であると考えられている．血清フルシトシン濃度のモニタリングは，特に腎機能が低下している患者において，毒性の発現リスクを軽減するために重要であるが，日本では特定薬剤治療管理料の対象薬剤には含まれていない．フルシトシン濃度を測定する際は，通常，投与開始から3〜5日後に血清濃度を測定し，25〜80 μg/mLの範囲に保つことが推奨されている．

5 アリルアミン系抗真菌薬

　日本で販売承認されているアリルアミン系抗真菌薬には，テルビナフィンがある．テルビナフィンは，主に皮膚真菌症（白癬，爪白癬，爪カンジダ症，癜風）の治療薬として，経口および外用剤として使用される．テルビナフィンは，真菌の細胞膜に必要なエルゴステロールの合成を阻害することで抗真菌作用を発揮する．具体的には，テルビナフィンはスクアレンエポキシダーゼを阻害し，スクアレンの蓄積を引き起こし，細胞膜の合成を阻害する．これにより，真菌細胞の機能不全を引き起こし，最終的に細胞死をもたらす．

　テルビナフィンの耐性獲得は比較的まれであるが，標的酵素であるスクアレンエポキシダーゼの変異によって薬剤の結合が阻害されることで耐性を獲得することがある．また，薬剤の排出を促進するエフラックスポンプの過剰発現も耐性に寄与する可能性がある．

　テルビナフィンの経口投与によるバイオアベイラビリティは約40％であり，肝臓で代謝される．テルビナフィンは皮膚や爪を含めた組織によく分布し，生体内での半減期は長く，約200〜400時間である．

　テルビナフィンの一般的な副作用には，消化器症状（例えば，胃部不快感，下痢）や頭痛，皮膚発疹などがある．まれに，肝毒性や血液障害（例えば，白血球減少症）が報告されている．肝機能障害が発生する可能性があるため，長期間の治療を受ける患者には肝機能検査が推奨される．

6 ベンジルアミン系抗真菌薬

　日本で販売承認されているベンジルアミン系抗真菌薬には，ブテナフィンがあり，作用機序や耐性獲得機序は，アリルアミン系抗真菌薬とほぼ同じである．ブテナフィンはクリームやローションといった外用剤で，白癬や癜風に対する治療薬として臨床使用されている．

| 3 | 抗ウイルス薬

　ウイルスは宿主細胞に依存して増殖するため，抗ウイルス薬の作用はウイルス特有の増殖過程に対して選択的に作用することが求められる．多くは，ウイルスの複製サイクルにおける特定の段階を標的としており，それによりウイルスの増殖を抑制する．本項では，日本で販売承認されている主な抗ウイルス薬について，その種類と特徴を解説する．

ココをしっかりおさえよう！

- ▶抗インフルエンザウイルス薬　▶抗ヘルペスウイルス薬　▶抗B型肝炎ウイルス薬
- ▶抗C型肝炎ウイルス薬　▶抗HIV薬

4 抗微生物薬の種類と特徴

表2.4.19　抗ウイルス薬の分類

抗ウイルス薬の種類	作用機序	主要な薬剤
抗インフルエンザ ウイルス薬	ノイラミニダーゼ阻害	オセルタミビル [吸入] ザナミビル，ラニナミビル [点滴静注] ペラミビル
	エンドヌクレアーゼ阻害	バロキサビル
	RNA ポリメラーゼ阻害	ファビピラビル
	M2 タンパク阻害	アマンタジン
抗ヘルペス ウイルス薬	DNA 合成阻害	アシクロビル，バラシクロビル， ファムシクロビル，ガンシクロビル， バルガンシクロビル，ホスカルネット
抗 B 型肝炎 ウイルス薬	逆転写酵素阻害	エンテカビル，テノホビル，ラミブジン
抗 C 型肝炎 ウイルス薬	NS5A/NS5B 阻害	レジパスビル / ソホスブビル配合剤， グレカプレビル / ピブレンタスビル配合剤
	RNA ポリメラーゼ阻害	リバビリン
抗ヒト免疫不全 ウイルス (HIV) 薬	逆転写酵素阻害	**[ヌクレオシド系]** ジドブジン，ラミブジン， アバカビル，テノホビル **[非ヌクレオシド系]** ネビラピン，リルピビリン， ドラビリン
	プロテアーゼ阻害	リトナビル，ロピナビル，ダルナビル
	インテグラーゼ阻害	ラルテグラビル，ドルテグラビル， ビクテグラビル，エルビテグラビル
	CCR5 受容体阻害	マラビロク
	カプシドタンパク阻害	レナカパビル
抗新型コロナ ウイルス (SARS-CoV-2) 薬	JAK 阻害	バリシチニブ
	ウイルス複製阻害	エンシトレルビル， ニルマトレルビル / リトナビル
	スパイクタンパク阻害	ソトロビマブ
	RNA ポリメラーゼ阻害	レムデシビル

　抗ウイルス薬は，その作用機序や標的とするウイルスの種類により分類される．日本で販売承認されている抗ウイルス薬の種類は**表2.4.19**に示す通りである．

1 　抗インフルエンザウイルス薬

　抗インフルエンザウイルス薬は作用機序から，①ノイラミニダーゼ阻害薬，②エンドヌクレアーゼ阻害薬，③RNA ポリメラーゼ阻害薬，④アマンタジンの4種類に分類され，異なる臨床的な特徴を有している．

2

感染症診療の基本事項

▶ ノイラミニダーゼ阻害薬

ノイラミニダーゼ阻害薬は，インフルエンザウイルスの表面に発現しているノイラミニダーゼという酵素を阻害する．ノイラミニダーゼはウイルスが宿主細胞から放出される際に，宿主細胞のシアル酸残基を切断する役割を持つ．ノイラミニダーゼ阻害薬はシアル酸の類似体として働き，この酵素の活性を競合的に阻害することで，ウイルスが新たな細胞に感染するのを防ぐ．

1）オセルタミビル

オセルタミビルは，インフルエンザ A 型および B 型の治療および予防に広く使用されており，特に症状が発現してから 48 時間以内に投与することで有効性が高くなる．耐性は主に H1N1 インフルエンザ A ウイルスにおいて観察されており，ノイラミニダーゼの H275Y 変異がその主な原因である．この変異は，ノイラミニダーゼの活性部位においてヒスチジンからチロシンへのアミノ酸置換を引き起こし，オセルタミビルとの結合親和性を低下させる．その結果，ウイルスは薬剤に対する抵抗性を持つ．

オセルタミビルは経口投与後，迅速に活性代謝物であるオセルタミビルカルボキシラートに変換され，血中に移行する．主に腎臓から排泄されるため，腎機能が低下している患者では用量調整が必要である．半減期は約 8 時間であり，食事の影響は受けない．一般的な副作用には吐き気や嘔吐が含まれ，日本では小児においてまれに異常行動などの精神神経症状も報告されているが，これらは通常，一過性である．日本では，オセルタミビルによる異常行動について，2007 年に緊急安全性情報（イエローレター）が発出されている．

2）ザナミビル

インフルエンザ A 型および B 型の治療に使用されるノイラミニダーゼ阻害薬の吸入製剤である．ザナミビルに対する耐性は非常にまれであり，オセルタミビル耐性株にも通常は有効である．しかし，免疫抑制状態の患者でノイラミニダーゼの E119I 変異などによる耐性獲得が報告されている．

ザナミビルは，吸入後，肺に局所的に作用し，15 ％ が気道に到達する．腎臓から排泄され，全身への影響は限定的である．肺内の半減期は約 2.8 時間と報告されている．インフルエンザウイルス感染症により気管過敏性が亢進することがあり，ザナミビルの吸入投与後に，気管支攣縮や呼吸機能の低下がみられたとの報告があるため，軽度または中等度の喘息患者や慢性閉塞性肺疾患（COPD）患者に使用する際には注意が必要である．

3）ラニナミビル

ラニナミビルオクタン酸エステル水和物を有効成分とする吸入製剤として販売承認されている．長時間作用型のノイラミニダーゼ阻害薬であり，活性代謝物であるラニナミビルへと代謝された後，ノイラミニダーゼを長時間にわたって選択的に阻害する．

5 歳未満の小児，肺機能が著しく低下している呼吸器疾患（気管支喘息，COPD など）を合併する患者，吸入手技の理解が不足している患者等では使用が困難である．また，添加剤として乳糖水和物を含有することから，乳製品に対して過敏症の既往歴のある患者に対しては注意が必要であった．これらの問題点を改善するために，自然呼吸で吸入可能であり，添加剤に乳糖水和物を含まない吸入懸濁用製剤も販売承認されている．ノイラミ

ニダーゼの E119I 変異などにより，耐性を獲得することが報告されている．

ラニナミビルは，吸入後，肺に長時間とどまることで持続的な効果を発揮する．腎臓から排泄され，半減期は約 24 時間である．ザナミビルと同様，吸入投与後に，気管支攣縮や呼吸機能の低下が出現する危険性があるため，喘息患者や COPD 患者に使用する際には注意が必要である．

4) ペラミビル

ノイラミニダーゼ阻害薬の中で，唯一の点滴静注液として販売承認されており，長時間の作用を有する．経口または吸入剤を使用できない重症インフルエンザウイルス感染症の患者に使用され，一般的に単回投与で十分な効果を発揮する．ノイラミニダーゼの H275Y 変異によってオセルタミビルと同様に耐性が生じることがあり，オセルタミビル耐性ウイルスに対しては，しばしば交差耐性が認められている．

静脈内投与後，腎臓から排泄され，消失半減期は約 20 時間である．腎機能が低下している患者では用量調整が必要である．第Ⅲ相の臨床試験では，主な副作用として下痢に次いで好中球減少が報告されている．

▶ エンドヌクレアーゼ阻害薬

エンドヌクレアーゼ阻害薬は，インフルエンザウイルスのキャップ依存性エンドヌクレアーゼを阻害し，ウイルス mRNA の合成を抑制することで，ウイルスの複製を防ぐ．エンドヌクレアーゼ阻害薬としてバロキサビルが販売承認されている．

バロキサビルはインフルエンザ A 型および B 型の治療に使用され，特に症状発現から 48 時間以内の早期治療に有効である．単回経口投与で効果を発揮する．I38T/M/F や E23K 変異が最も一般的であり，これによりバロキサビルに対する耐性が生じることが報告されている．

バロキサビルはマルボキシル製剤として経口投与後，肝臓で活性型に変換され，主に胆汁中に排泄される．消失半減期は約 96 時間であり，長時間の作用を示す．相互作用として食品や薬剤に含まれるカルシウム，アルミニウム，マグネシウムなどの多価カチオンとキレートを形成する可能性がある．サルを用いた研究では，カルシウム，アルミニウム，マグネシウムおよび鉄と併用した場合に，バロキサビルのバイオアベイラビリティが有意に減少することが観察されているため，これらを含む食品や薬剤との同時摂取は避けることが望ましい．

▶ RNA ポリメラーゼ阻害薬

RNA ポリメラーゼ阻害薬として，ファビピラビルが販売承認されているが，他の抗インフルエンザウイルス薬が無効または効果不十分の新型または再興型インフルエンザウイルス感染症にのみ使用が限定されている．ファビピラビルは，ウイルスの RNA 依存性 RNA ポリメラーゼを選択的に阻害することで作用する．RNA ポリメラーゼはウイルスの RNA 複製に必須の酵素であり，これを阻害することでウイルスの増殖を抑制する．特に，ファビピラビルはウイルス RNA の合成過程で RNA 依存性 RNA ポリメラーゼに結

合し，ウイルス RNA の伸長を阻害する．この作用機序により，ファビピラビルは幅広い RNA ウイルスに対して効果を発揮する．

ファビピラビルは，主にインフルエンザの治療に使用されてきたが，新型コロナウイルス感染症（COVID-19）のパンデミックの際には，特に日本や他の国々で緊急使用が承認されている．ファビピラビルに対する耐性は，ウイルスの RNA 依存性 RNA ポリメラーゼの変異により発生する可能性があるが，これまでの臨床データでは，ファビピラビルに対する耐性ウイルスの出現は非常にまれであり，その臨床的な影響は限定的と考えられている．また，ファビピラビルの使用によって耐性ウイルスが選択されるリスクはあるものの，現時点では広範囲な耐性の報告は少ない．

ファビピラビルは経口投与され，消化管から迅速に吸収される．肝臓で代謝され，主に尿中に排泄される．消失半減期は 2〜5 時間と比較的短い．妊娠中の使用は胎児への影響が懸念されるため，妊娠する可能性のある女性に投与する場合は，厳重な確認の上で，投与を開始する必要がある．ファビピラビルが尿酸の排泄を抑制し，痛風発作が出現することがあるため，痛風または痛風の既往歴のある患者や高尿酸血症のある患者に使用する際には注意が必要である．

▶▶ アマンタジン

アマンタジンは，インフルエンザウイルスの複製に不可欠な M2 タンパクを阻害することで，感染初期にウイルスの脱殻の段階を抑制する．アマンタジンは A 型インフルエンザウイルスには有効であるが，B 型インフルエンザウイルスには無効である．耐性のインフルエンザ A 株が広く出現したため，臨床的な有用性は制限されており，インフルエンザ A 型の治療や予防としては，現在ほとんど使用されていない．アマンタジンはドパミン放出促進作用を持ち，パーキンソン病の治療にも使用される．

アマンタジンは経口投与され，消化管から迅速に吸収される．血中濃度のピークは投与後 2〜4 時間以内に達し，肝臓で代謝されることなく，主に腎臓から排泄される．半減期は成人で約 15 時間から 20 時間であるが，腎機能が低下している患者では半減期が延長するため，投与量の調整が必要である．

2 抗ヘルペスウイルス薬

ヘルペスウイルスは DNA ウイルスの一種であり，抗ヘルペスウイルス薬はその DNA 合成を抑制することによって治療効果を発揮する．日本で販売承認されている抗ヘルペスウイルス薬には以下のものがある．

1）アシクロビル

アシクロビルは，ヘルペスウイルスに対して高い選択性を持つ抗ウイルス薬である．アシクロビルはウイルスが感染した細胞内でウイルス特異的なチミジンキナーゼによってリン酸化され，次いで宿主の酵素によって二リン酸および三リン酸に変換される．活性型であるアシクロビル三リン酸は，ウイルスの DNA ポリメラーゼに対して選択的に結

合し，ウイルス DNA の伸長を阻害することで効果を発揮する．これにより，ウイルスの複製が抑制され，感染の拡大が防がれる．

臨床的には，単純ヘルペスウイルス感染症，帯状疱疹および水痘の治療に広く使用される．特に，免疫抑制状態にある患者において，重症化を防ぐ目的で使用されることが多い．耐性は，ウイルスのチミジンキナーゼの変異によって発生することがあるが，これは比較的まれである．

アシクロビルは主に腎臓から排泄されるため，腎機能が低下している患者では用量調整が必要である．また，静脈内投与，経口投与，および局所用剤として使用されるが，各剤形に応じた副作用が異なり，静脈内投与では特に腎毒性に注意が必要である．

2）バラシクロビル

バラシクロビルはアシクロビルのプロドラッグであり，経口投与後に迅速にアシクロビルに変換される．これにより，アシクロビルと同様の作用機序でウイルスの DNA 複製を阻害し，ウイルスの増殖を抑制する．バラシクロビルの経口バイオアベイラビリティはアシクロビルよりも高いため，1日1〜2回の投与で十分な効果が得られ，患者の服薬アドヒアランスが向上する．

主に単純ヘルペスウイルス感染症および帯状疱疹の治療に使用されるが，特に急性期の治療および再発予防に効果的である．バラシクロビルに対する耐性メカニズムはアシクロビルと同様であり，ウイルスのチミジンキナーゼの変異によって引き起こされることがあるが，発生頻度は低い．

バラシクロビルは腎臓から排泄されるため，腎機能が低下している患者では用量調整が必要である．副作用としては，一般的にアシクロビルと同様であるが，消化器症状（吐き気，腹痛）や意識障害が報告されている．

3）ファムシクロビル

ファムシクロビルはペンシクロビルのプロドラッグであり，経口投与後に体内で迅速にペンシクロビルに変換される．ペンシクロビルはウイルスの DNA ポリメラーゼを阻害し，ウイルス DNA の複製を阻止する．

ファムシクロビルは主に経口剤として使用され，特に帯状疱疹や再発性単純ヘルペスに対して有効である．ファムシクロビルは，体内での持続時間が長いため，1日2回の投与で治療効果が得られる．耐性のメカニズムは，ウイルスの DNA ポリメラーゼに変異が生じることによるが，耐性発生はまれである．

ファムシクロビルは腎臓から排泄されるため，腎機能に応じた用量調整が必要である．副作用としては，頭痛や消化器症状が報告されているが，通常は軽度である．

4）ガンシクロビル

ガンシクロビルはアシクロビルに類似したヌクレオシド類似体であり，主にサイトメガロウイルス（cytomegalovirus：CMV）に対して強力な抗ウイルス活性を示す．ガンシクロビルはウイルスの DNA ポリメラーゼを阻害し，ウイルスの複製を抑制する．特に免疫抑制患者における CMV 感染症の治療に使用され，骨髄移植や臓器移植を受けた患者に対する治療で重要な役割を果たしている．ガンシクロビルに対する耐性は，ウイルスの

DNA ポリメラーゼや UL97 キナーゼに変異が生じることにより発生し，特に長期使用時には耐性ウイルスの出現が問題となる．

ガンシクロビルは主に腎臓から排泄されるため，腎機能が低下している患者では用量調整が必要である．ガンシクロビルの主な副作用には，骨髄抑制（白血球減少，血小板減少）や腎毒性があり，これらの副作用に対する慎重なモニタリングが必要である．

5）バルガンシクロビル

バルガンシクロビルは，ガンシクロビルのプロドラッグであり，経口投与後に体内でガンシクロビルに変換されることで抗ウイルス効果を発揮する．バルガンシクロビルは，特に臓器移植患者における CMV 感染の予防および治療に広く使用されており，経口投与が可能なため，患者の QOL を向上させる．ガンシクロビルと同様に，バルガンシクロビルに対する耐性はウイルスの DNA ポリメラーゼや UL97 キナーゼの変異により発生する．

バルガンシクロビルは腎機能に応じた用量調整が必要であり，腎毒性や骨髄抑制などの副作用に対するモニタリングが重要である．

6）ホスカルネット

ホスカルネットはピロリン酸アナログであり，ウイルスの DNA ポリメラーゼを非競合的に阻害することで抗ウイルス効果を発揮する．特にガンシクロビル耐性の CMV 感染症や重症の単純ヘルペスウイルス感染症に対して使用される．ホスカルネットは，静脈内投与が必要であり，免疫抑制患者における重症感染症の治療において重要な薬剤である．耐性ウイルスに対しても有効であり，特にウイルスの DNA ポリメラーゼに変異が生じた場合にも効果を示すことが知られている．

ホスカルネットの主な副作用は腎毒性であり，投与中および投与後の腎機能のモニタリングが不可欠である．また，電解質異常（低カルシウム血症，低マグネシウム血症）も報告されており，定期的に電解質をモニタリングし，慎重に投与する必要がある．

3 抗 B 型肝炎ウイルス薬

B 型肝炎ウイルス（hepatitis B virus：HBV）は，慢性肝疾患を引き起こす主な要因の一つであり，肝硬変や肝細胞癌などの重篤な合併症を引き起こすことがある．日本で販売承認されている抗 B 型肝炎ウイルス薬は，HBV の複製を抑制し，病態の進行を防ぐために使用される．これらの薬剤は，作用機序や薬物動態，臨床使用の適応範囲，耐性のリスク，副作用などにおいて異なる特性を持ち，患者の状態や治療の目的に応じて選択される．

1）エンテカビル

エンテカビルは，HBV の DNA ポリメラーゼを強力に阻害するヌクレオシドアナログである．エンテカビルは，HBV の DNA 複製の際に必要なプライミング，逆転写，DNA 依存性 DNA 合成の各ステップを阻害することで，ウイルスの増殖を抑制する．主に慢性 B 型肝炎患者の治療に用いられ，高い抗ウイルス活性と低い耐性発現率を持つことから，標準治療薬として広く使用されている．耐性の発現は極めてまれであり，長期治療においても耐性ウイルスの出現は少ないとされる．

4 抗微生物薬の種類と特徴

薬物動態としては，経口投与後に速やかに吸収され，主に腎臓から排泄される．他の腎毒性を持つ薬剤との併用には注意が必要であり，腎機能のモニタリングが推奨される．

2）テノホビル

テノホビルは，HBV の逆転写酵素を阻害するヌクレオチドアナログであり，特に慢性B 型肝炎の治療において重要な役割を果たしている．テノホビルは，テノホビルジソプロキシルとテノホビルアラフェナミドの 2 つの形態があり，後者は肝臓での薬剤の集中性が高く，副作用のリスクを低減することが可能である．テノホビルは，ウイルスの DNA合成を抑制することでウイルスの増殖を効果的に抑えるが，長期治療では耐性ウイルスの出現が少なく，持続的な治療効果が期待される．

テノホビルは腎臓から排泄されるため，腎機能が低下している患者では用量調整が必要である．副作用としては，腎機能障害や骨密度の低下が報告されており，長期使用においてこれらのリスクを考慮する必要がある．また，腎毒性を持つ他の薬剤との併用に注意する必要があり，腎機能の定期的なモニタリングが推奨される．

3）ラミブジン

ラミブジンは，ヌクレオシドアナログであり，HBV の逆転写酵素を阻害することでウイルスの DNA 複製を抑制する．ラミブジンは，B 型肝炎の治療において歴史的に重要な役割を果たしてきたが，耐性ウイルスの出現が比較的高頻度で発生するため，現在では他の薬剤と比較して使用が限定されている．特に，ラミブジン耐性ウイルス（LAM 耐性ウイルス）が出現すると，治療効果が減弱するため，耐性が発生した場合には他の治療薬への切り替えが必要となる．

ラミブジンは主に腎臓から排泄されるため，腎機能が低下している患者では用量調整が必要である．他のヌクレオシドアナログと併用する際には耐性のリスクが増加する可能性があるため，慎重な判断が必要である．副作用としては，一般的に忍容性は良好であるが，まれに膵炎や乳酸アシドーシスが報告されている．

4 抗 C 型肝炎ウイルス薬

C 型肝炎ウイルス（hepatitis C virus：HCV）は，肝臓に慢性的な炎症を引き起こし，肝硬変や肝癌のリスクを高める感染症である．近年の抗ウイルス療法の進展により，HCV感染症は治療可能な病気となり，多くの患者が持続的なウイルス学的効果（SVR）を達成することができるようになった．日本で販売承認されている抗 HCV 薬は，これらの進展を支えており，ウイルスの複製を阻害し，体内から HCV を排除することを目指して使用される．現在，日本で承認されている抗 HCV 薬について，解説する．

1）レジパスビル / ソホスブビル配合剤

レジパスビルとソホスブビルの配合剤は，HCV 感染症の治療において広く使用されている．レジパスビルは HCV の NS5A タンパクを阻害し，ウイルス複製およびアッセンブリーに対して効果を発揮する．一方，ソホスブビルは NS5B ポリメラーゼを阻害する．これら 2 つの薬剤の併用により，ゲノタイプ 1 および 4 に対して非常に高い治療効果を示

2

感染症診療の基本事項

95

し，多くの患者で SVR を達成している．耐性メカニズムは，特に NS5A 領域において耐性変異が発生することが知られており，これが治療失敗の原因となることがある．

薬物動態としては，レジパスビルはソホスブビルと異なり，腸肝循環に依存するため，併用薬の選択には注意が必要である．P-糖タンパクの阻害作用や強力な発現誘導を起こす薬剤との併用には慎重を必要とし，リファンピシン，カルバマゼピン，フェニトイン，セイヨウオトギリソウ含有食品は併用禁忌である．また，重度の腎機能障害または透析を必要とする腎不全患者には投与禁忌である．

2）グレカプレビル / ピブレンタスビル配合剤

グレカプレビルとピブレンタスビルの配合剤は，HCV の NS3/4A プロテアーゼおよび NS5A タンパクを阻害することでウイルスの複製を抑制する．グレカプレビルは，プロテアーゼの活性部位に結合してその機能を停止させる．ピブレンタスビルは NS5A タンパクに結合し，ウイルスの複製およびアッセンブリーを阻害する．これにより，グレカプレビルとピブレンタスビルの配合剤はジェノタイプ 1 から 6 までの広範囲な HCV に対して有効であり，短期間の治療で高い治療成功率を示している．耐性メカニズムは，特に NS3/4A および NS5A 領域において発生することがあるが，臨床的に問題となることは少ない．

グレカプレビルとピブレンタスビルは肝臓で代謝され，胆汁中に排泄される．いくつかの併用禁忌となっている薬剤がある．また，アトルバスタチンと併用することで，アトルバスタチンの血中濃度が上昇するため，禁忌となっている．これらの作用は，OATP1B 阻害作用や乳癌耐性タンパク（BCRP）阻害作用によると考えられている．また，リファンピシンが P-糖タンパクを発現誘導し，グレカプレビルおよびピブレンタスビルの血中濃度を低下させるため，併用禁忌となっている．重度の肝機能障害のある患者には禁忌である．

3）リバビリン

リバビリンは，ウイルスの RNA 依存性 RNA ポリメラーゼを阻害することによってその作用を発揮する．また，リバビリンは核酸類似体であり，ウイルスゲノムに取り込まれることでウイルスの複製を阻害する．

リバビリンは経口剤として使用され，通常，単剤ではなく他の抗ウイルス薬と併用されることが多い．C 型肝炎に対しては，インターフェロンと併用して用いられることが多いが，新しい直接作用型抗ウイルス薬（direct acting antivirals：DAA）の普及により，リバビリンの使用は減少している．

リバビリンは重篤な催奇形性を持つため，妊娠中の女性および妊娠可能年齢の女性には禁忌である．また，男性においてもパートナーが妊娠しているか妊娠の可能性がある場合には，リバビリンの使用は避けるべきである．副作用として貧血を起こすことがあり，貧血が原因で心疾患が悪化することがあるため，コントロールの困難な心疾患のある患者，異常ヘモグロビン症の患者は投与禁忌とされている．その他，慢性腎不全またはクレアチニンクリアランスが 50 mL / 分以下の患者，重篤な肝機能障害患者，自己免疫性肝炎の患者にも禁忌とされている．さらに，うつ病が悪化または再燃することがあるため，重

4 抗微生物薬の種類と特徴

度のうつ病，自殺念慮・自殺企図などの重度の精神病状態にある患者やその既往歴のある
患者もまた投与禁忌である．

5 抗ヒト免疫不全ウイルス（HIV）薬

ヒト免疫不全ウイルス（human immunodeficiency virus：HIV）は後天性免疫不全症候
群（acquired immunodeficiency syndrome：AIDS）を引き起こすウイルスであり，その治
療には，耐性化を予防するために，以下の種類の薬剤が複数組み合わされ使用される．こ
れらの薬剤は，ウイルスの複製を阻止するために異なる作用機序を持ち，それぞれが異な
るクラスに分類される．以下に，それぞれの薬剤の特徴について解説する．

▶ ヌクレオシド / ヌクレオチド系逆転写酵素阻害薬（NRTI）

NRTIは，HIVの逆転写酵素を阻害し，ウイルスRNAのDNA合成を阻止する．日本
では，ジドブジン，ラミブジン，アバカビル，エムトリシタビン，テノホビル（テノホビ
ルジソプロキシルまたはテノホビルアラフェナミド）が販売承認されている．

ジドブジンは，特に母子感染の予防や初期治療で用いられるが，骨髄抑制による貧血や白
血球減少が副作用として知られている．好中球数（< 750/mm³）やヘモグロビン値（< 7.5 g/
dL）が低下している患者には禁忌である．また，機序は不明だが，血友病患者において出
血傾向が増強することがあるため，イブプロフェン投与中の患者には禁忌である．

ラミブジンはジドブジンと併用されることが多く，重篤な肝機能障害のある患者には，
血中濃度が上昇することで副作用発現の可能性が高くなるため禁忌とされている．

アバカビルは，*HLA-B＊5701* 陽性患者で重篤な過敏症反応が起こるリスクがあると報
告されているが，日本人においては過敏症と *HLA-B＊5701* の保有との関連性は不明であ
り，*HLA-B＊5701* の保有率も 0.1% と低い．

テノホビルは，HIVおよびHBVに有効で，耐性の発現は比較的少ないが，長期使用で
腎機能障害や骨密度の低下が生じる可能性がある．

エムトリシタビンはラミブジンに類似しているが，より長い半減期を持ち，腎機能が低
下している場合には用量調整が必要である．

テノホビルは，P-糖タンパクの基質であるため，P-糖タンパクの発現を誘導するリファ
ンピシンやセイヨウオトギリソウ含有食品との併用が禁忌である．

▶ 非ヌクレオシド系逆転写酵素阻害薬（NNRTI）

NNRTIは，HIVの逆転写酵素を非競合的に阻害する．ネビラピン，リルピビリン，ド
ラビリンが販売承認されている．

ネビラピンは，特に初期治療や母子感染の予防に使用され，耐性は逆転写酵素の
K103N変異によって生じることが多い．重篤な肝機能障害のある患者では，血中濃度が
上昇することで，副作用発現の危険性が高くなることから禁忌とされている．また，機序
は不明であるが，経口避妊薬の血中濃度を低下させることが報告されているため，経口避

妊薬との併用は禁忌とされている.

リルピビリンは，初期治療で使用され，肝代謝酵素 CYP3A により代謝されるため，CYP3A を発現誘導する薬剤（リファンピシンやカルバマゼピン，セイヨウオトギリソウ含有食品など）との併用は，リルピビリンの血中濃度を低下させるため併用禁忌とされている．また，胃内の pH 上昇により，リルピビリンの吸収が低下するため，プロトンポンプ阻害薬との併用は禁忌とされている.

ドラビリンもまた，CYP3A4 で代謝されるため，CYP3A4 を発現誘導する薬剤との併用は禁忌とされている.

▶ プロテアーゼ阻害薬（PI）

PI は，HIV プロテアーゼを阻害し，ウイルス粒子の成熟を阻止する．リトナビル，ダルナビル，ロピナビルが承認されている.

リトナビルは，他の PI の効果を増強するためにブースターとして使用される．CYP3A に対する競合的阻害作用があるため，CYP3A で代謝される一部の薬剤は，血中濃度の上昇により生命に危険を及ぼす副作用の危険性が増大するため，併用禁忌とされている.

ロピナビルは，リトナビルと併用され，HIV プロテアーゼを効果的に阻害する.

ダルナビルもまたリトナビルと併用され，耐性ウイルスにも効果を示す．ダルナビルは，リトナビルと同様，CYP3A 阻害作用を有することから，CYP3A により代謝される薬剤と併用した場合には，併用薬剤の血中濃度を上昇させる可能性があるため，一部の薬剤で禁忌とされている.

▶ インテグラーゼ阻害薬（INSTI）

INSTI は，HIV インテグラーゼを阻害し，ウイルス DNA の宿主細胞 DNA への組み込みを防ぐ．ラルテグラビル，ドルテグラビル，ビクテグラビル，エルビテグラビルが販売承認されている．ビクテグラビルおよびエルビテグラビルは，他の抗 HIV 薬との配合として販売承認されている.

▶ 侵入阻害薬（CCR5 阻害薬）

C-C ケモカイン受容体 5（CCR5）阻害薬は，HIV が細胞に侵入するために必要な CCR5 受容体を阻害する．CCR5 指向性 HIV-1 株に対して有効であるが，他のウイルス株には効果がない．日本では，マラビロクが販売承認されている．CYP3A の基質であり，CYP3A 阻害薬または CYP3A 誘導薬と併用する場合には，用量調整が必要である.

▶ カプシド阻害薬（CAI）

CAI は，HIV カプシドタンパクを阻害する．日本ではレナカパビルが販売承認されており，比較的新しい薬剤で多剤耐性 HIV に対して効果が期待される．レナカパビルは CYP3A，P-糖タンパクおよび UDP グルクロン酸転移酵素 UGT1A1 の基質であり，CYP3A を中程度阻害する．CYP3A を発現誘導する薬剤（リファンピシンやカルバマゼピン，セ

イヨウオトギリソウ含有食品など）との併用は，レナカパビルの血中濃度を低下させるため併用禁忌とされている．

6　抗新型コロナウイルス（SARS-CoV-2）薬

　日本で販売承認されているバリシチニブ，エンシトレルビル，ニルマトレルビル / リトナビル，ソトロビマブ，レムデシビルについて解説する．

1）バリシチニブ

　ヤヌスキナーゼ（JAK）阻害薬であり，免疫系の過剰な炎症反応を抑制することでCOVID-19 の重症化を防ぐ．主に酸素療法を必要とする中等症から重症患者に使用される．バリシチニブは経口投与され，主に肝臓で代謝された後，代謝物が腎臓から排泄される．

　活動性結核の患者，好中球数が 500/mm³ 未満の患者，リンパ球数が 200/mm³ 未満，透析患者または末期腎不全（eGFR が 15 mL/分/1.73 m² 未満）の患者および妊婦には投与禁忌である．

2）エンシトレルビル

　新たに開発されたウイルス複製を阻害する薬剤であり，COVID-19 に対する治療選択肢として注目された．主に軽症から中等症の患者に対して使用される．エンシトレルビルの薬物動態は，主に肝臓で代謝され，腎臓から排泄されるため，肝機能や腎機能に応じた用量調整が必要である．

3）ニルマトレルビル / リトナビル配合剤

　ニルマトレルビルは SARS-CoV-2 のメインプロテアーゼ（3CL プロテアーゼ）を阻害し，ウイルスの成熟を阻止する薬剤である．リトナビルとの併用で投与され，COVID-19 の初期治療に使用される．主に軽症から中等症の患者に使用され，腎機能に応じた用量調整が必要である．ニルマトレルビルは CYP3A4 で代謝されるため，他の薬剤との相互作用に注意が必要である．いくつかの CYP3A4 で代謝される薬剤は併用禁忌とされている．

　リトナビルは CYP3A4 阻害薬であり，他の抗ウイルス薬の効果を増強するために使用される．単剤での使用は少なく，他のプロテアーゼ阻害薬と併用されることが多い．いくつかの CYP3A4 で代謝される薬剤は併用禁忌とされている．

4）ソトロビマブ

　モノクローナル抗体であり，SARS-CoV-2 のスパイクタンパクに結合し，ウイルスの細胞侵入を阻害する．特に重症化リスクが高い患者に対して使用される．ソトロビマブは点滴静注で投与される．

5）レムデシビル

　RNA 依存性 RNA ポリメラーゼを阻害し，SARS-CoV-2 の RNA 合成を停止させることで効果を発揮する．主に重症患者に対して使用され，入院患者の治療に用いられる．レムデシビルは静脈内投与され，肝臓で代謝された後，代謝物が腎臓から排泄される．CYP3A4 により代謝されるため，CYP3A4 の発現を誘導する薬剤との相互作用に注意が必要である．

| 4 | 抗寄生虫薬

　抗寄生虫薬は，寄生虫感染症の治療に使用される薬物群であり，それぞれの寄生虫に特化した作用機序を有する．寄生虫は，体内または体外で宿主に寄生し，さまざまな病態を引き起こす生物であり，主に原虫，蠕虫（線虫，条虫，吸虫），および外部寄生虫（シラミ，ダニなど）に分類される（**表2.4.20**）．本項では，日本で販売承認されている主な抗寄生虫薬の種類と特徴について解説する．

ココをしっかりおさえよう！

▶抗マラリア薬 ▶メトロニダゾール ▶イベルメクチン ▶フェノトリン

1 抗原虫薬

▶▶ 抗マラリア薬

1）メフロキン

　メフロキンは，マラリア原虫に対する治療および予防に広く使用されている抗原虫薬である．特に，クロロキン耐性を持つマラリア原虫に対して有効であり，熱帯地方への渡航者やマラリア流行地での使用が推奨される．

　メフロキンは，赤血球内でのマラリア原虫の増殖を抑制することで作用する．その具体的な作用機序は完全には解明されていないが，メフロキンは原虫のヘムポリメラーゼを阻害し，ヘムの蓄積を引き起こすことで原虫を死滅させると考えられている．また，原虫の細胞膜に対する直接的な作用や，細胞膜を安定化させる効果も示唆されている．

　メフロキンはQT間隔を延長させる可能性があり，QT延長症候群や心疾患のある患者には慎重に使用する必要があり，QT延長作用を持つ薬剤との併用には注意が必要である．また，精神神経系の副作用（不安，抑うつ，幻覚，精神病など）が報告されている．精神神経系症状が重篤になることがあるため，使用前に患者の精神神経症状の既往を確認し，既往がある患者には投与禁忌とされている．そのほか，妊婦または妊娠している可能性のある女性や小児（低出生体重児，新生児，乳児）［安全性が確立されていないため］，てんかんの患者またはその既往歴のある患者［痙攣を起こすことがあるため］では投与禁忌とされている．また，キニーネ［併用により心臓に対して累積的に毒性を与える可能性があるため］，ハロファントリン（日本未承認）［QT延長作用を増大させるため］は併用禁忌とされている．

　アルコールはメフロキンの精神神経系の副作用を増強させる可能性があると報告されているため，服用中はアルコールの摂取を控えるよう指導する．高齢者や腎機能が低下している患者に対しては，用量調整が必要である．めまいや平衡感覚の異常が発生する可能性があるため，自動車の運転や機械の操作を行う際には注意が必要である．

100

4 抗微生物薬の種類と特徴

表2.4.20 抗寄生虫薬の種類

抗寄生虫薬の種類	作用機序	適応寄生虫／病態	主要な薬剤
抗原虫薬	ヘムポリメラーゼ阻害	マラリア	メフロキン
	ミトコンドリア作用阻害		プリマキン
	ミトコンドリアと葉酸代謝阻害		アトバコン／プログアニル
	DNA 合成阻害	アメーバ赤痢，ジアルジア症，トリコモナス症，嫌気性菌感染症	メトロニダゾール
抗蠕虫薬	微小管形成阻害	腸内寄生線虫（回虫，蟯虫，鉤虫など）	メベンダゾール
	細胞膜透過性促進	吸虫，条虫	プラジカンテル
	グルコース代謝阻害	広範囲の寄生虫感染症	アルベンダゾール
	神経筋接合部作用	鉤虫，回虫	ピランテル
	酸素消費抑制，抗体産生亢進	フィラリア症（リンパ系フィラリア症，ロア糸状虫症）	ジエチルカルバマジン
抗外部寄生虫薬	グルタミン酸作動性クロライドチャネル結合	糞線虫症，疥癬	イベルメクチン
	ナトリウムチャネル持続開口	シラミ，疥癬	フェノトリン

2）プリマキン

プリマキンは，マラリアの治療および予防に使用される抗原虫薬であり，特にマラリアの再発防止や伝播抑制に効果的な薬剤である．プリマキンは，マラリア原虫の一部である休眠型（ヒプノゾイト）に対しても効果があり，これによりマラリアの再発を防ぐことができる．

プリマキンは，マラリア原虫のミトコンドリアに作用し，エネルギー代謝を妨害することで原虫を死滅させる．また，特定の活性酸素種の産生を促進し，これが原虫に対する毒性を発揮することも示唆されている．

プリマキンは，血中型および組織型（肝臓内のヒプノゾイトを含む）のマラリア原虫に対して作用するため，急性期の治療と再発予防の両方に有効である．治療目的では 14 日間連続で経口投与され，再発予防の目的では通常の治療終了後に追加投与される．服用は食後が推奨され，これにより消化器系の副作用を軽減することができる．

プリマキンはグルコース-6-リン酸脱水素酵素（G6PD）欠損症患者に対して溶血性貧血を引き起こすリスクがある．このため，投与前に G6PD 欠損症の検査を行い，欠損が確認された場合は投与禁忌とされている．日本においても G6PD 欠損症の頻度は少ないものの，特に地中海沿岸地域出身者やアフリカ系の患者には注意が必要である．また，プリマキンはメトヘモグロビン血症を引き起こす可能性があり，特に高用量または長期使用においてリスクが高まる．メトヘモグロビン血症により酸素運搬能力が低下し，チアノーゼ

2

感染症診療の基本事項

や息切れが生じる可能性があるため，投与中は患者の血中メトヘモグロビン濃度をモニタリングすることが推奨される．G6PD欠損症のほか，妊婦および乳児に投与禁忌とされている．

その他の血液障害を引き起こす可能性がある薬剤との併用には注意が必要である．特に，クエン酸，アスコルビン酸などの酸化ストレスを増加させる物質との併用は，溶血のリスクを高める可能性があるため，併用する場合は注意が必要である．副作用には，溶血性貧血，メトヘモグロビン血症のほか，悪心，嘔吐，腹痛，下痢などの消化器症状や頭痛・めまいが報告されている．

3) アトバコン／プログアニル配合剤

アトバコン／プログアニルは，マラリアの予防および治療に使用される抗原虫薬であり，特にクロロキン耐性のマラリア原虫に対して高い有効性を持つ薬剤である．この薬剤は，アトバコンとプログアニルの2成分が合わさった配合剤であり，相乗効果によってマラリア原虫に対する強力な効果を発揮する．

アトバコンは，マラリア原虫のミトコンドリアの電子伝達系に作用し，電子伝達系の複合体Ⅲを阻害することで原虫のエネルギー代謝を妨げる．これにより，原虫のATP合成が抑制され，最終的に原虫が死滅する．プログアニルは，体内で活性代謝物であるシクログアニルに変換され，このシクログアニルが葉酸代謝に関与する酵素であるジヒドロ葉酸還元酵素を阻害することで，原虫のDNA合成を阻害する．この2つの作用機序により，アトバコン／プログアニルは，マラリア原虫のエネルギー代謝と核酸合成を同時に妨害し，原虫に対する強力な殺虫効果を発揮する．治療では，通常，3日間連続で服用し，予防では継続的に服用する．

腎機能障害のある患者に対しては慎重に使用する必要がある．特にクレアチニンクリアランスが30mL/分以下の患者では，プログアニルの排泄が遅延し，副作用のリスクが増加するため，使用は避けるべきである．また，予防での使用については，重度の腎機能障害のある患者に対して投与禁忌とされている．アトバコンの血中濃度を大幅に低下させ，治療効果を減弱させる可能性があるため，リファンピシンやリファブチンなど，肝酵素を誘導する薬剤との併用には注意が必要である．また，服用中にめまいや倦怠感が現れることがあり，自動車の運転や機械の操作を行う際には注意が必要である．副作用としては，吐き気，嘔吐，腹痛，下痢などの消化器症状，発疹や瘙痒感などの皮膚反応，不眠，めまい，頭痛，異常な夢などの精神神経症状，AST，ALTの上昇などの肝機能異常が報告されている．

▶▶ メトロニダゾール

メトロニダゾールは，アメーバ赤痢やジアルジア症，トリコモナス症などの原虫感染症の治療に広く使用される抗原虫薬である．また，嫌気性菌に対しても有効であり，嫌気性菌感染症の治療にも用いられる．メトロニダゾールは，幅広い抗菌・抗原虫スペクトルを持ち，さまざまな感染症の治療に用いられている．

メトロニダゾールは，細胞内で還元されて活性化されると，原虫や嫌気性菌のDNA

に結合してその合成を阻害する．具体的には，DNA の二重らせん構造を破壊し，DNA の複製や転写を阻害することで，細胞分裂を停止させる．これにより，原虫や嫌気性菌の増殖が抑制され，感染症の治療効果を発揮する．

長期投与や高用量投与は，中枢神経系に対する毒性を引き起こす可能性があり，めまい，頭痛，痙攣，運動失調，末梢神経炎などの症状に注意が必要である．特に末梢神経炎は，長期間の使用後に現れることがあり，不可逆的な場合もあるため，治療中は神経学的な症状の出現に注意が必要である．

脳，脊髄に器質的疾患のある患者（化膿性髄膜炎および脳膿瘍の患者を除く）には投与禁忌とされている．胎児に対する潜在的なリスクがあり，特に神経管閉鎖障害などの発生リスクが懸念されているため，妊娠期初期（妊娠 3 ヵ月以内）の患者には投与禁忌とされている．また，アルコールとの併用によってジスルフィラム様反応（フラッシング，頻脈，悪心，嘔吐）が引き起こされるため，アルコール依存症患者に投与する際には，患者の状態を注意深くモニタリングすることが重要である．リチウム中毒のリスクの増加や，ワルファリンの抗凝固作用が増強される可能性があるため，リチウム製剤やワルファリンを併用する場合は，これらの薬剤の血中濃度や凝固能を定期的にモニタリングする必要がある．

副作用としては，悪心，嘔吐，食欲不振，腹痛，下痢などの消化器症状，頭痛，めまい，運動失調，痙攣，末梢神経炎などの中枢神経系症状，発疹，瘙痒感，蕁麻疹などの皮膚反応，白血球減少症や血小板減少症などの血液障害が報告されている．

2 抗蠕虫薬

1）メベンダゾール

腸内寄生線虫（回虫，蟯虫，鉤虫など）に対する治療に使用される．微小管の形成を阻害し，寄生虫の栄養吸収を妨げて殺滅する．長期使用や高用量の使用により，肝機能障害や白血球減少が発生する可能性がある．特に肝機能障害がある患者では，定期的な肝機能検査が必要である．また，メトロニダゾールとの併用により，重篤な皮膚反応（中毒性表皮壊死融解症や Stevens-Johnson 症候群）が報告されている．妊婦，または妊娠の可能性のある女性には投与禁忌とされている．

2）プラジカンテル

吸虫および条虫に対する特効薬として広く使用されている．寄生虫の細胞膜透過性を高め，カルシウムの流入を促進することで，筋肉の収縮と麻痺を引き起こし，最終的に寄生虫を死滅させる．眠気を引き起こすため，自動車の運転や機械の操作には注意が必要である．また，プラジカンテルは主に CYP3A4 酵素によって代謝されるため，CYP3A4 を誘導または阻害する薬剤との併用には注意が必要である．特に，リファンピシンは，プラジカンテルの血中濃度が著しく低下し，効果が減弱する可能性があるため，併用禁忌とされている．有鉤囊虫症患者には，寄生部位によっては，死滅虫体により回復困難な病変（失語症，片麻痺，脳梗塞などの中枢神経障害，眼障害など）を引き起こすことがあるた

め，投与禁忌とされている．

3）アルベンダゾール

　広範囲の寄生虫に有効で，腸管内および全身寄生虫感染症に使用される．寄生虫のグルコース代謝を阻害し，エネルギー供給を断つことで効果を発揮する．使用中に肝機能障害，汎血球減少症，貧血などが発生する可能性があり，これらの副作用をモニタリングするために，定期的な血液検査および肝機能検査が必要である．プラジカンテルとの併用により，アルベンダゾールの血中濃度が上昇することが報告されているため，併用には慎重なモニタリングが必要である．また，リトナビル，フェニトイン，カルバマゼピン，フェノバルビタールは，アルベンダゾール活性代謝物の血中濃度が減少し，アルベンダゾールの効果が減弱する可能性があるため，これらの薬剤も併用注意である．妊婦，授乳婦，妊娠の可能性のある女性には投与禁忌とされている．

4）ピランテル

　鉤虫や回虫感染症に対して広く使用される薬剤で，腸管内で寄生虫の神経筋接合部に作用し，寄生虫を麻痺させる．ピランテルは一般に安全性が高く，特に小児や妊婦にも比較的安全とされている．肝機能障害がある患者には一過性の軽微な AST 上昇が報告されているため，肝機能のモニタリングが推奨される．駆虫作用が拮抗したとの報告があるため，ピペラジン系駆虫薬（ピペラジン（日本未承認））との併用は禁忌とされている．

5）ジエチルカルバマジン

　ジエチルカルバマジンは，フィラリア症の治療に広く使用される抗蠕虫薬である．特にリンパ系フィラリア症やロア糸状虫症などの治療において効果を発揮し，世界保健機関（WHO）によるフィラリア根絶プログラムにおいても重要な役割を担っている薬剤である．フィラリア成虫やミクロフィラリア（幼虫）に対して特異的な作用を示す．作用機序は完全には解明されていないが，酸素消費の抑制，抗体産生能の亢進やミクロフィラリアに対して直接的な殺虫作用を持つとされており，これにより寄生虫を除去されると考えられている．ミクロフィラリア陽性者においては，治療開始後1〜3日目に発熱，リンパ腺痛，陰嚢の発赤などが発生する可能性がある．これは，死滅したミクロフィラリアや成虫が抗原となり，抗原抗体反応を引き起こすためと考えられている．これらの症状が現れた場合は，適切な対症療法を行う必要がある．

3　抗外部寄生虫薬

1）イベルメクチン

　腸管糞線虫症（蠕虫症に含まれる）および疥癬（ヒゼンダニ）の治療に使用される薬剤で，主にグルタミン酸作動性クロライドチャネルに結合し，神経伝達を阻害することで寄生虫を麻痺させる．イベルメクチンの使用により，昏睡，意識レベルの低下，意識変容状態などの意識障害が発生する可能性があるため，自動車の運転など危険を伴う機械の操作に従事する際には十分に注意するよう患者に指導することが重要である．高脂肪食の食後投与では，バイオアベイラビリティが空腹時投与の約 2.6 倍に上昇したと報告されているた

め，空腹時に投与することが推奨されている．

2）フェノトリン

シラミ（アタマジラミやケジラミ）や疥癬に対して使用されるピレスロイド系殺虫薬である．日本では，ローションやシャンプーとして販売されており，特にアタマジラミやケジラミの駆除に広く用いられている．フェノトリンは，昆虫の神経系に作用し，麻痺を引き起こすことで寄生虫を駆除する薬剤である．昆虫の神経細胞膜に存在するナトリウムチャネルを開口し続ける作用を持つ．通常，ナトリウムチャネルは開閉を繰り返し，神経インパルスが伝達されるが，フェノトリンが結合するとチャネルが長時間開いた状態となり，過剰なナトリウムの流入が起こる．この過程が神経細胞を過剰に興奮させ，その後，神経細胞が疲弊し，最終的に麻痺が生じることで，寄生虫が死に至る．ヒゼンダニを確実に駆除するため，少なくとも2回の塗布を行い，2回目塗布以降は1週ごとに検鏡を含めて効果を確認し，再塗布を考慮する．一方，シラミは，卵は硬い殻に覆われていて，約7日で孵化する．フェノトリンは，卵の状態では効果が不十分であるため，7〜10日間において，3日に一度，適量を頭や患部に直接塗布し，5〜10分間放置した後に十分に洗い流す．

章末問題

解答と解説 ▶ p.507

2.1.1 **特異的な細胞性免疫を用いて診断する感染症は次のうちどれか．1つ選べ．**

1） 結核　　**2）** 風疹　　**3）** C型肝炎　　**4）** 無菌性髄膜炎　　**5）** マラリア

2.1.2 **オセルタミビルの作用機序はどれか．1つ選べ．**

1） RNA依存性RNAポリメラーゼを阻害することで，インフルエンザウイルスRNAの複製を阻害する．

2） キャップ依存性エンドヌクレアーゼ活性を阻害することで，インフルエンザウイルスmRNAの合成を阻害する．

3） ウイルス粒子（M2タンパク）に結合してヘマグルチニンによる膜融合・脱殻を阻害することで，ウイルスRNAの宿主細胞への輸送を妨げる．

4） ウイルス表面にあるノイラミニダーゼを阻害することで，新しく形成されたウイルスの感染細胞からの遊離を抑制する．

5） RNA依存性DNAポリメラーゼを阻害することで，ウイルスRNAからDNAへの逆転写を阻害する．

2.1.3 **発熱性好中球減少症の原因として最も頻度が高いものはどれか．1つ選べ．**

1） がんの化学療法　　　　　　　　**2）** 長期の抗菌薬投与・長期の抗真菌薬投与

3） 中心静脈カテーテルの留置　　　**4）** 糖尿病と高血圧症の合併

5） mRNAワクチン接種

2.2.1 **グラム染色について正しい記述はどれか．1つ選べ．**

1） 細菌の細胞壁の構成成分と厚さの違いと外膜の有無によって染め分ける染色法である．

2） 赤色に染まる菌はグラム陽性菌，青色に染まる菌はグラム陰性菌に分類される．

3） 菌体の形は判別できない．

4） 細菌は染色されるが，細胞などの生体成分は染色されない．

5） 原因菌の推定は不可能である．

2.2.2 **病原微生物の培養検査について正しい記述はどれか．1つ選べ．**

1） 検査材料の種類に関わらず使用する培地や培養条件は同じである．

2） 脳脊髄液の培養で病原微生物が検出された場合は緊急報告の対象となる．

3） 血液培養は敗血症の診断にのみ用いられる．

4） 血液培養が陽性の場合は菌種に関わらず原因微生物と判断できる．

5） 常在菌が生息する部位の材料でも培地に増殖した微生物はすべて原因微生物と判断できる．

2.2.3 薬剤感受性試験について**誤っている**記述はどれか．１つ選べ．

1）MIC 値は対象とする微生物の発育を阻止するために必要な最小の薬剤濃度である．

2）MIC 値は S/I/R で表される．

3）ブレイクポイントは微生物が薬剤に感性か耐性かを判定する基準である．

4）ブレイクポイントよりも MIC 値が小さい場合に感性，大きい場合に耐性と判定する．

5）MIC 値は pharmacokinetics/pharmacodynamics（PK/PD）理論による薬物療法の最適化に用いられている．

2.3.1 85 歳，女性．高齢者施設入所中で３日前からの発熱と全身倦怠感を主訴に受診した．受診時の尿は混濁しており尿定性検査で白血球３＋，潜血２＋であった．この患者に使用する抗菌薬を選ぶ上で必要な情報として正しいものをすべて選べ．

1）その病院のアンチバイオグラム

2）血圧，脈拍，意識状態，呼吸数などのバイタルサイン

3）過去の尿培養検査結果

4）患者のアレルギー歴

5）施設内での同症状患者の有無

2.3.2 30 歳，男性．インフルエンザ A 型に１週間前に罹患してオセルタミビルを処方され，いったん解熱したが，３日前から再度発熱し，喀痰も増加してきたため受診した．バイタルサインは安定しており，末梢血酸素飽和度（SpO$_2$）は 98 ％（室内気）であった．胸部 X 線像で右下肺野に浸潤影があり，肺炎球菌尿中抗原検査で陽性となった．この症例への対応として正しいものを２つ選べ．

1）入院の上カルバペネム系抗菌薬の投与を開始した．

2）バイタルサインも安定しており，年齢も若いため抗菌薬を処方しなかった．

3）キノロン系抗菌薬の内服薬を 14 日分処方した．

4）ペニシリン系抗菌薬を７日分処方し，３日後に来院するよう指示した．

5）喀痰の培養検査を提出した．

2.3.3 以下の感染症のうち，抗菌薬を使用しない選択をする頻度が高いものを２つ選べ．

1）急性腎盂腎炎　　2）急性上気道炎　　3）急性胃腸炎　　4）髄膜炎　　5）蜂窩織炎

2.4.1 リボソーム 30S サブユニットに結合し，タンパク質合成を阻害する薬剤はどれか．１つ選べ．

1）ミノサイクリン　　　2）アンピシリン　　　3）メロペネム

4）エリスロマイシン　　5）リネゾリド

2.4.2 レボフロキサシンの抗菌作用の機序はどれか. 1つ選べ.

1) トランスペプチダーゼ阻害 　　　　2) β-ラクタマーゼ阻害

3) ジヒドロプロテイン酸合成酵素阻害 　4) DNA 依存性 RNA ポリメラーゼ阻害

5) DNA ジャイレース阻害

2.4.3 PK/PD 理論に基づく治療として<u>誤っている</u>記述はどれか. 1つ選べ.

1) 抗菌薬の体内薬物動態と抗菌力を合わせて考える.

2) 時間依存性の抗菌薬は1日の投与回数を増やした方が治療効果をより期待できる.

3) 濃度依存性の抗菌薬は1回の投与量を増やした方が治療効果をより期待できる.

4) アンピシリン (2g/日) の用法を1日1回から1日2回に変更した.

5) レボフロキサシン (500mg/日) の用法を1日1回から1日2回に変更した.

2.4.4 真菌のスクアレンエポキシダーゼを阻害して奏効するのはどれか. 1つ選べ.

1) プリマキン 　　　　2) アムホテリシン B 　　　　3) ミコナゾール

4) ミカファンギン 　5) テルビナフィン

2.4.5 真菌の核酸合成を阻害するのはどれか. 1つ選べ.

1) アムホテリシン B 　　　2) フルシトシン 　　　　3) フルコナゾール

4) テルビナフィン 　　　5) ミカファンギン

2.4.6 視覚障害を起こす抗真菌薬はどれか. 1つ選べ.

1) ボリコナゾール 　　2) ミカファンギン 　　3) テルビナフィン

4) アムホテリシン B 　5) フルコナゾール

2.4.7 臓器移植後のサイトメガロウイルスの感染予防に使用されるのはどれか. 1つ選べ.

1) オセルタミビル 　　2) ガンシクロビル 　　3) リトナビル

4) レジパスビル / ソホスブビル配合剤 　　5) アシクロビル

2.4.8 バラシクロビルの適応症はどれか. 1つ選べ.

1) A 型インフルエンザ 　　2) B 型肝炎 　　3) 帯状疱疹

4) 後天性免疫不全症候群 　　5) サイトメガロウイルス感染症

2.4.9 注射剤として使用されるノイラミニダーゼ阻害薬はどれか. 1つ選べ.

1) アマンタジン 　　2) オセルタミビル 　　3) ザナミビル

4) ペラミビル 　　5) ラニナミビル

2.4.10 次の抗寄生虫薬のうち，マラリア原虫の治療薬はどれか．1つ選べ．

1） アルベンダゾール **2）** メフロキン **3）** ジエチルカルバマジン

4） メトロニダゾール **5）** メベンダゾール

2.4.11 次の抗寄生虫薬のうち，アタマジラミの治療に使用されるものはどれか．1つ選べ．

1） フェノトリン **2）** イベルメクチン **3）** ピランテル

4） メトロニダゾール **5）** プラジカンテル

2.4.12 次の抗寄生虫薬のうち，寄生虫のグルコース代謝を阻害することで効果を発揮するものはどれか．1つ選べ．

1） プラジカンテル **2）** ピランテル **3）** プリマキン

4） アルベンダゾール **5）** メトロニダゾール

3章

主要な感染症の特徴と予防・治療

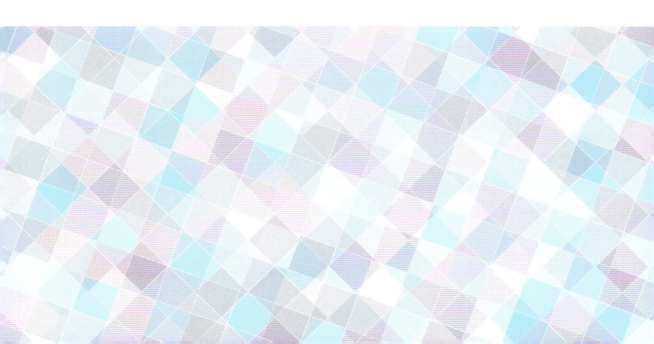

1 呼吸器感染症

| 1 | 上気道感染症

　上気道は鼻腔，副鼻腔，咽頭から喉頭までの気道の総称であり，この部分に生じる感染症を上気道感染症と呼ぶ．副鼻腔に生じる感染症は副鼻腔炎，その他の上気道で生じる感染症の多くは「かぜ症候群」である．副鼻腔炎については感覚器感染症の項目で取り扱うため，ここでは主にかぜ症候群について述べる．

ココをしっかりおさえよう！

▶ Centor スコア　▶ A 群 β 溶連菌　▶ 抗菌薬の適応
▶ 第三世代セファロスポリン系経口抗菌薬

原因

　かぜ症候群の 80〜90％ がウイルス感染症であると推定されており，主な原因ウイルスとして，ライノウイルス，コロナウイルス（従来型），respiratory syncytial (RS) ウイルス，パラインフルエンザウイルス，アデノウイルスなどが挙げられる．ウイルス以外では溶血性レンサ球菌（溶連菌），肺炎マイコプラズマなどが原因となることもある．

　かぜ症候群の感染経路は通常，飛沫感染である．患者の咳嗽やくしゃみなどにより生じた飛沫は，他のヒトの気道粘膜に付着し，気道上皮に感染を成立させる．

疫学

　かぜ症候群はあらゆる年齢層に発症し，健常者であっても罹患することのあるごくありふれた疾患である．通常は小児で罹患率が高いとされ，また日本では冬に多くなる傾向がある．ただし，新型コロナウイルス感染症（COVID-19）においては，発症年齢の特徴や季節性が変化していることが報告されている．

症状

　症状として鼻汁の増加，咽頭痛，発熱，頭痛が主体であり，感染部位が下気道まで及ぶと下気道症状として咳嗽，喀痰増加などの症状がみられるようになる．

診断

　咽頭ぬぐい液などからウイルスを直接に分離同定するか，もしくは初診時と 2 週間後の

表3.1.1 Centor スコア

項目	点数
病歴で発熱がある，もしくは体温が38℃より高い	1点
咳嗽がない	1点
前頸部リンパ節の圧痛を伴う腫大がある	1点
扁桃の腫大や滲出物の付着	1点
年齢が15歳未満	1点
年齢が45歳以上	−1点

上記項目の合計得点	尤度比
−1または0点	0.05
1点	0.52
2点	0.95
3点	2.5
4点または5点	4.9

2点以上であればA群β溶連菌感染症の迅速検査キットの実施に進むことが推奨される．

ウイルスに対する抗体価が上昇していることが証明できれば診断可能である．最近ではマルチプレックスPCR（ポリメラーゼ連鎖反応）技術を用いたウイルスの同定装置も普及してきてはいる．しかし，一般的には原因微生物の同定は困難な症例が多く，また，診断を下すことによって治療方針が変わらないことが多いため，身体所見から診断を下すことも多い．なお，A群β溶連菌については迅速検査キットが存在するため，Centorスコア（表3.1.1）で2点以上になる場合に実施することが推奨される．

治療

ほとんどがウイルス感染症であるため，抗菌薬が必要ない場合が多い．アセトアミノフェンなどの解熱鎮痛薬を用いて対症療法を行うのが一般的である．日本ではかぜ症候群に抗菌薬が処方される例が多く，薬剤耐性菌増加の原因になっていると指摘されている．抗菌薬を処方する場合であっても，生物学的利用率の悪い第三世代セファロスポリン系抗菌薬の経口剤ではなく，第一世代セファロスポリン系抗菌薬やペニシリン系抗菌薬（セファクロル1.5g/日やアモキシシリン1.5g/日など）を選択すべきである．

予防

上気道感染症の予防には標準予防策に加えた飛沫予防策と予防接種が重要である．飛沫予防策はマスクの着用や咳エチケットの励行などが含まれる．また予防接種としては，インフルエンザウイルス，新型コロナウイルス，またRSウイルスなどの予防接種が使用

可能である．

法律

個別の症例に対する感染症上の届出義務はないが，インフルエンザやCOVID-19は定点医療機関が，RSウイルス感染症，A群溶連菌咽頭炎など一部の疾患は小児科定点医療機関が届出の義務を負っている．

2 インフルエンザ

インフルエンザはインフルエンザウイルスによって起こる呼吸器感染症である．主に飛沫感染で伝播する．普通の風邪よりも症状が重く，38℃以上の発熱，頭痛，関節痛など全身症状が比較的急に現れるのが特徴である．乳幼児〜小児では，まれに脳症を起こす．高齢者では重症化して死亡するリスクがある．

ココをしっかりおさえよう！
▶ウイルス学的知識　▶ワクチン　▶各種治療薬

原因

インフルエンザウイルスはエンベロープを有するRNAウイルスでゲノムが分節しているのが特徴である（図3.1.1）．A〜C型のうち，ヒトで流行するのはA型とB型である．A型はヘマグルチニン（HA）とノイラミニダーゼ（NA）の型別により流行株が分類される．現在，主に流行しているのはH1N1とH3N2である．B型には亜型はない．HAは吸着〜侵入に重要で，抗HA抗体の一部はウイルス感染を阻害できる．NAはウイルスの放出過

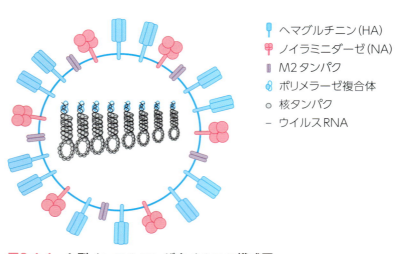

　ヘマグルチニン（HA）
　ノイラミニダーゼ（NA）
　M2タンパク
　ポリメラーゼ複合体
○　核タンパク
－　ウイルスRNA

図3.1.1　A型インフルエンザウイルスの模式図

程に重要で，治療薬の主要な標的である．

疫学

毎年冬（12〜3月）に流行するインフルエンザを季節性インフルエンザと呼び，新しい亜型によるインフルエンザと区別される．これまでに流行したことがないインフルエンザを新型インフルエンザと呼ぶ．これは冬に流行するとは限らない．過去にはスペイン風邪（1918年），アジア風邪（1957年）などが世界的に流行した（パンデミック）．最近では2009年に豚インフルエンザがパンデミックを起こしている．その後，季節性インフルエンザ H1N1pdm2009 になった．このほか，家禽に感染して死滅させる高病原性鳥インフルエンザ A/H5 や A/H7 亜型は，一般的にヒトからヒトへの伝播はないものの，ヒトに伝播してパンデミックになるおそれから世界中で警戒されている．

症状

呼吸器症状が主で，38℃以上の発熱，頭痛，関節痛などの全身症状を伴う．合併症として，中耳炎，気管支炎，副鼻腔炎，基礎疾患の悪化が認められる．特に重篤なものとして，乳幼児〜小児ではまれに脳症をきたす．高齢者では主に常在菌による二次性細菌性肺炎を合併して死亡するリスクがある．合併症は5歳未満の幼児，65歳以上の高齢者，妊婦，出産直後の女性のほか，気管支喘息や慢性閉塞性肺疾患（COPD）を含む慢性肺疾患，糖尿病，免疫抑制状態，神経・筋疾患の患者でリスクが高い．

診断

診断にはイムノクロマト法による迅速診断キットを用いて，ウイルス抗原を検出する．およそ15分で診断できる（原理は2章2「微生物学的検査とその解釈」[p.38]を参照）．迅速診断キットは鼻腔ぬぐい液を検体とするが，検査手技や検査のタイミング（例：発症後24時間以内など）によっては偽陰性になることがある．検査結果が陰性になってもインフルエンザを否定するものではないため，疑わしい場合には抗インフルエンザ薬を投与する．

治療

抗インフルエンザ薬の投与や対症療法を行う．抗インフルエンザ薬の種類と特徴を**表3.1.2**に示す．発症後48時間以内の使用が原則であるが，それ以降でも重症化リスクが高い場合などでは使用を考慮する．吸入剤では咳き込みなどが起こることから感染対策が必要である．また，特に小児・未成年者では，抗インフルエンザ薬の有無や種類にかかわらず異常行動に注意する．そのほか投与方法や投与回数などに特徴があるので**表3.1.2**を参照いただきたい．対症療法には解熱鎮痛薬・漢方薬（麻黄湯など）の使用や脱水補正などがある．原則的に，解熱鎮痛薬としてはアセトアミノフェンを用いる．アスピリンはライ症候群のリスクにもなるため注意が必要である．

表3.1.2　抗インフルエンザ薬の種類と特徴

薬剤名 (販売名)	有効な ウイルス 型	作用標的	投与 経路	用量 (成人)	新生児・ 乳児へ の適応	予防 投与	特記事項
オセルタミビル (タミフル®)	A・B	NA	経口	1日2回 5日間	○	○	異常行動に留意
ザナミビル (リレンザ®)	A・B	NA	吸入	1日2回 5日間	×	○	吸入時の咳き込みに注意 異常行動に留意
ラニナミビル (イナビル®)	A・B	NA	吸入	1回	×	○	吸入時の咳き込みに注意 異常行動に留意
ペラミビル (ラピアクタ®)	A・B	NA	静注	1回	○	×	経口・吸入が困難な場合 に使用 重症例および肺炎合併例 を対象 異常行動に留意
バロキサビル (ゾフルーザ®)	A・B	Cap 依存性 エンドヌク レアーゼ	経口	1回	×	▲	予防投与はNA阻害薬に耐 性が疑われる場合に使用 異常行動に留意
アマンタジン (シンメトレル®)	A	M2	経口	1日 1〜2回 5日間	×	×	現在はほとんど処方され ない
ファビピラビル (アビガン®)	A・B	RNAポリ メラーゼ	経口	1日2回 5日間	×	×	新型・再興型インフルエ ンザのみ対象 妊婦への投与禁忌 主な副作用：下痢, ALT・ AST上昇, 好中球・白血 球数減少など

NA：ノイラミニダーゼ

予防

　4価の不活化HAワクチンが用いられる．これは鶏卵を利用してウイルスを増やし，ウイルスが含まれるHA画分を不活化したワクチンである．卵の成分が含まれていることから，卵アレルギーの人には接種は推奨されない．ワクチンはインフルエンザの発症，重症化，死亡を予防する効果がある．ワクチン接種後にアレルギー反応でアナフィラキシー様症状が起こることがあるため，接種後30分間は医療機関内で安静にすることが推奨される．65歳以上の人は予防接種法に基づく定期接種の対象である（B類疾病）．ただし，60歳前半で基礎疾患などがある人も受けることができる．

　抗インフルエンザ薬の一部はウイルス曝露が疑われる患者の同居家族やインフルエンザワクチンを受けていない医療従事者に対して予防投与することができる．

　COVID-19の流行を契機に広く普及した感染対策であるマスク・手指衛生やいわゆる「三密回避」が，インフルエンザの流行抑止にも効果的であることが明確になっている．

法 律

感染症法では五類感染症である（小児定点）．学校保健安全法では，発症した後5日を経過し，かつ解熱した後2日（幼児においては3日）を経過するまで出席停止期間とされている．

 ## 症 例

症例1　高齢者のインフルエンザ重症化

82歳，男性．2月上旬，2日前から38℃台の発熱，咳嗽があり，今朝になって意識障害がみられたため，当院に救急搬送された．迅速検査キットでインフルエンザA型が陽性となった．SpO_2低下，白血球数（WBC），C反応性タンパク（CRP）高値を認めた．胸部X線写真にて両肺に浸潤影を認めた．基礎疾患として関節リウマチがあり，抗リウマチ薬でコントロールされていた．今期のインフルエンザワクチンはまだ受けていなかった．患者は高齢者福祉施設に入所しており，同じ施設の入居者および職員にインフルエンザが報告されている．ペラミビルとアセトアミノフェンを静注した．また，細菌性肺炎の合併を疑ってレボフロキサシン（LVFX）500 mg/日を開始した．施設の入居者と職員のうち，未発症者に対してオセルタミビルが予防投与された．

症例2　インフルエンザ脳症

9歳，男児．1月某日より咳嗽，鼻汁が出現した．翌朝6時38.5℃の発熱があり，近医を受診した．鎮咳去痰薬とアセトアミノフェンが処方されたが，抗インフルエンザ薬は投与されなかった．その翌日，咳嗽，鼻汁が増悪した．昼頃に家族がベッドから落ちるような音を聞いて部屋に行くと，患者はうなり声をあげ，尿便失禁し，開眼しているも視線が合わず，顔色不良であった．すぐに救急搬送を要請したが，搬送中に嘔吐があり，呼びかけには反応せず．救急病院にて迅速診断キットでインフルエンザA型陽性と判明した．眼球は左方に偏位，左上肢は屈曲位で硬直，痙攣が持続していた．人工呼吸器を装着し，ペラミビル，ステロイドパルス（メチルプレドニゾロン）などインフルエンザ脳症に対する治療を開始したが，入院翌日に永眠された．今期のインフルエンザワクチンは未接種であった．

 ## 解 説

エピソードが中心となる症例提示であるため画像所見などは示さないが，いずれもインフルエンザ感染症の重症例である．罹患者数の多い疾患でありながら，症例2のように脳症により不幸な転帰をとることもある疾患であることを理解することが重要である．

3 COVID-19

COVID-19は新型コロナウイルス（SARS-CoV-2）による呼吸器感染症である．2019年12月に中国から感染が拡大し世界的なパンデミックを引き起こした．変異を生じる速度が速く，そのたびに感染拡大・一時的な収束を繰り返した．変異を繰り返すうちに感染・伝播性が増強し，世界中で常在ウイルスに変わりつつある．主要な感染経路は，エアロゾル感染，飛沫感染，接触感染である．一般的な症状は，咽頭痛，鼻汁，倦怠感，発熱，筋肉痛などであり，インフルエンザと類似する．病像は無症状患者から重症患者まで多岐にわたるが，高齢者や免疫抑制状態の患者においては重症化しやすいとされている．基礎疾患のある患者に対して重症化や死亡を抑制する抗ウイルス薬が開発されているほか，感染予防目的で初めてmRNAを用いたワクチンが開発された疾患でもある．

ココをしっかりおさえよう！

▶エアロゾル感染　▶遺伝子変異株　▶抗ウイルス薬　▶mRNAワクチン

原因

SARS-CoV-2は約30,000塩基のRNAゲノムを持つエンベロープウイルスで，コロナウイルス科ベータコロナウイルス属に属する．ウイルスの表面にはスパイクタンパクが存在し（図3.1.2），上気道の粘膜上皮細胞や肺の肺胞上皮細胞に発現する受容体（アンジオテンシン変換酵素2：ACE2）と結合することで，細胞内に吸着・侵入する．通常，飛沫感染と接触感染であれば環境の消毒とサージカルマスクの装着などの対応で制御可能であるが，「エアロゾル感染」の存在のため，閉鎖された空間や換気の悪い環境でのウイルスの伝播効率が非常に高いという特徴がある．

疫学

2019年12月に中国から感染が拡大し，2020年3月には世界的なパンデミックとなった．

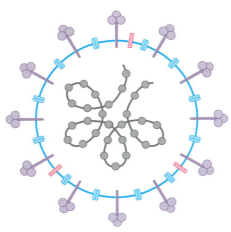

図3.1.2　SARS-CoV-2の模式図

- スパイクタンパク
- 膜タンパク
- エンベロープタンパク
- ヌクレオカプシドタンパク
- ウイルスRNA

2020年末から，感染・伝播性や毒性に影響を与える遺伝子変異株が出現し始め，アルファ株，デルタ株，オミクロン株が置き換わりながら次々に流行した．オミクロン株出現以降は，それ以前に比べ感染性・伝播力が高くなった一方，病原性は低下している．わが国では感染拡大と一時的な収束を繰り返したが，2023年5月にはCOVID-19が五類感染症に移行し，定点医療機関を通じて新規患者数の監視が行われている．

症状

COVID-19の潜伏期間は当初最大14日間程度と考えられていたが，現在流行しているオミクロン株では通常2～7日間である．COVID-19の一般的な症状には，咽頭痛，鼻汁，倦怠感，発熱，筋肉痛などがあり，インフルエンザの症状と類似している．また，ウイルスが下気道にも親和性があるため，肺炎を呈する症例もみられる．疾患の重症度分類については症例により大きな違いがあり，無症状や軽度の咽頭痛程度で回復する症例もあれば，重症肺炎に陥り人工呼吸器管理になる症例もある．重症度は表3.1.3のように分類される．

SARS-CoV-2には多数の変異株が存在しており，それぞれの変異株に特徴的な症状がみられる．

診断

COVID-19の診断は，臨床症状，検査所見，疫学的情報を総合的に評価して行う．診断の基本は核酸増幅検査（RT-PCR（reverse transcription PCR）法，LAMP（loop-mediated isothermal amplification）法など）による病原体の直接検出である．また，抗原定量検査はPCR法に遜色ない感度と特異度を有する．一方，抗原定性検査は家庭でも行える簡便な診断法として多用され，薬局などで販売もされている．

表3.1.3　COVID-19の重症度分類

重症度	酸素飽和度	臨床状態	診療のポイント
軽症	$SpO_2 \geq 96\%$	呼吸器症状なし or 咳のみで呼吸困難なしいずれの場合であっても肺炎所見を認めない	・多くが自然軽快するが，急速に病状が進行することもある ・高齢者では全身状態を評価して入院の適応を判断する
中等症Ⅰ 呼吸不全なし	$93\% < SpO_2 < 96\%$	呼吸困難，肺炎所見	・入院の上で慎重な観察が望ましい ・低酸素血症があっても呼吸困難を訴えないことがある
中等症Ⅱ 呼吸不全あり	$SpO_2 \leq 93\%$	酸素投与が必要	・呼吸不全の原因を推定 ・高度な医療を行える施設へ転院を検討
重症		ICUに入院 or 人工呼吸器が必要	・ウイルス性肺炎とARDSに移行したものがみられる ・個々の患者に応じた治療が重要

（出典：厚生労働省：新型コロナウイルス感染症診療の手引き（第10.1版），2024）

治療

COVID-19 の治療には抗ウイルス薬と中和抗体薬，また免疫調整療法としてステロイドなどが使用される．抗ウイルス薬は大きく分けると RNA ポリメラーゼ阻害薬とプロテアーゼ阻害薬に大別される（**表3.1.4**）．RNA ポリメラーゼ阻害薬はウイルス RNA の合成阻害によりウイルスの増殖を抑制する薬剤であり，レムデシビルとモルヌピラビルが使用される．レムデシビルは軽症から重症まで，また年齢を問わず使用可能であるが，モルヌピラビルは重症化リスク因子を持つ軽症〜中等症 I の症例に使用される．また，プロテアーゼ阻害薬としてはニルマトレルビル／リトナビルと日本で開発されたエンシトレルビルの 2 つがある．いずれも軽症〜中等症 I の症例に使用されるが，前者は重症化リス

表3.1.4　COVID-I9 に用いる抗ウイルス薬の種類と特徴

| 薬剤名 | 投与経路 | 適応 | | | 用法・用量（成人） | 治療期間 | 備考 |
		重症度	重症化リスク因子※1	小児			
RNA ポリメラーゼ阻害薬							
レムデシビル	点滴静注	軽症〜重症	［軽症］有 ［中等症以上］規定なし	○（≧ 3.5 kg）	［初日］200 mg 1 日 1 回 ［2 日目以降］100 mg 1 日 1 回	［軽症例］3 日間 ［中等症以上］5〜10 日間	肝・腎機能低下，インフュージョンリアクションなどの過敏症に留意
モルヌピラビル	経口	軽症〜中等症 I	有	✕（≧ 18 歳）	1 回 800 mg 1 日 2 回	5 日間	妊婦は禁忌
プロテアーゼ阻害薬							
ニルマトレルビル／リトナビル	経口	軽症〜中等症 I	有	▲（≧ 12 歳）かつ（≧ 40 kg）	1 回 300/100 mg 1 日 2 回	5 日間	コルヒチン投与中の患者は禁忌リトナビルの CYP3A4 阻害による薬物相互作用に留意
3CL プロテアーゼ阻害薬							
エンシトレルビル	経口	軽症〜中等症 I	無※2	▲（≧ 12 歳）	［初日］1 回 375 mg 1 日 1 回 ［2 日目以降］1 回 125 mg 1 日 1 回	5 日間	妊婦，コルヒチン投与中の患者は禁忌 CYP3A4 阻害による薬物相互作用に留意

※ 1：65 歳以上の高齢者，悪性腫瘍，慢性閉塞性肺疾患などの慢性呼吸器疾患，慢性腎臓病，慢性肝疾患，糖尿病，高血圧，脂質異常症，心血管疾患，脳血管疾患，肥満（BMI ≧ 30 kg/m²），喫煙，固形臓器移植後の免疫不全，妊娠後期，免疫抑制・調整薬の使用，コントロール不良の HIV 感染症，後天性免疫不全症候群，鎌状赤血球貧血，サラセミアなど

※ 2：重症化リスク因子の有無を問わず使用可能であるが，重症化リスク因子を有する症例でのエビデンスは不足しているため，重症化リスク因子がない症例での使用が推奨されている．

ク因子を持つ症例に，後者は重症化リスク因子を問わず使用することができる．このほかに，ウイルスの表面抗原に対して中和活性を有するモノクローナル抗体製剤も開発された．イムデビマブ／カシリビマブは最初に開発されたが，変異株が流行の主流となったため，現在ではあまり使用されない．ソトロビマブはSARS-CoV-2のスパイクタンパク以外の部位をも結合部位として作用することができるため，変異株の出現の後も有効性が期待されたが，上記の抗ウイルス薬の方が広く使われている．

COVID-19の肺炎症例では過剰な免疫応答がより病態を深刻化させると考えられており，現に中等症Ⅱや重症例ではステロイド（具体的にはデキサメタゾン6mg/日，10日間）を併用することで死亡率を減らすことができたとする研究結果が報告されている．同様の研究はヤヌスキナーゼ（JAK）阻害薬であるバリシチニブなどでも報告されており，使用されることがある．

予 防

COVID-19感染症の予防は主に2つの観点から行われる．一つ目は予防接種である．COVID-19のワクチンは世界で初めてmRNAワクチンが実用化された疾患であり，ウイルスベクターワクチンや従来からのリコンビナントワクチンも存在する．ただし，SARS-CoV-2が変異を繰り返すことから，ワクチンの効果は感染を阻止するというより重症化を予防することに移りつつある．

二つ目に重要なことは感染予防策である．飛沫予防策としてサージカルマスクの着用，咳エチケットの励行が重要であり，また接触予防策として手指衛生も必要である．また，「エアロゾル感染」を考慮し，人が密集する場所では換気をこまめにすることも感染拡大防止に有用である．

法 律

感染症法上，五類感染症（定点把握）に位置付けられている．全国約5,000の定点医療機関は，週1回，年齢層や性別ごとの新規感染者数を報告する義務を負う．

| 4 | 市中肺炎

市中肺炎（community-acquired pneumonia：CAP）とは，市中で日常生活している者に発症する肺炎をいう．細菌性肺炎と非定型肺炎に大別され，前者では典型的な発熱，咳嗽，呼吸困難，喀痰増加などの症状がみられることが多いが，後者では喀痰をほとんど認めないなど，症状が典型的ではない．毎年100万人程度が罹患し，7万人程度が死亡していると推定される．

ココをしっかりおさえよう！

▶ A-DROP　▶ 肺炎球菌　▶ 非定型肺炎　▶ レジオネラ肺炎

原因

原因微生物により肺炎は，細菌性肺炎と非定型肺炎に大別される．CAP でみられる細菌性肺炎として最も頻度が高いのは *Streptococcus pneumoniae*（肺炎球菌）であり，次いで *Haemophilus influenzae*（インフルエンザ菌），*Moraxella catarrhalis* などである．非定型肺炎の主要な原因病原体には *Mycoplasmoides pneumoniae*（肺炎マイコプラズマ）や *Chlamydia pneumoniae*（肺炎クラミジア），*Legionella pneumophila* などがある．マイコプラズマ肺炎は若年者に多く，クラミジア肺炎は高齢者に多い．*Chlamydia psittaci* は鳥類からヒトに伝播し肺炎を引き起こし，鳥類の飼育がリスク因子となる．レジオネラ肺炎は温泉や銭湯での集団感染が多い．

ウイルス性肺炎は非定型肺炎に分類される．原因微生物としてインフルエンザウイルス，RS ウイルス，SARS-CoV-2，ヒトメタニューモウイルスなどがある．インフルエンザによる肺炎の多くは二次性細菌性肺炎だが，まれにウイルス性肺炎も存在する．RS ウイルスは従来小児の気管支炎の原因とされていたが，最近では高齢者の重症肺炎の原因としても認識されてきている．

疫 学

CAP は日本において年間 100 万人程度が罹患していると推定される急性呼吸器疾患である．年齢が高いほど罹患率は上昇し，65 歳以上罹患率は 15〜44 歳に比較して 20 倍程度高い．原因微生物としては肺炎球菌，インフルエンザ菌，肺炎マイコプラズマの頻度が高い．ウイルス性肺炎としては，インフルエンザウイルスによる肺炎が時折観察されたが，COVID-19 のパンデミック以降はウイルス性肺炎における COVID-19 の占める割合が高くなっている．

症 状

CAP の症状は，発熱，咳嗽，呼吸困難，喀痰増加，低酸素血症などである．肺炎球菌などの細菌性肺炎ではこれらの症状を明確に認める場合が多く，湿性咳嗽である．呼吸音は湿性ラ音など特徴的な所見が確認されることが多く，肺炎が胸膜炎に移行すると胸痛が生じることもある．一方，肺炎マイコプラズマなどによる非定型肺炎では，ほとんど喀痰を認めずに乾性咳嗽であることが多く，白血球増多を伴いにくいなどの臨床的特徴を有する．レジオネラ肺炎は重症肺炎の原因となることが多く，急激な低酸素血症と発熱のほか，肝逸脱酵素の上昇，電解質異常，意識障害などの症状がみられる．

重症度評価には A-DROP スコア（表3.1.5）が推奨されており，死亡率と良好な相関を示すとされている．CAP の重症度評価は，患者の治療薬選択や治療の場所の選択（外来か入院か，一般病床か集中治療室か）を判断する上で重要である．

診 断

細菌性肺炎とマイコプラズマ肺炎の鑑別を表3.1.6 に示すが，6 項目中 5 項目以上でマイコプラズマ肺炎を，2 項目以下で細菌性肺炎を強く疑う．3〜4 項目の場合は，鑑別困

1 呼吸器感染症

表3.1.5　A-DROP スコア

A (Age)	男性 70 歳以上，女性 75 歳以上
D (Dehydration)	BUN 21 mg/dL 以上または脱水あり
R (Respiration)	SpO$_2$ 90% 以下 (PaO$_2$ 60Torr 以下)
O (Orientation)	意識変容あり
P (Pressure)	血圧 (収縮期) 90 mmHg 以下

軽　症：上記 5 つの項目のいずれも満たさないもの
中等症：上記項目の 1 つまたは 2 つを有するもの
重　症：上記項目の 3 つを有するもの
超重症：上記項目の 4 つまたは 5 つを有するもの．ただし，ショック症
　　　　状があれば 1 項目のみでも超重症とする

表3.1.6　CAP における細菌性肺炎とマイコプラズマ肺炎の鑑別

①年齢 60 歳未満
②基礎疾患がない，あるいは軽微
③頑固な咳嗽がある
④胸部聴診上所見が乏しい
⑤迅速診断法で原因菌が証明されない (マイコプラズマ抗原または遺伝子検査陽性を除く)
⑥末梢血白血球数が 10,000/mm^3 未満である

マイコプラズマ肺炎疑い：合致するものが 5 項目以上
細菌性肺炎疑い：合致するものが 2 項目以下
(出典：日本呼吸器学会：成人肺炎診療ガイドライン 2024, p.32, 2024)

難か両病原体の混合感染を考慮する必要がある．確定診断には，胸部 X 線撮影や CT スキャンを用いた画像的診断が用いられる．細菌性肺炎では浸潤陰や air bronchogram (浸潤影の中に気管支が浮かび上がって見える所見) が一般的に観察されるが，非定型肺炎の場合は主にすりガラス陰影を呈することが多い．

細菌性肺炎は非定型肺炎に比べ，培養検査で原因菌が同定される頻度が高く，喀痰のグラム染色で原因菌の推定が可能で，培養検査で菌種同定や薬剤感受性検査が実施できる．CAP では菌血症を伴う頻度は 10% 以下だが，血液培養検査は重要である．抗菌薬投与前に喀痰や血液の培養検体を採取することが重要で，肺炎球菌尿中抗原などの迅速検査も実施可能である．尿中抗原検査は抗菌薬投与後もしばらくの間は陽性であるため，投与前に検体が採取できなかった症例で有用である．

非定型肺炎では，血液検査により急性期と回復期の抗体価を測定し，4 倍以上の上昇で診断できる．このペア血清診断は患者が回復するまで診断がつかない欠点があるが，ワンポイントでも著明な上昇がある場合は診断できることもある．最近ではマルチプレックス PCR 技術や，LAMP 法などの簡便な PCR 検査技術が普及している．

レジオネラ肺炎の尿中抗原検査の感度は 9 割程度であり，迅速診断に有効である．培養検査は特殊な培地を使用するため，レジオネラ肺炎を想起した場合は微生物検査室への情

報提供が必要である．頻度は高くないものの死亡率が高いため，診断予測スコア（表3.1.7）により判断し，治療方針を決定することが推奨されている．

表3.1.7 レジオネラ診断予測スコア

①男性
②咳嗽なし
③呼吸困難感あり
④CRP値が18 mg/dL以上である
⑤Na値が134 mmol/L未満である
⑥LDH値が260 U/L以上である

参考所見：低リン血症
レジオネラ肺炎疑い：合致するものが3項目以上
(出典：日本呼吸器学会：成人肺炎診療ガイドライン2024, p.33, 2024)

治療

細菌性肺炎の治療は原因菌同定前の経験的治療（empiric therapy）と同定後の標的治療（definitive therapy）に分かれる．経験的治療では肺炎球菌を含む広域抗菌薬を使用する．呼吸器系の基礎疾患がある場合や呼吸状態が悪い場合は，緑膿菌や嫌気性菌に対し，メロペネム1g（8時間毎）やタゾバクタム／ピペラシリン4.5g（6時間毎）を投与する．それ以外では，スルバクタム／アンピシリン3g（6時間毎）やセフトリアキソン2g（24時間毎）を使用する．原因菌同定後は，感受性に応じて狭域抗菌薬へ変更する（表3.1.8）．

喀痰のグラム染色で多種多様な菌がみられ，培養で口腔内常在菌のみが検出される場合は誤嚥性肺炎を疑い，スルバクタム／アンピシリンやセフトリアキソンが使用されることが多い．外来での細菌性肺炎にはレボフロキサシン500 mg/日（5〜7日間）が有効だが，未診断の肺結核への使用は死亡率上昇や診断遅延の原因となるため，肺結核を除外できる症例のみに使用する．

非定型肺炎の原因菌は細胞内寄生菌であるため，β-ラクタム系抗菌薬は無効である．アジスロマイシン500 mg/日（3日間）やクラリスロマイシン400 mg/日（5〜7日間），レボフロキサシン500 mg/日（5〜7日間），ミノサイクリン200 mg/日（5〜7日間）などを使用する．レジオネラ肺炎にはレボフロキサシン500 mg（24時間毎）の点滴を用いる．

ウイルス性肺炎の多くは対症療法が原則であるが，インフルエンザ肺炎についてはオセルタミビルやペラミビル，新型コロナウイルス肺炎にはレムデシビルが有効である．

予防

市中肺炎を予防するために重要なことに予防接種がある．インフルエンザワクチン，肺炎球菌ワクチン，RSウイルスワクチンが市販されており，65歳以上の成人に対して前2者は定期接種（B類）に指定されており，多くの地方自治体で費用の一部または全額助成が受けられる．また，喫煙習慣のある者については禁煙を行うこと，また口腔内の衛生環境を改善することなども市中肺炎の発症リスクを下げることが知られている．

法律

感染症法上，レジオネラ症は四類感染症に指定され，診断後7日以内に最寄りの保健所への届出が必要である．

表3.1.8 CAPの標的治療における第一選択薬

原因微生物	外来治療	入院治療（注射剤）
肺炎球菌	アモキシシリン（高用量）	ペニシリン系（アンピシリン，ベンジルペニシリン）
インフルエンザ菌	β-ラクタマーゼ阻害薬配合ペニシリン系（スルタミシリン，アモキシシリン/クラブラン酸，セフジトレン ピボキシル）	スルバクタム/アンピシリン，ピペラシリン
Moraxella catarrhalis	β-ラクタマーゼ阻害薬配合ペニシリン系（スルタミシリン，アモキシシリン/クラブラン酸）	スルバクタム/アンピシリン
肺炎マイコプラズマ	マクロライド系（クラリスロマイシン，アジスロマイシン，エリスロマイシン）ミノサイクリン	ミノサイクリン，アジスロマイシン
肺炎クラミジア	マクロライド系（クラリスロマイシン，アジスロマイシン）ミノサイクリン	ミノサイクリン，アジスロマイシン
Legionella属	―	キノロン系（レボフロキサシン，ラスクフロキサシン，シプロフロキサシン，パズフロキサシン）アジスロマイシン

（日本呼吸器学会：成人肺炎診療ガイドライン2024，2024より作成）

症例

症例　銭湯で感染したと思われるレジオネラ肺炎

50歳，男性．サウナに入るのが好きで近所の銭湯によく通っている．昨夜に労作時呼吸困難が出現し，今朝から意識状態が悪くなっているところを家人に発見され救急搬送された．肝機能障害と低ナトリウム血症が認められ，胸部X線では右上肺野の浸潤影が広がっている．一緒にサウナに通っている友人も別の病院に肺炎の診断で入院している．

解説

本症例はレジオネラ肺炎を真っ先に考えなければならない．レジオネラ菌は温泉施設などでしばしば集団感染を引き起こすことが知られており，この症例と友人が同じ時期に肺炎になっているのは偶然とは考えるべきではない．また，肺感染症であるにもかかわらず，意識障害や肝障害，電解質異常が出現するのはレジオネラに特徴的である．早急にキノロン系抗菌薬にて治療開始を行う必要がある．

| 5 | 院内肺炎

院内肺炎 (hospital-acquired pneumonia：HAP) は重大な医療関連感染症であり，入院後 48 時間以降に新たに発症した肺炎をいう．HAP は時として各種基礎疾患の終末像として現れる疾患であるため，適切な抗菌薬を投与すれば予後の改善が見込めるという保証のない疾患である．したがって，基礎疾患や患者の全身状態によっては，集中治療の要否などの治療方針の決定において患者本人や家族の意思を尊重する必要がある．

ココをしっかりおさえよう！

▶ I-ROAD ▶ 緑膿菌性肺炎 ▶ 黄色ブドウ球菌性肺炎

原因

HAP は，口腔内常在菌の不顕性誤嚥によるものが多いとされている．そのリスク因子として嚥下機能低下（脳血管障害や認知症，COPD などの疾患，気管切開チューブ留置や薬剤など）や胃食道機能不全（胃食道逆流，経腸栄養や胃切除など）が挙げられる．また，全身衰弱，長期臥床，低栄養の患者では，誤嚥による肺炎のリスクが高い．口腔内レンサ球菌などの口腔内常在菌以外にも，メチシリン耐性黄色ブドウ球菌 (methicillin-resistant *Staphylococcus aureus*：MRSA) や *Pseudomonas aeruginosa*（緑膿菌）などの薬剤耐性菌，メチシリン感受性黄色ブドウ球菌 (methicillin-susceptible *S. aureus*：MSSA) の頻度が高い．

疫学

HAP は集中治療室 (ICU) 入室や手術を受けた患者，人工呼吸器を使用している患者に多くみられる．日本における HAP の死亡率は約 15% とされており，予後不良な疾患である．そのため，HAP は病院環境における合併症や死亡の原因として重要な疾患である．

症状

HAP の主要症状は，発熱（多くは 38℃ 以上），咳嗽，喀痰の増加である．喀痰は膿性を呈することが多く，時に血性となる場合もある．呼吸困難や胸痛を伴うことがあり，重症例では意識障害や頻呼吸を認める．

診断

HAP の診断の要点として，入院後 48 時間以降に発症した発熱（38℃ 以上），咳嗽，喀痰の増加や性状変化，呼吸困難などの症状に加え，胸部 X 線や CT での新規または進行性の浸潤影が重要である．低酸素血症を伴うことも多い．血液検査では白血球数の増加，CRP 値の上昇などの炎症反応の確認が重要である．また，喀痰のグラム染色や培養検査により原因菌を同定し，適切な抗菌薬選択につなげる．さらに，I-ROAD といわれる生命予後予測因子を用いた重症度分類（**図3.1.3**）が日本呼吸器学会『成人肺炎診療ガイドライ

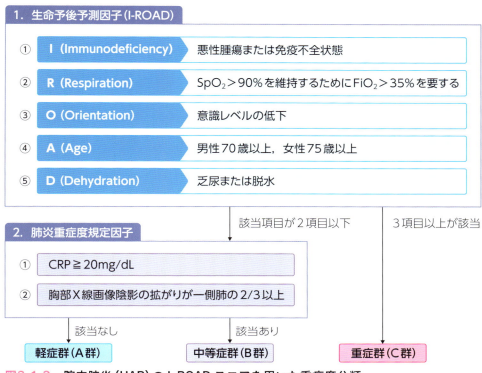

図3.1.3 院内肺炎(HAP)のI-ROADスコアを用いた重症度分類

(出典：日本呼吸器学会：成人肺炎診療ガイドライン2024, p.64, 2024)

ン2024』にも記載されている．この基準により治療が（一般病棟でよいか集中治療室に移動するかも含め）決定される．

治療

HAPはCAPと原因微生物の種類が大きく異なる．HAPの原因菌として多い順にMRSA，緑膿菌，MSSA，肺炎桿菌，*Enterobacter*属，*Stenotrophomonas maltophilia*，肺炎球菌などが続く．したがって，CAPの原因菌のみならず緑膿菌や薬剤耐性菌についても念頭に置いて治療する必要がある．特に①ICUでの発症，②敗血症/肺血症性ショック，③過去90日以内の抗菌薬使用歴，④活動性や栄養状態の低下，⑤慢性腎臓病（透析含む）のうち2つ以上該当する患者では，薬剤耐性菌の関与するリスクが高いとされている．

具体的な治療内容は，患者の全身状態と薬剤耐性菌のリスクによって決まる．

重症度が高くなく薬剤耐性菌リスクが低い場合は，喀痰培養や血液培養を行った上で，スルバクタム/アンピシリン3g(6時間毎)や，セフトリアキソン2g(24時間毎)などによる治療が行われ，薬剤耐性菌が検出された段階でタゾバクタム/ピペラシリン4.5g(6〜8時間毎)やカルバペネム系抗菌薬にescalationする．一方，重症度が高く薬剤耐性菌リスクが高い場合には，タゾバクタム/ピペラシリンやカルバペネム系抗菌薬に抗MRSA薬(リネゾリド，バンコマイシン，テイコプラニン，アルベカシンなど)を併用し

て治療を開始し，喀痰培養で原因菌と薬剤感受性が判明してからより狭域スペクトラムの抗菌薬に変更する De-escalation 治療を行う．

予防

HAP の予防には，手指衛生などの標準予防策に加え，適切な口腔ケアの実施が重要である．口腔ケアには質の良い歯ブラシの使用が推奨される．また，嚥下機能管理や早期離床の促進も重要な予防策となる．挿管患者では，口腔内の清潔保持に加え，半座位（30〜45度）の保持と適切な気道吸引を行う．

法律

感染症法上，院内肺炎についての特別な規定はないが，検出された菌の種類によっては届出が必要になる場合もある．

| 6 | 肺結核症

20世紀初頭，日本の主要な死因だった肺結核は，衛生環境の改善や抗結核薬の普及により罹患率が減少し，日本は結核低蔓延国になった．しかし，高齢者や若年外国人における結核は多く発生している．肺結核は *Mycobacterium tuberculosis* による肺感染症で，多くは潜伏感染となるが，一部が活動性肺結核となり，高齢者では過去の感染の再燃（二次結核）もみられる．治療は複数の抗結核薬の併用で半年以上の長期間を要する．結核は二類感染症で，喀痰塗抹陽性患者には入院勧告が行われる．

ココをしっかりおさえよう！

▶一次結核　▶二次結核　▶潜在性結核感染症　▶IGRA　▶チール・ネルゼン染色
▶抗結核薬

原因

肺結核は，主に *M. tuberculosis* によって引き起こされる肺感染症である．通常，患者の喀痰を抗酸菌染色した際に顕微鏡で結核菌が観察されれば，その患者は感染性があると判断される．病原体は飛沫感染のみならず，飛沫核と呼ばれるさらに小さい粒子によってもヒトからヒトに伝播する．飛沫核は床や環境表面に落下した後，再度舞い上がることもあり，感染予防のためには空気予防策を取る必要がある．なお，結核のうち，ヒトに感染性を呈するのは肺結核，気管支結核，喉頭結核のみであり，その他の結核（リンパ節結核や腸結核など）は原則としてヒトに感染しない．体内に侵入した結核菌は，通常肺胞マクロファージ内で増殖する．ただし，9割程度の患者は症状を伴った活動性の肺結核には至らず潜伏感染の状態（潜在性結核感染症：latent tuberculosis infection：LTBI）にとどまる．残りの1割弱が活動性肺結核へと進行する（**図3.1.4**）．

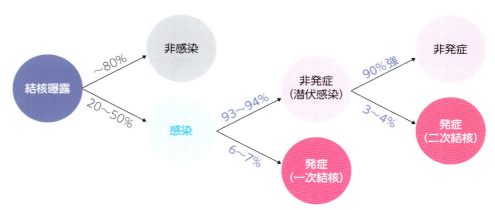

図3.1.4　結核感染後の経過

病態生理として，*M. tuberculosis* は肺胞マクロファージ内で増殖して炎症反応を引き起こし，結核性肉芽腫の形成につながる．これは壊死を伴う結節状の病変で，リンパ球，マクロファージ，ラングハンス型巨細胞が集まり，結核菌特有の乾酪壊死と呼ばれる病理組織像を形成する．この病変が拡大すると肺組織は壊死組織に置き換わり，血管壁の破綻を誘発し，喀血などの特徴的な症状の原因となる．

肺結核以外の結核病変を肺外結核と呼ぶが，リンパ節結核，結核性髄膜炎，腸結核など全身のさまざまな部位に生じうる．肺外結核患者では 2 年以内に肺結核を発症することが多いことに注意が必要である．

疫学

日本では 20 世紀初頭には肺結核が主要な死因の一つであったが，衛生環境の改善や BCG 接種の普及，そして抗結核薬の普及により，肺結核の罹患率と死亡率は大幅に減少した．現在，日本における肺結核の罹患率は年間 10 万人あたり 8.2 人（2022 年度）まで低下しており（図3.1.5），低蔓延国になっている．しかし，高齢者層では過去の感染の再燃（二次結核）としての発症が多いほか，外国からの移民や留学生に発症するケースが増加しており，今後も肺結核の脅威は続くことが予想される．

症状

臨床症状は多岐にわたるが，全身性の症状としては体重減少や持続する微熱，夜間の発汗（盗汗）などの非特異的なものが多い．肺病変に特異的な症状として，咳，喀痰，呼吸困難，血痰，喀血などがみられる．また，胸部 X 線検査では，肺野に浸潤影や空洞形成がみられることが一般的である．

診断

肺結核の診断のゴールドスタンダードは，結核菌の存在を証明することである．結核菌は非結核性抗酸菌症と異なり環境常在菌ではないため，存在を証明することが診断に直結

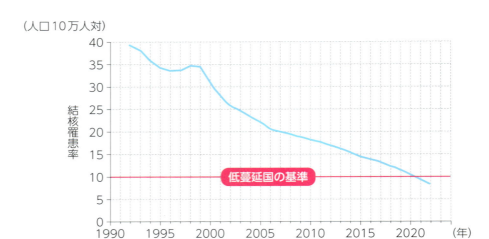

図3.1.5 日本の結核罹患率の推移

(出典：厚生労働省：2022年結核登録者情報調査年報集計結果)

する．結核菌の確認には，喀痰をチール・ネルゼン染色し，塗抹鏡検することや，固形培地（小川培地）や液体培地を用いた培養検査，またPCRによる分子生物学的検査が用いられる．感染力や治療効果の判定には塗抹鏡検による菌量の評価が有効である．一方，培養検査は塗抹鏡検より感度がよく，さらに薬剤感受性試験を実施できるという利点があるため，原則としてセットで行われる．なお，インターフェロンγ遊離試験(interferon gamma release assay：IGRA)は血液中のリンパ球を結核菌特異抗原により刺激し，放出されるインターフェロンγ量を測定する検査である．ツベルクリン反応と異なりBCGによる偽陽性を回避できるが，陽性であっても現在の感染か過去の既往歴か判定することはできない．

治療

薬剤感受性のよい結核菌に対する治療薬としては，イソニアジド 5mg/kg/日 + リファンピシン 10mg/kg/日 + エタンブトール 15〜20mg/kg/日 + ピラジナミド 25mg/kg/日の4剤併用が一般的である．最初の2ヵ月は4剤すべて，3ヵ月目以降は前2者のみに減らしてさらに4ヵ月間（合計6ヵ月間）の治療が一般的である（図3.1.6）．最近ではイソニアジドとリファンピシンに同時に耐性を呈する多剤耐性結核菌(multidrug-resistant tuberculosis：MDR-TB)やさらに耐性の進んだ超多剤耐性結核菌(extensively drug-resistant tuberculosis：XDR-TB)なども検出される．この場合は，レボフロキサシン，アミカシン，ストレプトマイシン，サイクロセリン，リネゾリド，デラマニドなど多様な薬剤を組み合わせて治療が行われる．結核菌は分裂速度が一般細菌より遅いため，治療期間が長くなる．また単剤や2剤での治療を行うと容易に耐性化する．したがって，結核の治療は確実な抗結核薬の内服が成否を左右する．そのため，保健所が中心となり抗結核薬の服薬が確実に行われていることを直接確認するDOTS (directly observed treatment short-course)が行われる．

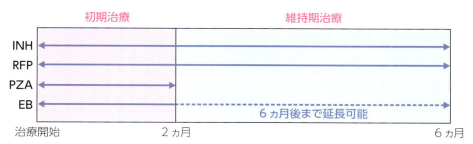

図3.1.6　肺結核の標準的な治療期間
INH：イソニアジド，RFP：リファンピシン，PZA：ピラジナミド，EB：エタンブトール

予 防

BCG接種は，生後12ヵ月未満の乳児を対象に実施される予防接種である．結核菌に近縁の弱毒化された牛型結核菌（BCG菌）を経皮接種することで，重症結核（粟粒結核，結核性髄膜炎）の発症予防効果が得られる．また，結核菌の感染は成立しているが発症していない状態を潜在性結核感染症（LTBI）と呼ぶが，活動性肺結核の発症を防ぐ目的で，イソニアジド単剤またはイソニアジドとリファンピシンの2剤の内服が行われることがある．これは厳密にはLTBIの治療であるが，活動性肺結核への移行を防ぐという点では，結核の予防に位置付けられる．

法 律

結核は感染症法において二類感染症になっており，発生後直ちに届出が必要である．また，喀痰中に結核菌が鏡検で確認される，排菌を伴う肺結核患者に対しては，結核病床への入院勧告を市町村長が発出することができる．

症 例

症例　遷延咳嗽と微熱，体重減少を主訴に発覚した肺結核症例

45歳，男性．3ヵ月前から続く咳嗽，喀痰，微熱を主訴に近医を受診．夜間の寝汗が目立ち，2ヵ月で3kgの体重減少がみられた．胸部X線検査で右上肺野に浸潤影を指摘され，呼吸器内科に紹介受診となった．会社の健康診断では2年前まで異常を指摘されていなかった．父親が20年前に肺結核の既往があるという．喀痰抗酸菌検査の結果，塗抹2+であり，PCR検査では結核菌が検出された．

解 説

3ヵ月続く呼吸器症状，夜間発汗，体重減少，微熱などの全身症状に加え，胸部X線で右上肺野に浸潤影を認め，父親の結核既往歴という疫学情報から肺結核を強く疑う．

7 肺非結核性抗酸菌症

　肺非結核性抗酸菌（nontuberculous mycobacteria：NTM）による肺感染症を肺非結核性抗酸菌症（肺NTM症）という．原因菌の大部分はMAC（*Mycobacterium avium* complex）であり，土壌や水など環境中に常在する．宿主要因として中高年の痩せ型女性に好発し，気管支拡張症などの呼吸器基礎疾患を有する例が多い．臨床症状として慢性の咳嗽，喀痰，倦怠感，微熱などを呈し，進行により呼吸機能が低下する．治療には複数の抗菌薬の長期併用を要し，完全な治癒が困難な慢性呼吸器感染症である．

ココをしっかりおさえよう！

▶ MAC　▶ 迅速発育菌群　▶ マクロライド系抗菌薬　▶ 環境常在菌

原因

　臨床的によく遭遇するものとして，MACといわれる菌群によるもの，*M. kansasii* によるもの，発育が早い迅速発育菌群（rapidly growing mycobacteria：RGM）によるものが挙げられる（図3.1.7）．MACには *M. avium* や *M. intracellulare* などが含まれる．MACは結核菌と同様に緩徐に発育する，われわれの身の回りに普段から分布している環境常在菌である．特に土壌や水系などに常在していることが知られている．環境から呼吸器系，消化器系，創部などを介して感染すると考えられている．

　RGMの代表的な菌種には *M. abscessus*，*M. chelonae*，*M. fortuitum* などがある．RGMは呼吸器感染症を起こすと同時に皮膚・軟部組織感染症の原因になることもある．特に免疫抑制患者の皮膚・軟部組織感染症の原因菌として見落とされがちであり，一般培養検査のみならず抗酸菌塗抹培養検査も重要である．また，RGMは湿潤な環境を好むため，病院内では尿道留置カテーテルの表面や気管切開部の軟部組織感染症などの原因となることも多い．また，市中では不衛生な環境で作成されたタトゥーなどが原因の皮膚感染症が増加している．

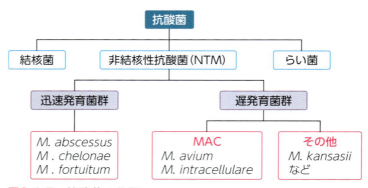

図3.1.7　抗酸菌の分類
MAC：*Mycobacterium avium* complex（簡易的な検査法では鑑別できない *M. avium* と *M. intracellulare* の総称）

疫学

　肺NTM症の年間発症率は人口10万人あたり5.7人(2014年)であり，近年増加傾向にある．日本における原因菌の約90％がMACであり，そのうち *M. avium* が約7割を占める．好発年齢は60～70代で，女性の割合が約70％と高く，痩せ型の中高年女性に多い．地域別では西日本で罹患率が高いことが報告されている．さらに，循環風呂やガーデニングの趣味があるなどの危険因子があると考えられている．

　M. kansasii の肺感染症は喫煙者に多いことが知られている．

症状

　肺NTM症に特有の症状はなく，主として咳嗽や喀痰である．無症状で胸部X線検査やCT検査で発見されることもある．多くは緩徐に進行し長期の経過をたどるが，進行すると血痰や体重減少などが出現し，さらに喀血や呼吸困難などもみられることがある．

　肺MAC症は緩徐に進行することが多く，肺結核類似の浸潤影や粒状影，進行すると空洞形成を伴うことが多いが(空洞型)，肺結核に比して右中葉や左下葉舌区などに病変を作りやすい(結節・気管支拡張型)という特徴がある．しばしば肺アスペルギルス症などを合併し荒蕪肺(組織が破壊され荒れ果てた肺)となる．肺 *M. kansasii* 症は肺MAC症と同様に進行は緩徐であり，肺NTM症の中でも最も肺結核に近い病像を呈する．画像所見は肺結核に類似した空洞性病変が多くみられる．一方，RGMによる肺感染症では，肺野全体の浸潤影や空洞形成などを伴うことが多く，肺MAC症などに比べ速い速度で荒蕪肺に進展する．

診断

　肺NTM症の診断は，臨床所見(咳嗽，喀痰，血痰など)，画像所見(結節・気管支拡張所見など)，細菌学的所見の3要素を組み合わせて行う．細菌学的診断には，同一患者から採取した複数の喀痰検体において2回以上の培養陽性，または1回の気管支洗浄液で培養陽性を確認する必要がある．画像所見は，胸部X線やCT画像にて小結節・散布影や気管支拡張像を認めることが多い．また，血清MAC抗体(抗Glycopeptidolipid (GPL) core IgA抗体)価測定は補助的診断法として有用である．日本で保険収載されており，疾患活動性と相関する．ただし，MAC抗体価が陰性でもMAC症を否定できず，また陽性でも必ずしもMAC症とは限らないため，他の検査所見と併せて総合的に判断する必要がある．

治療

　肺MAC症は長期間治療を継続する必要があり，治療しても徐々に悪化していくことの多い感染症である．治療薬の中でマクロライド系抗菌薬が最も重要な抗菌薬であり，マクロライド系抗菌薬に対する感受性があるかどうかが患者の予後に影響する．マクロライド系抗菌薬に感受性がある場合，一般的にはクラリスロマイシン(CAM) 800 mg/日 ＋ リファンピシン(RFP) 450 mg/日 ＋ エタンブトール(EB) 750 mg/日などの併用療法が行われる．CAMの代わりにアジスロマイシン(AZM) 250 mg/日が用いられることもある．治

表3.1.9　肺 MAC 症治療薬の概要

病型	推奨レジメン	投与間隔
結節・気管支拡張型	①アジスロマイシン（クラリスロマイシン） ②リファンピシン ③エタンブトール	A法：連日投与※1 B法：週3日投与※2
空洞型	①アジスロマイシン（クラリスロマイシン） ②リファンピシン ③エタンブトール ④アミカシン静注（⑤ストレプトマイシン筋注）	①〜③：連日投与（A法）※1 ④：連日 or 週3回投与※3 ⑤：週2〜3回投与※4
治療抵抗性	①アジスロマイシン（クラリスロマイシン） ②リファンピシン ③エタンブトール ④アミカシン静注（⑤ストレプトマイシン筋注） あるいは⑥アミカシンリポソーム吸入用懸濁液	①〜③：連日投与（A法）※1 ④：連日 or 週3回投与※3 ⑤：週2〜3回投与※4 ⑥：連日投与※5

※1：AZM 250mg or CAM 800mg，RFP 10mg/kg（上限600mg），EB 10〜15mg/kg（上限750mg）
※2：AZM 500mg or CAM 1,000mg，RFP 600mg，EB 20〜25mg/kg（上限1,000mg）
※3：AMK 15mg/kg 連日点滴 or 15〜25mg/kg 週3回点滴
※4：SM 15mg/kg 以下（上限1,000mg）週2〜3回筋注
※5：ALIS 590mg/日吸入

療抵抗性を示す症例では薬剤感受性に応じ静注アミカシン（AMK）や吸入剤のアミカシン（ALIS）なども併用される（表3.1.9）．

　肺 *M. kansasii* 症は肺結核と同じ薬剤により治療可能で，抗菌化学療法への反応も良好である．一定期間の治療で治癒が望める点が肺 MAC 症と異なる点である．肺 *M. kansasii* 症の治療にはイソニアジド（INH）300mg/日 + RFP 450mg/日 + EB 750mg/日がよく使用され，INH に代えて CAM が使用されることもある．

予防

　肺 NTM 症の予防には，環境中の原因菌への曝露を減らすことが重要であるため，浴室や台所など湿潤な環境の乾燥，清掃が有効である可能性がある．リスク因子と考えられる加湿器や24時間風呂などの定期的な消毒が必要と思われる．また宿主因子として，呼吸器系の基礎疾患の適切な治療，禁煙などが有効な可能性があるが，確立された予防法はまだ見いだされていない．

法律

　感染症法において，肺 NTM 症は特に規定されていない．

8 肺アスペルギルス症

　肺アスペルギルス症は*Aspergillus*属を原因真菌とする呼吸器感染症である．肺アスペルギルス症の危険因子には好中球減少，ステロイド投与などによる細胞性免疫不全などである．*Aspergillus*属菌は肺に存在する既存の空洞や副鼻腔に感染することが多く，宿主の免疫抑制の程度により空洞内のみに限局する非侵襲性の病態のほか，局所侵襲性や全身侵襲性など病態が多岐に及ぶ．治療薬は原則としてボリコナゾールなどの抗真菌薬であるが，病変が限局している場合には外科的切除が併用されることもある．

ココをしっかりおさえよう！
▶病型分類と宿主因子　▶抗真菌薬

原因

　*Aspergillus*属菌は世界各地の土壌や大気中などに広く分布する環境内常在真菌である．*Aspergillus*属が気道から進入して肺に生じた感染症を肺アスペルギルス症という．代表的なものとして*A. fumigatus*, *A. niger*, *A. terreus*, *A. flavus*などがあるが，*Aspergillus*属菌は肺に存在する既存の空洞や副鼻腔に感染することが多く，宿主の免疫抑制の程度により空洞内のみに限局する非侵襲性の病態のほか，局所侵襲性や全身侵襲性など病態が多岐に及ぶ．*A. fumigatus*は侵襲性肺感染症の一般的な原因であり，*A. flavus*は侵襲性肺外感染症を引き起こす傾向がある．

疫学

　肺アスペルギルス症の罹患率は人口10万人あたり約0.3～4人である．慢性肺アスペルギルス症（chronic pulmonary aspergillosis：CPA）は結核後遺症，COPD，気管支拡張症などの呼吸器基礎疾患を有する例に多く，60歳以上の高齢男性に好発する．侵襲性肺アスペルギルス症（invasive pulmonary aspergillosis：IPA）は血液悪性腫瘍患者，造血幹細胞移植後，長期ステロイド投与例などの免疫不全患者に多発し，致死率は40～90％と極めて高い．アレルギー性気管支肺アスペルギルス症（allergic bronchopulmonary aspergillosis：ABPA）は気管支喘息や嚢胞性線維症患者の約2～3％に合併し，アレルギー反応を主体とする特異な病態を呈する．

症状

　ABPAは，*Aspergillus*属菌（一般に*A. fumigatus*）に対する過敏反応で，成人気管支喘息患者に多くみられる．*Aspergillus*抗原（菌体成分あるいは分泌物質）に対するⅠ型・Ⅲ型アレルギーが生じ，気管支喘息に類似のアレルギー症状を引き起こす．症状としては，気管支喘息と同様，湿性咳嗽，呼吸困難などがみられ，時に発熱がみられる．

　IPAは，白血球の著明な低下が持続する症例や，極度の細胞性免疫不全の患者にみられる重篤な感染症である．多くは好中球減少症，造血幹細胞移植，固形臓器移植，高用量

のステロイド使用患者で認められる．多くは肺病変を呈するが，*Aspergillus* 属菌は血管内皮細胞への強い侵襲性を有していることから，血流感染に移行し，全身に播種することもありうる．

　CPA は，肺結核，COPD などの肺の構造的破壊を伴う基礎疾患を有する患者に発症することが多い．ABPA は基本的にアレルギーであるのに対し，CPA は真菌の感染が組織のより深いところまで進達し，肺組織が徐々に破壊されていくのが病像の特徴である．症状としては，慢性的な湿性咳嗽，体重減少，全身倦怠感，喀痰の増加などがみられ，進行すると血痰や喀血が出現することが多い．

診 断

　ABPA の診断は病歴および画像検査のほか，*Aspergillus* 属菌に対する特異的 IgE 抗体陽性化（Asp f 1）・沈降抗体陽性化や総 IgE 値上昇，好酸球増多などがみられれば確定診断となる．

　IPA の診断は臨床症状，画像所見，真菌学的検査を組み合わせて総合的に行う．画像診断では CT 検査での halo sign（ハロー徴候：結節性陰影の辺縁をすりガラス陰影が取り囲む所見）が早期診断に有用である．真菌学的検査では血清ガラクトマンナン抗原測定が高い感度・特異度を示し，特にハイリスク症例での経時的モニタリングが重要である．気管支肺胞洗浄液でのガラクトマンナン測定や，β-D-グルカン測定も診断の補助となる．そして何より，極度の細胞性免疫不全が存在することが重要である．

　CPA でははっきりした診断基準は存在しないが，喀痰からの *Aspergillus* 属菌の複数回にわたる分離培養，血清アスペルギルス抗原や β-D-グルカンの測定などにより総合的に判断される．また ABPA と同様に，アスペルギルス IgG 抗体の測定が有用である．

治 療

　ABPA は本質的にアレルギー反応であるため，治療にはコルチコステロイドを用い，疾患が難治性の場合はイトラコナゾール内用液 200 mg/日などが用いられる．

　IPA では破壊された肺に対する抗真菌薬の移行性の問題があるため，往々にして治療には難渋し，治療期間も半年〜1 年単位で必要になることが多い．治療が長期間に及ぶことが多く，経口剤が選択できるボリコナゾールやイトラコナゾールが使用されることが多い．そのほか，静注抗真菌薬ではあるが，リポソーマルアムホテリシン B，ミカファンギンなども選択肢となる．

　CPA の治療薬は，第一選択としてボリコナゾール，イサブコナゾール（イサブコナゾニウム），ポサコナゾールが挙げられる．何らかの理由で使用できない場合はリポソーマルアムホテリシン B が選択される．

予 防

　ABPA については，基礎疾患である気管支喘息や囊胞性線維症の適切な管理が重要である．曝露を減らすため，住環境の清潔保持や加湿器の適切な管理が必要である．CPA

については，既存の呼吸器疾患（結核後遺症，COPD，気管支拡張症など）の適切な管理が重要であり，栄養状態の改善，禁煙も推奨される．最後にIPAについては，血液悪性腫瘍患者や造血幹細胞移植患者などの高リスク患者を対象に，HEPAフィルター付きの無菌室管理，予防的な抗真菌薬投与を考慮する．

 法 律

感染症法上の特別な規定は存在しない．

2 消化器感染症

| 1 | *Helicobacter pylori* 感染症

H. pylori による感染は，萎縮性胃炎や胃潰瘍のみならず，胃癌，胃 mucosa associated lymphoid tissue（MALT）リンパ腫，特発性血小板減少性紫斑病などの全身疾患を合併することが知られている．高齢になるにつれて感染率は増加することが知られ，現在では除菌治療が推奨されている．

ココをしっかりおさえよう！
▶胃潰瘍 ▶胃癌 ▶除菌治療

原因

H. pylori は，1983年にオーストラリアのバリー・マーシャル博士とロビン・ウォーレン博士により初めて発見された胃内に生息するグラム陰性桿菌である．*H. pylori* はプロペラのような鞭毛を使って胃粘膜層を移動し，菌が産生する菌体表面のアドヘジンというタンパクを介して胃粘膜上皮細胞に定着する．また，*H. pylori* はウレアーゼという酵素を産生し胃液中の尿素を分解することにより，胃酸を中和し自らが生存する中性環境を整える．

疫学

H. pylori は土壌や水に存在し，全人類の半分が感染していると推計されており，その感染率には地域差があることが知られている．最も感染率が高いのはアフリカ（約70％）であり，一方最も低いのはオセアニア（約24％）である．おおむね，アフリカ，南米，南アジアで高く，オセアニア，北米，西欧で低いことが知られ，発展途上国と先進国との乖離も示されている．

症状

H. pylori に感染すると萎縮性胃炎や胃潰瘍を背景に，全例ではないが胸焼け，吐き気，胃もたれ，食欲不振などの症状がみられることがある．また，その感染により，胃癌，胃 MALT リンパ腫，特発性血小板減少性紫斑病などの全身疾患も合併することが知られている．

表3.2.1 *H. pylori* の検査法

検査名	対象	方法	問題点
ウレアーゼ試験	胃粘膜	内視鏡検査にて採取した胃の組織を用いて検査を行う	採取部位に *H. pylori* が存在しないと偽陰性になる可能性がある
尿素呼気試験	服用前後の呼気	*H. pylori* 感染診断用剤（尿素 ^{13}C）服用前後の呼気を専用の容器に集め，検査する．感染診断と除菌判定検査に有用	絶食にて検査が必要である
便中 *H. pylori* 抗原検査	便	便中に存在する *H. pylori* 抗原を調べる検査．感度，特異度が高い	便の採取部位に *H. pylori* が存在しないと偽陰性になる可能性がある
H. pylori 抗体検査	血清，尿	血清もしくは尿中の *H. pylori* に対する抗体を調べることで感染を調べる	過去の感染でも陽性を示すため，除菌判定には不向きである

診 断
診断するにはさまざまな方法があり，それぞれ長所・短所が存在する（表3.2.1）．診断時もしくは除菌判定時といった目的に応じて検査を選択する必要がある．

治 療
わが国では，二次除菌までの除菌治療の保険請求が認められている．一次除菌の成功率は90％以上であり，また一次除菌が不成功に至った際の二次除菌でも除菌率が90％程度であることが知られている．除菌の成否に影響を与える因子には耐性菌の存在が挙げられる．

[一次除菌] アモキシシリン + クラリスロマイシン + ボノプラザン
[二次除菌] アモキシシリン + メトロニダゾール + ボノプラザン

予 防
明確な予防法はない．

法 律
感染症法等に基づく報告義務はない．

症 例

症例1　検診により診断および治療に至った *H. pylori* 感染症

55歳，男性．11月に検診にて上部消化管内視鏡を行ったところ，萎縮性胃炎を認めたため，当院を受診した．当院で行った血清 *H. pylori* 抗体検査にて陽性を認めた．*H. pylori* 感染と診断し，アモキシシリン + クラリスロマイシン + ボノプラザンによる

一次除菌を行った．治療3ヵ月後に尿素呼気試験を行い，陰性であったことから除菌成功と判断した．

解説

症状がなく，検診にて診断に至った症例である．*H. pylori* 感染に対して除菌療法を行い，成功している．

| 2 | 虫垂炎

虫垂炎は，若年者に発症しやすい腹痛の原因となる代表疾患である．症状は進展することを特徴としており，心窩部痛から右下腹部痛に至る．原因菌の多くが腸内常在菌であり，穿孔を起こすと外科的切除が必要となる．

ココをしっかりおさえよう！

▶右下腹部痛　▶若年者　▶外科的切除

原因

虫垂は真性憩室であり，糞石や硬便による閉塞によって炎症を引き起こす．症状発現後24時間以内に約90％の症例は炎症や虫垂の壊死を伴う．高度の炎症や壊死が生じた場合には穿孔のリスクが高まり，48時間以降になると膿瘍形成や腹膜炎をきたす．

疫学

虫垂炎の好発年齢は，20～30代である．一方，高齢者での発症は，頻度が少ないものの穿孔のリスクが比較的高い．原因菌としては，腸内の常在菌である *Escherichia coli*（大腸菌），*Peptostreptococcus* 属，*Bacteroides fragilis*，*Pseudomonas* 属などが多い．

症状

虫垂炎は症状が進展することが特徴であり，その順番として①心窩部痛・不快感，②悪心・嘔吐，③右下腹部痛，④発熱，⑤白血球増加の順で症状が変化していく．腹痛の場所としては，McBurney 点や Lanz 点に痛みが出ることが特徴である（図3.2.1）．

診断

正常な虫垂は6mmまでの管腔構造をとる．病理学的重症度では，①カタル性虫垂炎（炎症が粘膜に限局し，周囲の臓器に変化を認めず，造影CTでは壁の造影効果の増強を認めるもの），②蜂窩織炎性（化膿性）虫垂炎（虫垂の構造は保たれているが，炎症が周囲の組織に広がったもの．造影CTでは周囲の脂肪織の濃度上昇，少量の腹水を認める），

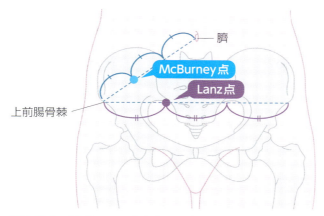

図3.2.1　McBurney 点と Lanz 点

③壊疽性虫垂炎（虫垂が壊死を起こし，造影 CT では構造が保たれていないもの）に分類できる．

治 療
軽症であれば原因菌をカバーしうるスルバクタム／アンピシリンや，アモキシシリン／クラブラン酸，クリンダマイシンとシプロフロキサシンの併用といった抗菌薬を使用する．感染が増悪し壊疽性虫垂炎に至り，炎症が波及して筋性防御を認める状態であれば，外科的切除が推奨される．

予 防
明確な予防法はない．

法 律
感染症法等に基づく報告義務はない．

症 例

症例 2　若年男性に発症した虫垂炎

20 歳，男性．昨晩深夜より心窩部痛，悪心を認め，以前から認めているびらん性胃炎を疑い様子観察していた．鎮痛薬を内服しても改善を認めず，朝になり痛みの部位が右下腹部に移動したため，当院救急外来を受診した．腹部 CT にて，虫垂腫大および壁肥厚，虫垂起始部に糞石を認め，急性虫垂炎と診断し，緊急手術となった．

解 説
若年者の右下腹部痛は，虫垂炎を鑑別に挙げることが肝要である．

| 3 | 腸炎（総論）

腸炎は時期を問わず年中発症するが，その時期に応じて傾向が異なる．多くは経口感染によるものであり，対症療法（補液）のみで対応できることが多いが，時に重症化することもある．

腸炎の原因は，大きく分けて細菌性，真菌性，ウイルス性，寄生虫性（主に原虫性）の4つに分かれる（**表3.2.2**）．細菌性は毒素型と感染型に分類され，さらに感染型は組織侵入型と生体内毒素型に細かく分類される．

一般的には，夏季には細菌性腸炎が，冬季にはウイルス性腸炎が多い．食品や汚染された水，排泄物による感染が多く（**表3.2.3**），ペットやヒトからの感染も多い．それらすべては経口感染が一般的である．

増殖する腸管の部位により，小腸型と大腸型に分類されるが，症状としては発熱，下痢，嘔吐が多い．時に上気道炎様症状や神経症状を伴うこともある（**表3.2.4**）．

原因菌によりさまざまな食品や液体，排泄物などが原因となりうる．さまざまな原因同定に至る検査（便培養，便中毒素検出キット，血清抗体）および画像検査（CT，腹部エコー，内視鏡検査）にて診断する．

表3.2.2 腸炎の原因と主な原因菌

原 因			主な原因菌
細菌性	毒素型		黄色ブドウ球菌，セレウス菌，ウェルシュ菌
	感染型	組織侵入型	サルモネラ，エルシニア菌，結核菌，赤痢菌，チフス菌，パラチフス菌，カンピロバクター
		生体内毒素型	腸炎ビブリオ，腸管出血性大腸菌，コレラ菌
真菌性			カンジダ
ウイルス性			ノロウイルス，ロタウイルス，サイトメガロウイルス
寄生虫性（主に原虫性）			赤痢アメーバ

表3.2.3 腸炎の原因菌と代表的な食品

原因菌	代表的な食品
サルモネラ	卵を含む食品，鶏肉
カンピロバクター	鶏肉とその加工品
腸炎ビブリオ	魚介類
腸管出血性大腸菌	牛肉，豚肉など（特に内臓）
黄色ブドウ球菌	菓子，おにぎり，弁当
ノロウイルス	魚介類（牡蠣など）
ウェルシュ菌	作り置きされた料理（煮込み料理，大量調理など）

2 消化器感染症

表3.2.4　腸管の部位による腸炎の分類と症状

分類	小腸型		大腸型
	胃腸炎型	腸炎型	
罹患部位	小腸		大腸（時に下部小腸）
症状	悪心・嘔吐	下痢	下痢，血便
潜伏期	数時間から数日程度		数日から2週間程度
代表的な微生物	黄色ブドウ球菌 ノロウイルス ロタウイルス	腸管毒素原性大腸菌 ウェルシュ菌 腸炎ビブリオ	サルモネラ カンピロバクター 赤痢菌 サイトメガロウイルス 腸管出血性大腸菌

　初期治療として，脱水に対し対症療法となる補液を行う．多くはその対症療法のみで軽快する．一方，菌血症のリスクや重篤な原疾患を持つ際には抗菌薬の投与を必要とすることもある．

|4| 細菌性赤痢

　赤痢菌の感染による腸炎であり，主症状は下痢，血便と腹痛である．衛生環境が不良な地域で蔓延し，最近は海外からの輸入症例が多い．治療は補液をはじめとした対症療法とキノロン系抗菌薬となる．

ココをしっかりおさえよう！

▶輸入感染症　▶下痢と血便　▶脱水補正

原因

　原因となる赤痢菌は，*Shigella dysenteriae*（A型），*S. flexneri*（B型），*S. boydii*（C型），*S. sonnei*（D型）の4菌種に分類される．

疫学

　細菌性赤痢は衛生環境が不良な地域で蔓延し，わが国では第二次世界大戦後，経済成長に伴う生活環境の改善により報告数は減少している．最近は海外からの輸入症例が多く，特にインド，インドネシア，タイを中心とする南アジア地域では感染リスクが高いとされている．また，患者の多くは若年である．患者や保菌者の糞便，それらに汚染された手指，食品，水，ハエ，器物を介して直接，あるいは間接的に感染する．わが国の2014〜2023年における細菌性赤痢の発生は，2018年の2件（患者数115人）のみである．

症状

細菌性赤痢の潜伏期間は1～7日である．主症状は下痢と腹痛で，時に発熱，血便やしぶり腹，嘔吐を伴うこともある．合併症として，中毒性巨大結腸症や溶血性尿毒症症候群を併発して重症化することもある．

診断

DHL寒天培地やマッコンキー寒天培地で分離し，菌体の同定をもって確定診断とする．近年，細菌性赤痢の迅速診断法として遺伝子診断が使用されることもある．

治療

対症療法と抗菌薬による治療がある．対症療法としては，強力な止瀉薬を使用せず，乳酸菌，ビフィズス菌などの整腸薬を併用すると共に，脱水を補正する．抗菌薬の第一選択薬はキノロン系抗菌薬（ノルフロキサシンなど）である．近年はキノロン耐性菌も報告されるようになり，この場合にはアジスロマイシンなどの選択も考慮する．

予防

予防の基本は感染経路を遮断することにあり，手洗いの励行は経口感染症の予防の原点となる．輸入症例が大半を占め，汚染地域と考えられる国では生もの，生水などは飲食しないことが重要である．一方，感染が発覚した後は，小児や高齢者などの易感染者への感染を防ぐことが大切である．

法律

感染症法の三類感染症に指定されており，診断が確定した場合には届出を行う．

症例

症例3　帰国後に発症した細菌性赤痢

25歳，男性．インドに旅行し，帰国してから下痢，血便を認めたため，当院に来院した．嘔気や嘔吐も伴っている．便培養検査にて *S. dysenteriae* を認め，細菌性赤痢と診断し，保健所に届出を行った．その後，整腸薬のみで症状は改善した．

解説

発展途上国や衛生環境の不良な国に渡航するときは注意が必要である．

|5| サルモネラ腸炎

Salmonella 属による腸炎であり，汚染された動物肉製品，乳製品，卵などからの経口感染が多く，ペットを介した感染も増加傾向にある．健常者における軽症〜中等症のサルモネラ腸炎には，抗菌薬の投与は勧められていないが，免疫抑制状態，腸管外病変を有する患者，乳幼児，高齢者にはキノロン系抗菌薬が第一選択となる．

ココをしっかりおさえよう！

▶ 卵や肉からの経口感染　▶ 下痢や嘔吐

原因

細胞内寄生性細菌である Salmonella 属（S. enterica, S. Typhimurium や S. Enteritidis）が腸管上皮細胞に感染し，腸炎の原因となる．これらの Salmonella 属は嫌気性の陰性桿菌であり，鞭毛を持つことから運動性がある．他の細胞のエンドサイトーシスを活性化させる機能を持ち，通常であれば貪食活性のない腸管上皮細胞などにも侵入する．

疫学

Salmonella 属に汚染された動物肉製品，乳製品，卵などからの経口感染が多い．近年はカメ，ヘビなどのペットを介した感染も増加傾向にある．2014〜2023 年におけるサルモネラ腸炎の年間発生件数は約 25 件，患者数は約 800 人である．

症状

潜伏期間は 8〜72 時間であり，腸管内への液体貯留と好中球浸潤による炎症から，腹痛，下痢，高熱，悪心，嘔吐，発熱や脱水に伴う痙攣などの症状を引き起こす．通常であれば，数日から 1 週間程度で回復することが多い．その一方，症状が改善されても排菌が続くことがある．

[合併症]

菌血症が 2〜4％ に起こり，腹腔内膿瘍，心内膜炎，骨髄炎，関節炎などの腸管外病変などを起こす．小児や高齢者は感受性が高いだけでなく，重症化もしやすい．特に 50 歳以上では細菌性動脈瘤の合併率も高まることが指摘されている．

診断

サルモネラの特異的な迅速診断法はなく，確定診断は，糞便，血液，穿刺液，リンパ液などからの菌検出により行われる．

治療

対症療法は，発熱と下痢による脱水の補正と，腹痛など胃腸炎症状の緩和が中心とな

る．止瀉薬はむしろ除菌を遅らせたり，麻痺性イレウスを引き起こすリスクがあるので使用しない．また，耐性菌の誘発の問題から軽症例では抗菌薬を使用しないのが原則であるが，重症例で使用が必要な場合には，アンピシリン，ホスホマイシンおよびキノロン系抗菌薬に限られる．わが国における *Salmonella* 属の薬剤耐性率はアンピシリンに対し 20〜30％，ホスホマイシンに対し 10％ 未満であり，キノロン系抗菌薬耐性はほとんどみられない．

予防
食品は低温保存し，菌の増殖を防ぐ．また，肉や卵は 75℃ で 1 分以上加熱することで予防できる．

法律
感染性胃腸炎は定点報告対象（五類感染症）であり，指定届出機関（全国約 3,000 ヵ所の小児科定点医療機関）は保健所に届出が必要となる．

症例

症例 4　発熱，下痢を伴う小児のサルモネラ腸炎

8 歳，女児．3 日前に父親に発熱，下痢の症状を認めていた．本日になって，38℃ の高熱，頻回の水様下痢を認めた．家で経過をみていたが痙攣を認め，当院救急外来を受診した．脱水症状が強く，緊急入院となり，補液およびノルフロキサシンによる治療が開始された．その後，便培養から *S. enterica* が認められ，サルモネラ腸炎と診断された．

解説
サルモネラは家族から感染することも多い．

161　腸炎ビブリオ感染症

腸炎ビブリオ感染症は，*Vibrio parahaemolyticus* で汚染された魚介類を生食することで発症する．腹痛，水様性や粘液性下痢を伴う腸炎を起こし，基本的には対症療法で治療を行う．

ココをしっかりおさえよう！

▶魚介類からの感染　▶下痢

原因
好塩性のグラム陰性桿菌である *V. parahaemolyticus* は海水や海産物に多く生息し，本菌で汚染された魚介類を生食することで腸炎を発症する．

疫学
日本ではウェルシュ菌，カンピロバクター，サルモネラ，腸管出血性大腸菌と並び細菌による食中毒の原因である．特に夏季に多く，8月を発生のピークとして7〜9月に多発する．まな板や調理器具を介した二次汚染による感染も発生することがある．2014〜2023年における腸炎ビブリオによる食中毒の年間発生件数は約5件，患者数は約80人である．

症状
潜伏期間は12時間前後で，主症状としては堪えがたい腹痛，水様性や粘液性の下痢を伴うことが多い．

診断
便培養により確定診断を行う．

治療
腸炎ビブリオでは特に抗菌薬治療を行わなくても数日で回復する．止瀉薬は蠕動を抑制し，菌の体外排除を遅らせるので極力使用すべきではない．脱水症状に対しては積極的に輸液を行うが，近年は点滴ではなく経口補水を使用することも多い．重症化を伴う際にはキノロン系の抗菌薬もしくはホスホマイシンを投与する．

予防
原因食品，特に魚介類の低温保存が大切であり，また，調理時は十分な加熱が重要である．

法律
感染性胃腸炎は定点報告対象（五類感染症）であり，指定届出機関（全国約3,000ヵ所の小児科定点医療機関）は週毎に保健所に届出が必要となる．

症例

症例5　魚介類が原因となった腸炎ビブリオ感染症

55歳，男性．前日の夕食に寿司を食べた．本日になり腹痛と水様下痢を認めたため，当院を受診した．発熱は軽度であり，下腹部に強弱を伴う腹痛を自覚している．便の培養を行った上で，整腸薬や経口補水にて対応を行ったところ，2日後には症状が改善した．その後，便培養より *V. parahaemolyticus* が認められ，腸炎ビブリオ感染

症と診断した．

 解説

腸炎ビブリオ感染症は，対症療法で改善することもある．

17 カンピロバクター腸炎

カンピロバクター腸炎は，汚染された水や食物，家畜，特に鶏肉とその加工品の経口摂取により発症する．多くは自然治癒するため，特別治療を必要としないが，時にギラン・バレー症候群を合併することもあり，注意が必要である．

ココをしっかりおさえよう！

▶ 鶏肉　▶ ギラン・バレー症候群

 原因

カンピロバクター腸炎の 95〜99％ が，*Campylobacter jejuni* によるものであり，数％のみが *C. coli* による感染である．*C. jejuni* は，家禽・家畜類（鶏，牛，羊など）の腸管内に広く常在菌として存在している．この菌は両極にそれぞれ1本の鞭毛を持ち，コルクスクリュー様の運動を行うグラム陰性桿菌であり，菌増殖には好気条件（酸素濃度 5〜10％）が必須となる．

 疫学

汚染された水や食物，家畜，特に鶏肉とその加工品の経口摂取が原因となることが多く，食中毒の原因となる．一方，イヌ，ネコなどのペットからの感染の報告例も散見される．2014〜2023 年におけるカンピロバクター腸炎の年間発生件数は約 260 件，患者数は約 1,820 人であり，細菌性食中毒の中で年間件数・患者数は最も多い．

 症状

潜伏期間は 2〜7 日間であり，他の感染型腸炎よりも潜伏期間がやや長いことが特徴である．症状として，下痢（98％），血便（44％），腹痛（87％），嘔吐（38％），発熱を引き起こす．それら症状はおおよそ 2〜3 日で改善することが多い．

［合併症］

C. jejuni 感染症の一般的な予後は，一部の免疫不全患者を除いて死亡例もなく良好な経過をとる．ところが近年，本菌感染後 1〜3 週間を経てギラン・バレー症候群を合併することが明らかとなってきた．ギラン・バレー症候群は急性な四肢脱力を主徴とする運動神経障害優位の自己免疫性末梢神経障害である．ギラン・バレー症候群患者の約 30％

では，発症前1ヵ月以内に本菌感染症の罹患が認められており，菌体表層の糖鎖構造と運動神経軸索に豊富に分布するガングリオシドとの分子相同性が原因と想定されている．

診 断
糞便などから本菌を分離することが最も確実である．

治 療
多くは自然治癒するため，特別治療を必要としない．重症化や敗血症などを呈した患者では，対症療法と共に抗菌薬が必要となる．その第一選択には，マクロライド系抗菌薬（エリスロマイシンなど）が推奨されている．セフェム系抗菌薬には自然耐性を保持しているため効果がない．

予 防
75℃以上で1分間以上加熱することが大切である．

法 律
感染性胃腸炎は定点報告対象（五類感染症）であり，指定届出機関（全国約3,000ヵ所の小児科定点医療機関）は週毎に保健所に届出が必要となる．

症 例

症例6　C. jejuni 感染症とギラン・バレー症候群を併発した症例

45歳，女性．1週間前に鳥刺身の摂取歴がある．3日前から発熱，下痢を認めていたが，本日朝から突然軽い手先のしびれと手足の脱力を自覚するようになった．夕方になり，呂律困難，嚥下困難を認めたため，当院救急外来を受診した．緊急入院となりエリスロマイシン投与を開始したが，3日後には呼吸困難から人工呼吸器を導入することになった．その後，便培養から C. jejuni を認め，それに伴うギラン・バレー症候群と診断された．

解 説
C. jejuni 感染後にギラン・バレー症候群の発症が報告されている．

| 8 | 腸管出血性大腸菌（EHEC）感染症

腸管出血性大腸菌（enterohemorrhagic *Escherichia coli*：EHEC）による感染であり，三類感染症として届出が必要となる．代表的な菌は O157 であり，時に溶血性貧血，血小板減少，急性腎障害を三徴とする溶血性尿毒症症候群（hemolytic uremic syndrome：HUS）を合併し，死に至ることもある．

ココをしっかりおさえよう！
▶ O157　▶ HUS　▶ Vero 毒素

原因
一般的に大腸菌は，病原性のないものから強い病原性を有するものまでさまざまな種類が存在し，主に表3.2.5 の 5 つに分類されている．その中でも EHEC（shiga toxin-producing *E. coli* など）は，Vero 毒素を産生することから非常に強い病原性を持っている．

疫学
EHEC 感染症は，夏季に多く，汚染された肉製品，未滅菌乳，野菜，魚介類や水から経口感染する．それら EHEC のうち代表的なものは O157，O26，O111 などであるが，特に O157 はわずか 100 個程度の菌数で発症し，重症化しやすいことも知られている．また，これらの EHEC が産生する Vero 毒素には赤痢菌の出す志賀毒素と同じ 1 型（VT1）と，それと異なる構造を持つ 2 型（VT2）およびこれらの亜型が存在する．2014～2023 年における EHEC による食中毒の年間発生件数は約 17 件，患者数は約 240 人である．

表3.2.5　*E. coli*（大腸菌）の分類と特徴

分類	感染部位	特徴
腸管病原性大腸菌 (enteropathogenic EC：EPEC)	小腸	小腸に感染し腸炎を起こす
腸管組織侵入性大腸菌 (enteroinvasive EC：EIEC)	大腸	大腸粘膜上皮細胞に侵入し，粘膜固有層にびらんと潰瘍を形成する
腸管毒素原性大腸菌 (enterotoxigenic EC：ETEC)	小腸	小腸上部に感染し，毒素（エンテロトキシン）を産生し，腹痛と水様下痢を引き起こす
腸管出血性大腸菌 (enterohemorrhagic EC：EHEC)	大腸	大腸粘膜上皮細胞に定着した後，増殖し Vero 毒素を産生し，細胞障害を起こす．それにより腹痛，下痢，血便を特徴とする症状が起こる．時に溶血性尿毒症症候群や脳症，急性腎不全を合併する
腸管凝集性大腸菌 (enteroaggregative EC：EAggEC)	小腸 大腸	発展途上国での長期にわたる小児等の下痢の原因菌となる．わが国ではほとんど認めない

症状

潜伏期間は4～8日であり，激しい腹痛を伴う頻回の下痢から血便を認めるようになる．患者の6～9％では，発症数日後から2週間以内にHUS，脳症などの重篤な合併症を発症し，その致死率は1～5％とされている．特に10歳以下の小児ではHUSの発症率が15％と高率になる．

[合併症]

EHEC感染症患者の6～9％は，発症から数日後に溶血性貧血，血小板減少，急性腎障害を三徴とするHUSを発症する．時に中枢神経障害から脳症や痙攣を合併することもある．

診断

便中の菌同定と，Vero毒素の確認もしくはPCR法などによる毒素遺伝子の検出により診断に至る．また，HUSを発症した症例では，便からのVero毒素の検出もしくは血清中のO抗原凝集抗体または抗Vero毒素抗体の検出により診断される（表3.2.6）．

治療

対症療法がメインとなる．EHECに対する抗菌薬投与については，必要とする意見（重症化を防ぎ周囲への伝播を減らす効果）と，必要ではない（菌体から毒素が一度に排出されて重篤化するリスク）という意見の両方があり，現時点で抗菌薬治療に対しての推奨は統一されていない．

予防

EHECは75℃で1分加熱すれば死滅する．便を介して感染が拡大することから，排便介助やおむつ交換時には接触予防策を行う．

法律

EHECによる感染を認めた際は，三類感染症として届出が必要となる．また，2006年4月より，溶血性尿毒症症候群（HUS）発症例に限り，便からのVero毒素検出あるいは患者血清におけるO抗原凝集抗体または抗Vero毒素抗体検出によって診断した場合も届出が必要となっている．

表3.2.6 腸管出血性大腸菌（EHEC）の検出方法

検出方法	検査対象
分離・同定による病原体の検出，かつ 分離菌における次の①，②いずれかによるVero毒素の確認 ①毒素産生の確認 ②PCR法などによる毒素遺伝子の検出	便
Vero毒素の検出（HUS発症例に限る）	便
O抗原凝集抗体または抗Vero毒素抗体の検出（HUS発症例に限る）	血清

HUS：hemolytic uremic syndrome（溶血性尿毒症症候群）

症 例

症例7　大腸菌感染に伴う HUS を発症した女児

9歳，女児．1週間前に焼肉を食べた既往がある．昨日から発熱，腹痛，水様下痢を認めていたが，本日になり血便を認めるようになった．当院の救急外来搬送時には血尿も認めている．EHEC による感染を疑い，便培養および血液検査を行ったところ，溶血性貧血，腎障害を認めた．入院後翌日には意識障害を認め，急性腎不全も併発し，HUS と診断された．その後，便培養より Vero 毒素を産生する大腸菌を認め，EHEC 感染症と診断された．

 解 説

HUS は Vero 毒素を産生する大腸菌による感染が原因となる．

19 ｜ ウェルシュ菌感染症

嫌気性グラム陽性桿菌であるウェルシュ菌（*Clostridium perfringens*）が産生するエンテロトキシン（外毒素）による食中毒である．潜伏期間は 6〜18 時間と短い．腹痛，下痢を認めるも対症療法で対応可能である．

ココをしっかりおさえよう！
▶短い潜伏期間　▶外毒素　▶下痢

 原 因

嫌気性グラム陽性桿菌であるウェルシュ菌（*C. perfringens*）による感染であるが，下痢の原因となるエンテロトキシンを産生し，食中毒の原因となる．この菌の芽胞は耐熱性であり，他の菌が死滅するような条件でも生存する．芽胞からの発芽および菌の発育の至適発育温度は高く（43〜47℃），また増殖速度が速いことから，加熱後にそのまま数時間室温で放置するとウェルシュ菌が急速に増殖し，その食品を摂取することにより発症する．食中毒の症状の多くは産生されたエンテロトキシンによる症状である．カレーなどの煮込み料理や給食・弁当などの大量調理など，作り置きされた料理が主な原因食品である．

 疫 学

ウェルシュ菌は，下水，河川，海，耕地などの土壌に広く分布し，またヒトや動物の大腸内常在菌である．2014〜2023 年におけるウェルシュ菌による食中毒の年間発生件数は約 26 件，患者数は約 1,480 人であり，1 件あたりの患者数が多いという特徴がある．

症状
潜伏期間は6〜18時間と短い．腹痛，下痢を認める．発熱や嘔吐はあまり認められない．食中毒だけでなく，ガス壊疽，化膿性感染症，敗血症などの原因になることも知られている．

診断
便培養からエンテロトキシン産生型ウェルシュ菌を分離することから診断を行う．

治療
基本的には対症療法のみで，症状は1〜2日で改善する．

予防
ウェルシュ菌の耐熱性芽胞は100℃で1〜6時間加熱にも耐えるため，菌の増殖阻止（10℃以下，または55℃以上での保存）が重要である．

法律
食品衛生法により，ウェルシュ菌による食中毒が疑われる場合は24時間以内に保健所に届出が必要となる．

症例

症例8　ウェルシュ菌による食中毒をきたした中年女性

44歳，女性．昨日に料理したカレーを本日昼に摂取した．その後夕方になり，腹痛，下痢を認め当院受診した．特に生ものや変わったものは食べておらず，既往歴もない．来院時発熱，嘔気は認めておらず，水様下痢を数回認めていたため，便培養検査を依頼した．全身状態もよいことから対症療法で対応し，翌日には症状が改善した．その後便培養からエンテロトキシン産生型のウェルシュ菌が同定され，同菌による食中毒と診断した．

解説
料理の保存状態によりウェルシュ菌は増加し，食中毒の原因となる．

|10| アメーバ赤痢

　赤痢アメーバ（*Entamoeba histolytica*）による腸管感染症であり，多くが男性同性愛者を中心とした性行為感染症として発生する．便中の赤痢アメーバの栄養型（および嚢子）の存在にて確定診断に至り，メトロニダゾールにて治療を行う．肝膿瘍をはじめとした腸管外病変を合併することもある．

ココをしっかりおさえよう！

▶性行為感染症　▶経口感染　▶肝膿瘍　▶メトロニダゾール

原因

　アメーバ赤痢は，原虫である赤痢アメーバ（*E. histolytica*）による腸管感染症である．赤痢アメーバは嚢子（シスト）として感染者の糞便に排泄され，これに汚染された飲食物の経口摂取のほか，性行為感染症では肛門と口唇の接触による糞口感染でも成立する．

疫学

　アメーバ赤痢は発展途上国を中心に世界中で流行しているが，先進国では流行地域への渡航・滞在による輸入感染症のほか，男性同性愛者を中心とした性行為感染症として発生している．1990年代の日本での年間患者数は100〜200人程度であったが，近年では毎年800人程度が報告されている．患者の約9割が男性である．

症状

　潜伏期間は2〜4週間程度であり，時に数ヵ月から数年に及ぶこともある．主な症状は，腹痛，下痢，粘血便である．

[合併症]

　アメーバ赤痢は，アメーバ性大腸炎のみならず，5％に腸管外病変を生じる．大部分は肝臓であるが，脳・肺・皮膚への感染も報告されている．男性同性愛者では，梅毒，ヒト免疫不全ウイルス（human immunodeficiency virus：HIV），B型肝炎ウイルス，ヘルペスウイルス感染との合併例があり，血清学的に確認する必要がある．

診断

　内視鏡下生検，便汁鏡検，PCR検査などが行われ，内視鏡検査で採取した粘液を含めた生検組織を37℃に保った生理食塩液に浸し，検査室へ運び直接鏡検をする．赤痢アメーバの栄養型（および嚢子）の存在にて確定診断に至る．以前は血清抗体が診断の補助として有用であったが現在は使用できない．アメーバ赤痢の大腸内視鏡所見を**写真3.2.1**に示す．

たこいぼ様潰瘍　　　　厚い白苔　　　　辺縁粘膜発赤

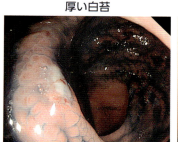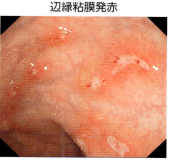

写真3.2.1　赤痢アメーバ感染症の大腸内視鏡所見

治療
アメーバ性大腸炎および肝膿瘍において，メトロニダゾール経口投与が第一選択となる．

予防
ワクチンなどの予防接種はなく，衛生環境の整っていない地域では，食品を十分加熱することが重要となる．

法律
アメーバ赤痢は五類感染症であり，確定診断後7日以内に保健所への届出が必要となる．

症例

症例9　男性同性愛者に発症したアメーバ赤痢

25歳，男性．腹痛および粘血便にて当院を受診した．大腸内視鏡にて，回腸末端には異常を認めなかったが，上行結腸および横行結腸に多数のびらんおよび白苔を伴う潰瘍性病変を認めた．病変の生検組織から赤痢アメーバの栄養型を認め，確定診断に至った．さらに，血液検査にて抗梅毒トレポネーマ抗体陽性，抗カルジオリピン抗体陽性，抗HIV抗体が陽性であることから，梅毒，後天性免疫不全症候群（AIDS）が合併していると診断した．

解説
性行為感染症のため，重複感染には注意する．

|11| 偽膜性腸炎

抗菌薬の投与による菌交代現象によって，毒素を産生する Clostridioides difficile が増殖した際に偽膜性腸炎が発症する．誘因となった抗菌薬の投与を可能な限り中止し，改善を認めない場合は除菌するための抗菌薬としてバンコマイシンあるいはメトロニダゾールを投与する．

ココをしっかりおさえよう！

- 抗菌薬投与が契機
- CD毒素
- アフタ様の大腸炎

原因

偏性嫌気性グラム陽性桿菌である C. difficile は，通常の抗菌薬に耐性を有すため，抗菌薬使用時に菌交代現象が生じることとなり，その結果，C. difficile が異常増殖する．C. difficile には毒素産生株が30％程度存在し，毒素産生株が増殖した際に偽膜性腸炎が発症する．

疫学

抗菌薬の使用頻度増加に伴い偽膜性腸炎の発症率は増加傾向にあり，強力な抗菌薬の出現，複数の抗菌薬投与，長期抗菌薬投与に伴い発症率はさらに増加する傾向にある．また強力な胃酸分泌阻害薬であるヒスタミン H_2 受容体拮抗薬やプロトンポンプ阻害薬の長期使用患者における発症率や再燃率の増加が報告されている．

症状

抗菌薬投与1〜2週間後に発熱，腹痛，下痢（時に血性）が発現する．

診断

C. difficile の毒性には，毒素A（toxin A）と毒素B（toxin B）の産生が必要である．Toxin A は好中球遊走因子としてサイトカインを遊離させ，水分の過分泌や腸管の出血壊死を引き起こす．一方，toxin B は細胞骨格を破壊する作用がある．偽膜性腸炎を診断するためには，培養により C. difficile の同定だけでは不十分である．そのため，培養は一般的には行われず，toxin A/B と C. difficile の共通抗原であるグルタミン酸脱水素酵素（glutamate dehydrogenase：GDH）を同時に検出する迅速検査キットが広く用いられている．診断には，新鮮便（採取後2時間以内）を用いるべきであるが，それが困難な場合は検体を4℃で保存し，2日以内に検査を行う．

内視鏡検査で直腸やS状結腸に偽膜を認めた場合に偽膜性腸炎を疑う（**写真3.2.2**）．感染の初期段階では，アフタ様の大腸炎が観察される．病状が進行すると，特徴的な壊死組織が白色に盛り上がった小円形の膜（偽膜）がみられる．さらに進行すると，これらの偽

膜が癒合し，広範な面状または斑状の偽膜となる．

治 療
まず菌交代現象を引き起こす誘因となった抗菌薬の投与を可能な限り中止する．改善を認めない場合や中等症以上の場合は，*C. difficile* を除菌するためにバンコマイシン（経口投与）やメトロニダゾールを投与する．

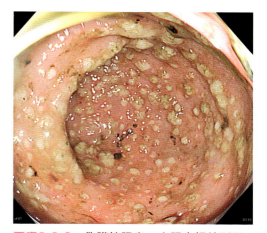
写真3.2.2　偽膜性腸炎の大腸内視鏡所見
小円形ないし楕円形に隆起した白色から黄白色の多数の偽膜を認める．

予 防
安易な抗菌薬使用を慎むことが重要である．

法 律
抗菌薬の副作用による偽膜性腸炎は，医薬品医療機器等法に基づく副作用報告が必要である．

症 例

症例10　抗菌薬投与後に発症した偽膜性腸炎

65歳，女性．急性腎盂腎炎にて1週間前から入院している．尿からセフェム系抗菌薬に感受性のある大腸菌が検出され，入院後からセフトリアキソンによる治療を行っていたが，昨日から腹痛，下痢を認めるようになった．大腸内視鏡にて，S状結腸に多発する小円形の偽膜を認め，便のCD toxin迅速検査でも陽性であることから，*C. difficile* による偽膜性腸炎と診断した．

解 説
高齢者や長期入院患者，各種合併症を有する患者，重症患者では，本症の発症リスクが高い．

121 ウイルス性腸炎

ウイルス性腸炎は，冬季に多く，ノロウイルス，ロタウイルスによる経口感染によるものが多い．一般的には対症療法で改善することが多い．

ココをしっかりおさえよう！

▶冬季に多い　▶対症療法

原因

成人のウイルス性腸炎の原因の多くは，ノロウイルス，ロタウイルスが多い．

疫学

ウイルス性腸炎は一年を通して発生するが，特に冬季に多い．その主な原因となるノロウイルス，ロタウイルスは，経口感染する．その感染様式としては，①患者の糞便や吐物からの手指を介したもの，②家庭や共同生活などヒト同士の飛沫感染などにより直接感染したもの，③食品取扱者が感染しており，その人を介して汚染した食品を食べた場合，④汚染されている二枚貝を十分に加熱せずに食べた場合，⑤汚染された水を消毒不十分で摂取した場合などが考えられる．

2014〜2023年におけるノロウイルスによる食中毒の年間発生件数は約220件，患者数は約7,700人であり，食中毒の中で最も患者数が多い．

症状

潜伏期間は1〜2日である．ウイルス性腸炎を発症すると，嘔吐，下痢，腹痛の症状を引き起こす．

診断

診断は臨床経過から判断する．病原体診断にウイルスPCRや抗原キットが使用されることもある．

治療

成人のウイルス性腸炎は軽症かつ短期間で自然軽快することが多い．

予防

ロタウイルスに対しては，ロタウイルスワクチンが2020年10月から定期接種化されている．

法律
感染性胃腸炎は定点報告対象（五類感染症）であり，指定届出機関（全国約3,000ヵ所の小児科定点医療機関）は週毎に保健所に届出が必要となる．

症例

症例11　ノロウイルスによる感染性胃腸炎

30歳，男性．2日前から娘が嘔吐と下痢を認めており，急性胃腸炎の診断のもと近医にて制吐薬および整腸薬を処方されている．本日になり，嘔吐と下痢を認め来院した．ノロウイルス抗原キットを使用したところ陽性であり，ノロウイルスによる腸炎と診断された．対症療法のみで経過をみたところ，2日後には症状が改善した．

解説
ノロウイルスは家族内感染も多い．

3 肝胆感染症

| 1 | ウイルス性肝炎（総論）

　一般的な肝炎ウイルスだけではなく，さまざまなウイルス感染症では肝障害を発症しうる．その肝炎の経過はそれぞれのウイルスによって異なる．

　肝炎を起こすウイルスは多数存在する．そのウイルス感染による肝炎が一過性の感染（急性肝炎）で沈静化するのか，劇症化するのか，慢性化に至るのかはそれぞれのウイルスによって異なる．表3.3.1 に示すように，それぞれのウイルスでは，遺伝子構成や感染様式，潜伏期などに特徴がある．

　一般的な肝炎の症状は特徴的なものではなく，初期は発熱，嘔気，食思不振，全身倦怠感が多い．それぞれのウイルスによって診断に至る抗体検査や PCR による診断や治療法が異なる（各項参照）．

表3.3.1　代表的な肝炎を起こすウイルスの特徴

	HAV	HBV	HCV	HDV	HEV	EBV	CMV
遺伝子構造	RNA	DNA	RNA	RNA	RNA	DNA	DNA
感染様式	経口	血液	血液	血液	経口	経口	経口
潜伏期間（月）	1	1〜6	1〜3	1〜6	1	1〜2	1〜2
好発年齢	60 歳以下	青年	青年	青年	不定	青年	青年
流行時期	あり	なし	なし	なし	あり	なし	なし
慢性化	なし	あり	あり	なし	あり	まれ	まれ
劇症化	まれ	あり	なし	あり	あり	まれ	まれ

HAV：A 型肝炎ウイルス，HBV：B 型肝炎ウイルス，HCV：C 型肝炎ウイルス，HDV：D 型肝炎ウイルス，HEV：E 型肝炎ウイルス，EBV：*Epstein-Barr* ウイルス，CMV：サイトメガロウイルス

「2」A型肝炎

A型肝炎ウイルス（hepatitis A virus：HAV）による感染症であり，汚染された魚介類を摂取することや，患者の排泄物を介した糞口感染により伝播する．血清IgM-HAV抗体を検出するか，便からのHAVの遺伝子検出により診断され，治療は対症療法がメインとなる．予防は，手洗いなどの一般的な方法とワクチンなどがある．

ココをしっかりおさえよう！
- ▶ HAV ▶ IgM-HAV ▶ 対症療法

原因
A型肝炎はHAVによる感染症であり，HAVに汚染された生牡蠣や魚介類を摂取することにより経口感染する．また，HAVは潜伏期から症状改善後まで，長期にわたり便に排泄されているため，糞口感染により伝播する．

疫学
糞口感染により伝播する特徴から，A型肝炎患者の発生は衛生環境に影響されやすい．発展途上国では蔓延しているが，先進国では（上下水道などの整備により）感染者が激減している．最近の日本のA型肝炎では，乳幼児や学童の患者はほとんどみられず，患者の高年齢化が顕著である．また，大規模な集団発生はみられないが，飲食店を介した感染や，海外渡航者の感染がみられる．

症状
潜伏期は約1ヵ月であり，発熱や感冒様症状など，一過性の急性肝炎が主症状となる．感染が治癒した後に強い免疫が形成される．

診断
血清中のIgM-HAV抗体を検出するか，便からのHAVの遺伝子を検出することにより診断される．

治療
特別な治療法はなく，症状に応じた対症療法が行われ，安静と食事療法が基本となる．

予防
予防としては，手洗いなどの一般的予防法に加えて，抗体もしくはワクチンを用いた方法がある．特に国産の不活化ワクチンが1995年から製造が認可されており，3回のスケジュールを行えば抗体獲得率はほぼ100％であり，その効果は数年続く．

法律
　四類感染症に定められており，診断した医師は直ちに最寄りの保健所に届け出ることが義務づけられている．

症例

症例1　海産物によるHAV感染をきたした症例

　50歳，男性．3週間前に生牡蠣を食べた既往がある．昨日より発熱や感冒様症状を認め，外来を受診された．血液検査にてアラニンアミノトランスフェラーゼ（ALT）354 IU/mL，IgM-HAV抗体陽性を認め，A型急性肝炎と診断した．

解説
　多くは一過性感染で改善する．

|3| *Epstein-Barr* ウイルス感染症

　Epstein-Barr ウイルス（EBV）による感染症であり，唾液を介して感染する．若年に発症することが多い伝染性単核球症の原因の一つであり，ほとんどの症例は対症療法のみで改善する．

ココをしっかりおさえよう！

▶ EBV　▶ kissing disease　▶ 伝染性単核球症

原因
　EBVによる感染症であり，唾液を介して感染することから"kissing disease"と呼ばれる．多くが幼少期から思春期に感染し，Bリンパ球内で増殖する．増殖したEBVに対する細胞性免疫反応の過剰反応により発症するとされている．伝染性単核球症の原因の一つであり，発熱，咽頭炎，リンパ節腫脹，倦怠感，異型リンパ球増多を特徴とするが，合併症として肝炎，肝脾腫，脾破裂などをきたすことがある．

疫学
　わが国では30歳までに90％以上がEBVに感染するとされている．20歳前後の若年に発症することが多く，10〜20代の急性肝障害として比較的頻度が高い．

症状
　1〜2ヵ月の潜伏期の後に発熱（93％）とリンパ節腫脹（95％）がほぼ必発し，その他の症

状として咽頭痛（75％），倦怠感（47％），頭痛（38％）を自覚することもある．画像所見では肝脾腫を認めることがあり，血液検査では多くの症例で異型リンパ球増加，肝障害を認める．それらの多くの症状はおおよそ2～3週間で改善するが，まれに血球貪食症候群を合併することもある．

診 断
EBVに対する抗体反応検査はvirus capsid antigen（VCA）抗体，early antigen（EA）抗体，EBV nuclear antigen（EBNA）抗体の3種類がある．VCA-IgMとVCA-IgGは，発症時において90％の患者で認められる．VCA-IgM抗体は発症から約3ヵ月のみ上昇し，急性時の診断に最も有用である．一方，VCA-IgG抗体は生涯陽性となる．EBNAに対する抗体陽転も急性EBV感染の診断に有用であり，EBNA抗体はEBV急性感染のほぼ全例で発症から3～6週経って陽性となり，いったん陽性となると生涯続く．

治 療
対症療法で対応する．アンピシリンは発疹を高頻度で誘発するため，使用は禁忌である．

予 防
特異的な予防法は存在しない．

法 律
感染症法等に基づく報告義務はない．

症 例

症例2　EBVによる伝染性単核球症をきたした若年男性

15歳，男性．1ヵ月前に，異性と性交渉を行った既往がある．昨日から発熱，咽頭痛を自覚し，当院受診となった．両側頸部に疼痛を伴うリンパ節腫大を認め，採血では白血球12,000個/μL，異型リンパ球35％，アスパラギン酸アミノトランスフェラーゼ（AST）80 IU/mL，ALT 85 IU/mLを認めた．腹部CTでは肝脾腫を認めていた．伝染性単核球症を疑い，対症療法で経過観察を行った．後日，VCA-IgM抗体が陽性であることが判明したことから，EBVによる伝染性単核球症と診断を確定した．

解 説
EVBは唾液を介して感染する．

4 サイトメガロウイルス肝炎

　サイトメガロウイルス (cytomegalovirus：CMV) による感染症であり，初感染あるいは再感染，再活性化によって起こる状態である．その症状は多岐にわたるが，健常人における初感染は，肝障害，伝染性単核球症様の症状を呈することが多い．経過観察がほとんどであるが，重症例や免疫不全状態であれば，CMV 高力価ガンマグロブリン，ガンシクロビル，ホスカルネットにて治療を行う．

ココをしっかりおさえよう！

▶ CMV　▶ 肝障害　▶ 免疫不全

原因

　CMV による感染症であり，宿主の状態や初感染あるいは再感染，再活性化などにより症状は異なる（本項では肝炎を中心に解説する）．

疫学

　通常幼少期に不顕性感染を起こし，生涯その宿主に潜伏感染することが知られている．それらの宿主において，免疫抑制状態に至った際に再活性化し，さまざまな症状を引き起こす．そのため，健常人でも初感染時に肝炎や伝染性単核球症として発症するが，胎児，未熟児，移植後，後天性免疫不全症候群（AIDS）患者，免疫不全状態においても感染しやすいことが知られている．

症状

　CMV による感染は，先天性，新生児および乳幼児，健常人，移植後，免疫不全時により異なる．その症状は多岐にわたり，発熱，間質性肺炎，腸炎，肝炎，網膜炎，脳炎を発症することが知られている．特に健常人における初感染は，その時点まで CMV に曝露されることがなく，思春期以降に初感染を受けた場合に発症する．それらは肝障害，伝染性単核球症様の症状を呈することが多い．発熱，肝機能異常，頸部リンパ節腫脹，肝脾腫などが主な症状であり，EBV 感染と鑑別することは困難である．またそれ以外にも，外科手術などで大量輸血を受けて CMV に初感染した場合にも，発熱，肝機能異常，間質性肺炎，異型リンパ球増多など，伝染性単核球症様の症状を呈することが知られている．

診断

　CMV-IgM，CMV-IgG により診断が行われる．CMV-IgM は，発症から約 2 週間後には上昇し，急性期の診断に有用である．一方，CMV-IgG 抗体は一度陽性となれば，ほぼ生涯陽性となるため，現在の感染もしくは既感染を指し示す．

治療
経過観察がほとんどであるが，重症例や免疫不全状態であれば，CMV 高力価ガンマグロブリン，ガンシクロビル，ホスカルネットにて治療を行う．

予防
CMV の増殖を抑制する薬剤として，2018 年にわが国でもレテルモビルが使用可能となった．レテルモビルは CMV ターミナーゼ阻害薬であり，CMV のウイルスゲノム DNA の切断およびパッケージングに必要な DNA ターミナーゼ複合体を選択的に阻害し，ウイルス粒子形成を阻害する薬剤である．しかし，使用適応が同種造血幹細胞移植，および臓器移植患者における CMV 感染症の発症抑制のみであるため，発症後の治療には用いられず，予防的に投与される．

法律
感染症法等に基づく報告義務はない．

症例

症例 3　CMV 肝炎をきたした若年女性

23 歳，女性．2 日前から咽頭痛，発熱を認め当院受診となった．軽度の腹痛を自覚している．咽頭発赤および頸部リンパ節腫脹を認め，採血では白血球 15,000 個/μL，異型リンパ球 28％，AST 123 IU/mL，ALT 160 IU/mL，プロトロンビン時間 (PT) 80％を認めた．また，CMV-IgM 陽性，CMV-IgG 陰性であり，CMV 肝炎と診断した．対症療法にて経過をみたが，AST 325 IU/mL，ALT 353 IU/mL と肝障害は改善傾向を認めず，また肝予備能を表す指標の一つである PT が 38％と低下傾向を認めたため，入院の上ガンシクロビルによる治療を行った．治療開始後は改善傾向を認め，3 週間後には退院となった．

解説
CMV 感染症には複数の治療薬がある．

5 B型肝炎ウイルス感染症

B型肝炎ウイルス（hepatitis B virus：HBV）は，垂直感染か，水平感染により感染し，感染後に慢性肝炎や肝硬変，肝細胞癌に至ることが知られている．予防として，母子感染予防法と出生後のHBVワクチン定期接種が行われている．インターフェロンもしくは核酸アナログ製剤により治療を行う．

ココをしっかりおさえよう！

▶HBV　▶垂直感染　▶水平感染

原因

DNAウイルスであるHBVの感染経路は，垂直感染（母子感染）か，水平感染（輸血，針刺し，予防接種における注射針の使い回し，性交渉など）の2つに分けられる．また小児もしくは成人でその感染経路は異なる（表3.3.2）．一度感染すると核内に完全閉鎖2本鎖DNA（cccDNA）が潜伏してしまうことから，現在の治療では排除することができない．

疫学

約4,000年前からHBVは存在することが知られている．世界にはHBV持続感染者が約4億人存在し，またその感染既往を含めると20億人の患者が存在すると想定される．わが国でもHBVを保持しているキャリアが1％程度（110〜140万人）存在すると推定される．HBVにはさまざまな遺伝子型（ゲノタイプ）が存在し，日本ではA，B，C，Dの4種類のゲノタイプが多い．また，それぞれ特徴が異なり，ゲノタイプAは近年，都市部の若い世代で増加傾向にあり，慢性化率が高い（約7％）．一方，ゲノタイプCは古典的に日本に多く存在し，肝細胞癌になりやすいことが知られている（図3.3.1）．さらに若年の男性同性愛者におけるHBV感染では，梅毒やヒト免疫不全ウイルス（human immunodeficiency virus：HIV）が重複感染しやすいことも知られている．

表3.3.2　HBVの感染経路

垂直感染	小児	胎内感染，産道感染
水平感染	小児	キャリアとの接触（家族，保育園等の集団生活など）
	成人	体液（性交渉など） 医療従事者の針刺し 輸血 臓器・組織移植 過去の予防接種 薬物常用者の注射器共用 器具消毒の不徹底（ピアス，刺青など）

症状

感染後の自然経過は，感染経路により異なる（図3.3.2）．感染経路により，感染してからのさまざまな抗原，抗体，肝障害（ALT）の出現する期間が異なる．いずれも経過の中で慢性肝炎や肝硬変，肝細胞癌に至ることが知られている．水平感染では潜伏期間が1～

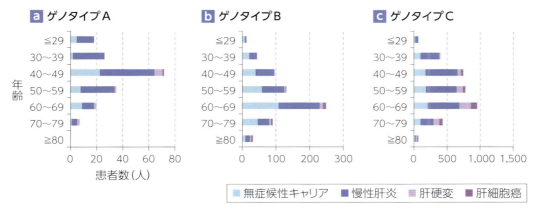

図3.3.1　各ゲノタイプにおける年齢別の病態の分布

（出典：Sakamoto K, et al：J Gastroenterol, 57：971-980, 2022）

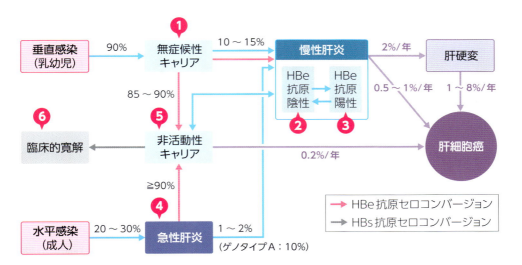

	HBV DNA	HBe抗原	HBs抗原	HBs抗体	ALT
❶	高	＋	＋	－	正常
❷	低～高	－	＋	－	高
❸	高	＋	＋	－	高
❹	高	＋	＋	－	高
❺	低	－	＋	－	正常
❻	－	－	－	＋	正常

図3.3.2　HBV感染後の自然経過　　※セロコンバージョン：抗原の消失・抗体の出現

6ヵ月であり，症状が出現してからおおよそ1ヵ月程度で肝障害は落ち着く（図3.3.3）．また水平感染において，1％程度は重篤な肝障害（劇症化）を引き起こし，そのうち70％が死亡することも知られている．一方，垂直感染では長期経過をたどり，臨床的寛解に至る（図3.3.4）．

診断

HBV感染においては，多数の抗原，抗体，ウイルス量，遺伝子型などが存在している．それらのウイルスマーカーはそれぞれ異なる役割を持ち，臨床的な意義に応じて測定を行う（表3.3.3）．

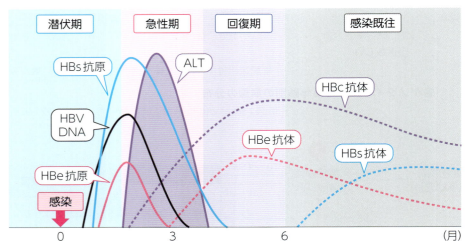

図3.3.3　HBV感染後の経過（水平感染時）

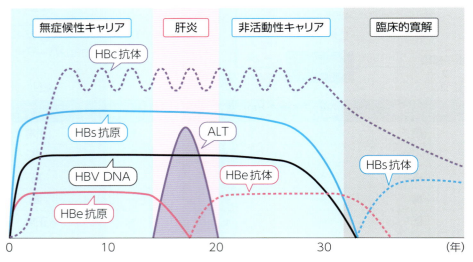

図3.3.4　HBV感染後の経過（垂直感染時）

治療

　HBVは一度感染すると，ウイルスを体内から排除することが困難である．そのため，治療においては，急性肝不全，肝硬変，肝細胞癌を予防し，最終的にHBV感染者の生命予後およびquality of lifeを改善させることを目的としている．現在は，抗ウイルス治療の長期目標をHBs抗原消失に設定している（**表3.3.4**）．一方，HBs抗原消失に至るまでの抗ウイルス療法は，ALT持続正常，HBe抗原陰性かつHBe抗体陽性，HBV増殖抑制の3項目となる．HBV DNA量の目標は慢性肝炎と肝硬変で異なり，また治療薬剤によっても異なる．核酸アナログ製剤では高率にHBV DNAの陰性化が得られる．On treatmentにおける治療の目標は陰性化であるが，何らかの理由により中止に至ったOff treatment

表3.3.3　HBVマーカーの臨床的意義

HBV遺伝子型	感染経路，予後・治療効果の予測
HBV DNA	肝臓でのHBV活動性を反映；病態の把握，予後の予測
HBs抗原	現在のHBV感染・cccDNA量を反映；予後・治療効果の予測
HBコア関連抗原	cccDNA量を反映；核酸アナログ治療中の再燃予測・治療中止時期の判断，予後の予測
HBs抗体	HBVの既往感染，HBワクチン接種
HBc抗体	HBV感染・既往感染
IgM-HBc抗体	B型急性肝炎の診断，B型慢性肝炎の急性増悪の診断
HBe抗原	HBVの増殖力を反映；病態の把握
HBe抗体	HBVの低い活動性，HBe抗原セロコンバージョン後

（日本消化器病学会肝機能研究班：日消誌，103：1403-1412，2006；日本肝臓学会：慢性肝炎・肝硬変の診療ガイド2019，文光堂，2019；日本肝臓学会：B型肝炎治療ガイドライン 第4版，2020 より作成）

表3.3.4　B型肝炎における抗ウイルス治療の目標

長期目標		HBs抗原消失	

短期目標		慢性肝炎	肝硬変
ALT		持続正常[※1]	持続正常[※1]
HBe抗原		陰性[※2]	陰性[※2]
HBV DNA量[※3]	on-treatment（核酸アナログ継続治療例）	陰性	陰性
	off-treatment（IFN終了例/核酸アナログ中止例）[※4]	2,000 IU/mL（3.3 Log IU/mL）未満	―[※5]

※1：30 U/L以下を「正常」とする．
※2：HBe抗原陽性例ではHBe抗原陰性化，HBe抗原陰性例ではHBe抗原陰性およびHBe抗体陽性状態の持続．
※3：リアルタイムPCR法を用いて測定する．
※4：抗ウイルス治療終了後，24～48週経過した時点で判定する．
※5：肝硬変では核酸アナログが第一選択であり，核酸アナログの中止は推奨されない．
（出典：日本肝臓学会 肝炎診療ガイドライン作成委員会 編『B型肝炎治療ガイドライン（第4版）』2022年6月，p.14）
https://www.jsh.or.jp/medical/guidelines/jsh_guidlines/hepatitis_b.html（2024年11月参照）

では 3.3LogIU/mL が目標となる.

現在,インターフェロン治療ではペグインターフェロンに保険適用があり,核酸アナログ製剤ではエンテカビル,テノホビルジソプロキシル,テノホビルアラフェナミドが使用可能である(表3.3.5).

なお,HIV との重複感染では,核酸アナログ製剤を単独投与すると HIV が耐性化しやすいことが知られているため,複数の薬剤を同時に使用するカクテル療法が行われる.

臨床的寛解に落ち着いても核内に cccDNA が存在することから,それらの患者において免疫抑制薬や抗がん薬を使用した際には HBV が再活性化することがあるため,治療が必要となることもある(図3.3.5).

予防

予防においては,わが国では1986年から母子感染防止対策が行われており,それによ

表3.3.5 B型肝炎治療薬の特徴

	インターフェロン	核酸アナログ製剤				
	Peg-IFN	LAM	ADV	ETV	TDF	TAF
作用機序	抗ウイルス作用(抗ウイルスタンパクの誘導),免疫賦活作用	DNA ポリメラーゼ活性の阻害 (HBV DNA 複製阻害)				
投与経路	皮下注射	経口				
治療期間	24〜48週	長期継続(原則)				
HBV DNA 陰性化率	13% (3年[1])	74% (2年[2])	39% (5年[2])	93〜94% (3年[2])	93% (3年[2])	93% (2年[2])
薬剤耐性	なし	65% (5年[2])	29% (5年[2])	1% (3年[2])	報告なし (10年[2])	報告なし (8年[2])
効果の持続	Drug free で持続(セロコンバージョン例)	低(中止による肝炎の再燃が高頻度)				
非代償性肝硬変	×	○(乳酸アシドーシスに注意)				
妊婦	×(原則として)	○[3, 4]	▲[3]	▲[3]	○[3, 4]	▲[3]
問題点	副作用が多い	耐性ウイルスができやすい	腎障害,低リン血症	催奇形性の可能性	骨粗鬆症,腎障害	―

[1]:治療終了後
[2]:治療開始後
[3]:有益性投与(有益性が危険性を上回ると判断される場合のみに投与)
[4]:先天異常発生率は一般出産の発生率と同様との報告がある.
Peg-IFN:ペグインターフェロン,LAM:ラミブジン,ADV:アデホビル,ETV:エンテカビル,TDF:テノホビルジソプロキシルフマル酸塩,TAF:テノホビルアラフェナミド

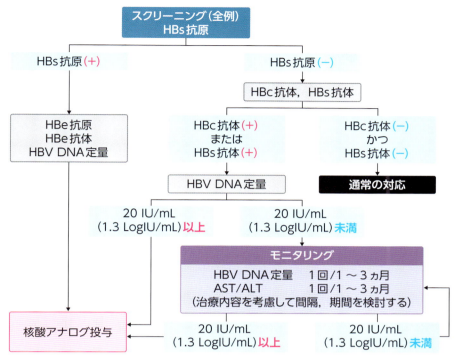

図3.3.5　免疫抑制・化学療法により発症するB型肝炎対策
補足・注釈を省略．実際に使用する際には，必ず原版の補足，注釈を参照すること．
(出典：日本肝臓学会 肝炎診療ガイドライン作成委員会 編『B型肝炎治療ガイドライン（第4版）』2022年6月，pp.98-100)
https://www.jsh.or.jp/medical/guidelines/jsh_guidlines/hepatitis_b.html（2024年11月参照）

り垂直感染は1/10に減少した．また，2016年からは出生後のB型肝炎ワクチン定期接種が開始され，生後1年までに計3回接種を行う．

法律

急性B型肝炎は感染症法の五類感染症に指定されており，7日以内に届出が必要となる．

症例

症例4　男性同性愛者に発症した急性B型肝炎

26歳，男性．心窩部痛と食思不振にて近医を受診したところ，血液検査所見にて著明な肝障害を認め，精査加療目的に当科紹介入院となった．患者は男性同性愛者であり，2ヵ月前に男性とのコンドームを使用しない性交渉歴がある．入院時の身体所見にて，左季肋下に肝を2横指触知する．受診時の採血データにて，ALTは2,750 IU/mLと上昇し，IgM-HBc抗体陽性，HBe抗原陽性，HBV DNA 5.6 LogIU/mL，ゲノタイプAであり，B型急性肝炎と診断した．HIV抗体は陰性であり，テノホビルアラフェナミドにて治療を開始し，速やかに肝障害は改善した．

解説
性交渉により発症した急性B型肝炎症例では，重複感染に注意する．

6 C型肝炎ウイルス感染症

C型肝炎ウイルス（hepatitis C virus：HCV）は血液を介して感染し，慢性肝炎，肝硬変，肝細胞癌の原因となる．現在は，インターフェロンフリー治療（直接作用型抗ウイルス薬による）が行われ，ほぼ90％以上でウイルス学的持続陰性化（sustained virological response：SVR）が得られる．

ココをしっかりおさえよう！
▶ HCV ▶ SVR ▶ インターフェロンフリー治療

原因
1本鎖のRNAからなるHCVによる感染症である．輸血，刺青，薬物など血液を介して感染し，HCVに感染した肝細胞は宿主の免疫反応で破壊される．

疫学
HCVのキャリアは全世界で1億7,000万人，わが国で200万人程度存在する．感染が発覚する契機の70％は健康診断や検診，他の疾患に対する術前検査であり，症状がなく発見されることが多い．HCVに感染した後，70％が慢性肝炎から肝硬変，肝細胞癌へと進展するが（図3.3.6），30％は自然治癒すると考えられている．HCV RNAが陽性であれば，陰性の患者よりも累積全死亡率が約2.5倍に増加する．

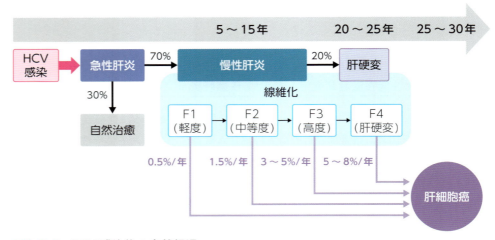

図3.3.6　HCV感染後の自然経過

症状

HCVにより，肝炎が6ヵ月以上継続して起こる状態を慢性肝炎と呼称し，その後，肝炎で破壊された肝細胞の部位に線維化が起こり，最終的に肝硬変に至る．肝硬変は，症状のない代償性肝硬変と症状を認める非代償性肝硬変に分かれる．非代償性肝硬変に至ると，意識障害，黄疸，浮腫，腹水，手掌紅斑，クモ状血管腫，女性化乳房などを認めるようになる．また，肝細胞癌，食道静脈瘤を合併することもある．

診断

抗HCV抗体が陽性であれば，HCV RNAを検査し，陽性であればHCV感染と診断する．なお，HCV RNAが陰性であれば，既感染もしくは偽陽性と診断する．HCVにもさまざまな遺伝子型（ゲノタイプ）があるが，わが国ではゲノタイプ1bが70％，ゲノタイプ2aが20％を占めている．

治療

現在は，インターフェロンフリー治療（直接作用型抗ウイルス薬（DAA）による）が行われる（表3.3.6）．この治療ではウイルスのゲノタイプで治療法は変わらないが，肝硬変の重症度により治療法が変わる．慢性肝炎，代償性肝硬変においては，グレカプレビル／ピブレンタスビル，ソホスブビル／レジパスビルもしくはソホスブビル／ベルパタスビルにより治療を行う．治療期間は異なるが，おおよそ95％程度でSVRを期待できる．また，非代償性肝硬変に対しては，ソホスブビル／ベルパタスビルによる治療を行うことにより，92％にSVRが得られる．治療効果には，ウイルスの耐性関連変異が関与しており，特にウイルスの非構造タンパク領域に存在するNS5A遺伝子のP32変異（NS5A領域P32欠失）が治療不成功に影響することが知られている．

予防

刺青，アートメイク，タトゥー，ピアスを入れることにより感染することがあり，それらの行為は避ける．

法律

急性C型肝炎は感染症法の五類感染症に指定されており，7日以内に届出が必要となる．

症例

症例5　高齢女性における慢性C型肝炎

70歳，女性．白内障に対する術前の検査にてHCV抗体が陽性であり，消化器内科紹介となった．特に症状はない．採血では，ALT 65 IU/mL，HCV RNA 6.2 LogIU/mLを認めた．腹部エコーでは慢性肝炎を認め，慢性C型肝炎と診断された．白内障術後にグレカプレビル／ピブレンタスビルにより8週間治療を行い，その後12週，24週

表3.3.6 C型肝炎のインターフェロンフリー治療薬の特徴

	SOF/LDV		GLE/PIB		SOF/VEL	
販売名	ハーボニー®配合錠		マヴィレット®配合錠		エプクルーサ®配合錠	
薬剤	SOF	LDV	GLE	PIB	SOF	VEL
分類	NS5Bポリメラーゼ阻害薬	NS5A複製複合体阻害薬	NS3/4Aプロテアーゼ阻害薬	NS5A複製複合体阻害薬	NS5Bポリメラーゼ阻害薬	NS5A複製複合体阻害薬
適応(期間)	①あり(12週) ②なし ③あり(12週) ④なし ⑤なし		①あり(8週) ②あり(12週) ③あり(12週) ④あり(12週) ⑤なし		①あり(12週) ②あり(RBV併用：12週) ③あり(12週) ④あり(RBV併用：12週) ⑤あり(12週)	
重度の腎障害・透析	×(禁忌)		○		×(禁忌)	
妊婦	▲※1		▲※1		▲※1(RBV併用では禁忌)	
小児	×		○		×	
相互作用	P-gp誘導薬と併用禁忌※2		P-gp誘導薬，OATP1B/BCRP の基質/阻害薬と併用禁忌※3		P-gp誘導薬と併用禁忌※2	

①慢性肝炎(DAA治療歴なし，プロテアーゼ阻害薬 + Peg-IFN + RBVによる前治療不成功例)
②慢性肝炎(IFNフリーDAA前治療不成功例)
③代償性肝硬変(DAA治療歴なし，プロテアーゼ阻害薬 + Peg-IFN + RBVによる前治療不成功例)
④代償性肝硬変(IFNフリーDAA前治療不成功例)
⑤非代償性肝硬変
※1：有益性投与(有益性が危険性を上回ると判断される場合のみに投与)
※2：P-gp誘導薬(カルバマゼピン，フェニトイン，リファンピシン，セイヨウオトギリソウ(セント・ジョーンズ・ワート)含有食品)により血中SOF・LDV・VEL濃度が低下
※3：P-gp誘導薬(リファンピシン)により血中GLE・PIB濃度が低下；GLE・PIBによりOATP1B・BCRP基質薬(アトルバスタチン)の血中濃度が上昇；OATP1B阻害薬(アタザナビル)により血中GLE濃度が上昇
SOF：ソホスブビル，LDV：レジパスビル，GLE：グレカプレビル，PIB：ピブレンタスビル，VEL：ベルパタスビル，RBV：リバビリン，IFN：インターフェロン，P-gp：P-糖タンパク，OATP：有機アニオントランスポーター，BCRP：乳癌耐性タンパク

でもHCV RNAを認めず，SVRと判断した．

 解説

C型肝炎は世界中で撲滅に向けて治療が推奨されている．

7 急性胆嚢炎

胆嚢に生じた急性炎症であり，多くは胆石に起因する．原因菌は腸内に存在する細菌であり，Murphy 徴候を認める．治療は，基本的に胆嚢摘出術となる．

ココをしっかりおさえよう！

▶ Murphy 徴候　▶ 胆嚢摘出術

原因
胆嚢に生じた急性炎症であり，多くは胆石に起因するが，胆嚢の血行障害，化学的な障害，細菌などの感染症，膠原病など要因はさまざまである．なお，急性胆嚢炎と急性胆管炎を合わせて急性胆道炎と呼称する．

疫学
腸内に存在する細菌が，胆石の嵌頓や免疫能低下をきっかけに胆嚢に逆行性感染を起こす（表3.3.7）．

症状
発熱，腹痛，悪心，意識障害などを認める．急性胆嚢炎に特徴的である Murphy 徴候を認める．Murphy 徴候とは，検者の手で右季肋下を圧迫した状態で患者に深吸気を促した際，疼痛により吸気が止まる所見を指す．また，胆嚢頸部に嵌頓した結石の炎症が総胆管に波及し，狭窄を起こすことにより黄疸を認めることがあり，それを Mirizzi 症候群と

表3.3.7　急性胆道炎（急性胆嚢炎，急性胆管炎）の症例の胆汁分離菌

胆汁分離菌		分離菌の割合 (%)
グラム陰性菌	*Escherichia coli*	31～44
	Klebsiella spp.	9～20
	Pseudomonas spp.	0.5～19
	Enterobacter spp.	5～9
	Acinetobacter spp.	―
	Citrobacter spp.	―
グラム陽性菌	*Enterococcus* spp.	3～34
	Streptococcus spp.	2～10
	Staphylococcus spp.	0
嫌気性菌		0～20

(出典：Yokoe M, et al：J Hepatobiliary Pancreat Sci, 19：578-585, 2012)

呼ぶ（図3.3.7）．

診 断
診断基準では，（A）局所の臨床徴候，（B）炎症所見，（C）画像所見をもって確診もしくは疑診とする（表3.3.8）．また重症度判定基準も存在し，治療の選択に関わる（表3.3.9）．

治 療
治療は重症度により異なるが，基本的には胆嚢摘出術が選択されることが多い（表3.3.10）．

予 防
特別な予防法は存在しない．

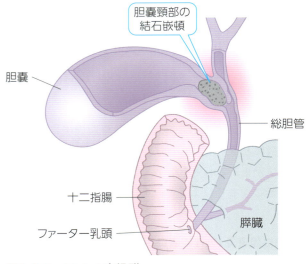

図3.3.7　Mirizzi 症候群
総胆管狭窄をきたし，黄疸が出現することがある．

表3.3.8　急性胆嚢炎診断基準

A．局所の臨床徴候 （1）Murphy 徴候　（2）右上腹部の腫瘤触知・自発痛・圧痛 B．全身の炎症所見 （1）発熱　（2）CRP 値の上昇　（3）白血球数の上昇 C．急性胆嚢炎の特徴的画像所見
確診：A のいずれか＋B のいずれか＋C のいずれかを認めるもの 疑診：A のいずれか＋B のいずれかを認めるもの

（出典：Yokoe M, et al：J Hepatobiliary Pancreat Sci, 19：578-585, 2012；急性胆管炎・胆嚢炎診療ガイドライン改訂出版委員会：急性胆管炎・胆嚢炎診療ガイドライン 2018，p50，医学図書出版，2018）

表3.3.9　急性胆嚢炎重症度判定基準

重症急性胆嚢炎（グレードⅢ）

急性胆嚢炎のうち，以下のいずれかを伴う場合は「重症」である．
- 循環障害（ドパミン≧5μg/kg/min，もしくはノルアドレナリンの使用）
- 中枢神経障害（意識障害）
- 呼吸機能障害（PaO_2/FiO_2比＜300）
- 腎機能障害（乏尿，もしくはクレアチニン＞2.0 mg/dL）
- 肝機能障害（PT-INR＞1.5）
- 血液凝固異常（血小板＜10万/mm³）

中等症急性胆嚢炎（グレードⅡ）

急性胆嚢炎のうち，以下のいずれかを伴う場合は「中等症」である．
- 白血球数＞18,000/mm³
- 右季肋部の有痛性腫瘤触知
- 症状出現後72時間以上の症状の持続
- 顕著な局所炎症所見（壊疽性胆嚢炎，胆嚢周囲膿瘍，肝膿瘍，胆汁性腹膜炎，気腫性胆嚢炎などを示唆する所見）

軽症急性胆嚢炎（グレードⅠ）

急性胆嚢炎のうち「中等症」「重症」の基準を満たさないものを「軽症」とする．

(出典：Yokoe M, et al：J Hepatobiliary Pancreat Sci, 19：578-585, 2012；急性胆管炎・胆嚢炎診療ガイドライン改訂出版委員会：急性胆管炎・胆嚢炎診療ガイドライン2018, p52, 医学図書出版, 2018)

表3.3.10　急性胆嚢炎の治療

軽症（グレードⅠ）

耐術能あり	早期腹腔鏡下胆嚢摘出術	
耐術能なし	保存的治療（抗菌薬投与）	
	状態改善後	待機腹腔鏡下胆嚢摘出術

中等症（グレードⅡ）

耐術能あり	早期腹腔鏡下胆嚢摘出術		
耐術能なし	保存的治療（抗菌薬投与）および胆嚢ドレナージ		
	状態改善後	耐術能あり	待機腹腔鏡下胆嚢摘出術
		耐術能なし	経過観察

重症（グレードⅢ）

臓器サポートおよび抗菌薬投与	耐術能あり	全身管理下での腹腔鏡下胆嚢摘出術		
	耐術能なし	保存的治療および胆嚢ドレナージ		
		状態改善後	耐術能あり	待機腹腔鏡下胆嚢摘出術
			耐術能なし	経過観察

(急性胆管炎・胆嚢炎診療ガイドライン改訂出版委員会：急性胆管炎・胆嚢炎診療ガイドライン2018, 医学図書出版, 2018 より作成)

法律

感染症法等に基づく報告義務はない．

症例

症例6 胆石による急性胆嚢炎

43歳，男性．昨日夕食にエビフライを食べた後より，突然右季肋下の腹痛を自覚した．翌日になっても痛みは改善せず，38℃の発熱を認め，当院救急外来を受診した．来院時の身体所見にてMurphy徴候を認めている．採血では白血球18,000個/μL，C反応性タンパク（CRP）15.3 ng/dLと上昇を認めた．腹部CTにて胆石の嵌頓，胆嚢の腫脹および壁肥厚を認め，急性胆嚢炎と診断し（写真3.3.1），緊急で腹腔鏡下胆嚢摘出術を施行した．

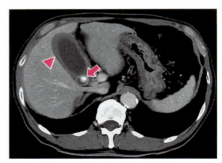

写真3.3.1 腹部CT画像（症例6：急性胆嚢炎）

矢頭：胆嚢壁肥厚，矢印：胆嚢胆石

解説

急性胆嚢炎の原因として胆石が最も多い．

｜8｜ 急性胆管炎

胆道閉塞もしくは胆汁中の細菌増殖により，その細菌や細菌から産生されるエンドトキシンにより胆管炎を発症する．画像にて胆汁うっ滞所見があり，胆道ドレナージと原因の排除が治療の基本となる．

ココをしっかりおさえよう！

▶胆汁うっ滞　▶胆道ドレナージ

原因

胆管内に細菌が増加し，その細菌や細菌から産生されるエンドトキシンが血流に乗り全身に広がることにより胆管炎を発症する．原因としては，①胆道閉塞によるものと，②胆汁中の細菌増殖による2つの原因に分かれている．胆道閉塞とは，総胆管結石や良性胆道狭窄，悪性疾患によるものであり，胆汁中の細菌増殖とは，総胆管の閉塞，胆嚢炎の既往，胆管の検査や処置，胆管空腸吻合術後，緊急手術によるものが挙げられる．原因菌に関しては，急性胆嚢炎と同様である（表3.3.7）．

疫 学
総胆管結石や良性胆道狭窄，悪性疾患に伴うことが多く，また胆管に対する何らかの検査や手術後にも多い．

症 状
発熱，腹痛，悪心，黄疸，意識障害などが挙げられる．

診 断
全身の炎症所見，胆汁うっ滞所見，胆管病変の画像所見をもって診断を行う（表3.3.11）．また重症度判定基準も存在し，治療の際に必要となる（表3.3.12）．

治 療
重症度ごとに治療方針が決まっており（表3.3.13），基本的には胆管内のドレナージおよび原因除去もしくは改善が必要になる．胆道ドレナージには経皮経肝胆道ドレナージ（percutaneous transhepatic biliary drainage：PTBD），内視鏡的ドレナージ（外瘻法［内視鏡的経鼻胆管ドレナージ術 endoscopic nasobiliary drainage：ENBD］，内瘻［内視鏡的胆道ステント留置術 endoscopic biliary stenting：EBS］）の3つの方法があり，状況により使い分ける（図3.3.8）．原因除去に関しても，内視鏡的，経皮的，手術の3つの方法がある．

予 防
特別な予防法はない．

法 律
感染症法等による報告義務はない．

表3.3.11　急性胆管炎診断基準

A．全身の炎症所見
(1) 発熱　(2) 血液検査：炎症反応所見
B．胆汁うっ滞所見
(1) 黄疸　(2) 血液検査：肝機能検査異常
C．胆管病変の画像所見
(1) 胆管拡張　(2) 胆管炎の成因：胆管狭窄，胆管結石，ステントなど
確診：Aのいずれか＋Bのいずれか＋Cのいずれかを認めるもの 疑診：Aのいずれか＋BもしくはCのいずれかを認めるもの

（出典：Kiriyama S, et al：J Hepatobiliary Pancreat Sci, 19：548-556, 2012；急性胆管炎・胆嚢炎診療ガイドライン改訂出版委員会：急性胆管炎・胆嚢炎診療ガイドライン2018, p49, 医学図書出版, 2018）

表3.3.12　急性胆管炎重症度判定基準

重症急性胆管炎（グレードⅢ）
急性胆管炎のうち，以下のいずれかを伴う場合は「重症」である． ・循環障害（ドパミン≧5μg/kg/min，もしくはノルアドレナリンの使用） ・中枢神経障害（意識障害） ・呼吸機能障害（PaO_2/FiO_2 比＜300） ・腎機能障害（乏尿，もしくはクレアチニン＞2.0mg/dL） ・肝機能障害（PT-INR＞1.5） ・血液凝固障害（血小板＜10万/mm^2）
中等症急性胆管炎（グレードⅡ）
初診時に以下の5項目のうち，2つ該当するものがある場合には「中等症」とする． 以下の項目に該当しないが，初期治療に反応しなかった場合も「中等症」とする． ・白血球数＞12,000 もしくは＜4,000/mm^3 ・発熱（体温≧39℃） ・年齢（75歳以上） ・黄疸（総ビリルビン≧5mg/dL） ・アルブミン（＜健常値下限×0.73g/dL）
軽症急性胆管炎（グレードⅠ）
急性胆管炎のうち「中等症」「重症」の基準を満たさないものを「軽症」とする．

（出典：Kiriyama S, et al：J Hepatobiliary Pancreat Sci, 19：548-556, 2012；急性胆管炎・胆嚢炎診療ガイドライン改訂出版委員会：急性胆管炎・胆嚢炎診療ガイドライン2018, p51, 医学図書出版, 2018）

表3.3.13　急性胆管炎の治療

軽症 （グレードⅠ）	初期治療（抗菌薬投与）		成因が残存している場合 内視鏡的治療 経皮的経肝的治療 手術
	初期治療に反応しない場合	胆管ドレナージ	
中等症 （グレードⅡ）	初期治療（抗菌薬投与） 早期胆管ドレナージ		
重症 （グレードⅢ）	緊急胆管ドレナージ 臓器サポート，抗菌薬投与		

（急性胆管炎・胆嚢炎診療ガイドライン改訂出版委員会：急性胆管炎・胆嚢炎診療ガイドライン2018, 医学図書出版, 2018 より作成）

症例

症例7　胆石嵌頓による急性胆管炎

78歳，男性．以前から胆石を指摘されていた．3日前から腹痛を自覚し，本日朝になり黄疸を認め当院救急外来を受診した．38.6℃の発熱と，採血にて白血球上昇，CRP上昇を認めている．腹部CTでは，胆管拡張およびファーター乳頭部に胆石嵌頓を認め（写真3.3.2），総胆管結石による急性胆管炎と診断した．同日緊急にて内視鏡的胆管ドレナージを行い，後日，内視鏡的に結石除去を行った．

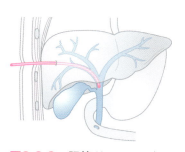
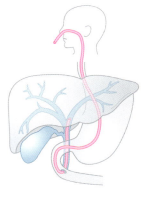
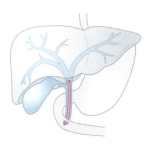

図3.3.8　胆管ドレナージ

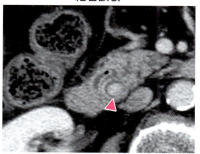

写真3.3.2　腹部CT画像（症例7：急性胆管炎［総胆管結石］）

 解 説
急性胆管炎においてはドレナージが重要である．

4 尿路感染症

　尿路感染症は，腎臓，尿管，膀胱，前立腺，尿道が感染部位となる．尿道から細菌が上行性に移行し感染するのが一般的で（図3.4.1），原因菌の多くはグラム陰性桿菌である．

| 1 | 膀胱炎

　膀胱炎は，主に大腸から細菌が膀胱内に侵入することで膀胱に炎症が生じ，膀胱の働きに支障をきたす疾患である．膀胱炎のほとんどは大腸菌（*Escherichia coli*）などの細菌に感染することにより起こる．

　膀胱炎は，臨床経過によって急性膀胱炎と慢性膀胱炎に分類される．急性膀胱炎は突然の頻尿，排尿時の痛み，尿の混濁が現れ，残尿感，下腹部痛，尿失禁，血尿などを伴うこともある．慢性膀胱炎は，一般的に急性膀胱炎の症状が軽度に現れるか，膿尿・細菌尿が認められても症状がない無症候性細菌尿を呈する場合が多い．両疾患に共通して通常，発熱は伴わない．

ココをしっかりおさえよう！
▶残尿感 ▶排尿時痛 ▶性差

原因
　男性，女性共に大腸菌や *Klebsiella* 属菌を原因菌として発症しやすい．女性は，性行為によって感染しやすい傾向にある．また尿意の我慢や冬場の冷えも発症に影響する．高齢の男性では，前立腺肥大による尿路の閉塞，失禁による陰部の細菌感染などによって発症しやすい．

疫学
　男性よりも女性で発症しやすい．特に10代後半から30歳までの女性に多く発症する．女性は尿道口が腟や肛門に近いために細菌が侵入しやすく，また尿道が男性に比して短いため膀胱に細菌が到達しやすいとされている．

症状
　男性と女性で少し異なるが，排尿時痛，頻尿，

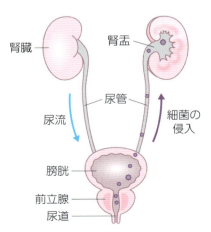

図3.4.1　尿路の構造と感染症

尿意切迫感など膀胱刺激症状が主体である．通常，発熱は伴わないのが特徴である．

診断

発熱，排尿回数，排尿時痛，肋骨脊柱角（costovertebral angle：CVA）叩打痛の有無，さらに尿混濁（細菌感染による）を確認して診断を行う．膀胱炎は感染症であるが，発熱を伴わないのは重要なポイントである．また，膀胱炎ではCVA叩打痛は認めない．

治療

原因菌の約70％がグラム陰性菌，約10～30％がグラム陽性球菌である．これまで第一選択薬とされてきたキノロン系抗菌薬の有効率は高いが，近年，キノロン耐性グラム陰性菌の増加が問題となっている．したがって，主な原因菌をカバーするβ-ラクタマーゼ阻害薬配合ペニシリン系抗菌薬のアモキシシリン／クラブラン酸（AMPC/CVA）を第一選択薬として経験的治療を行う．レボフロキサシンなどのキノロン系抗菌薬は，重症例やハイリスク患者，CVA/AMPCに感受性のないグラム陽性球菌が想定される場合に使用する．ただし，キノロン系抗菌薬は催奇形性があるため，妊婦には使用しない．グラム陰性桿菌が想定され，基質特異性拡張型β-ラクタマーゼ（ESBL）非産生菌であればセフェム系抗菌薬（セファクロルなど），ESBL産生菌であればホスホマイシンやファロペネムなどが選択される．

予防

女性では陰部を清潔に保つことが重要で，性行為後の排尿は予防効果が高い．特に冬場，尿意を我慢すること，尿量が少ないことも膀胱炎の原因となるので注意したい．

法律

膀胱炎は感染症法で定める届出対象疾患には含まれていない．ただし，原因菌が五類感染症の対象となる薬剤耐性菌の場合には，7日以内に届け出る必要がある．

症例

症例1　冬場の膀胱炎

30歳，女性．1月下旬，極寒の中スキーに出かけた．トイレ休憩は時間がもったいないので，水分をあまり摂取しないように心がけていた．夜，排尿時痛と共に頻尿が出現した．体温は平熱と変わりはない．翌日からAMPC/CVA配合錠250mgを1日3回，7日間服用し，症状はすべて軽快した．

解説

若い女性が排尿時痛および頻尿を主訴とする場合，急性単純性膀胱炎である．この症状では膀胱粘膜に炎症が生じ，膀胱の刺激症状を発現しているので，早期の治療で奏効する．

|2| 腎盂腎炎

膀胱炎は通常発熱を呈さないが，腎盂腎炎は発熱を認める．また，全身倦怠感などの症状に加え，腰背部痛，腎部痛，CVA叩打痛などの特徴的症状が認められる．さらに嘔気などの消化器症状を伴うことも多い．急性腎盂腎炎の原因としては，先天的尿路奇形，性的活動期の女性，前立腺肥大症などによる尿通過障害が挙げられる．一方，慢性腎盂腎炎は重篤化しにくいが，急性増悪期には急性腎盂腎炎と同様の臨床症状を呈する．原因として，尿路結石，腎盂・尿管・膀胱の悪性腫瘍などが挙げられる．慢性腎盂腎炎は繰り返し発症することにより腎機能障害が徐々に進行し，腎不全をきたし，時に敗血症に進展するため注意する必要がある．

ココをしっかりおさえよう！

▶腰背部痛　▶肋骨脊柱角叩打痛　▶尿路結石

原因

急性腎盂腎炎は，性行為が多い女性，前立腺肥大など尿の通過障害がリスク因子となる．複雑性腎盂腎炎は，尿路結石，腎機能障害，カテーテル留置がリスク因子である．また免疫系疾患などの基礎疾患を有している場合に発症また再発しやすい．

疫学

急性腎盂腎炎は，女性に多い傾向がある．これは上項でも示した膀胱炎と同様で，細菌が侵入しやすく上行性に腎臓まで移行しやすいためである（図3.4.1）．

症状

膀胱炎と異なり高熱を認めることが多い．全身倦怠感とともに腰部痛などを呈する．また嘔気，嘔吐を呈することも特徴的である．

診断

38℃以上の発熱，膀胱炎症状，側腹部痛やCVA叩打痛（図3.4.2）を確認する．CVA叩打痛は多くの場合，左右差がある．尿検査で膿尿（尿中白血球増加）や細菌尿，血液検査で白血球数増加，C反応性タンパク（CRP）の上昇を確認して，診断を下す．

治療

グラム陽性球菌が想定される場合はレボフロキサシンなどのキノロン

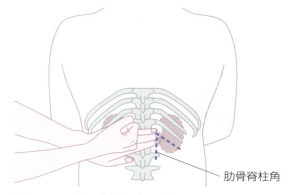

図3.4.2　肋骨脊柱角（CVA）と叩打診

系抗菌薬，グラム陰性桿菌が想定される場合はセフジトレン ピボキシルなどの第三世代セファロスポリン系抗菌薬で経験的治療を行う．重症例では，セフトリアキソンやセフタジジムなどの第三世代セファロスポリン系抗菌薬の点滴静注を行う．3日を目安に効果判定し，培養結果が判明次第，標的治療に切り替える．

予防
細菌が尿路系に侵入しないように，清潔に努める．また水分摂取を積極的に行い，排尿を促進する．全身性に疲労感を蓄積しない．

法律
腎盂腎炎自体は感染症法の届出対象ではない．ただし，特定の薬剤耐性菌による場合は届出が必要である．

症例

👤 症例2　高齢者の腎盂腎炎

75歳，男性．夜間急に嘔気を示し，体温は38℃を示した．ほか感冒様症状は示さないものの，感染性胃腸炎を疑い，近医を受診した．全身性に倦怠感も強く背中に痛みを感じるために，総合病院で入院治療することになった．治療薬はセフトリアキソン2g/日の点滴静注を5日間行った．その後，発熱もなく，症状は軽快した．

解説
腎盂腎炎は，診断が下れば，セフトリアキソンなどの点滴静注による治療が望ましい．この治療によっても軽快しない場合は，メロペネムなどカルバペネム系抗菌薬を使用する．

3 カテーテル関連尿路感染

カテーテル関連尿路感染（catheter-associated urinary tract infection：CAUTI）は尿道カテーテル留置が原因で生じる尿路感染症である．尿道カテーテルは，周術期や集中治療を受ける患者や，排尿障害，長期臥床の患者などで留置される．カテーテル留置中あるいは抜去後48時間以内に発熱や尿路症状を伴う細菌尿がみられた場合に診断される．医療関連感染の約10％がCAUTIである．

ココをしっかりおさえよう！
▶尿道カテーテル　▶膀胱　▶細菌尿

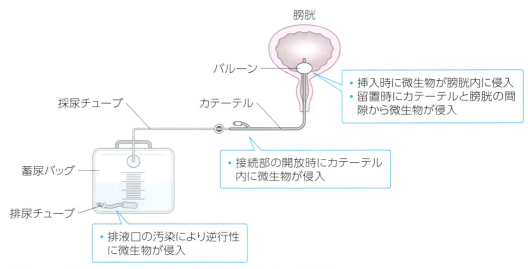

図3.4.3　尿道カテーテル留置による尿路感染症の感染経路

原因

CAUTIの原因菌としては，大腸菌や *Klebsiella* 属菌などが多い．カテーテル挿入時や留置中の膀胱内への侵入，接続部位からのカテーテル内への侵入，蓄尿バックの汚染による逆行性の侵入などにより発症する（図3.4.3）．リスク因子として，長期の尿道カテーテル留置，不適正な尿道カテーテル管理，女性，高齢者，免疫不全患者などがある．

疫学

CAUTIは代表的な医療関連感染であり，その約10%を占める．尿道カテーテルの留置期間が長くなるとともに細菌尿のリスクは増加し，細菌尿が出現する頻度は，1～2日の留置で約3～10%，1週間以内で約20～30%，2週間以内で約50%，30日以上では約100%とされる．

症状

発熱，頻尿や排尿切迫感などの排尿症状，側腹部痛などを認める．さらに腎盂腎炎や敗血症の徴候がみられることもある．

診断

3日以上尿道カテーテルを留置，または抜去後48時間以内の患者で，10^3 CFU/mL以上の細菌尿と尿路感染症状が認められる場合，CAUTIと診断する．症状がない場合は，カテーテル関連無症候性細菌尿（catheter-associated asymptomatic bacteriuria：CA-ASB）として，CAUTIとは区別して取り扱う．高齢者では症状が乏しいことも多いため，注意が必要である．

治療

尿道カテーテル留置中は除菌が難しく,薬剤耐性菌のリスクにもなることから,CA-ASBでは原則的に抗菌薬は使用しない.留置を継続する場合は定期的なカテーテル交換が必要である.

CAUTIでは,尿道カテーテルの抜去/交換および抗菌薬投与を行う.タゾバクタム/ピペラシリン,セフタジジム,セフェピムの点滴静注などで経験的治療を行い,培養結果が判明次第,標的治療に切り替える.

予防

無菌的手技を心がけても感染症を完全に予防することは不可能である.カテーテル留置期間を必要最小限にすることが重要である.

法律

CAUTI自体は感染症法の届出対象ではない.ただし,特定の薬剤耐性菌による場合は届出が必要である.

症例

症例3　在宅におけるカテーテル関連尿路感染

75歳,女性.1ヵ月前,圧迫骨折を発症してから寝たきりとなり,自立して排尿が困難となり尿道カテーテルを留置している.カテーテル留置後,尿意・不快感を訴えていたが,前日より倦怠感と共に38.2℃と発熱を呈してきた.新型コロナウイルス感染症(-),インフルエンザ(-)であるため,尿検査と尿培養を行ったところ,10^3 CFU/mL以上の菌が検出された.そのためセフタジジムの点滴静注を1回1g,1日2回,7日間の治療を行ったところ,体温が37℃となり全身症状も軽快した.

解説

カテーテル留置患者では,感染症を発症する確率が高い.発症要因などに性差はあるのでそれら因子に注意しながら治療を進めていくことが重要である.

5 性感染症

| 1 | 梅毒

梅毒は代表的な性感染症であり，近年増加傾向を呈している．梅毒はその多様な臨床症状から"great imitator"（偽装の達人）と呼ばれる．スピロヘータの *Treponema pallidum*（梅毒トレポネーマ）が原因微生物であり，未治療の場合，多様な組織と器官に病変が出現する可能性がある．初期段階（第一期および第二期梅毒）では，無痛性潰瘍や全身性の発疹など，特徴的な皮膚症状が現れる．しかし，潜伏期を経て晩期梅毒に進行すると，心血管系，神経系，さらには骨や肝臓など，広範な臓器に障害を引き起こすことがある．また，神経梅毒はどの病期からでも発生することがあり，精神症状や神経障害を含むため，他の多くの疾患との鑑別が必要となる．原因がはっきりしない症状を呈する患者においては，梅毒は重要な鑑別疾患の一つである．

ココをしっかりおさえよう！

▶硬性下疳　▶バラ疹　▶STS法　▶TP抗原法　▶Jarisch-Herxheimer反応

原因
原因微生物はスピロヘータの *T. pallidum*（梅毒トレポネーマ：TP）である．

疫学
2011年以降，梅毒の報告数は増加し，2018年までに年間5,000人以上の報告件数となった．この時期の梅毒の増加には男性同性愛者（men who have sex with men：MSM）での伝播が大きく寄与していたとされている．その後2019〜2020年にはいったん減少に転じたものの，再度増加し，2022年には10,000人を超え，歴史的な流行となっている．ここ数年の梅毒患者の特徴として，異性間性的接触での感染者が多くなっていることや，性風俗の利用や従事者に多く認められることが挙げられる．

症状（図3.5.1）
梅毒は，感染後に経過する時間に応じて5つの病期に分類される．それぞれの病期には特徴的な症状があり，他者への感染性が異なるため整理が必要である．

1）第一期梅毒
口腔内，肛門，直腸，腟，陰茎に，無痛性の硬結と潰瘍（硬性下疳）が生じる．通常，3〜6週間持続し，治療の有無に関わらず自然に症状は消退する．この時期の病変には大

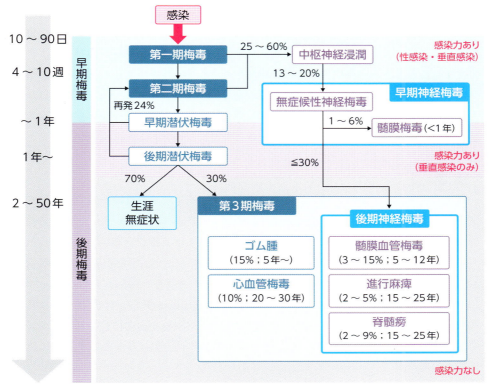

図3.5.1　梅毒の自然経過

量の病原菌が存在し，高い感染力を持っている．

2) 第二期梅毒

第一期梅毒の後，さらに4〜10週間後になると，手掌と足底に赤褐色の発疹が出現するとともに，全身に点状の発疹（バラ疹）が出現する．リンパ節腫脹，発熱，咽頭痛，斑状脱毛，頭痛，倦怠感など多彩な症状がみられ，しばしば他疾患と鑑別することが困難である．第一期梅毒と同様，症状は自然に消退し潜伏梅毒に移行する．第二期梅毒でも他者への感染の可能性がある．

3) 潜伏梅毒

目に見える症状はいったん消失した状態になるものの，TPは体内に残り続けている状況を指す．梅毒は病期が行き来することが特徴で，潜伏梅毒から後期神経梅毒に進行することもあれば，第一期や第二期に戻ることもある．症状がなくても，潜伏梅毒と診断されれば治療が必要である．

4) 晩期梅毒

ゴム腫，心血管病変，進行麻痺，鼻翼の脱落などの古典的な梅毒症状を呈する．ただし，抗菌薬が非常に大量に使用される近年では，晩期梅毒に到達する症例は日本では極めてまれである．

5) 神経梅毒

神経梅毒は中枢神経系（central nervous system：CNS）を侵す梅毒の病型で，梅毒初感染の後，いつでも発症する可能性がある．早期神経梅毒は無症候性，髄膜炎のような症状を呈することもある．早期神経梅毒は認知症のような症状を呈することもあり，治療によりある程度症状は改善するため，治療可能な認知症（treatable dementia）と呼ばれることもある．また，後期神経梅毒では進行麻痺や脊髄癆など不可逆的な神経症状に至る．全身性麻痺，髄膜血管性，脊髄癆など，さまざまな型に分類される．

診 断

最も確実な梅毒の診断には，梅毒の原因菌である TP を暗視野顕微鏡で直接同定する方法がある．しかし，梅毒には上述の通り病変部に TP が存在しないタイプもあるため，十分な感度を確保することが難しく，臨床的にはほとんど実施されない．

梅毒の診断で最もよく使われるのが血清学的診断である．血清学的検査は大きく分けると TP 抗原法と serologic test for syphilis（STS）法に分類される．前者は TP hemagglutination（TPHA）法や fluorescent treponemal antibody absorption（FTA-ABS）法と呼ばれる検査方法を含んでおり，感染後速やかに陽性になる半面，治療が適切に行われても非常に長い期間陽性となったままである．したがって，感染の既往があるか確認するのに適した検査方法である．

STS 法において日本で実施されているのはほぼ rapid plasma reagin（RPR）法という検査だけである．この方法は感染後陽性になるのが遅いが，治療を行うことで比較的速やかに低下することから，治療効果の判定に用いることができるほか，疾患の活動性をみることができるという特徴がある．

したがって，梅毒の診断は TP 抗原法と STS 法を組み合わせて実施し，治療効果判定は STS 法を用いて行うのが一般的である．なお，STS 法は，自己免疫疾患や HIV 感染症をベースに持つ症例においては偽陽性になりやすい特徴がある．

治 療

世界的標準治療法は，ベンジルペニシリンベンザチンの単回筋肉注射であり，日本でも使用可能となった．日本では長年ベンザチンペニシリンが使用できなかったため，今でも経口のアモキシシリンが使用されることも多い．梅毒はアモキシシリンやベンジルペニシリンベンザチンに対して 100％ 感受性があるため，第一選択薬はペニシリン系抗菌薬である．しかしペニシリンアレルギーなどで投与できない場合は，セフトリアキソンやドキシサイクリン，ミノサイクリンなどが代替薬として使用されることもある．第一期，第二期梅毒の一般的な治療内容を表3.5.1 に示す．なお，梅毒治療開始後，24 時間以内に頭痛，筋肉痛，発熱などの症状が出現することがあり，これは Jarisch-Herxheimer 反応と呼ばれる．急激なスピロヘータの破壊による過敏反応が原因と考えられている．このような反応が生じる可能性があることは，患者に必ず説明しておく必要がある．

5 性感染症

表3.5.1　第一期，第二期梅毒の一般的な治療方法（神経梅毒を除く）

抗菌薬	1回投与量	用法	治療期間
標準治療			
ベンジルペニシリンベンザチン	240万単位	1回 筋注	1回のみ
アモキシシリン	500 mg	1日3回 経口	4週間
ペニシリンアレルギーの場合			
ドキシサイクリン	100 mg	1日2回 経口	2週間
ミノサイクリン	100 mg	1日2回 経口	2週間

予 防

梅毒の予防には，安全な性交渉の実践が最も重要であり，コンドームなどの避妊具を正しく使用すべきである．また，梅毒患者を診断した場合，そのパートナーも梅毒に罹患している可能性が高いため，パートナーの検査を推奨することも重要である．

法 律

梅毒は感染症法において五類感染症（全数把握）であるため，診断した場合は7日以内の届出を要する．

症 例

症例1　第一期梅毒の典型症例

25歳男性．2日前に陰茎に潰瘍が出現し，次第に拡大してきたため受診した．受診の約1週間前に性風俗店の利用歴がある．身体所見では，バイタルサインは安定しており，胸部聴診や腹部の診察でも特に異常は認めない．指先や足底・体幹にも皮疹はない．ただし，右鼠径部にリンパ節のような無痛性の硬結を触れる．C反応性タンパク（CRP）2.5 mg/dL，HIVスクリーニング検査は陰性，血清RPR検査は32.8（基準1.0未満），TPHA 167.0と共に高値であった．

解 説

本症例は陰部に硬性下疳が出現し，所属リンパ節が無痛性に腫大しているという特徴的な梅毒の所見を呈しており，梅毒の診断自体は比較的容易である．この時にRPRとTPHA検査を実施することが重要である．また，本症例は同時にHIVスクリーニング検査を行っているが，性感染症の診断（もしくは濃厚な疑い）がある場合はHIV感染症の合併を念頭に置くべきであり，正しいアプローチである．なお，本症例は第一期梅毒であるが，皮疹を主訴に第二期梅毒と診断された場合は，手掌や足底に皮疹があるかどうかの確認が重要である（梅毒は手掌や足底にも皮疹ができる数少ない感染症である）．

| 2 | 淋菌感染症

淋菌（Neisseria gonorrhoeae）は性的接触により伝播するヒトだけに感染するグラム陰性球菌であり，その感染症を淋菌感染症と呼ぶ．最も一般的な感染部位は尿道や子宮頸部だが，口腔や肛門性交後に咽頭や直腸に感染することもあり，出産時に新生児に感染することで，結膜炎が生じることもある．10〜20％の女性では，子宮頸部感染が骨盤内炎症性疾患（pelvic inflammatory disease：PID）に進展する可能性がある．また，血流感染から播種性淋菌感染症（disseminated gonococcal infection：DGI）と呼ばれる全身性感染症に移行する症例もあり，皮膚や全身の関節炎症状を引き起こすこともある．

ココをしっかりおさえよう！
▶骨盤内炎症性疾患　▶播種性淋菌感染症　▶淋菌性関節炎　▶薬剤耐性淋菌

原因

グラム陰性球菌の淋菌（N. gonorrhoeae）が原因微生物であり，性的接触により伝播する．

疫学

淋菌感染症は世界的に流行しており，世界保健機関の2020年推計では全世界で約8,200万人が新規感染したとされる．日本国内の2020年報告数は約6,500件で減少傾向にある．20〜30代が全体の60％を占め，男性の報告数が女性の約2倍である．これは男性の方が症状は出やすく受診する傾向が高いためと考えられる．大都市圏，特に東京・大阪・愛知で全国の50％を占める．

近年の課題は薬剤耐性菌の増加である．国立感染症研究所の調査によれば，第一選択薬であるセフトリアキソンへの耐性率が5％程度まで上昇しており，治療不成功症例が増加している．

症状

淋菌感染症の症状は男女によってかなり異なっており，女性においては感染者の約10〜20％が無症状である一方，男性での無症状のケースはまれである．男性においては尿道炎が最も一般的で，潜伏期間の後に尿道の不快感や疼痛，排尿困難といった形で現れる．女性の場合，子宮頸管炎や腟炎が一般的で，排尿困難や帯下の増加，下腹部の不快感や性交痛などが特徴的である．特に女性においては，PIDからさらに炎症が上行し，肝周囲炎が発生することがある．症状としては，右上腹部痛，発熱，悪心，嘔吐といった症状で現れ，時に急性腹症として救急搬送されることすらある．一方，直腸淋菌感染症は，通常，無症候性で，肛門性交を行う人に発生することが多く，症状には肛門部の瘙痒感や出血，便秘などがある．性交渉のスタイルの多様化により，淋菌性咽頭炎の症例も増加している．咽頭炎は，通常，無症候性であるが，咽頭痛を引き起こすこともある．さらに，淋菌によ

る菌血症を経由し全身に感染症が波及するDGIに至る症例もまれにあるとされている．

診断

淋菌感染症の診断で一般的なものは，検体のグラム染色所見と培養検査を用いる古典的な方法である．性器分泌物，関節液など菌が存在する可能性のある体液が検査対象となる．

グラム染色は症状のある感染部位に応じた検体に対して行うことが重要である．尿道炎の症状があれば尿道分泌物，子宮頸管炎があれば腟分泌物などが検査対象となる．淋菌は特徴的なグラム陰性双球菌の形態をしており，グラム染色が診断に直結することも多い．培養検査も一般的に用いられるが，淋菌は低温に弱く栄養要求性が強いため，迅速で適切な温度で検体を保存し検査する必要がある．遺伝子検査である nucleic acid amplification test（NAAT）は，培養検査より感度が高く，性器，直腸，口腔のぬぐい液検体での検査に使用されることが多く，同時感染していることが多い淋菌とクラミジアの両方を同時に検出することが可能である．

特定のリスク要因を持つ女性や男性，例えば性風俗産業に従事する者などには，定期的なスクリーニング検査が推奨される．この場合は一般的に尿のNAAT検査が実施されることが多い．

治療

合併症のない尿道炎，咽頭炎，直腸炎の場合，標準治療はセフトリアキソン1g単回点滴投与である．PIDやDGIでは1回2g，24時間毎に7日間程度投与することが推奨される．共感染していることが多いクラミジアとの同時治療を考慮し，アジスロマイシン2g単回投与による治療が行われることもあるが，薬剤耐性の現状を考えると，一概に推奨される治療法ではない．セファロスポリン系抗菌薬にアレルギーがある患者には，スペクチノマイシンが使用される．

薬剤耐性菌の問題は淋菌感染症においても問題となっており，近年標準治療を行っても治療に失敗する症例が多くみられる．そのため，淋菌感染症の治療においては抗菌薬を投与する際には培養検査と薬剤感受性の確認を行うこと，抗菌薬を投与した後に再度受診を指示し菌が陰性化していることを確認することが重要である．また，淋菌感染症を診断した場合，パートナーの感染の有無を確認し，感染がある場合はパートナーと一緒に治療を行う必要がある．

予防

梅毒同様に，コンドームなどの避妊具を正しく使用した安全な性交渉を実施することが重要である．抗菌薬などによる予防は薬剤耐性菌出現抑制の観点から，推奨されない．

法律

淋菌感染症は感染症法において五類感染症（定点把握）であるため，性感染症定点医療機関では月単位で届出を要する．

3 | HIV 感染症

2023 年までの日本におけるヒト免疫不全ウイルス（human immunodeficiency virus：HIV）感染者の総計は 35,404 人であり，その 95％ 以上が男性である．男性に多い理由は HIV 感染症が男性同性愛者（MSM）で拡散がみられるためである．男性同士の性交渉は肛門性交など出血を伴うことが多く，未治療 HIV 感染者から他者への感染のリスクが高いことが大きな要因であると考えられている．HIV は CD4 陽性 T リンパ球（以下，CD4）に感染し破壊することで，細胞性免疫不全を引き起こす．5〜10 年程度の無症候期を経て，CD4 数が 200/μL 未満になると日和見感染症を合併し後天性免疫不全症候群（acquired immunodeficiency syndrome：AIDS）を発症する．発熱，体重減少，下痢などが出現し，治療が行われなければ日和見感染症や悪性腫瘍を合併し死亡する．現在は抗 HIV 薬の多剤併用療法により予後は劇的に改善しており，非感染者と同等の生命予後が得られる疾患になっている．

ココをしっかりおさえよう！

▶ エイズ指標疾患　▶ 日和見感染症　▶ CD4 陽性 T リンパ球　▶ ヘルパーT 細胞
▶ antiretroviral therapy

原因

HIV は HIV 感染症/AIDS の原因であり，主に CD4 に特異的に感染し，増殖を繰り返す特徴を持つ．HIV は，エンベロープを持つ球形のウイルスであり，レトロウイルスに属する RNA ウイルスである．HIV には血清型が 2 つあり（HIV-1 と HIV-2），日本ではほぼ全例が HIV-1 である．

疫学

図3.5.2 にわが国における HIV 感染者および AIDS 患者新規報告数の年次推移を示す．年間の新規 HIV 感染者の報告数は 2010 年代半ばを境に減少に転じているが，急激な低下を認めているとは言い難い状況である．HIV 感染者/AIDS 患者のほとんどが男性であり，感染経路の 5 割以上が同性間の性的接触である．

症状

HIV への感染直後に急激なウイルス血症と CD4 数の減少（図3.5.3），そして高熱や全身のリンパ節腫脹などが出現する．これを急性レトロウイルス症候群（acute retroviral syndrome）と呼ぶ．しかし，この症状は数週間程度で消失し，CD4 数はいったん回復する．その後，数年から 10 年程度経過すると CD4 数が徐々に減少する．CD4 は，CD8 陽性 T リンパ球（以下，CD8）を中心とする細胞性免疫の活動を調節する，ヘルパーT 細胞と呼ばれるリンパ球のことである．したがって，CD4 数が減少することは，細胞性免疫の活動性低下に直結し，細胞性免疫不全状態に陥る．この際，CD8 は CD4 の指示が受けられず活動ができなくなるだけでその数は減らないため，CD4/CD8 細胞比率は著しく低

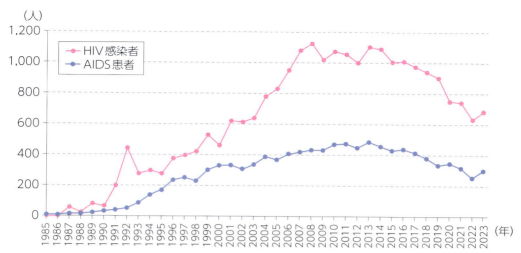

図3.5.2 HIV 感染者および AIDS 患者新規報告数の年次推移

(出典:厚生労働省エイズ動向委員会『エイズ発生動向調査』)

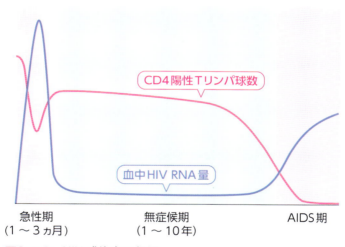

図3.5.3 HIV 感染者の経過

下するという現象がみられる．CD4 は健常者では 800/μL 程度であるが，200～350/μL を下回ると細胞性免疫不全状態に陥る．

　細胞性免疫不全が進行すると，通常の免疫状態のときには感染が成立することのない弱毒性微生物に対する感染が成立し，これを日和見感染症と呼ぶ．HIV 感染症の症状は大きく二つに分かれる．一つは HIV そのものによる症状であり，HIV 脳症や HIV 腎症などがそれにあたる．もう一つには日和見感染症による症状が挙げられ，これは発症した日和見感染症の種類により多種多様である．通常，HIV 感染症の症状と考えられているニューモシスチス肺炎による呼吸困難やサイトメガロウイルス（cytomegalovirus：CMV）腸炎による下痢などは後者の症状であり，前者の症状ではない．つまり，HIV 感染症の症状は，患者に生じた日和見感染症の種類によって非常に幅広く変化することを理解する必要が

表3.5.2　AIDS 指標疾患

真菌症	1. カンジダ症 (食道，気管，気管支，肺) 2. クリプトコッカス症 (肺以外) 3. コクシジオイデス症 (①全身に播種したもの，②肺，頸部，肺門リンパ節以外の部位に起こったもの) 4. ヒストプラズマ症 (①全身に播種したもの，②肺，頸部，肺門リンパ節以外の部位に起こったもの) 5. ニューモシスチス肺炎
原虫症	6. トキソプラズマ脳症 (生後 1 ヵ月以後) 7. クリプトスポリジウム症 (1 ヵ月以上続く下痢を伴ったもの) 8. イソスポラ症 (1 ヵ月以上続く下痢を伴ったもの)
細菌感染症	9. 化膿性細菌感染症 (13 歳未満で，ヘモフィルス，レンサ球菌などの化膿性細菌により以下のいずれかが 2 年以内に，2 つ以上多発あるいは繰り返して起こったもの；①敗血症，②肺炎，③髄膜炎，④骨関節炎，⑤中耳・皮膚粘膜以外の部位や深在臓器の膿瘍) 10. サルモネラ菌血症 (再発を繰り返すもので，チフス菌によるものを除く) 11. 活動性結核 (肺結核または肺外結核) 12. 非結核性抗酸菌症 (①全身に播種したもの，②肺，皮膚，頸部，肺門リンパ節以外の部位に起こったもの)
ウイルス感染症	13. サイトメガロウイルス感染症 (生後 1 ヵ月以後で，肝，脾，リンパ節以外) 14. 単純ヘルペスウイルス感染症 (①1 ヵ月以上持続する粘膜，皮膚の潰瘍を呈するもの，②生後 1 ヵ月以後で気管支炎，肺炎，食道炎を併発するもの) 15. 進行性多巣性白質脳症
腫瘍	16. カポジ肉腫 17. 原発性脳リンパ腫 18. 非ホジキンリンパ腫 (LSG 分類により，①大細胞型・免疫芽球型，②Burkitt 型) 19. 浸潤性子宮頸癌
その他	20. 反復性肺炎 21. リンパ性間質性肺炎 / 肺リンパ過形成：LIP/PLH complex (13 歳未満) 22. HIV 脳症 (認知症または亜急性脳炎) 23. HIV 消耗性症候群 (全身衰弱またはスリム病)

(出典：厚生労働省エイズ動向委員会：サーベイランスのための HIV 感染症 /AIDS 診断基準)

ある．HIV 感染症の患者に決められた 23 種類の指標疾患 (**表3.5.2**) と呼ばれる日和見感染症の合併が認められた場合，その患者は AIDS を発症した状態であると診断される．

診断

　HIV 感染症の診断は，まずスクリーニング検査である HIV 抗原・抗体検査を実施するところからスタートする．この検査は感度が高いが特異度の低い検査であるため，陽性になった者の中には多くの偽陽性が含まれている．そのため，陽性者に対しては確認検査に進む必要がある．現在，一般的に行われている確認検査は HIV の RNA をリアルタイム核酸増幅 (PCR) 検査で検出する方法と，HIV-1/2 特異抗体をイムノクロマト法で検出する検査の併用である．前者の PCR 検査は，日本では原則として HIV-1 しか検査できないが，後者の検査は HIV-1 と HIV-2 の両方が検査できる．両者を併用して確認検査としているのは万が一の HIV-2 の見落としを防止するためである．

表3.5.3 初回治療において推奨される抗HIV療法（ART）のレジメン

薬剤	販売名	用法	服用時間	備考
BIC/TAF/FTC	ビクタルビ®配合錠	1日1回1錠	食事に関係なく	B型肝炎合併症例で有効 CYP3A, P-gpの誘導薬と併用禁忌あり
DTG/ABC/3TC	トリーメク®配合錠	1日1回1錠	食事に関係なく	過敏症，心血管リスクに注意 重度の肝障害例には禁忌
DTG＋TAF/FTC	テビケイ®錠 デシコビ®配合錠	1日1回1錠 1日1回1錠	食事に関係なく 食事に関係なく	B型肝炎合併症例で有効 テラプレビルと併用禁忌
DTG/3TC	ドウベイト®配合錠	1日1回1錠	食事に関係なく	B型肝炎がなく，HIVウイルス負荷が小さく，薬剤耐性のない例でのみ推奨

BIC：ビクテグラビル，TAF：テノホビルアラフェナミド，FTC：エムトリシタビン，DTG：ドルテグラビル，ABC：アバカビル，3TC：ラミブジン，P-gp：P-糖タンパク

治療

HIV感染症の治療は年々進歩しており，2000年代初頭までのような予後不良な疾患ではなくなっている．心血管疾患や糖尿病などの合併症がないHIV感染症患者は，抗HIV薬（antiretroviral therapy：ART）を生涯内服することで，非HIV感染症患者と同等の余命があることが明らかとなっている．したがって，十分にコントロールされたHIV感染症は高血圧などと同じ慢性疾患の一部になりつつある．また，抗HIV薬の生涯にわたる内服についても，現在は3種類の抗ウイルス薬の配合剤が販売されており，しかも1日1錠内服のsingle tablet regimen（STR）が主流となり，服薬の容易さも格段に進歩している（表3.5.3）．

予防

HIV感染症は性行為で感染が成立する疾患ではあるが，上記で述べたARTを適切に内服できており，血液中からHIV-1のRNAが検出されなくなっている患者については，性行為で他者に感染させる危険性は完全にゼロであることが大規模な臨床研究で証明されている．この事実は一般に「U=U」と呼ばれている．2つのUはそれぞれ，UndetectableとUntransmittableを指している．U=Uの事実は，HIV感染者に対する差別やスティグマ（汚名）を軽減することに重要な役割を果たしている．同時にHIV感染を知らずに過ごしている多くの潜在的な患者を早期発見・早期治療することができれば，HIVの感染コントロールが可能であることをも示唆している．

HIV感染症は針刺し事故などの対応についてもしばしば問題となることがある．2000年頃以降，HIV感染症患者由来の針刺し事故の後に，受傷者が28日間ARTを内服することで，感染の成立を防ぐ方法が確立されている．予防内服を実施するようになって以降，米国における針刺し事故によるHIV感染者は発生していない．

HIV感染症は感染症法上，五類感染症（全数把握）に分類されるため，医療機関は診断後7日以内に都道府県知事宛てに届出を行う義務がある．

症例2　サイトメガロウイルス（CMV）網膜炎を発症したAIDS症例

35歳男性．左眼の視力低下を主訴に眼科を受診し，網膜の滲出性病変を指摘されたため，大学病院に紹介された．前年と3年前に帯状疱疹に罹患しており，4年前に梅毒の治療歴がある．大学病院では所見からCMV網膜炎が疑われたため，入院の上，確定診断前であるがガンシクロビル（GCV）の点滴が開始された．その時のCMV抗原血症の検査ではC7HRP法にて46/50,000個と高い値であったため，CMV網膜炎とほぼ確定診断された．強い細胞性免疫不全が認められたことから，HIV感染症の存在が疑われ，HIVスクリーニング検査を実施すると陽性であり，確認検査も陽性であり，HIV-1感染症が確定した．CMV感染も伴っているため，AIDSと診断された．その後，GCVと抗HIV薬が開始され，AIDSのコントロールはついたが，視力は完全には回復しなかった．

本症例はCMV感染症を契機に発見されたAIDS症例である．CMV感染症が特に感染を起こしやすい臓器として網膜，食道，大腸，副腎などが挙げられる．副腎に病変を作る場合，両側副腎に感染が生じると副腎不全によるコルチコステロイドの欠乏のため，血圧低下，低ナトリウム血症，発熱などの症状が合併することがある．35歳の基礎疾患のない男性で細胞性免疫不全を示唆する日和見感染に繰り返し罹患する場合は，HIV感染症の存在を疑うことは極めて重要である．また，ほかの性感染症が見いだされた場合にもスクリーニングすることが必要である．本症例は4年前に梅毒の治療を受けた際にHIVスクリーニング検査を受けていれば，網膜炎を発症することなくHIV感染症の治療が開始でき，視力低下の後遺症を残さずに済んだかもしれない．

｜ 4 ｜ 性器カンジダ症

　性器カンジダ症は，*Candida*属の菌によって引き起こされる性器の感染症である．女性においては，腟炎や外陰炎が主な病型であり，これらは通常，外陰腟カンジダ症と称される．発症の誘因は多岐にわたるが，特に抗菌薬の投与が原因となることが多い．女性の性器感染症としては日常的に頻繁にみられる疾患である．男性における罹患は少なく，主な病型は亀頭炎である．

ココをしっかりおさえよう！

▶*Candida albicans*　▶抗真菌薬　▶白色帯下　▶細胞性免疫不全

原因

　性器カンジダ症の原因菌は，主に*Candida albicans*で，次いで*C. glabrata*が多い．性器カンジダ症は性感染症として他者から感染する疾患ではあるが，一方で*Candida*属の真菌はどこにでも常在している菌でもある．HIV感染症や糖尿病など細胞性免疫不全状態にある患者では必ずしも性行為が原因で発症するとは限らない．また，広域抗菌薬の投与によって菌交代現象の結果として性器カンジダ症が生じることもある．

疫学

　性器カンジダ症は，主に*C. albicans*によって引き起こされる一般的な真菌感染症で，女性の約75％が生涯に一度は罹患し，そのうち40〜45％が再発を経験する．妊娠中や糖尿病患者，免疫不全者，抗菌薬使用者でリスクが高まる．男性より女性に多く，特に生殖年齢の女性に多発する．腟内常在菌叢の変化により発症する疾患であり，必ずしも性行為によって原因菌に感染し発症するわけではない．

症状

　女性における自覚症状は，外陰や腟の瘙痒感や帯下の増量であるが，場合によっては外陰や腟の灼熱感，痛み，性交痛，排尿障害を訴えることもある．他覚症状としては，外陰部に軽度の浮腫，軽度の発赤，白色帯下の付着，瘙痒によるひっかき傷がみられる．腟においては，酒粕状，粥状，ヨーグルト状の白色腟内容が腟壁や頸部に塊状に付着することがある．しかし，これらの症状は外陰腟カンジダ症に特異的なものではなく，他の外陰・腟疾患でもみられることがある．糖尿病に合併した場合やステロイドを投与された場合には，腟よりも外陰部や股部の炎症が強く，湿疹様の所見を呈することもある．

　男性においては，性器にカンジダを保有していても症状を呈することは少ないが，症状が出る場合は主に包茎，糖尿病，ステロイドの投与，細胞性免疫不全を呈する疾患が関連している．主な病型は亀頭炎であり，自覚症状としては瘙痒感や違和感がある．まれに尿道炎を引き起こすこともあり，他覚症状としては，冠状溝周辺や亀頭に発赤，紅色丘疹，

小水疱，びらん，浸軟，白苔がみられる．

診断

外陰や腟内でカンジダが検出され，かつ瘙痒感や帯下の増量などの自覚症状や炎症がある場合に性器カンジダ症と診断される．しかし，単にカンジダを保有しているだけでは性器カンジダ症とは診断されず，治療の必要はない．診断には，トリコモナス腟炎や細菌性腟症との鑑別のための問診，外陰部所見，腟鏡診，腟内pH測定，鏡検，培養などが行われる．これらの所見を総合的に判断して性器カンジダ症と診断される．カンジダの証明方法には鏡検と培養が一般的に行われる．鏡検では腟分泌物をスライドグラスに採取し，10％水酸化カリウム溶液で染色し観察する．一方，培養検査は分泌液を滅菌綿棒などで採取し，サブロー寒天培地など真菌の分離培養に特化した培地を用いて培養を行う．男性では検体採取箇所が亀頭冠状溝周囲になるだけで，方法としては女性の場合とほぼ同じである．

治療

女性の外陰腟カンジダ症の治療に関して，一般的な注意点は局所の清潔と安静の保持，刺激性石鹸の使用禁止，通気性のよい下着の使用，急性期の性交渉の回避である．治療薬には腟錠，腟坐剤，軟膏，クリーム，経口錠などが含まれる．

合併症のない急性の外陰腟カンジダ症の治療方法として，腟錠，腟坐剤による連日治療がある．イミダゾール系の薬剤を含有する腟錠，腟坐剤（クロトリマゾール100 mg 1日1錠，ミコナゾール硝酸塩100 mg 1日1剤，イソコナゾール硝酸塩100 mg 1日1錠など）を用い，腟洗浄後に腟深部に挿入する．約1週間連日治療を行い，効果が不十分な場合は追加治療を検討する．一方，連日の通院が難しい場合は同様の腟坐剤を週に1回挿入する方法もある．効果は連日治療に劣る．このほかに，上述の抗真菌薬の外用剤を1日2〜3回ずつ塗布する方法も存在する．この外用剤の塗布は特に男性の性器カンジダ症で有効である．

予防

タイトな服装（特に下着）を避け，細胞性免疫の低下を招かないよう睡眠不足の回避など生活環境に注意する．また菌交代現象としてのカンジダの増殖が原因となりうるため，外陰部の過剰な洗浄や抗菌薬の不必要な使用を回避すべきである．性行為での伝播ばかりではないが，やはりコンドームなどの避妊具を使用し，性的パートナーとの適切な予防策を講じることも重要である．

法律

感染症法上の届出の義務は特にない．

5 性感染症

| 5 | 腟トリコモナス症

　腟トリコモナス症は，*Trichomonas vaginalis*（トリコモナス原虫）による感染症である．性感染症の中でもポピュラーなものの一つで，若年成人層の女性に多くみられる．女性では泡沫状黄白色帯下の増加や外陰・腟の刺激感，かゆみなどの多様な症状を呈するが，男性は無症状のことが多い．診断には顕微鏡検査や PCR 検査が用いられ，治療にはメトロニダゾールなどの抗原虫薬が用いられる．

ココをしっかりおさえよう！

▶ **泡沫状帯下**　▶ **メトロニダゾール**　▶ **鞭毛虫**

原 因

　腟トリコモナス症の原因は，*T. vaginalis*（トリコモナス原虫）である．主に性的接触を通じて感染するが，年齢層は幅広く，性交経験のない女性や幼児でも感染することがあり，下着やタオル，検診台，便器，浴槽などから感染していることが推測されている．

疫 学

　性感染症の中で比較的頻度が高く，20〜30 代の女性に多くみられる．日本では近年減少傾向にあるが，再発を繰り返す難治例も存在する．

症 状

　男性では尿道への感染のほか，前立腺や精嚢への感染が生じうる．いずれも尿道分泌物や排尿時痛などの尿道症状が前面に立つ．女性は男性より症状が強いことが多いとされている．女性では症状が多様で，泡沫状黄白色帯下の増加や外陰・腟の刺激感，かゆみなどがある．

診 断

　診断では新鮮な無染色標本でのトリコモナス原虫の確認が一般的である．女性では泡状の帯下や腟の発赤などがみられ，コルポスコープで子宮腟部の観察などで診断されることが多い．また近年，PCR 検査も可能になっている．

治 療

　治療薬にはメトロニダゾールとチニダゾールが用いられるが，メトロニダゾールの内服が一般的であり，性的パートナーも同時に治療する．薬剤耐性を示すトリコモナスに対しては高用量の再投与が必要で，新しい薬剤の開発が期待されている．

3

主要な感染症の特徴と予防・治療

予防
　トリコモナス原虫の感染経路のうち，最も重要なものは性行為であるため，感染予防に最も重要なのはコンドームなどを使用したsafer sex（避妊具などを用いた安全な性交渉）を実践することである．一方で，性行為以外に便器や浴槽，下着やタオルなどから感染することもあると考えられているため，不衛生なものと性器を接触させないように注意をすることも重要である．

法律
　感染症法上，特に届出は必要ない．

16 性器クラミジア感染症

　性器クラミジア感染症とは，細菌の一種である*Chlamydia trachomatis*による感染症であり，性感染症の中で最も多いとされている．男女ともに患者がみられるが，男性は尿道炎や咽頭炎など軽い症状にとどまるが，女性は尿道炎や子宮頸管炎に始まり，卵管炎や骨盤内炎症性疾患など腹腔内に感染が波及することがあり，症状も重くなることが多い．また，抗菌薬によって治療を受けても不妊の原因になることもある．

ココをしっかりおさえよう！
- ▶ *C. trachomatis*　▶ 骨盤内炎症性疾患（PID）　▶ Fitz-Hugh-Curtis症候群
- ▶ アジスロマイシン

原因
　病原体は*C. trachomatis*であり，主として性交渉によって感染が成立する．感染部位に存在する粘液中には多数の菌体が存在しており，ヒトからヒトへ感染する．

疫学
　性器クラミジア感染症は，世界で最も頻度の高い細菌性性感染症であり，15〜24歳の若年層で感染率が高く，女性の感染率が男性よりも高い傾向にある．女性の70〜80％，男性の50％以上が症状を示さないと推定されている．主なリスク因子としては，若年であること，新しいまたは複数の性的パートナーがいること，コンドームを使用していないこと，過去に性感染症の罹患歴があることなどが挙げられる．無症状感染者が多いため，実際の感染者数は報告数を大きく上回る可能性がある．

症状
　潜伏期間は1〜3週間である．男性では尿道炎による排尿痛や不快感，瘙痒感が現れる

ことがある．女性は子宮頸管炎や卵管炎，骨盤内炎症性疾患（PID）に至ることも多く，男性に比して臨床的に重篤な症状が出現することが多い．また，PIDがさらに上行性に感染拡大し，肝臓周囲の被膜に炎症が波及する状態をFitz-Hugh-Curtis症候群と呼ぶ．腹腔内の炎症が顕著になると癒着が強くなり，その結果不妊の原因となることがある．オーラルセックスによって感染が成立した場合には咽頭炎が起こることもある．妊婦の感染は流産や早産のリスクがあり，新生児に結膜炎や肺炎を引き起こす可能性がある．新生児の症状は生後数日から2ヵ月で現れ，重症化することもある．

診 断

現在ではPCR法による検査が一般的になっている．検体としては，男性では初尿や尿道擦過物，女性では子宮頸管擦過物や腟擦過物を用いる．咽頭や直腸の感染疑いでは該当部位の擦過物を採取する．一方，抗原検出法や培養法も可能だが，感度がPCR法に比較して劣る．また，慢性感染や上部生殖器感染の診断を行う必要がある場合，菌体が存在する場所の検体を容易に採取できない場合もあり，血清学的診断である抗体検査が補助的に用いられることがある．

治 療

性器クラミジア感染症の治療については，アジスロマイシンやミノサイクリン，キノロン系抗菌薬など，細胞内寄生菌に対して有効な抗菌薬が使用される．β-ラクタム系抗菌薬は無効である．

予 防

他の性感染症と同様に，コンドームなどを用いたsafer sexの実践が重要である．無症状感染者が一定数存在することを念頭に，不特定多数の相手との性的接触や複数人のパートナーと短期間に性的接触を持つことは感染のリスクを上げるため避けるべきである．母子感染を予防するためには，妊婦の感染を早期に探知し，アジスロマイシンなど妊婦に使用できる抗菌薬で治療を行うことが必要である．

法 律

感染症法では五類感染症（定点把握）として定められ，定点医療機関での症例数が報告される．

6 皮膚・軟部組織感染症

| 1 | 伝染性膿痂疹

伝染性膿痂疹は黄色ブドウ球菌やA群β溶血性レンサ球菌による皮膚感染症である．火事の飛び火のように，掻爬・接触により短期間で広がることから"とびひ"とも呼ばれる．病変部を清潔にするなどの予防策が重要である．治療は外用抗菌薬もしくはペニシリン系抗菌薬の内服を行う．

ココをしっかりおさえよう！

▶水疱　▶膿疱　▶黄色ブドウ球菌　▶溶血性レンサ球菌

原因

伝染性膿痂疹の原因菌は，黄色ブドウ球菌やA群β溶血性レンサ球菌である．虫刺され・汗疹（あせも）などの皮疹や擦過傷から侵入する．黄色ブドウ球菌は皮膚剥脱毒素（exfoliative toxin）を産生し，表皮の細胞接着を障害（棘融解）することで水疱が形成される（水疱性膿痂疹）．一方，溶血性レンサ球菌は表皮を直接侵襲することで，膿疱や痂皮（かさぶた）が形成される（痂皮性膿痂疹）．

疫学

水疱性膿痂疹は乳幼児・小児に多く，夏期に好発する．保育園などで集団的に感染しやすい．一方，痂皮性膿痂疹は，小児よりも成人で多くみられ，特に季節性はない．アトピー性皮膚炎の罹患患者で合併することが多い．

症状

水疱性膿痂疹は水疱に強いかゆみを伴い，次第に膿疱となる．水疱・膿疱は破れやすく，皮疹の中心はびらん・痂皮となるが，辺縁は赤く容易に表皮が剥がれる（図3.6.1）．掻爬などにより内容液／滲出液が接触することで周囲に広がっていく．

水疱性膿痂疹の好発部位は鼻孔周囲・耳・腋窩である．重症例ではブドウ球菌性熱傷様皮膚症候群（staphylococcal scalded skin syndrome：SSSS）をきたすこともある．

膿疱性膿痂疹は疼痛がある皮疹であり，発熱，リンパ節

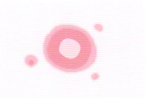

図3.6.1 伝染性膿痂疹

腫脹，咽頭痛などの全身症状を伴うこともある．まれに，溶血性レンサ球菌が産生する発赤毒(erythrogenic toxin)による猩紅熱様の全身性皮膚紅潮や腎毒素(nephrogenic toxin)による腎障害を併発することがある．

診 断
　診断は問診・視診により行われるが，必要に応じて培養検査や血液検査などが行われる．アトピー性皮膚炎や汗疹(あせも)などに合併しやすく，伝染性軟属腫，カポジ水痘様発疹症，体部白癬，カンジダ症などとの鑑別が必要である．

治 療
　比較的限局する伝染性膿痂疹には外用抗菌薬のナジフロキサシン軟膏などを用いる．皮疹が広範あるいはアトピー性皮膚炎の合併例では，セファレキシンなどのセフェム系抗菌薬やアモキシシリン／クラブラン酸配合薬を内服する．また，患部は外用剤とガーゼなどで保護する．

予 防
　患部は1日に数回洗浄して清潔にすること，手洗いをこまめに行い，爪を短く切り，搔爬などで皮膚を傷つけないようにすることが重要である．入浴は避けシャワーとするか，入浴する場合は家族内で最後にし，タオルなどを共有しないなど，他者に接触しないように留意する．完全に治癒するまではプールへの参加は禁止とする．

法 律
　感染症法の届出対象ではないが，学校保健安全法において第三種感染症に定められている．出席は可能であるが，プールや入浴は避けることとされている．

症 例

症例1　小児の伝染性膿痂疹

　5歳，男性．7月下旬，前胸部，上腕周りを中心に水ぶくれが出現した．かゆみもあるようで引っ掻いている．アトピー性皮膚炎などアレルギー体質ではない．発熱の翌日小児科を受診したところ，伝染性膿痂疹と診断された．患部にはナジフロキサシンを塗布して治療を行い，おおよそ8日後には症状が軽快した．

解 説
　伝染性膿痂疹は，発症後治療を迅速に行い，他人に感染させないように心がける．

2 蜂窩織炎

蜂窩織炎は，皮膚から細菌が侵入して，真皮から皮下組織にかけて発症する感染症である．局所的に発赤，腫脹とともに圧痛も顕著であり，発熱も主な症状である．治療はセフェム系抗菌薬などで行うが，重篤化の場合はカルバペネム系抗菌薬の使用も考慮する．

ココをしっかりおさえよう！

▶圧痛 ▶腫脹 ▶皮膚バリア機能低下

原因

蜂窩織炎は，A群β溶血性レンサ球菌や黄色ブドウ球菌が主な原因菌であり，これらにより真皮から皮下組織で発症する化膿性炎症性疾患である（図3.6.2）．一般的には，皮膚の創傷や皮膚バリア機能低下によって発症しやすい．しかし，皮膚障害がみられなくても，糖尿病や膠原病など免疫機能が低下していると考えられる疾患を有する場合でも発症することがある．免疫不全症例では，グラム陰性桿菌や真菌なども原因菌となり，非定型的な臨床像になる．糖尿病や免疫不全，重度の末梢循環障害などの患者では重篤化リスクが高い．

疫学

皮膚感染症の中で比較的頻度が高い．若年成人でも発症することはあるが，高齢者に多い傾向にある．好発部位は下肢であるが，上肢や顔面など，全身のどの部位にも生じる可能性がある．

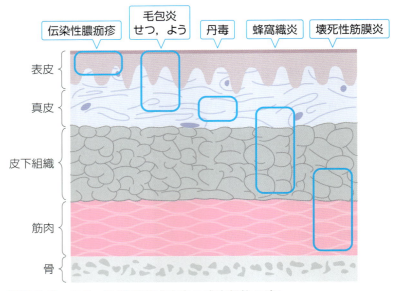

図3.6.2　皮膚・軟部組織感染症の感染部位の違い

症状

主な症状は，発赤，熱感，腫脹，圧痛であり，歩行も困難な状況になることも珍しくない（写真3.6.1）．全身症状として発熱を伴うこともある．

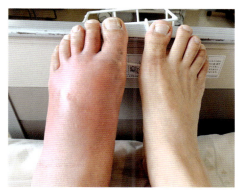

写真3.6.1　蜂窩織炎患者
左足の親指爪から細菌が侵入したと考えられ，5日目で歩行が困難となっている．
高熱と激痛のためメロペネムで治療中である．

診断

蜂窩織炎に特異的な検査所見はなく，診断は他疾患を除外・鑑別診断して判断される．血液培養や局所培養は検出率が低いため，通常は行わない．超音波検査やCT検査などで急性痛風，深部静脈血栓症や壊死性筋膜炎などとの鑑別を行う．

治療

軽症ではセファレキシンの内服，中等症ではセファゾリンの点滴静注など，セフェム系抗菌薬が第一選択となる．全身性に重篤化するような症例や免疫疾患などの基礎疾患を有する場合は，メロペネムなどのカルバペネム系抗菌薬やタゾバクタム／ピペラシリンが使用される．併存する皮膚バリア機能低下や下肢の浮腫なども治療を継続することで，蜂窩織炎の治療効果が上がることも期待される．

予防

皮膚を清潔に保つことを心がけることが重要である．また，潤いのある皮膚を維持するためにヘパリン類似物質などの保湿剤を積極的に使用することが望ましく，アトピー性皮膚炎や加齢などによって皮膚の脆弱性が増している場合には，特に皮膚の保護を意識する必要がある．糖尿病では適切な血糖コントロール，慢性的な下腿浮腫では弾性ストッキングによる浮腫のコントロールも蜂窩織炎の予防として重要である．

法律

蜂窩織炎自体は感染症法の届出対象ではないが，劇症型溶血性レンサ球菌感染症は感染症法における五類感染症の全数把握疾患であり，7日以内の届出が必要である．また，特定の薬剤耐性菌による場合は届出が必要なこともある．

症例

症例2　突然発症した蜂窩織炎

48歳，男性．7月下旬，会社の企画で，川原でバーベキューがあった．炎天下のため，膝下まで川（淡水）に入水し遊んでいたところ，左親指が何かに引っかかった．

少しの傷がある程度で出血はない．その日の夕方，左足の甲が腫れてきて，歩行に影響するほどの痛みと熱感が生じてきた．体温も38℃であるため，2時間後に救急外来を受診した．C反応性タンパク（CRP）が12mg/dLと高値であるため，入院してセファゾリン投与を行い，症状は軽快した．

解説
蜂窩織炎は局所的に発症するが，全身性に急速に悪化する場合もあるため，迅速な抗菌薬投与を行うことが望ましい．

|3| 丹毒

真皮を病巣として発症するA群β溶血性レンサ球菌感染症である．浮腫性の紅斑が広がるとともに頭痛や発熱など全身性に症状が進展する．

ココをしっかりおさえよう！

▶紅斑（浮腫性） ▶溶血性レンサ球菌 ▶高齢者

原因
主にA群β溶血性レンサ球菌を原因菌として，真皮に発症する急性感染症である（図3.6.2）．蜂窩織炎と同様に，足白癬や皮膚潰瘍などの創傷・バリア機能低下，糖尿病，免疫機能低下，末梢循環障害，高齢がリスク因子である．

疫学
蜂窩織炎と同様に高齢者で発症しやすい．好発部位は下腿であり，次いで顔面に多くみられる．蜂窩織炎に比べて再発例が多い．

症状
蜂窩織炎と似た症状を呈するが，丹毒では肉眼的に病変の境界が明瞭で，蜂窩織炎では不明瞭とされる．また，発熱，悪寒，倦怠感などの全身症状が早期から出現しやすく，病状の進行も早い．

診断
基本的に蜂窩織炎と同様である．症状などに違いはあるが，蜂窩織炎との鑑別は難しい．

治療
アモキシシリンやアンピシリンなどのペニシリン系抗菌薬，セファレキシンなどのセ

フェム系抗菌薬を使用する.

予防
基礎疾患の薬物治療を適正に行い，皮膚は保湿剤などを使用して清潔を保つ.

法律
蜂窩織炎と同様である.

症例

症例3　高齢者の丹毒

68歳，女性．前日からこれまで感じたことのない頭痛と，38.3℃の発熱がある．左頬に熱感があり時間の経過とともに腫れが生じている．このような症状に至るまでに思い当たることがない．
検査値：白血球 10,500/μL，CRP 8.5 mg/dL

解説
丹毒は皮膚の表層ではなく，真皮に発症する．境界は明瞭であり，患部の腫れや熱感とともに発熱など全身性の症状も伴う．

｜4｜ 壊死性筋膜炎

壊死性筋膜炎は，皮膚下層と隣接する皮下組織や筋肉で感染症を発症する（図3.6.2）．主な初期症状は下肢や会陰部の腫脹・疼痛である．数時間から数日で急速に進行し，適切な治療が行われなければ致死的となる重症感染症であり，皮膚・軟部組織感染症の中で最も予後が悪い．

ココをしっかりおさえよう！

▶疼痛　▶ショック状態　▶外科的デブリードマン

原因
壊死性筋膜炎は，タイプⅠ（多菌性）とタイプⅡ（単菌性）に分けられる．タイプⅠの主な原因菌は，嫌気性菌（*Bacteroides* 属，*Clostridium* 属など），腸内細菌（大腸菌，*Klebsiella* 属など），グラム陽性球菌（*Streptococcus* 属，*Staphylococcus* 属など）であり，タイプⅡは多くがA群β溶血性レンサ球菌である．そのほか，日本では海水との接触や魚介類により生じた創傷からの経皮感染および生食などで経口感染するグラム陰性桿菌 *Vibrio*

vulnificus が欧米に比べて多い．A 群 β 溶血性レンサ球菌や *V. vulnificus* は俗に「人食いバクテリア」とも呼ばれる．これらの外傷・手術・注射部位からの侵入や，既存の感染巣からの血行性移行により壊死性軟部組織感染症として発症する．

疫学

発生率は蜂窩織炎の約 0.2％ であり，まれではあるが致死的な壊死性軟部組織感染症である．タイプ I は糖尿病や末梢循環障害，免疫機能低下などの基礎疾患があり，慢性創傷や手術歴がある者に多い．一方，タイプ II は基礎疾患のない者でも外傷などの皮膚損傷を契機に発症するが，侵入門戸が不明な場合も多い．タイプ I は会陰部や腹部などに多く，タイプ II は下肢に好発する．

症状

初期症状は患部の疼痛や腫脹である．肉眼的には皮膚所見として紅斑がみられ，その後，急速に壊死が進行して紫斑や水疱，黒色壊死を呈するが，初期には皮膚所見がみられないことも多い．疼痛は皮膚所見に比して強く，紅斑の範囲を超えて圧痛が広がることも特徴である．発熱だけでなく，意識障害，頻脈，血圧低下，頻呼吸などの全身症状もみられることがある．さらに，敗血症によるショック状態や，全身性に凝固系の異常などを発症して多臓器不全になることもある．

診断

病歴および臨床所見より壊死性筋膜炎が疑われたら早期に試験切開を行い，病理検査で筋膜壊死が認められれば診断となる．切開時に排膿することはまれで，「皿洗い水」様の灰色〜茶褐色の壊死組織の破片を含む濁った液であり，指先などによる鈍的剥離（finger test）で組織が容易に剥がれるのが特徴である．蜂窩織炎や深部静脈血栓症などとの鑑別も必要である．

治療

壊死性筋膜炎が疑われた場合に速やかに血液培養と経験的治療を行う．経験的治療として，メロペネムなどのカルバペネム系抗菌薬やタゾバクタム／ピペラシリンの点滴静注が確定診断まで行われる．抗菌薬投与のみでは十分でなく，試験切開により筋膜壊死がみられれば迅速に外科的デブリードマンを行う．原因菌が判明次第，標的治療に切り替える．

予防

A 群溶血性レンサ球菌に対するワクチン開発が進行中であるが，いまだ利用可能なものはない．糖尿病や免疫機能低下，創傷や術後の創部など，壊死性筋膜炎のリスク因子を適切に管理することが予防につながる．特に免疫低下の状態にある患者では，皮膚の傷や皮膚の脆弱性に対して，皮膚の保護を意識する必要がある．皮脂欠乏症やドライスキンがある場合は，潤いのある皮膚を維持するために，ヘパリン類似物質などの保湿剤を使用す

ることが望ましい．*V. vulnificus* 感染症に対しては，ハイリスク患者で魚介類の生食や，海水などとの接触を避けさせることも重要である．

法律

壊死性筋膜炎自体は感染症法の届出対象ではないが，劇症型溶血性レンサ球菌感染症は感染症法における五類感染症の全数把握疾患であり，7日以内の届出が必要である．また，特定の薬剤耐性菌による場合は届出が必要なこともある．

症例

症例4　緊急性の高い壊死性筋膜炎

50歳，男性．9月中旬，台風の影響で自宅付近が浸水し，外に出ると膝下まで水に浸かった．特にけがをしたわけでもないが，2日後，皮膚が赤く腫れ上がり，38.5℃の高熱も認められた．

患部が強烈な痛みであり歩行も困難なために，救急車で病院を受診し，蜂窩織炎か壊死性筋膜炎であると医師から説明を受けた．その後，CRP 15 mg/dL であることと，播種性血管内凝固（disseminated intravascular coagulation：DIC）を発症したために，壊死性筋膜炎と診断を受けた．治療は，まず外科的デブリードマンが行われた．次いで，全身のバイタル管理下で，メロペネムおよびトロンボモデュリンが投与された．その後，混合感染が認められず，症状も軽快に至った．

解説

壊死性筋膜炎は，局所的な激痛とともに高熱を発症する．蜂窩織炎よりも予後が不良であることが多いために，迅速に治療を開始することが重要である．

｜5｜ ざ瘡（尋常性ざ瘡）

　ざ瘡（ニキビ）は毛包に発症する炎症性に強く出ることが多い感染症である．主に思春期以降に顔面の毛包に発症する．皮膚の常在菌も複雑に関与することがあるため皮膚を清潔に保ち，治療も適切に行われないと，外見的変化につながることもある．

ココをしっかりおさえよう！

▶毛包炎　▶皮脂分泌　▶アクネ桿菌

原因

毛包性膿皮症には，毛包炎，せつ，ようなどがある（図3.6.3）．ざ瘡は毛包炎の一つで

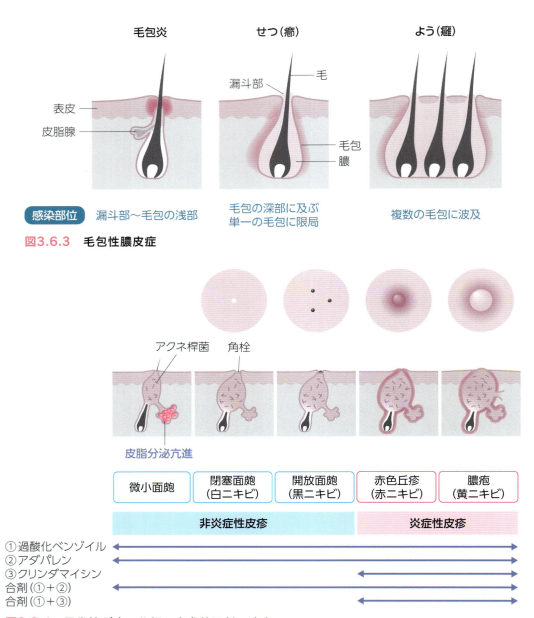

図3.6.3 毛包性膿皮症

図3.6.4 尋常性ざ瘡の分類と皮膚外用剤の適応

あるが，一般に毛包炎の原因菌は黄色ブドウ球菌であるのに対して，ざ瘡の原因菌はアクネ桿菌である．ざ瘡では発症に際して皮脂分泌亢進と毛包漏斗部の角化異常が先行するのが特徴で，これにより皮脂・アクネ桿菌・角化物からなる面皰（めんぽう）が形成され，赤色丘疹や膿疱などの炎症性皮疹に進展する（図3.6.4）．

疫学

思春期に発症し，青年期以降に軽快していく．思春期はホルモン分泌が過剰であり，皮脂腺が刺激されて発症しやすい．好発部位は顔面であり，通常，額から始まり，頬や顎に

広がっていく傾向がある．月経周期と関連があり，皮脂分泌が増加する月経前に悪化する傾向がある．

症 状

尋常性ざ瘡は，非炎症性の微小面皰，閉塞面皰および開放面皰から始まり，炎症が進行して赤色丘疹および膿疱を呈する（図3.6.4）．搔爬や自己圧出，睡眠不足，ストレスなどが悪化因子である．自己圧出による増悪・再発を繰り返すことで瘢痕を残すことも多い．

診 断

臨床所見により診断する．片顔の炎症性皮疹の個数により，軽症（5個以下），中等症（6〜20個），重症（21〜50個），最重症（51個以上）に分類される．ステロイドざ瘡およびマラセチアざ瘡などとの鑑別が必要である．

治 療

主にアダパレン，過酸化ベンゾイル，クリンダマイシンの外用剤が用いられる（図3.6.4）．クリンダマイシンは炎症性皮疹に対してのみ使用する．中等症以上では，テトラサイクリン系抗菌薬やマクロライド系抗菌薬の内服を併用する．

予 防

搔爬や自己圧出などはせず，1日2回の洗顔など皮膚を清潔に保つことや，バランスのとれた食事，十分な睡眠やストレス管理を心がける．尋常性ざ瘡に対する有効な治療薬が近年使用できるようになったが，医療機関への受診率は欧米に比べ著しく低い．瘢痕を残すこともあるため，医療機関での適切な診断と治療を受けることが再発予防としても肝要である．

法 律

尋常性ざ瘡は感染症法の届出対象ではない．

症 例

症例5　若年女性の尋常性ざ瘡（ニキビ）

20歳，女性．左右の顔周りにニキビができており，顔面がオイリースキンである．皮膚常在菌も関連しているのか，なかなか軽快しない．治療薬としてアダパレン／過酸化ベンゾイル配合ゲルを使用し，紫外線の曝露にも配慮したところ，症状が軽快に向かっている．

解 説

ざ瘡はストレス，ホルモンバランスまた皮膚常在菌の存在，そして皮膚が清潔であるか

など複合的な要因によって症状が変化する．また，近年では，施術による治療効果も向上している．

16 帯状疱疹

帯状疱疹は，水痘・帯状疱疹ウイルス(varicella zoster virus：VZV)によって生じる．小児期に水痘として初感染した VZV が知覚神経節などに潜伏感染し，免疫機能の低下などで再活性化されて発症する．皮膚の帯状の皮疹や激しい痛みを伴い，重症例では後遺症として帯状疱疹後神経痛が残ることがあるため，早期の診断と抗ウイルス薬による治療が必要である．

ココをしっかりおさえよう！

▶水痘　▶潜伏感染　▶神経支配領域に一致した帯状の皮疹

原因

帯状疱疹の原因は VZV である．小児期 VZV の初感染により水痘を発症後，回復しても VZV は消失せずに知覚神経節や三叉神経節に潜伏感染する．ストレスや加齢などにより免疫機能が低下すると，ウイルスが再活性化し，神経支配領域に一致した帯状の皮疹が生じる(図3.6.5)．同時に知覚神経を傷害するため，激しい疼痛を伴う．

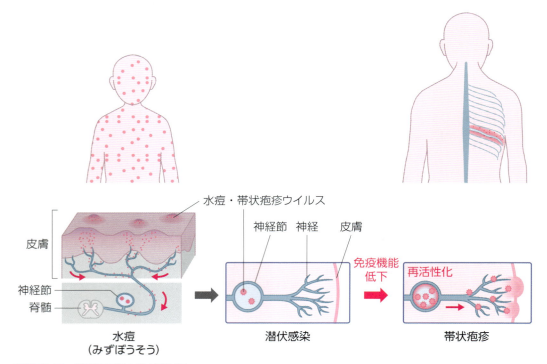

図3.6.5　帯状疱疹の発症機序

疫学

水痘は，1歳で発症のピークを認め，5歳までにほぼ罹患する．帯状疱疹は，一般的に高齢者に多いが，近年，若年成人で発症することも多いとされている．VZV既感染者の抗VZV活性が高くなる水痘流行時には，帯状疱疹の発生率は低くなるといわれており，水痘が多い冬季では帯状疱疹の発生が少ないとされる．超高齢者や免疫機能低下が重症化リスクである．

症状

主な症状は，急性の片側性の疼痛と皮疹である．通常，疼痛が先行し，その後，疼痛のある部位に帯状の浮腫性紅斑と水疱が出現する．数日すると水疱は膿疱となり，びらん形成の後，痂皮化して約3週間で治癒する．重症例では，皮疹が消失後も痛みが数ヵ月から数年続くことがあり，帯状疱疹後神経痛と呼ばれる．また三叉神経節で生じる頭部の帯状疱疹では，眼合併症や顔面神経麻痺を伴うこともある．

診断

一般的に帯状疱疹は，臨床所見での診断となる．また，水疱蓋を除去して水疱底を綿棒で拭った検体を用いる迅速検査キットによる抗原検査も可能である．

治療

可能な限り早期に抗ウイルス薬の内服で治療を開始する．抗ウイルス薬はVZVの複製・増殖を抑制する薬剤であるため，水疱が残存している皮疹の出現から5日以内に開始することが望ましい．第一選択薬として，核酸類似体でプリン骨格を有するバラシクロビルやファムシクロビル，非核酸類似体のアメナメビルが用いられる（図3.6.6）．アメナメビルは，腎機能低下患者において薬用量の減量を考慮する必要がない．疼痛に対しては，抗ウイルス薬で改善しない場合にアセトアミノフェンが第一選択薬として使用され，効果がない場合には非ステロイド性抗炎症薬（NSAIDs）を使用する．帯状疱疹後神経痛に対してはプレガバリンやミロガバリンが適応を有する．

予防

帯状疱疹は，乾燥弱毒性水痘ワクチン（生ワクチン）と乾燥組換え帯状疱疹ワクチン（不活化ワクチン）により発生が抑制されることが示されている．

生ワクチンの効果持続期間は5年程度とされている．また接種対象者は50歳以上であるが，添付文書によると発症予防の有効率は60代で64％であるが，80代では18％と年齢とともに低下している．不活化ワクチンは，接種対象者が50歳以上または帯状疱疹に罹患するリスクが高いと考えられる18歳以上の人である．不活化ワクチンの効果持続期間は10年以上であり，免疫低下した患者にも有効であるとされている．

帯状疱疹は，水痘既感染者には感染しないが，乳幼児・小児などの水痘未感染者には感染する可能性があることから，すべての水疱が痂皮化するまでは接触しないよう指導する．

核酸アナログ　ウイルスDNAに取り込まれ，DNA鎖の伸長を停止（ウイルスDNA複製阻害）：腎排泄型

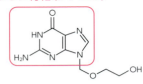
アシクロビル

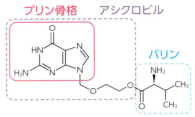
バラシクロビル

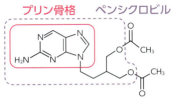
ファムシクロビル

非核酸アナログ　ヘリカーゼ・プライマーゼ複合体を阻害（ウイルスDNA複製阻害）：肝代謝型

アメナメビル

図3.6.6　水痘・帯状疱疹に用いる抗ウイルス薬

法律

帯状疱疹は感染症法の届出対象ではない．

VZVの初感染である水痘は五類感染症の定点把握疾患であり，小児科定点医療機関では週単位での届出の必要がある．また水痘は学校保健安全法の第二種感染症であり，すべての皮疹が痂皮化するまで出席停止となる．

症例

症例6　中高年で回帰感染する帯状疱疹

55歳，男性．12月下旬，年内に仕上げておきたい仕事が山積しており，睡眠時間を削る毎日であった．少し疲れているなと思いながらも，休息は取らずに打ち込んでいた．ある日の深夜，寝返りを打った時に腹部に強烈な痛みが走り，皮膚が裂けたような感覚であった．その後，日中時々ピリッと痛みが走るので，消化器内科を受診した．X線およびCT撮影によっても何ら異常な所見は認められなかった．

3日後，赤い皮疹が腹部に数cmの幅で帯状に広がっていた．ダニかなと思い皮膚科を受診したところ，帯状疱疹と診断された．すぐに薬を服用すれば治りも早いと説明され，アメナメビル錠1日1回400mgが処方された．また疼痛時の頓用として，アセトアミノフェンも処方された．

解 説

帯状疱疹は強烈な痛みが神経に沿って発現するが，皮疹などがないと診断が遅れてしまうことがある．抗ウイルス薬の投与が遅れることなどによって帯状疱疹後神経痛が後遺症として残ってしまい，それが数年間も続くこともあるため，早期治療が望ましい．

7 白癬（皮膚糸状菌症）

白癬菌（皮膚糸状菌）という真菌による感染症である．角層や毛，爪などに寄生する表在性白癬と，皮膚の深部や内臓に寄生する深在性白癬があるが，白癬のほとんどが表在性白癬であるため，本項では表在性白癬について述べる．外用剤での治療が基本となり，アドヒアランスの維持が治療効果に大きく影響する．

ココをしっかりおさえよう！

▶ 表在性真菌症　▶ 病型分類　▶ アドヒアランス

原 因

白癬の主な原因は，白癬菌（皮膚糸状菌）の *Trichophyton rubrum* と *T. interdigitale* である．白癬菌が角層，毛，爪などの皮膚の表面に寄生することで発症する．白癬菌の中で *Microsporum canis* や *T. tonsurans* は感染力が強く，前者は犬・猫などの小動物からの感染，後者は格闘競技者間での集団感染が多い．

疫 学

白癬は部位により，頭部白癬，生毛部白癬（顔面白癬，体部白癬，股部白癬），足白癬，手白癬，爪白癬に分類される．最も多いのは足白癬であり，約60％を占める．次いで，爪白癬が約30％，体部白癬が約7％，股部白癬が約5％である．日本での足白癬の有病率は，約22％（日本全体の患者数は約2,500万人），爪白癬が約10％（約1,200万人）と推計されている．高齢者，糖尿病や免疫機能低下の患者で発症リスクが高い．

症 状

足白癬では，足底に小水疱や鱗屑（小水疱型），趾間に浸軟や鱗屑（趾間型），踵部の過角化（角質増殖型）がみられ，小水疱型と趾間型では強いかゆみを伴うことが多い．爪白癬では，爪甲の肥厚や混濁，爪全層の脆弱化などがみられる．生毛部白癬は，中心治癒傾向のある鱗屑を伴う環状の紅斑，丘疹，小水疱を呈する．足白癬や爪白癬が併存することが多い．頭部白癬では鱗屑や円形の脱毛，手白癬では手湿疹に類似する小水疱・膿疱を混ざった鱗屑を伴う紅斑がみられる．

診断

KOH直接鏡検により，病変部に真菌が存在することを証明することで診断する．

治療

足白癬や体部白癬では外用抗真菌薬による治療を行う．ルリコナゾール，ラノコナゾール，リラナフタート，テルビナフィン，ブテナフィンのクリーム剤が基本となる．水疱型・趾間型の足白癬でべたつきを嫌う患者では液剤，趾間型の足白癬で軽度の浸軟や亀裂のある患者では軟膏剤を用いる．角質増殖型の足白癬では経口抗真菌薬を併用する．外用抗真菌薬による接触皮膚炎に注意が必要である．足白癬では，症状がない部分も含めて両足全体（足底，趾間，趾背，足縁，土踏まず，踵上方）に隙間なく外用抗真菌薬を塗布し（図3.6.7），症状消失後も最低1ヵ月は塗り続けるよう患者指導する．

爪白癬や頭部白癬に対しては抗真菌薬の内服が基本となる．第一選択薬はテルビナフィンとホスラブコナゾールであり，イトラコナゾールは第二選択薬である．なお，ホスラブコナゾールは爪白癬のみに適応がある．テルビナフィンは重篤な肝障害や血液障害のある患者には禁忌であり，イトラコナゾールには多数の併用禁忌薬があることに注意する．抗真菌薬の内服が基本であるが，爪甲の表面側から白癬菌が侵入する表在性白色爪真菌症では，ルリコナゾールやエフィナコナゾールの爪用外用液剤が第一選択となる．

予防

白癬菌との接触を避けることが発症・再発予防につながる．最も多い足白癬の予防策としては，足の洗浄，乾燥や拭き掃除，バスマットの洗浄などが挙げられる．特に糖尿病や免疫不全の患者では足白癬が蜂窩織炎などにつながるリスクがあるため，早期発見・早期治療と予防が肝要である．

格闘競技者に多いT. tonsurans感染症では，競技関係者への啓発，練習場の掃除，練習着の洗濯，練習後のシャワー・入浴について指導する．M. canisではペットの治療も

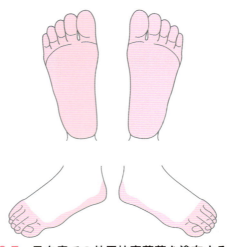

図3.6.7　足白癬での外用抗真菌薬を塗布する範囲

必要となる.

法律
白癬は感染症法の届出対象ではない.

症例

症例7　中年男性の足白癬

43歳，男性．父親が足白癬で抗真菌の液剤で治療を受けている．同居のため入浴用のタオルなど，白癬菌に接触しないように気をつけていた．6月下旬の梅雨の時期に足の第4趾間にかゆみが生じ細かい水疱も出現してきた．すぐに皮膚科を受診したところ，足白癬と診断されルリコナゾール液剤で治療し，その後，症状は軽快した．

解説
白癬菌は感染症を発症した場合，外用剤を主として治療を行うが，アドヒアランスを低下させないことが重要である．春から夏にかけて不清潔であれば，症状が増悪しやすい．

│8│ 疥癬

ヒゼンダニがヒト皮膚に寄生して感染症を発症する．虫体の排泄物などによりアレルギー反応を起こし，瘙痒を特徴とした症状を呈する．

ココをしっかりおさえよう！

▶ヒゼンダニ　▶瘙痒　▶施設内感染

原因

疥癬はヒゼンダニが皮膚に寄生することで生じる感染症である（図3.6.8）．ヒゼンダニは角層に疥癬トンネルと呼ばれる横穴を掘り，1日2〜4個ずつ産卵しながら移動する．卵は3〜5日で孵化し，卵→幼虫→若虫→成虫と脱皮を繰り返しながら成長する．ヒゼンダニの虫体，糞，脱皮殻などに対するアレルギー反応により，瘙痒を伴う皮疹が生じる．

疥癬には通常疥癬と角化型疥癬の2つがあるが，原因はいずれもヒゼンダニである．通常疥癬は，一般に免疫機能が正常な患者では

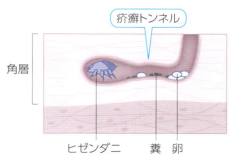

図3.6.8　ヒゼンダニによる疥癬の発症

ヒゼンダニの数が数十匹以下（半数の患者で雌成虫が5匹以下）と少ないため，感染力は低く，濃密な直接的接触以外ではほとんど感染しない．一方，角化型疥癬は，ステロイドなどの免疫抑制薬投与中，がん，糖尿病，透析，高齢者といった免疫機能が低下した患者で多くみられ，ヒゼンダニの数が100万〜200万匹，時に500万匹にも達することもあり，感染力は非常に強く，短期間の接触や衣類・寝具などの間接的な接触でも感染する．保育園・幼稚園や病院・介護老人保健施設など，長時間にわたり集団生活する場において集団感染を引き起こすことがある．

疫学

病院や高齢者施設などの集団生活の場で集団発生することがあるが，一般的には全国的に散発的に発生する．日本における疥癬患者は年間8〜15万人程度とされている．

症状

通常疥癬の症状は，①手関節屈側，手掌，指間，指側面などに生じる線状の鱗屑を伴う皮疹（疥癬トンネル），②激しい瘙痒を伴う腹部，大腿内側，上腕屈側などに散発する紅斑性丘疹，③陰部，臀部，腋窩などに生じる小豆大の結節である．瘙痒は夜間に増悪し，通常，頭部や顔面に皮疹を認めることはない．

角化型疥癬では顔面，頭部を含む全身，特に四肢伸側に牡蠣殻状の鱗屑が付着した角質増殖を認める．また，手掌・足底などに限局した角質増殖や，爪白癬に似た爪甲の肥厚（爪疥癬）を認めることもある．免疫不全患者などの角化型疥癬では瘙痒をまったく訴えないこともあるため，注意が必要である．

診断

顕微鏡やダーモスコープを用いて，疥癬トンネルや結節などからヒゼンダニを検出することで診断する．

治療

通常型疥癬に対しては，フェノトリンローションの外用あるいはイベルメクチンの内服のいずれかで治療を行う．角化型疥癬では1〜2週間程度の個室隔離の上でこれらを併用する．フェノトリンローションは1週間隔で少なくとも2回塗布し，1回1本（30g）の塗布から12時間以上経過した後に入浴・シャワーなどで洗浄・除去する．同時併用により両薬剤の効果が減弱する可能性があることから，フェノトリンローションの塗布と12時間以上経過した洗浄・除去後にイベルメクチンを内服するなどの併用療法が行われることもある．

予防

通常疥癬の感染力は低く，濃密な直接的接触以外ではほとんど感染しない．したがって，個室隔離や接触予防策は不要で，通常予防策を徹底することが重要である．角化型疥

癬では1～2週間程度の個室隔離を行い，標準予防策に加えて接触予防策が必要である．隔離中に入室の際には予防衣（ガウン）・手袋を着用し，衣類や寝具などのリネン類の洗濯（洗濯後に乾燥機の使用，あるいは50℃以上のお湯に10分以上の浸した後に洗濯）や，隔離解除後に居室・環境の清掃およびピレスロイド系殺虫剤の散布などを行う．また，同室者や家族等に対する予防治療も検討する．

法律
疥癬は感染症法の届出対象ではない．

症例

症例8　疥癬の施設内感染

80歳，男性．独居であり，ドライスキンによる皮膚の脆弱性が目立つ．要介護となり介護施設に入所後，股部にかゆみが出現し，陰嚢部にしこりが確認された．通常疥癬と診断され，フェノトリンローションで治療を開始し，入浴と患部の清拭に努めたところ，症状は軽快してきた．

解説
疥癬は家庭内や介護施設で感染が拡大することがあるため，早期発見が重要である．しかし，認知機能低下があると，かゆみの訴えが少ないために，発見が遅れ，治療が長引いてしまうことがある．

7 中枢神経系感染症

1 髄膜炎

髄膜は外側から順に，硬膜・くも膜・軟膜の3層からなり，くも膜と軟膜の間にくも膜下腔と呼ばれる空間があり，脳脊髄液で満たされている（図3.7.1）．髄膜炎とは，軟膜とくも膜下腔に炎症が起きたものであり，感染性と非感染性に大別される．感染性髄膜炎は，原因微生物によって細菌性，ウイルス性，結核性，真菌性に分類される．一方，非感染性髄膜炎には，膠原病，薬剤などがある．典型的な症状は，頭痛，発熱，嘔吐，髄膜刺激徴候（項部硬直，Kernig徴候，Brudzinski徴候），意識障害，痙攣などである．

ココをしっかりおさえよう！
▶原因微生物　▶各種治療薬　▶投与量

原因

細菌性髄膜炎では，原因微生物と年齢は深い関係にあり，また，合併症によっても原因微生物が推定できる（表3.7.1）．新生児の原因微生物のほとんどは *Streptococcus agalactiae*（B群溶血性レンサ球菌）と *Escherichia coli*（大腸菌）である．乳児，幼児，小児では *Streptococcus pneumoniae*（肺炎球菌）によるものが多い．成人では *S. pneumoniae* が約50％である．院内発症の場合，*Staphylococcus aureus*（黄色ブドウ球菌），コアグラーゼ陰性ブドウ球菌（coagulase negative staphylococci：CNS），グラム陰性桿菌（*Pseudomonas aeruginosa* を含む），*Cutibacterium acnes* などが原因となる．

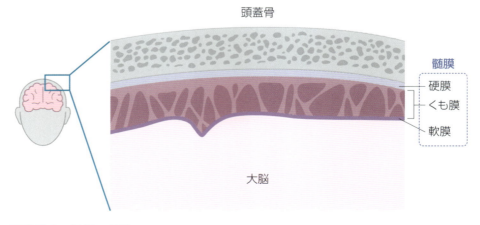

図3.7.1　髄膜の構造

表3.7.1 患者背景別細菌性髄膜炎の主な原因微生物

患者背景	原因微生物
新生児（生後1ヵ月未満）	S. agalactiae, E. coli, L. monocytogenes
生後1～3ヵ月	S. agalactiae, E. coli, S. pneumoniae, H. influenzae
生後4ヵ月以上の乳児, 幼児, 小児	S. pneumoniae, H. influenzae
50歳未満成人	S. pneumoniae, N. meningitidis
50歳以上	S. pneumoniae, L. monocytogenes, グラム陰性桿菌
免疫不全	S. pneumoniae, N. meningitidis, L. monocytogenes, グラム陰性桿菌（P. aeruginosa を含む）
頭蓋骨骨折	S. pneumoniae, H. influenzae, S. pyogenes
頭部損傷, 脳神経外科術後	S. aureus, CNS, グラム陰性桿菌（P. aeruginosa を含む）, C. acnes

グラム陽性球菌：*Streptococcus agalactiae*, *S. pneumoniae*, *S. pyogenes*, *Staphylococcus aureus*, CNS
グラム陽性桿菌：*Listeria monocytogenes*, *Cutibacterium acnes*
グラム陰性球菌：*Neisseria meningitidis*
グラム陰性桿菌：*Escherichia coli*, *Haemophilus influenzae*, *Pseudomonas aeruginosa*

ウイルス性髄膜炎では，エンテロウイルス，ムンプスウイルス，単純ヘルペスウイルス（herpes simplex virus：HSV），水痘・帯状疱疹ウイルス（varicella zoster virus：VZV），ヒト免疫不全ウイルス（human immunodeficiency virus：HIV），新型コロナウイルス（SARS-CoV-2）などが原因となる．

亜急性髄膜炎は，真菌や結核が原因となる．真菌性髄膜炎は主に *Cryptococcus neoformans* によって起こる．*C. neoformans* は土壌や鳥類の排泄物から検出される．結核性髄膜炎は全結核の1％，肺外結核の約5％を占める．

非感染性髄膜炎には，膠原病として，サルコイドーシス，ベーチェット病，シェーグレン症候群，全身性エリテマトーデスなど，薬剤として，非ステロイド性抗炎症薬，免疫グロブリン，抗菌薬，モノクローナル抗体，抗てんかん薬など，その他に悪性腫瘍などが原因となることがある．

疫学

日本では年間約1,500人が細菌性髄膜炎を発症しており，成人は年間400～500人と推定されている．細菌性髄膜炎は治療の遅れが生命予後・神経学的予後に直結する．国内の成人例における肺炎球菌性髄膜炎に関する最新の疫学調査では致死率15％，後遺症26％であった．国内の小児における致死率は，治療を行っても後遺症を含め約20％強である．

ウイルス性髄膜炎は細菌性髄膜炎と同様，急性に発症する．小児に好発するが，一般に予後は良好である．手足口病，ヘルパンギーナの病原体として知られるエンテロウイルスが8割を占め，初夏から秋にかけて流行する．

真菌性髄膜炎は日和見感染症として，HIV感染患者，臓器移植患者など免疫抑制患者で発症することが多い．

結核性髄膜炎は4歳以下の乳幼児に多かったが，最近は年間0〜1例の発症にとどまり，患者の中心は60歳以上の高齢者になっている．死亡率は25％と高い．

症状

典型的な症状に，頭痛，発熱，嘔吐，髄膜刺激徴候，意識障害，痙攣などがある．発熱，項部硬直（仰臥位にした患者の頭部を持ち上げた際に抵抗があれば陽性），意識障害を細菌性髄膜炎の三徴といい，三徴のすべてが揃うケースは成人で45％程度である．一方，三徴をいずれも認めないケースは1％未満である．髄膜刺激徴候には，項部硬直，Kernig徴候，Brudzinski徴候がある（図3.7.2）．それぞれの身体所見の感度は低いものの特異度が高いため，いずれかの所見が陽性であれば髄膜炎の可能性が高い．

診断

髄液検査（腰椎穿刺）を行う．髄液検査では，細胞数と分画，髄液初圧，髄液糖／血糖比，髄液タンパク量を調べ，グラム染色・鏡検，髄液細菌培養を行う．免疫不全患者，中枢神経疾患の既往のある患者などでは頭部CTを行い，出血がないこと，脳ヘルニアなどの著明な脳圧亢進所見がないことを確認した後に髄液検査を行う．髄液検査時の正常値および髄膜炎時の異常値を表3.7.2に示す．髄液細胞数は5/μL以下が正常であるが，細菌性髄膜炎では多形核球優位，ウイルス性・結核性ではリンパ球優位で増加する．しかし，発症初期や抗菌薬の先行投与，好中球減少がある場合は，細胞数の増加が軽微となることがある．髄液初圧が200mmH$_2$Oを超える場合は，髄液圧検査を中止しグリセオール®

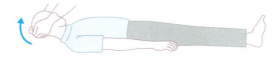

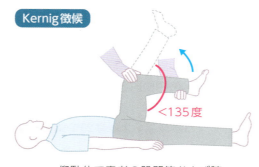

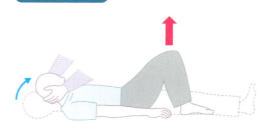

図3.7.2　髄膜刺激徴候

表3.7.2 髄液検査の正常値と髄膜炎時の所見

項目	正常値 小児・成人	正常値 乳児	細菌性髄膜炎	ウイルス性髄膜炎	結核性髄膜炎
細胞数 (/μL)	≦5	≦8	1,000〜5,000	100〜1,000	25〜500
多形核球比率 (%)	0	60	≧80	0	< 50
髄液初圧 (mmH$_2$O)	50〜180	100	> 180	< 180	> 180
髄液タンパク量 (mg/dL)	≦45	20〜170	100〜500	50〜100	> 50
髄液糖 (mg/dL)	45〜80	34〜119	≦40	正常域	≦40
髄液糖/血糖比	0.6	0.81	< 0.4	> 0.6	< 0.5

を投与する．耐糖能異常がある場合は，髄液糖が正常範囲内となることがあるため，必ず髄液接種時の血糖を測定して髄液糖との比で評価する．

細菌性髄膜炎では，原因微生物をできるかぎり早期に検出することが重要である．抗菌薬がすでに投与されている患者では，原因微生物が検出されない場合があるため，抗菌薬投与前に採取した髄液でグラム染色を行い，菌の有無を確認する．グラム染色の結果と年齢により原因微生物の推定がある程度可能であり，初期治療の抗菌薬選択に役立つ．血液培養検査も抗菌薬開始前に必ず行う．原因微生物を特定するための注意点として，採取された脳脊髄液はできるだけ速やかに検査室に送る．*Neisseria meningitidis*（髄膜炎菌）は低温で死滅するため，髄液検体は冷蔵庫で保存しない．

ウイルスが疑われる場合は，髄液PCR検査を実施する．*C. neoformans*によるクリプトコックス髄膜炎が疑わる場合は，髄液のクリプトコックス抗原検査を行う．感度97％，特異度86〜100％のため診断に有用である．結核が疑われる場合，髄液のチール・ネルゼン染色の感度は10〜50％と低く，髄液のPCR検査も感度50％程度と低いため，両者共に陰性であったとしても結核性髄膜炎を否定できない．

治療

細菌性髄膜炎の場合には，ベンジルペニシリンは肺炎球菌に対する最小発育阻止濃度（MIC）が0.06μg/mL以下，セフォタキシム，セフトリアキソンはMICが0.5μg/mL以下の場合に，感受性ありとなる．表3.7.3に原因微生物毎に主に使用される抗菌薬を示す．細菌性髄膜炎の治療では髄液移行性のある抗菌薬を十分量投与することが推奨され，表3.7.4に示すように高用量投与が推奨されている．原因微生物毎の投与期間は表3.7.5に示す．細菌性髄膜炎に対する副腎皮質ステロイドの併用に関しては，死亡率および後遺症を軽減することから小児では*Haemophilus influenzae*，成人では*S. pneumoniae*について有用性が示されている．抗菌薬の初回投与10〜20分前または同時にデキサメタゾンを1回0.15 mg/kgで1日4回，2〜4日間投与する．

ウイルス性髄膜炎は対症療法で自然軽快する．ただし，免疫不全者でHSV，VZVが原

表3.7.3 　細菌性髄膜炎治療に用いられる主な抗菌薬

原因微生物	第一選択	第二選択
S. pneumoniae (PCG MIC ≦ 0.06 μg/mL)	PCG，ABPC	CTX，CTRX
S. pneumoniae (PCG MIC 0.12〜1 μg/mL かつ CTX/CTRX MIC ≦ 0.5 μg/mL)	CTX，CTRX	
S. pneumoniae (PCG MIC ≧ 2 μg/mL あるいは CTRX MIC 1 または 2 μg/mL)	CTX /CTRX + VCM	
S. pneumoniae (CTRX MIC > 2 μg/mL)	上記に RFP の追加を考慮	
N. meningitidis (PCG MIC ≦ 0.06 μg/mL)	PCG，ABPC	CTX，CTRX
N. meningitidis (PCG MIC 0.12〜1 μg/mL)	CTX，CTRX	
L. monocytogenes	ABPC (GM の併用を考慮)	ST 合剤
H. influenzae	CTX，CTRX	
E. coli など腸内細菌目細菌	CTX，CTRX	MEPM (ESBL 産生菌，AmpC 型 β - ラクタマーゼ過剰産生菌の場合には第一選択)
P. aeruginosa	CAZ，CFPM，CZOP	MEPM

PCG：ベンジルペニシリン，CTX：セフォタキシム，CTRX：セフトリアキソン，ABPC：アンピシリン，VCM：バンコマイシン，RFP：リファンピシン，GM：ゲンタマイシン，MEPM：メロペネム，CAZ：セフタジジム，CFPM：セフェピム，CZOP：セフォゾプラン

表3.7.4 　細菌性髄膜炎時における抗菌薬の投与量

抗菌薬	成　人	1ヵ月〜15歳[2]
ベンジルペニシリン	1 回 400 万単位　1 日 6 回	－
アンピシリン	1 回 2g　1 日 6 回	1 回 75mg/kg　1 日 4 回
セフォタキシム	1 回 2g　1 日 4〜6 回	1 回 75mg/kg　1 日 4 回
セフトリアキソン	1 回 2g　1 日 2 回	1 回 60mg/kg　1 日 2 回
セフタジジム	1 回 2g　1 日 3 回	－
セフェピム	1 回 2g　1 日 3 回	
セフォゾプラン	1 回 2g　1 日 3〜4 回	160〜200mg/kg/ 日　分 3〜4
メロペネム	1 回 2g　1 日 3 回	1 回 40mg/kg　1 日 3 回
ST 合剤	トリメトプリムとして 1 回 5mg/kg 1 日 2〜4 回	－
バンコマイシン[1]	1 回 10〜15mg/kg　1 日 2〜4 回[1]	1 回 20mg/kg　1 日 3 回
リファンピシン	1 回 600mg　1 日 1 回	－

※ 1：TDM を必ず実施する.

※ 2：新生児の投与量はガイドラインなどを確認すること. 成人における 1 日最大量を超えないこと.

表3.7.5　細菌性髄膜炎時における抗菌薬の投与期間

原因微生物	投与期間（日）
N. meningitidis	7
H. influenzae	10（〜14）
S. pneumoniae	10〜14
S. agalactiae	14〜21
腸内細菌目細菌，P. aeruginosa	21
L. monocytogenes	21以上

因の場合はアシクロビルを投与する．

　クリプトコックス髄膜炎の治療は，アムホテリシンBリポソーム製剤（1回6mg/kgで1日1回）とフルシトシン（1回25mg/kgで1日4回）の併用で2週間以上実施する．

　結核性髄膜炎の治療は，肺結核と同様，イソニアジド，リファンピシン，ピラジナミド，エタンブトールの4剤を2ヵ月間（肺結核時と投与量も同じ）投与し，その後，イソニアジドとリファンピシンの2剤を7ヵ月間（肺結核時より3ヵ月延長）投与する．生存率改善を期待して，デキサメタゾンが併用される．0.4mg/kg/日で開始し，週ごとに漸減し7〜8週で投与を終了する．

予防

　インフルエンザ菌b型（H. influenzae type b：Hib）ワクチン，肺炎球菌（S. pneumoniae）ワクチンが2013年4月から定期接種化され，Hibによる髄膜炎症例はほぼなくなったが，S. pneumoniaeによる髄膜炎はワクチン導入前に比べて，ワクチンでカバーできない血清型による感染症が増加しているため，全体的に約60％の減少にとどまっている．髄膜炎菌（N. meningitidis）ワクチン接種は流行地域（アフリカ中部など）に渡航する際に推奨されている．

　エンテロウイルスは飛沫感染，糞口感染が主であり，特異的な予防法はなく，感染者との密接な接触を避け，手洗いの励行などが基本となる．ムンプス髄膜炎はワクチンで予防できるが，ワクチンに由来する無菌性髄膜炎がまれに起こる．

　結核性髄膜炎は乳幼児期のBCGワクチン接種により5歳までの発症を予防する効果がある．

法律

　結核性髄膜炎は二類感染症，細菌性髄膜炎，侵襲性肺炎球菌感染症，侵襲性髄膜炎菌感染症，侵襲性インフルエンザ菌感染症，播種性クリプトコックス症，無菌性髄膜炎および特定の薬剤耐性菌（メチシリン耐性黄色ブドウ球菌（MRSA），カルバペネム耐性腸内細菌目細菌，薬剤耐性緑膿菌など）感染症は五類感染症に分類される．

症例

症例　S. pneumoniae による細菌性髄膜炎

糖尿病治療中の49歳，男性．前日から39℃の発熱のため，市販の解熱鎮痛薬を服用していたが，夕食後に突然，痙攣発作が出現し意識障害もみられたため，救急車で救急外来を受診した．副作用歴，アレルギー歴はなし．

入院時の身体所見と主な検査値は，身長170cm，体重70kg，意識混濁，項部硬直あり，呼吸数28/分，血圧130/70mmHg，SpO_2 92%，白血球数15,000/μL，CRP 18.0mg/dL，BUN 27mg/dL，血清クレアチニン値1.0mg/dL，随時血糖250mg/dL，髄液中の細胞数3,000/mm^3，白血球数11,000/mm^3，好中球の比率90%，髄液タンパク量400mg/dL，髄液糖50mg/dLであった．髄液糖は正常値であるが，糖尿病の治療中であり，髄液糖/血糖比は0.2となる．他の所見からも細菌性髄膜炎が強く疑われ，できる限り早期に抗菌薬投与が必要である．

50歳未満成人における推定原因菌は主にS. pneumoniae，N. meningitidisである．クレアチニンクリアランスは88.5mL/minであった．感受性結果がわかるまで，ペニシリン耐性を考慮し，セフトリアキソン点滴静注を1回2gで1日2回，併用でバンコマイシン点滴静注を初回のみ2g投与し，その後1回1gで1日2回投与した．加えて，抗菌薬投与前にデキサメタゾンを1回10mgで1日4回，3日間投与した．細菌検査の結果，S. pneumoniaeが検出され，感受性はベンジルペニシリンのMIC = 2μg/mL，セフォタキシム/セフトリアキソンのMIC = 1μg/mL，バンコマイシンのMIC = 0.5μg/mLであった．S. pneumoniaeのブレイクポイントMICを表3.7.6に示す．バンコマイシン単独より第三世代セファロスポリン系抗菌薬を併用することで相乗効果がある．そのため，現在の治療を継続することとした．その間，バンコマイシンのトラフ値は15〜20μg/mLに維持した．その後，抗菌薬治療が効いて患者の状態がよくなり，14日間で投与終了となった．

解説

細菌性髄膜炎の三徴である発熱，項部硬直，意識障害があり，髄液検査で細胞数，多形核球（好中球など）比率，髄液タンパク量は表3.7.2の細菌性髄膜炎時の所見と一致した．なお，髄液糖は50mg/dLと正常範囲内であったが，糖尿病の治療中であり血糖は

表3.7.6　S. pneumoniae のブレイクポイント MIC（μg/mL）

	感性	中間	耐性
ベンジルペニシリン（髄膜炎）	≦0.06		≧0.12
ベンジルペニシリン（非髄膜炎）	≦0.2	4	≧8
セフォタキシム/セフトリアキソン（髄膜炎）	≦0.5	1	≧2
セフォタキシム/セフトリアキソン（非髄膜炎）	≦1	2	≧4

250mg/dLであった．そこで髄液糖/血糖比を算出すると0.2となり，細菌性髄膜炎時の所見と一致した．以上より，細菌性髄膜炎を強く疑い抗菌薬治療を開始した．表3.7.1から50歳未満の成人ではS. pneumoniae, N. meningitidisが主な原因菌であるため，薬剤耐性菌まで考慮し，セフトリアキソンとバンコマイシンの併用療法を選択した．また，成人のS. pneumoniaeによる感染症が想定されたためデキサメタゾンの投与を行った．抗菌薬の投与量に関しては腎機能が良好であったため，表3.7.4の最大用量を投与した．『抗菌薬TDM臨床実践ガイドライン2022』において，バンコマイシンの有効性および安全性の指標はトラフ値から薬物血中濃度−時間曲線下面積（AUC）に変更された．しかし，細菌性髄膜炎に関しては有効性とAUCの関係を評価した研究がないため，これまで通り腎障害発現に注意しながらトラフ値15〜20μg/mLに保つことが推奨されている．したがって，トラフ値15〜20μg/mLを目標に治療薬物モニタリング（TDM）を行った．感受性結果は，ペニシリン耐性でセフトリアキソンのMIC＝1μg/mLであったため，表3.7.3の通り，現在の抗菌薬を継続とした．治療日数は患者の状態を観察しながら表3.7.5に従い14日とした．

│2│ 脳膿瘍

脳膿瘍は脳実質内に感染が起こり膿瘍を形成したものである．感染経路には周囲臓器の感染が直接頭蓋内に波及する場合と血行性に感染する場合がある．脳膿瘍の原因となる患者背景により好発部位，原因微生物が異なる．治療は内科的治療と外科的治療の両者が必要となるケースが多い．

ココをしっかりおさえよう！

▶原因微生物　▶各種治療薬　▶中枢神経系への抗菌薬移行性

原因

脳膿瘍は，脳実質内に限局的な膿貯留をきたしたものである（図3.7.3）．感染局所の炎症が2〜3週かけて進行して膿が溜まるようになり，周囲に被膜が形成され脳膿瘍となる．原因微生物の侵入経路には直接進展と血行性播種がある．直接進展は，中耳炎，副鼻腔炎，口腔内感染症，脳神経外科手術を含めた開放性外傷などであり，血行性播種は，膿胸・肺膿瘍などの慢性肺感染症，感染性心内膜炎，先天性心疾患などがある．ただし，20〜40％は原発巣不明である．それぞれ患者背景毎に膿瘍形成部位と原因微生物に特徴がある（表3.7.7）．脳膿瘍の原因微

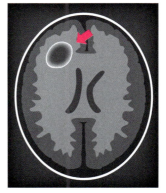

図3.7.3　脳膿瘍のMRI画像イメージ

表3.7.7　脳膿瘍の患者背景ごとの原因微生物

患者背景	好発部位	主な原因微生物
中耳炎	側頭葉，小脳	*Streptococcus* 属，嫌気性菌，腸内細菌目細菌
副鼻腔炎	前頭葉	*Streptococcus* 属，嫌気性菌，*Haemophilus* 属
歯科感染症	前頭葉	*Streptococcus* 属，嫌気性菌，*Haemophilus* 属
脳神経外科手術	手術部位	*Staphylococcus* 属，*P. aeruginosa* を含むグラム陰性桿菌
貫通性外傷	外傷部周辺	*Staphylococcus* 属，*Clostridium* 属
慢性肺感染症	中大脳動脈領域に多発膿瘍を形成	*Streptococcus* 属，嫌気性菌
感染性心内膜炎		*Staphylococcus* 属，*Streptococcus* 属
先天性心疾患		*Streptococcus* 属
免疫不全	―	*Toxoplasma gondii*, *L. monocytogenes*, *Nocardia* 属，真菌，抗酸菌

生物（おおよその頻度）として，*Streptococcus* 属（54%），嫌気性菌（17%），*Staphylococcus* 属（15%），グラム陰性菌（8%），*Nocardia* 属（2%）などがある．HIV 感染症患者では *Toxoplasma gondii*，抗酸菌，固形臓器移植患者では *Nocardia* 属，真菌が原因微生物となる．複数菌種が原因微生物となる割合は約 25% 程度であり，歯科感染症や副鼻腔炎が原因となることが多い．

疫学

脳膿瘍の発症率は人口 10 万人あたり 0.4〜0.9 人であり，免疫不全患者の発生率はこれよりも高い．男性の方が発症率は高く，好発年齢は 30〜40 代である．院内の死亡率は 0〜14 歳では 4% 程度であるのに対し，60 歳以上では 15% 程度と高齢者の方が高い．

症状

脳膿瘍は特異的な初期症状がない．最も多い症状は頭痛で 7 割程度にみられる．発熱は約半数で認められる．項部硬直は 15% 程度にみられる．神経局所症状は痙攣が典型的で，頭痛から数日〜数週間遅れて 25% 程度の症例で発現する．頭蓋内圧亢進に伴い，嘔吐，意識障害が出現する．意識障害は病期の進行を示唆しており，昏迷，昏睡が認められた場合，死亡率は 60〜100% である．全体としての死亡率は 10% 程度であり，痙攣などの後遺症が残る割合は 30% 程度である．

診断

脳膿瘍を疑った場合は必ず頭部の画像検査を行う．頭部造影 CT，MRI で膿瘍部がリング状に造影される所見が典型的である（図3.7.3）．脳ヘルニアの危険があるため，腰椎穿刺は行わない．中耳炎が原因の場合，側頭葉（55〜75%），小脳（20〜30%）に膿瘍を作る．逆に，小脳に膿瘍を認める場合，90% 以上の確率で中耳炎が原発巣となる．

血液培養を実施する．脳膿瘍における血液培養陽性率は28％程度と低いため，膿瘍検体が得られない症例では原因微生物の推定が困難となる．先行抗菌薬投与により培養の陽性率が低下するため，患者が重篤ではなく，すぐにドレナージ術が可能な場合は膿瘍検体を採取するまで抗菌薬の投与を控える．

治 療

多くの場合，抗菌薬による内科的治療と外科的治療が並行して行われる．外科的治療として穿刺吸引術と開頭摘出術がある．膿瘍の部位とサイズにより治療法が決定される．抗菌薬は髄膜炎と同様に中枢神経移行性が良好なものを十分量投与する（表3.7.8）．脳膿瘍における原因微生物ごとの治療薬を表3.7.9に示す．治療効果は臨床症状と定期的な画像診断で判断する．適切な抗菌薬を使用しているにもかかわらず膿瘍が拡大する場合には，外科的治療を検討する．抗菌薬の投与期間は適切なドレナージが実施されている場合は4〜6週間，抗菌薬のみの場合は6〜8週が目安となるが，臨床経過や画像所見の改善を参考に判断する．

予 防

脳膿瘍の原因となる歯科感染症では，口腔内を清潔に保つことが重要である．

法 律

特定の薬剤耐性菌（MRSA，カルバペネム耐性腸内細菌目細菌，薬剤耐性緑膿菌など）による感染症は五類感染症における定点把握の対象であり，基幹定点医療機関では月単位の届出が必要である．

表3.7.8　抗菌薬の中枢神経系への移行性

使用可		使用不可
炎症がなくても必要十分量移行する	炎症があるときに必要十分量移行する	炎症があっても必要十分量移行しない
メトロニダゾール リファンピシン ST合剤 リネゾリド	ペニシリン系抗菌薬 セフトリアキソン セフォタキシム セフタジジム セフェピム アズトレオナム カルバペネム系抗菌薬 キノロン系抗菌薬 バンコマイシン フルコナゾール ボリコナゾール フルシトシン	第一世代セファロスポリン系抗菌薬 第二世代セファロスポリン系抗菌薬 セフォペラゾン アミノグリコシド系抗菌薬 マクロライド系抗菌薬 クリンダマイシン イトラコナゾール

表3.7.9 脳膿瘍において原因微生物毎に使用される主な抗菌薬

原因微生物	代表的な抗菌薬
Streptococcus 属	ベンジルペニシリン
MSSA	セフォタキシム，セフトリアキソン，セフェピム
MRSA	バンコマイシン
嫌気性菌	メトロニダゾール
Haemophilus 属	セフォタキシム，セフトリアキソン
腸内細菌目細菌	セフォタキシム，セフトリアキソン
P. aeruginosa	セフタジジム，セフェピム
L. monocytogenes	アンピシリン
Nocardia 属	ST合剤
T. gondii	ST合剤，ピリメタミン※
結核菌	イソニアジド＋リファンピシン＋ピラジナミド＋エタンブトール
真菌	ボリコナゾール，アムホテリシンB，フルシトシン

※：国内未承認薬
MSSA：メチシリン感性黄色ブドウ球菌感染症，MRSA：メチシリン耐性黄色ブドウ球菌

｜3｜ 脳炎

脳炎は神経学的機能障害を伴う脳実質の炎症であり，感染性脳炎では病原体が血行性もしくは神経向性に脳に感染し直接障害を起こす．感染性脳炎の原因はウイルスが最多であり，特に単純ヘルペスウイルス（HSV）が多い．

ココをしっかりおさえよう！

▶原因微生物　▶ウイルス感染　▶予防方法

原因

脳炎は脳実質の炎症であり，感染性脳炎は病原体が血行性もしくは神経向性に脳に感染し直接障害を起こす．感染性脳炎の原因としてはウイルスが最多である．HSVが最も多く，VZV，日本脳炎ウイルス，ムンプスウイルス，エンテロウイルス，麻疹ウイルス，風疹ウイルス，サイトメガロウイルス（CMV），狂犬病ウイルス，ウエストナイルウイルスなどがある．ウイルス以外の病原体として，*Mycoplasma*属，結核菌，*T. gondii*，*Bartonella henselae*（猫ひっかき病）などがある．感染性以外に免疫介在性，膠原病，腫瘍などがある．

疫学

脳炎の発症は日本では年間100万人あたり3.5〜3.9人程度と推定されている．HSVによる脳炎は年間400例程度の発症があると推定され，小児期と50歳以上の成人で好発する．未治療での致死率は70%程度と高いものの，アシクロビルによる早期治療により，予後が改善される．

症状

脳炎では発熱，頭痛，頸部痛，意識レベルの変化（興奮，注意力低下，傾眠，昏睡），認知機能低下，失語，痙攣，運動障害，四肢麻痺などさまざまな症状を引き起こす．HSV脳炎は側頭葉，辺縁系が好発部位であり，精神状態の変化（軽躁状態，幻覚・妄想，錯乱など），Kluver-Bucy症候群（側頭葉障害により視覚失認，口唇傾向，視覚性過敏反応，情動行動の変化，性行動の変化，食事習慣の変化など），健忘症などを引き起こす．適切な治療を行っても死亡率は15%程度ある．てんかん，神経障害など後遺症が残る症例がある．

診断

脳炎を疑った場合は髄液検査，画像検査，脳波検査を行う．ウイルス脳炎の髄液検査結果は**表3.7.2**を指標に評価する．微生物学的検査としてPCR検査を提出する．HSVの髄液PCR検査の感度は95%，特異度は99%である．HSV脳炎において，頭部MRI検査では発症後48時間で90%に異常が検出され，85%程度で脳波異常を認める．

治療

感染性脳炎において，原因微生物に対して治療薬が存在するのはHSV，VZV，CMVである．ウイルス性脳炎を疑った時点で，アシクロビル点滴静注を1回10mg/kgで1日3回の投与を開始する．同時に確定診断のための検査を行い，HSV・VZV脳炎が否定された場合はアシクロビルを中止する．アシクロビル不応例にはビダラビン点滴静注を1回15mg/kgで1日1回の投与を開始する．CMVの場合は，ガンシクロビル点滴静注（1回5mg/kgで1日2回）またはホスカルネット点滴静注（1回90mg/kgで1日2回）を投与する．

予防

HSV，VZV，日本脳炎ウイルス，ムンプスウイルス，麻疹ウイルス，風疹ウイルス，狂犬病ウイルスは，ワクチン接種が有用である．

法律

日本脳炎，狂犬病，ウエストナイル熱は四類感染症，水痘，流行性耳下腺炎（ムンプスウイルス），手足口病，ヘルパンギーナ（エンテロウイルス）は五類感染症である．

4 クロイツフェルト・ヤコブ病（プリオン病）

　プリオン病は感染因子プリオンによる人獣共通感染症で，進行性で致死的な神経変性疾患を引き起こす．プリオンの本態はプリオンタンパク（prion protein：PrP）の正常型（cellular prion protein：PrPC）の立体構造が変化して生じる異常型 PrP（scrapie prion protein：PrPSc）である．ヒトのプリオン病は約 1〜2 人/100 万人・年の発症率で，原因不明の①特発性（孤発性クロイツフェルト・ヤコブ病（Creutzfeldt-Jakob disease：CJD）など），*PrP* 遺伝子変異による②遺伝性（遺伝性 CJD，ゲルストマン・ストロイスラー・シャインカー病（Gerstmann-Sträussler-Scheinker：GSS），致死性家族性不眠症（fatal familial insomnia：FFI）など），プリオンへの曝露とその獲得による③獲得性（医原性 CJD，変異型 CJD）がある．孤発性 CJD の典型例は急速進行性の認知症，運動失調，ミオクローヌスなどを示し無動性無言に至るが，比較的緩徐進行性の非典型例もある．

ココをしっかりおさえよう！

▶感染機序　▶3 病型　▶予防方法

原因

　プリオン病は感染因子プリオンによる感染性（伝達性）の致死的な神経変性疾患である．特徴的な病理像として脳に海綿状の変化がみられることから伝達性海綿状脳症とも呼ばれる．プリオン病は種の壁を越えて伝播する人獣共通感染症である．動物のプリオン病として，ヒツジやヤギのスクレイピー，ウシやヤギのウシ海綿状脳症（BSE）などがある．プリオンは宿主の正常型タンパクである PrPC の構造が変化した PrPSc そのものであり，それによりプリオン病が発症する（図3.7.4）．PrPC は，第 20 染色体上にある *PrP* 遺伝子（*PRNP*）からつくられ，主に中枢神経系で発現しておりプロテアーゼ感受性で感染性はない．一方，プリオン病では，PrPC がプロテアーゼ抵抗性の PrPSc に変化し，脳内で神経細胞を障害する．PrPC から PrPSc への変換は PrP の立体構造の変化と考えられ

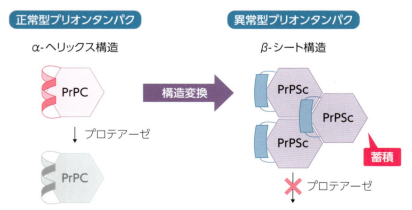

図3.7.4　プリオン病の発症要因
プリオン病は正常型プリオンタンパクの立体構造変換による異常型プリオンタンパクの蓄積により発症する．

ている（βシート構造に富むようになる）．プリオン感染細胞由来のPrPScと接触した宿主細胞のPrPCは，PrPScを鋳型にしてPrPScに構造変換するものと考えられている．

疫学

プリオン病の発症率は，人口100万人あたり年間ほぼ1人であり，近年，日本では2人近くに増加しつつある．日本における病型毎の頻度は，①孤発性CJDが76.8％，②遺伝性プリオン病が19.9％，③獲得性プリオン病が2.8％であった．獲得性プリオン病は変異型CJD 1例を除き，すべて医原性CJDであり，医原性CJDは過去の調査による患者数を総計すると155例となる（2021年2月まで）．日本の医原性CJDは1995年をピークとして発症数は減少している．変異型CJDは英国を中心に欧州で多発したが，近年は発症人数が減少しており，英国では2016年の死亡例が最後になっている．

症状

孤発性CJDの典型例は，認知機能障害，運動失調，視覚異常などで発症，さらに錐体路・錐体外路症候，ミオクローヌスなどの神経精神症候が急速に進行し，平均3～4ヵ月で無動性無言に至る．一方で，比較的緩徐な進行を示す非典型例も存在する．

遺伝性プリオン病は，*PrP*遺伝子の変異に起因し多数の変異が知られている．変異の種類により，比較的進行が緩徐で脳にPrPアミロイド斑を有するGSS病型，CJD様の臨床や病理を示す遺伝性CJD，FFIに大別される．

獲得性プリオン病は，プリオンに曝露され，それを獲得することによって発症する．日本で多発した硬膜移植後CJDは，プリオンに汚染されたヒト死体由来硬膜の移植による．変異型CJDは，ウシのプリオン病であるBSEのプリオンに汚染された食品からの伝達が考えられている．日本における変異型CJD例は英国短期滞在中にBSEプリオンに汚染しているリスクのある食品への曝露歴があった．

診断

現病歴と診察所見からプリオン病の可能性を考える．急速進行性の認知症，歩行障害，発話障害などの神経・精神症候を示すCJD典型例以外に，進行が緩徐であったり，運動失調など特定の症状が目立つ非典型例があり，原因不明の神経変性疾患の診断では必ずプリオン病を鑑別する．正確な病歴（家族歴，移植歴，渡航歴など）の把握，検査（脳波，MRI，脳脊髄液マーカー，*PrP*遺伝子）所見などによって，他疾患を除外しプリオン病とその病型を診断する．

治療

有効な治療法はなく，対症療法が基本となる．支持療法としてミオクローヌスあるいは続発するてんかんに対して，バルプロ酸，レベチラセタム，クロナゼパムなどが使用される．また，経口摂取が困難となった場合は，経鼻胃管などによって経管栄養療法が行われる．

予 防

　CJD は患者への日常的な接触，非侵襲性的医療行為によって感染することはない．PrPSc が集積する脳，脊髄，網膜などを扱う医療行為を行う際には十分な注意が必要である．手術には可能な限り単回使用器材を用いることが強く推奨され，使用可能な古い器械を用いて，手術終了後に廃棄焼却するのもよい方法である．プリオンを完全に不活性化する方法として高温による焼却がある．感受性実験動物に対する伝達性を失わせるレベルの不活性化として 2% 以上の次亜塩素酸ナトリウム，高濃度アルカリ洗浄剤（pH 12 以上），0.2% ドデシル硫酸ナトリウム・3% 水酸化ナトリウムがある．不完全な不活性化（伝達性が残存）レベルとしてオートクレーブ（134℃，18 分），3% ドデシル硫酸ナトリウムで沸騰，1〜2M 水酸化ナトリウム（20℃，1 時間），中濃度アルカリ洗浄液（pH 12 以下，55℃もしくは 65℃），過酸化水素ガス滅菌がある．不完全な不活性化法であっても組み合わせることで伝達性を検出限界以下にすることが可能である．例えば，アルカリ洗浄剤とオートクレーブを組み合わせることにより高いレベルの不活性化が可能となる．

 ### 法 律

　CJD は五類感染症に分類される．

8　全身性感染症

| 1 | 敗血症

　敗血症は，多くが重症感染症に続発し，制御不能な生体反応を原因とする症候群であり，重篤な臓器障害が引き起こされる状態である．敗血症によって生じるサイトカインの制御不能な暴走により，動脈の拡張が生じ，血管抵抗が減少することで急激な血圧低下がみられることがある．これを敗血症性ショックと呼ぶ．組織灌流が著しく減少することにより，肺，腎臓，肝臓をはじめとする臓器において細胞障害・代謝異常が重度となり，ショックを伴わない敗血症と比べて死亡の危険性が高い状態である．治療は積極的な急速輸液，抗菌薬の投与，感染または壊死組織の外科的切除，排膿などが必要となる．

ココをしっかりおさえよう！

▶SOFA スコア　▶血清乳酸値　▶敗血症性ショック　▶循環血漿量

原因

　敗血症の原因となる病原体は細菌が多いと考えられており，一般的にグラム陰性桿菌と思われているが，グラム陽性球菌による敗血症も珍しくなく，ウイルス感染症から敗血症に至る症例も多数ある．敗血症の病態の本質はサイトカインの暴走であるため，感染症の原因が細菌であってもウイルスであっても同じことが起きる可能性はある．現に敗血症の半分で原因菌が同定されないという報告もあり，ウイルス感染症の関与が疑われる．

　重症化を引き起こす可能性のあるウイルスには，インフルエンザウイルス，RS ウイルス，コロナウイルス，ヒトメタニューモウイルス，パラインフルエンザウイルス 1〜3 型，アデノウイルス，エンテロウイルス，ライノウイルスなどがある．一般的なかぜ症候群の原因ウイルスも含まれている．また，2019 年末から流行が始まった新型コロナウイルス（SARS-CoV），中東呼吸器症候群ウイルス（MERS-CoV）なども敗血症の重要な原因ウイルスである．

疫学

　敗血症の疫学において，発生率と死亡率は近年相反する動きを示している．発生率は減少傾向が続いており，2017 年の全世界データでは人口 10 万人あたり年間約 678 例と報告され，約 30 年の間に 4 割近く減少している．一方，死亡率は上昇傾向にあり，2010 年から 2017 年の間に 20％ 程度増加した．敗血症は依然として主要な死亡原因であり，2017 年の推計では，全世界で年間約 4,890 万例が発生し，約 1,100 万人が死亡している．

症状

　　敗血症患者は一般的に低血圧，頻脈，発熱，白血球増加（時として低下）を呈することが多い．重症度が悪化すると，循環不全の徴候（チアノーゼや末梢血管再灌流時間の延長など）および臓器機能障害（乏尿，急性腎障害，肝逸脱酵素の上昇，精神状態の変化など）が発現する．この症状は他の疾患でも出現する可能性のある非特異的なものである．

診断

　　敗血症の診断は感染症の有無と sequential organ failure assessment（SOFA）スコア（表3.8.1）を組み合わせて行うが，まずバイタルサインを評価して初期治療を開始し，その上で SOFA スコアを算出する（図3.8.1）．感染症もしくは感染症の疑いがあり，かつ SOFA スコアの合計2点以上の急上昇をもって敗血症と診断する．なお，バイタルサインを評価する際に注意が必要な点がある．例えば，高齢患者，糖尿病患者，β遮断薬を服用している患者では，血圧が低下しても心拍数が上昇せず，敗血症でよくみられる頻脈を示さないことがある．これとは対照的に，若年患者は心予備能が高いため，頻脈による心

表3.8.1　SOFA スコア

指標	スコア				
	0	1	2	3	4
[意識] GCS	15	13〜14	10〜12	6〜9	< 6
[呼吸] PaO$_2$/F$_I$O$_2$ (mmHg)	≧ 400	< 400	< 300	< 200 および 呼吸補助	< 100 および 呼吸補助
[循環] 平均血圧 (mmHg)	≧ 70	< 70			
カテコラミン使用 (μg/kg/ 分)					
● ドパミン			< 5	5〜15	> 15
● ドブタミン			使用		
● ノルアドレナリン				≦ 0.1	> 0.1
● アドレナリン				≦ 0.1	> 0.1
[肝] T-Bil (mg/dL)	< 1.2	1.2〜1.9	2.0〜5.9	6.0〜11.9	≧ 12.0
[腎] SCr (mg/dL)	< 1.2	1.2〜1.9	2.0〜3.4	3.5〜4.9	≧ 5.0
尿量 (mL/ 日)				< 500	< 200
[凝固] PLT (×10^3/μL)	≧ 150	< 150	< 100	< 50	< 20

GCS：Glasgow coma scale，PaO$_2$：動脈血酸素分圧，F$_I$O$_2$：吸入気酸素分画（濃度），T-Bil：血清総ビリルビン，SCr：血清クレアチニン，PLT：血小板数

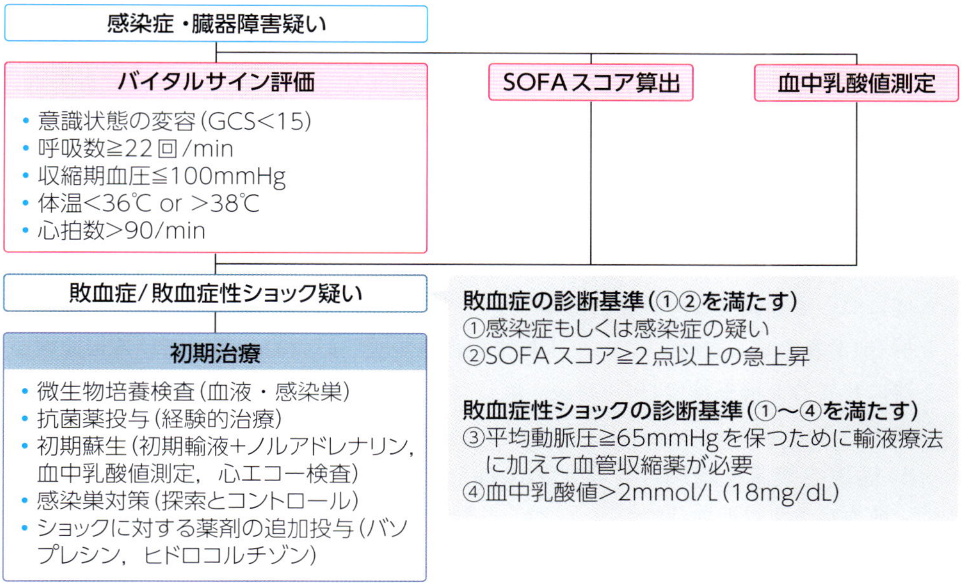

```
┌─────────────────────┐
│ 感染症・臓器障害疑い │
└─────────────────────┘
┌─────────────────────┐  ┌──────────────┐  ┌──────────────┐
│  バイタルサイン評価  │  │ SOFAスコア算出 │  │ 血中乳酸値測定 │
│ ・意識状態の変容(GCS<15)│ └──────────────┘  └──────────────┘
│ ・呼吸数≧22回/min    │
│ ・収縮期血圧≦100mmHg │
│ ・体温<36℃ or >38℃   │
│ ・心拍数>90/min       │
└─────────────────────┘
```

敗血症/敗血症性ショック疑い

初期治療
- 微生物培養検査(血液・感染巣)
- 抗菌薬投与(経験的治療)
- 初期蘇生(初期輸液+ノルアドレナリン,血中乳酸値測定,心エコー検査)
- 感染巣対策(探索とコントロール)
- ショックに対する薬剤の追加投与(バソプレシン,ヒドロコルチゾン)

敗血症の診断基準(①②を満たす)
① 感染症もしくは感染症の疑い
② SOFAスコア≧2点以上の急上昇

敗血症性ショックの診断基準(①〜④を満たす)
③ 平均動脈圧≧65mmHgを保つために輸液療法に加えて血管収縮薬が必要
④ 血中乳酸値>2mmol/L (18mg/dL)

図3.8.1 敗血症・敗血症性ショックの診断の流れと初期治療
(日本集中治療医学会・日本救急医学会:日本版敗血症診療ガイドライン2024より作成)

拍出量の増加が長期間維持され,低血圧のフェーズがなかなか訪れないこともある.

敗血症性ショックは,敗血症の診断基準に加え,平均動脈圧65mmHg以上を保つために輸液療法に加えて血管収縮薬を必要とし,かつ血中乳酸値が2mmol/L (18mg/dL)を超える場合に診断する.敗血症の症状は非特異的であるが,検査所見も非特異的であり,敗血症の基礎原因による異常,敗血症による末梢循環不全を反映する所見,組織への血流低下や臓器機能障害に関連する検査異常値が混在している.中でも特に注目すべき項目は,乳酸値である.乳酸値の上昇は予後不良と関連するため,初期評価の重要な要素である.

なお,SOFAスコアから項目を大幅に少なくしたquick SOFA (qSOFA)と呼ばれる簡便な敗血症のスクリーニングツールが存在する.項目は,①意識変容,②呼吸数≧22回/分,③収縮期血圧≦100mmHgのみであり,2つ以上該当すれば敗血症と診断される.qSOFAは2016年に提唱された概念であり,敗血症に対して特異度は高いものの,感度は高くないとされており,敗血症診断の補助ツールとして使われることがある.

治療

敗血症と敗血症性ショック患者のマネジメントにあたっては以下の項目を確実に実行する必要がある.

1) 低酸素血症の改善

必要に応じて気管内挿管の上,人工呼吸管理を行う.血中酸素濃度の低下に対処することは,敗血症管理における最優先事項である.

2）薬剤投与経路の確保と薬剤投与

敗血症治療においては後述するように急速大量輸液が行われると同時に，抗菌薬や血管作動薬（主にカテコラミン），鎮静薬などが投与される．したがって，一般的には中心静脈カテーテルを挿入し管理することが必要になる．適切な薬剤投与経路の確保が重要である．

3）臨床所見の確認と診断に関わる検査

上述した臨床所見や検査所見を念頭に，可及的速やかに初期評価を行い，敗血症の重症度について評価する．一般的には，ルーチンに行われる血液検査に加え，動脈血ガス分析（血清乳酸値を含む），2セット以上の血液培養，感染源となっている可能性がある臓器に特異的な培養検体（例：喀痰，尿），および感染源が疑われる部位の画像診断などが含まれる．

4）循環血漿量を増加させるための補液

敗血症および敗血症性ショックの患者には，通常，生理食塩液や乳酸リンゲル液などの晶質液を用いた早期の大量輸液が推奨される．輸液は，血圧と組織灌流が改善するまで行うことが望ましいが，心機能が対応できない症例も存在するため肺水腫が生じるようであれば減量する必要がある．輸液管理は，平均動脈圧を60～70 mmHgに維持し，尿量を少なくとも0.5 mL/kg/h確保するなどの臨床的目標値に基づいて行う．十分な輸液蘇生にもかかわらず低血圧が続く患者には，拡張した動脈を収縮させ，血管抵抗を復活させる目的で，ノルアドレナリン投与が推奨される．このほかにグルココルチコイド，ドパミンなどの強心薬などの追加療法を考慮できる．循環血漿量を維持するための輸液については，血清乳酸値の低下を確認しながら実施することで予後が改善することが示されており，血清乳酸値を定期的に測定しながら輸液を実施することが重要である．

5）経験的な抗菌薬投与

来院後1時間以内に広域スペクトルの抗菌薬を速やかに投与することが推奨される．抗菌薬の選択は，患者の病歴，併存疾患，臨床的背景，感染源の疑いなどの要素を考慮すべきであるが，原因菌が判明するまでの間は抗メチシリン耐性黄色ブドウ球菌（methicillin-resistant *Staphylococcus aureus*：MRSA）薬とカルバペネム系抗菌薬といった広域抗菌薬が選択されることも多い．

6）発生源の管理

6～12時間以内に感染源を特定し，制御することが重要である．例えば，尿路閉塞が原因の腎盂腎炎から敗血症性ショックになっている場合は，閉塞の解除処置を行う必要がある．また，カテーテル関連血流感染から敗血症性ショックになったのであればカテーテルの抜去が何よりも急がれる．

予防

敗血症予防には多角的アプローチが必要である．感染リスク低減のため，医療従事者の手指衛生遵守と医療機器の適切な管理が基本となる．こういった標準予防策の遵守は敗血症のみならず感染症予防全般に重要である．また，ハイリスク患者への肺炎球菌ワク

チン接種などの予防接種も推奨される．

また，敗血症に陥る前に早期発見・早期介入も重要である．この点でEarly Warning Score（EWS）の活用が有効である．EWSは呼吸数，酸素飽和度，体温，血圧，心拍数，意識レベルなどの生理学的パラメータを数値化し，患者の急性増悪リスクを客観的に評価するシステムである．高スコアは敗血症を含む重症病態の可能性を示唆し，迅速な介入の指標となる．

法律

敗血症そのものは感染症法上の届出対象疾患には指定されていない．しかし，敗血症の原因となる特定の病原体による感染症は，感染症法に基づく届出が必要な場合がある．例えば，侵襲性髄膜炎菌感染症（髄膜炎菌による敗血症を含む）は五類感染症に指定されており，診断後7日以内に最寄りの保健所に届け出る必要がある．

症例

症例1　虫垂炎が原因で敗血症に至った症例

70歳の男性患者が，3日前からの38℃台の発熱と全身倦怠感を主訴に救急搬送された．来院当日の朝から呼吸困難感も出現していた．既往歴として2型糖尿病と高血圧症があった．来院時，患者は39.2℃の高熱と頻脈，低血圧を呈しており，呼吸数も増加していた．意識はやや混濁し，両側肺野で湿性ラ音を聴取した．また，右下腹部に圧痛を認めた．血液検査では著明な炎症反応の上昇と，敗血症を示唆する高プロカルシトニン値，乳酸値の上昇を認めた．画像検査では，胸部X線で右下肺野に浸潤影を，腹部CTで虫垂の腫大と周囲の炎症所見を確認した．これらの所見から，急性虫垂炎を感染源とした敗血症と診断された．患者はICUに入室し，輸液負荷，抗菌薬投与，昇圧剤投与による初期治療が開始された．その後，緊急で虫垂切除術が施行された．

解説

急性虫垂炎という局所感染が全身性の炎症反応を引き起こし，敗血症に至った．高齢や糖尿病の既往が重症化のリスク因子となっている．診断には，バイタルサインの異常，炎症マーカーの上昇，画像所見が重要であった．治療では，早期の輸液療法，抗菌薬投与，昇圧薬使用という敗血症バンドルに沿った初期対応と，感染源である虫垂の外科的除去が行われた．

2 | 発熱性好中球減少症

好中球減少症は末梢血の好中球数が 500/μL 未満，または 48 時間以内に 500/μL 未満になることが予測される状態を指す．これに発熱を合併した状態を発熱性好中球減少症 (febrile neutropenia : FN) というが，発熱に関する定義は日本と米国で異なっている．米国感染症学会 (IDSA) は口腔内温 38.3℃ 以上と定義しているが，日本臨床腫瘍学会 (JSMO) は腋窩温 37.5℃（口腔内温 38℃ 以上）としている．FN は病名ではなく状態を指す用語であり，治療開始のタイミングは厳格に FN の定義を満たすまで待つ必要はない．FN の状態に陥る頻度は，固形腫瘍の化学療法中では 10〜50%，造血器腫瘍では 80% 以上と考えられる．FN は緑膿菌をはじめとするグラム陰性桿菌が原因であることが多いが，血液中の菌量が少ないことも多く，血液培養で菌が検出できないことも少なくない．FN においては菌の検出ができなくても経験的治療を継続することが一般的である．この理由として，FN は治療が不成功に終わると極めて予後が悪いことが挙げられる．

ココをしっかりおさえよう！

▶ G-CSF　　▶ MASCC スコア　　▶ 抗緑膿菌活性

原因

FN の原因菌は同定できないことが多く，具体的に原因菌が判明するのは 20〜30% にとどまる．原因菌として特に重要なものは緑膿菌であり，大腸菌や肺炎桿菌などの腸内細菌目細菌の頻度が高い．このほかにコアグラーゼ陰性ブドウ球菌，黄色ブドウ球菌，viridans group streptococci などのグラム陽性球菌が検出されることもある．この中で緑膿菌が原因菌の場合は予後不良であるため，特にリスクの低い一部の集団を除いて，治療は原則として抗緑膿菌活性を有する抗菌薬で行う．真菌感染症は発熱の初期にはあまり問題とならないが，好中球減少が長引き一般細菌をターゲットにした治療を 5 日間以上使用しても発熱が改善しない場合には関与を検討する必要がある．

疫学

FN の発生率は，化学療法のレジメンや患者の状態により異なるが，固形腫瘍患者で 10〜50%，造血器腫瘍患者で 80% 以上に達する．死亡率は適切な抗菌薬治療により低下しているが，依然として 5〜10% 程度である．

症状

発熱性好中球減少症は，がん化学療法後に発生する深刻な合併症である．好中球数が低下し，腸管粘膜が損傷を受けることで，細菌や真菌が bacterial translocation（腸管壁を越えて血流や臓器へ移行する現象）を起こすことで生じる．発熱は感染の最初の，そして時に唯一の徴候であり，38.3℃ 以上の単回測定または 38.0℃ 以上の 1 時間持続する体温上昇として定義される．菌量が少ないことも多く，血液培養で検出できないような低水準の菌

血症によって引き起こされることが多い．しかし，好中球が減少している患者にとっては，時として致命的となることがある．FNの際には，口内炎，食道炎，皮膚や粘膜の潰瘍，肺炎，腹痛，下痢などがみられることも多い．

診 断

本来，感染症診療においては，感染臓器の特定から原因菌の推定に進み，抗菌薬を選定することが重要である．しかし，一般細菌や真菌感染に対する防御因子のうち，最初に原因菌と接するのは好中球であるが，FN症例では好中球が減少しており，生体防御反応の初期段階が抑制されている．その結果，感染巣に特異的な発赤や排膿といった感染の徴候が表れにくく，症状が発熱しかないことが多い．

とはいえ，感染巣の同定を行う努力は最大限払うべきであり，身体所見としては，皮膚，カテーテル挿入部位，口腔内や咽頭，消化管，肺／副鼻腔，肛門周囲／生殖器などの診察は必要である．検査としては，末梢血液検査と生化学検査，2セット以上の血液培養，尿検査と培養，胸部X線検査と喀痰培養，CDトキシン検査，造影腹部CT（好中球減少性腸炎の除外のため）などのうち，必要性がありそうなものを中心に実施する．

血液培養検査は最も重要であり，必ず抗菌薬投与前に採取する必要がある．

治 療

FNは内科的救急疾患であり，明確な感染の部位が同定されなくても，血液培養を最低限実施した上で，できるだけ早く抗菌薬を開始する必要がある．抗菌薬の選定には，患者のリスクの高さを評価する必要がある．リスク評価にはMASCCスコアがよく用いられる（表3.8.2）．そして図3.8.2のフローチャートに沿って高リスク群と低リスク群に分けられる．緑膿菌菌血症による死亡率の高さを考え，高リスク患者には必ず緑膿菌に対し

表3.8.2 MASCCスコア

項目	スコア
● 臨床症状（3つのうち1つを選択）	
無症状	5
軽度の症状	5
中等度の症状	3
● 血圧低下なし	4
● 慢性閉塞性肺疾患なし	4
● 固形癌である 　または血液腫瘍で真菌感染の既往なし	4
● 脱水なし	3
● 外来管理中の発熱	3
● 60歳未満	2

21点以上で低リスク，20点以下で高リスク

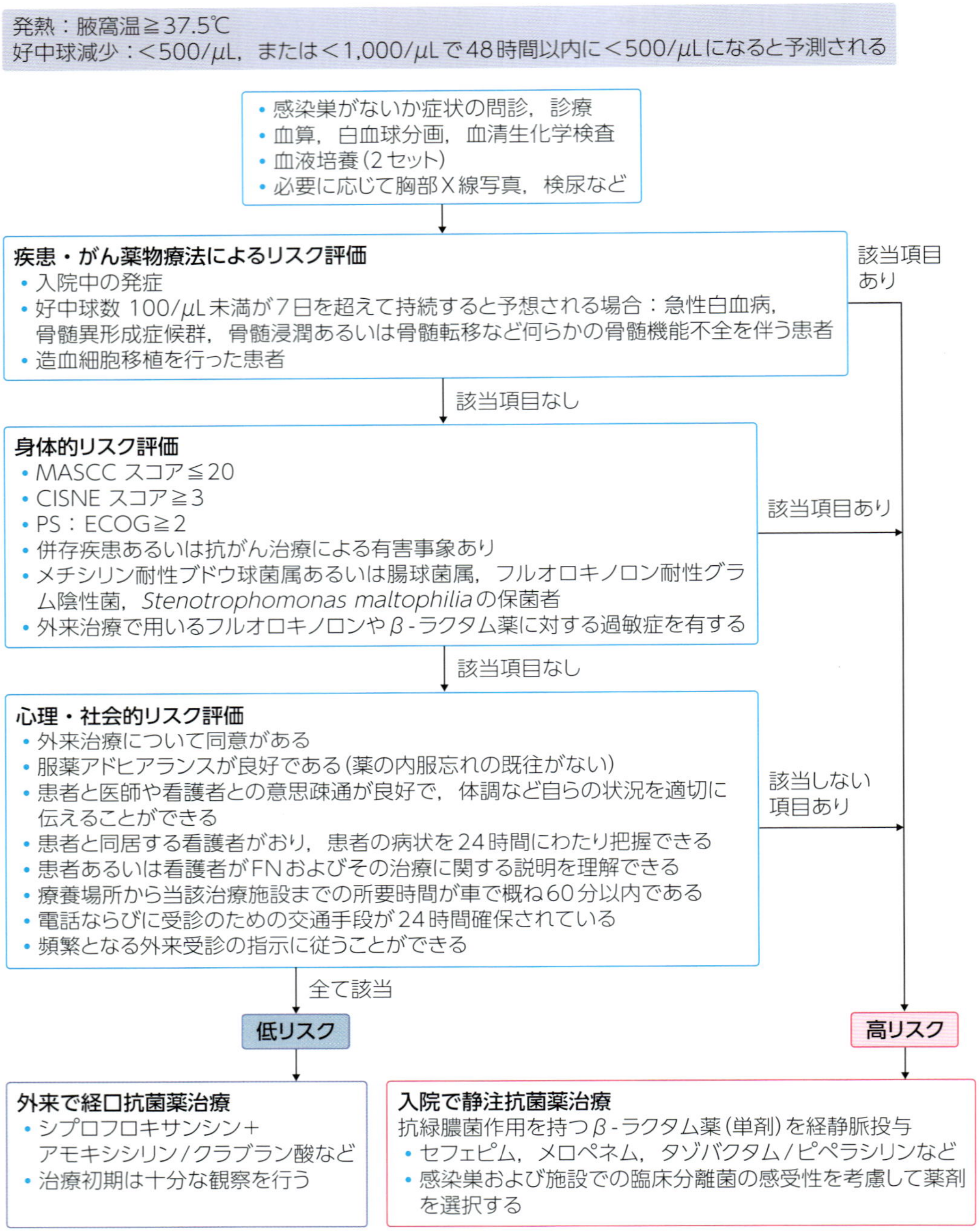

発熱：腋窩温≧37.5℃
好中球減少：＜500/μL，または＜1,000/μLで48時間以内に＜500/μLになると予測される

- 感染巣がないか症状の問診，診療
- 血算，白血球分画，血清生化学検査
- 血液培養（2セット）
- 必要に応じて胸部X線写真，検尿など

疾患・がん薬物療法によるリスク評価
- 入院中の発症
- 好中球数 100/μL 未満が7日を超えて持続すると予想される場合：急性白血病，骨髄異形成症候群，骨髄浸潤あるいは骨髄転移など何らかの骨髄機能不全を伴う患者
- 造血細胞移植を行った患者

該当項目あり →

該当項目なし ↓

身体的リスク評価
- MASCC スコア≦20
- CISNE スコア≧3
- PS：ECOG≧2
- 併存疾患あるいは抗がん治療による有害事象あり
- メチシリン耐性ブドウ球菌属あるいは腸球菌属，フルオロキノロン耐性グラム陰性菌，*Stenotrophomonas maltophilia* の保菌者
- 外来治療で用いるフルオロキノロンやβ-ラクタム薬に対する過敏症を有する

該当項目あり →

該当項目なし ↓

心理・社会的リスク評価
- 外来治療について同意がある
- 服薬アドヒアランスが良好である（薬の内服忘れの既往がない）
- 患者と医師や看護者との意思疎通が良好で，体調など自らの状況を適切に伝えることができる
- 患者と同居する看護者がおり，患者の病状を24時間にわたり把握できる
- 患者あるいは看護者がFNおよびその治療に関する説明を理解できる
- 療養場所から当該治療施設までの所要時間が車で概ね60分以内である
- 電話ならびに受診のための交通手段が24時間確保されている
- 頻繁となる外来受診の指示に従うことができる

該当しない項目あり →

全て該当 ↓

低リスク

高リスク

外来で経口抗菌薬治療
- シプロフロキサンシン＋アモキシシリン/クラブラン酸など
- 治療初期は十分な観察を行う

入院で静注抗菌薬治療
抗緑膿菌作用を持つβ-ラクタム薬（単剤）を経静脈投与
- セフェピム，メロペネム，タゾバクタム/ピペラシリンなど
- 感染巣および施設での臨床分離菌の感受性を考慮して薬剤を選択する

図3.8.2　FN患者に対する初期治療（経験的治療）

（「日本臨床腫瘍学会編：発熱性好中球減少症（FN）診療ガイドライン，改訂第3版，p.xix, 2024, 南江堂」より許諾を得て転載）

て活性のある抗菌薬を選定すべきである．

　高リスク群の初期治療として最も一般的なのは，セフェピム（CFPM）2 g，8時間毎またはタゾバクタム/ピペラシリン（TAZ/PIPC）4.5 g，6〜8時間毎の単剤療法である．他

8 全身性感染症

表3.8.3 発熱性好中球減少症（FN）の治療に用いられる抗菌薬と腎機能正常時の投与量

薬剤名	投与量
セフェピム（CFPM）	2g，8時間毎
タゾバクタム／ピペラシリン（TAZ/PIPC）	4.5g，6時間毎
メロペネム（MEPM）	1g，8時間毎
バンコマイシン（VCM）	25〜30mg/kgを初回ローディングドーズとして投与し，以後15mg/kgを12時間毎投与する．トラフ値とピーク値の血中濃度を測定し，適切なTDMのもと投与する
ミカファンギン（MCFG）	100〜150mg，24時間毎 カンジダ血症が認められた場合に使用する
ボリコナゾール（VRCZ）	6mg/kg，12時間毎で2回ローディングドーズとして投与し，その後4mg/kg，12時間毎で投与する．適切なTDM実施下で投与する

TDM：therapeutic drug monitoring

の部位から過去に薬剤耐性菌が検出された症例では，その薬剤耐性菌が血流感染を起こしていたとしても対応できる抗菌薬を選ぶことになる．例えば，過去に基質特異性拡張型β-ラクタマーゼ（ESBL）産生大腸菌が尿から検出されていた症例ではメロペネム（MEPM）1g，8時間毎といった具合である．肛門周囲膿瘍や好中球減少性腸炎が疑われる場合は，*Bacteroides fragilis* を中心として下部消化管の嫌気性菌に対する抗菌活性を有する抗菌薬を選択する．単剤で治療するなら TAZ/PIPC，MEPM となり，併用療法が許容されるならば CFPM とメトロニダゾール（MNZ）500mg，8時間毎の投与となる．一般に，抗 MRSA 薬（バンコマイシンやテイコプラニン）は，皮膚・軟部組織感染症，カテーテル関連血流感染を疑わせる所見がない場合は経験的治療として投与する必要はない．ただし，ショックバイタルや過去に複数箇所から MRSA 保菌歴がある患者には抗 MRSA 薬の併用も考慮してよい（初期治療に用いる抗菌薬と投与量を表3.8.3 にまとめる）．

一方で，低リスク群の治療にはレボフロキサシン（LVFX）500mg/日や，アモキシシリン／クラブラン酸（AMPC/CVA）1.5g/日などの経口抗菌薬が選択されることもある．

FN では適切な抗菌薬を投与しても解熱まで2〜5日間程度はかかるため，安易に抗菌薬無効と判断するべきではない．FN 患者は菌血症になっていても血液中の菌の量は少ないことが多いため，血液培養の感度は通常の疾患より低い．したがって，血液培養は発熱が続く場合は繰り返し実施すべきである．血液培養で菌が検出された場合は，菌種と薬剤感受性に基づいた抗菌薬に de-escalation するのが一般的である．しかし，血液培養で検出できていない緑膿菌に対するカバーは続ける方がよいため，たとえ感受性のよい大腸菌が検出されたとしても，CFPM より de-escalation することは難しい場合が多い．また，血液培養で酵母様真菌が検出された場合はカンジダ菌血症と判断し，抗真菌薬の開始が必要である．カンジダ血症については項「深在性カンジダ症」[p.247] で述べる．

[治療期間]

治療期間は好中球数が回復するまで継続することが原則であるため，通常の菌血症より

長くなる．感染部位が同定されている場合，①感染部位に対する十分な抗菌薬投与期間，②好中球数が 500/μL 以上になるまでの長い方が推奨される．感染部位が同定できない場合は，解熱後 2 日間以上かつ好中球数 500/μL の両方を満たすまで継続する．

予防

G-CSF（顆粒球コロニー刺激因子）の使用により好中球の産生を促進し，好中球減少の期間を短縮する．また，感染予防策の徹底も不可欠である．手指衛生の徹底，中心静脈カテーテルの適切なケアなどが含まれる．

法律

FN は，感染症法では特に規定されていない．ただし，FN の患者から血液培養を行った結果，カルバペネム耐性腸内細菌科細菌（CRE）などの届出が必要な細菌が検出された場合は，感染症法の規定に従って適切に届け出を行わねばならない．

症例

症例 2　悪性リンパ腫の化学療法中に発症した発熱性好中球減少症

75 歳，男性．悪性リンパ腫のため化学療法を受けており，本日が投与開始後 10 日目である．白血球数が 500/μL で，好中球の比率は 10％ 程度まで低下している．本日朝から 39℃台の発熱を認めているため，インフルエンザや新型コロナウイルス感染症（COVID-19）について検査が実施されたが陰性であった．血圧も普段 120/80 mmHg 程度であるが，本日は 96/56 mmHg であった．

解説

本症例では好中球数が 500/μL となっており，明らかな好中球減少の状態に陥っている．その状態で高熱が出現しているため，インフルエンザや COVID-19 の除外も大事であるが，FN としての対応が必要である．MASCC スコアでは明らかな高リスクであり，速やかに血液培養を採取し，CFPM など抗緑膿菌活性を持つ抗菌薬を開始する必要がある．

8 全身性感染症

| 3 | 深在性真菌症（総論）

　表在性真菌症は，皮膚，粘膜など，体の表面に影響を及ぼす真菌感染症であり，発熱や血圧低下といった全身症状を引き起こさず，局所的な症状を引き起こす．代表的な例には，腟カンジダ症や口腔カンジダ症，足白癬（みずむし），股部白癬（いんきん）などがある．これらの感染症は原則として外用剤による局所的な抗真菌薬によって治療される．一方で深在性真菌症は，皮膚や粘膜よりも深部に存在する食道，リンパ管，内臓，血管内に影響を及ぼす真菌感染症である．食道など無菌環境でない場所においては菌交代現象により生じることが多く，リンパ管や血管内など無菌環境の部位への感染は，血流感染から二次的に生じることがほとんどである．深在性真菌症は，免疫抑制状態の患者において多くみられ，表在性真菌症に比較して深刻で生命を脅かすような疾患である．具体的な疾患としては，侵襲性アスペルギルス症 (p.135 参照)，カンジダ血症，クリプトコックス髄膜炎などが挙げられる．深在性真菌症では抗真菌薬の全身投与による治療が必要となる．ここでは，深在性カンジダ症，クリプトコックス症，ムコール症，ニューモシスチス肺炎，スポロトリコーシスについて述べる．なお，ニューモシスチス肺炎の原因微生物である *Pneumocystis jirovecii* が真菌に分類される理由は，主に分子生物学的解析による．以前は原虫と考えられていたが，リボソーマル RNA の塩基配列分析により，真菌に近縁であることが判明した．特に，子嚢菌類との遺伝的類似性が高い．また，細胞壁に 1,3-β-D-グルカンを含むことも，真菌としての特徴を示している．これらの知見により，本項でニューモシスチス肺炎を取り扱うこととする．

| 4 | 深在性カンジダ症

　深在性カンジダ症は，免疫抑制状態にある患者で，ヒトの常在菌である *Candida* 属菌の日和見感染により引き起こされる．腸管，肺，肝臓，心臓，腎臓，髄膜，眼球などさまざまな部位に生じるが，特に重要なのは，中心静脈カテーテル感染から二次性に生じるカンジダ菌血症である．免疫正常で抗菌薬投与も受けていない若年者で著明な食道カンジダがみられる場合は，HIV 感染症など強い細胞性免疫不全を起こす疾患が背景にないか疑う必要がある．

ココをしっかりおさえよう！

▶カテーテル関連血流感染　▶血液脳関門　▶バイオフィルム　▶CYP3A4（薬物相互作用）

原因

　主な原因は，免疫抑制状態にあることで *Candida* 属菌による日和見感染が起こることである．通常，カンジダは常在菌として存在するが，免疫不全状態（HIV/AIDS，化学療法，臓器移植後など），広域抗菌薬の長期使用による正常細菌叢の破壊，中心静脈カテーテルなどの医療デバイス使用，糖尿病などの基礎疾患，長期のステロイド治療，下部消化管病変に伴う bacterial translocation などの要因により日和見感染症として発症する．

3

主要な感染症の特徴と予防・治療

247

疫学

　日本では，深在性真菌症の中でアスペルギルス症に次いでカンジダ症の占める割合は多いとされている．近年，医療の進歩に伴い，免疫不全患者や重症患者の生存率が向上し，それに伴って発症率も増加している．特に集中治療室入室患者や造血器腫瘍患者で頻度が高い．原因菌種は *Candida albicans* が最も多いが，近年 *C. glabrata* や *C. parapsilosis* などの非 albicans 種の割合が増加傾向にある．

症状

　中心静脈カテーテル感染から二次性に生じるカンジダ菌血症では，感染性心内膜炎を生じたり，硝子体などに感染を起こしカンジダ眼内炎の原因となる．また，肝臓や脾臓，腸腰筋などさまざまな場所に膿瘍形成を起こし，播種性カンジダ症に至ることがある．食道カンジダ症では，上部消化管内視鏡で特徴的な白苔がみられる．

診断

　ほとんどがカンジダ血症からの血行性播種によるものであるため，血管内留置カテーテル（特に中心静脈カテーテル）がある場合は，血液培養の実施やカテーテルの先端のグラム染色による鏡検と培養を実施することが大切である．これらの検体から *Candida* 属菌が検出されればほぼ診断できる．血液培養で *Candida* 属菌が検出された場合，原則としてコンタミネーション（汚染菌）扱いはしないからである．また，病変の生検組織や脳脊髄液，前房水など基本的に無菌の検体から菌が検出された場合も，診断は確定する．カンジダの細胞壁を構成する糖タンパクである 1,3-β-D-グルカンの血清中の濃度も，カンジダおよびアスペルギルスによる深在性真菌症のスクリーニング検査として用いられる．

治療

　菌種による治療薬の選定がまず重要である．*C. albicans* はアゾール系抗真菌薬（フルコナゾール（FLCZ），ボリコナゾール（VRCZ），イトラコナゾール（ITCZ）），キャンディン系抗真菌薬（ミカファンギン（MCFG），カスポファンギン（CPFG）），ポリエン系抗真菌薬（アムホテリシン B リポソーム（L-AMB））など幅広い抗真菌薬で治療可能である．*C. krusei* と *C. glabrata* はアゾール系抗真菌薬に耐性であることが特徴である．また，*C. parapsilosis* はキャンディン系抗真菌薬の効果が低いことが知られている．

　次に，感染部位別の抗真菌薬の選択について述べる．髄膜炎や眼内炎など血液脳関門（blood-brain barrier：BBB）を通過する必要がある感染症の場合，分子量が大きいキャンディン系抗真菌薬は避けるべきとされている．また，人工物が体内に埋め込まれている症例におけるカンジダ血症，あるいは血液培養がなかなか陰性化しない持続菌血症の状態の患者では，バイオフィルム活性のないアゾール系抗真菌薬は選択されないことが多い．最後に，薬物相互作用として注意が必要な点として，アゾール系抗真菌薬が強力な CYP3A4 阻害作用および P-糖タンパク（P-gp）阻害作用を有することである．これにより CYP3A4 や P-gp の基質となる併用薬の効果が著しく増強することになる．例えば，直接

作用型経口抗凝固薬（direct oral anticoagulant：DOAC）の効果が増強し，消化管出血などのリスクが増加することになったり，睡眠導入薬のトリアゾラムの血中濃度が上昇したりする．

予防
深在性真菌症の予防は，造血幹細胞移植患者の管理において重要である．予防戦略は環境要因と抗真菌薬の使用に大別される．環境要因としては，High Efficiency Particulate Air（HEPA）フィルター付き防護環境での管理が推奨される．特に同種移植後の好中球減少期や施設内工事中は厳重な管理が必要である．抗真菌薬による予防は，患者のリスクに応じて選択する．移植後早期の好中球減少期には，FLCZやMCFGが推奨される．好中球生着（通常，好中球数が3日連続で500/μL以上になった状態）後は，ITCZやVRCZなど，抗糸状菌作用のある薬剤が選択される．ポサコナゾール（PSCZ）は，ムーコル症にも有効性が期待できる．

法律
侵襲性カンジダ症は，感染症法において特に規定はされていない．

症例
症例3　眼内炎，敗血症性肺塞栓を伴ったカテーテル関連血流感染としての深在性カンジダ症

65歳，男性．急性骨髄性白血病に対し中心静脈カテーテルから化学療法施行中．好中球減少期に38.5℃の発熱出現．CFPM投与するも解熱せず．血液培養で *C. albicans* 陽性．胸部CTで多発性結節影を認める．眼底検査で真菌性眼内炎の所見あり．抗真菌薬は当初MCFGが開始されたが，後にFLCZに変更された．治療開始2日目で解熱，3日目の血液培養で血液培養の陰性化が確認された．4週間の治療で肺病変改善．眼内炎に対しては合計6週間の治療を要した．

解説
本症例は深在性カンジダ症の典型例を示している．造血器腫瘍患者の化学療法後の好中球減少期に発症し，血行性播種による多臓器感染（カンジダ血症，カンジダによる敗血症性肺塞栓，カンジダ性眼内炎）を呈している．早期の抗真菌薬投与により良好な転帰を得たが，MCFGが血液脳関門を突破できないため抗真菌薬の変更が必要であった．また，眼内炎の治療には6週間という長期の抗真菌薬投与を要した点も特徴的である．

| 5 | クリプトコックス症

クリプトコックス症は主に酵母様真菌の *Cryptococcus neoformans* による感染症である．免疫不全患者に多く，肺や中枢神経系などに臓器障害を起こす．

ココをしっかりおさえよう！

▶墨汁染色　▶クリプトコックス髄膜炎　▶クリプトコックス抗原検査

原 因

主な原因菌は *C. neoformans* であり，ハトの糞や糞で汚染された土壌に生息している．糞が乾燥すると *C. neoformans* は空中に飛散し，ヒトが吸入することによって肺に感染が成立する．*C. gattii* も頻度は低いが原因菌になることがある．これは特定の樹木に関連し，主に熱帯・亜熱帯地域に存在する．

疫 学

肺クリプトコックス症は，ステロイドや免疫抑制薬の投与を受けている患者，HIV 感染者など細胞性免疫不全がある患者に多い．免疫が正常な若年者にも感染を起こすことがあるが，免疫正常者の場合，多くの症例は不顕性のまま推移し治癒する．

症 状

肺クリプトコックス症では，咳嗽・喀痰，呼吸困難，低酸素血症などの症状のほか，全身倦怠感や発熱などの全身症状も出現する．クリプトコックス症で肺と並んで重要なものは髄膜炎である．特に HIV 感染症や固形臓器移植後の免疫抑制状態の患者ではクリプトコックス髄膜炎がしばしばみられる．クリプトコックス髄膜炎では極めて高い髄液圧を呈する．

診 断

肺クリプトコックス症の診断において最も重要なのは，菌の存在を証明することである．喀痰や気管支肺胞洗浄液から培養によって菌が同定できれば診断が可能である．このほか診断の補助となる項目としては，胸部画像所見における結節影など本菌に特異性の高い陰影の存在，血清クリプトコックス抗原値の測定などが用いられる．髄膜炎の診断においても同様で，菌を証明することが優先される．墨汁染色という特殊な染色方法を用いることで，クリプトコックスの分厚い莢膜を染め抜くことができ，診断的価値が高い．また肺クリプトコックス症同様，培養検査も重要である．クリプトコックス抗原検査については，血清における測定も重要であるが，髄液で測定されることもあり，診断にも治療効果判定にも用いられる．一方，カンジダ感染症では有効であった $1,3\text{-}\beta\text{-D-}$グルカンの血清中での測定は，多くの症例で陰性となることから有効ではない．

治療

Cryptococcus 属に有効な抗真菌薬はアゾール系抗真菌薬（FLCZ，VRCZ，ITCZ など）と，ポリエン系抗真菌薬の L-AMB である．1,3-β-D-グルカンの合成阻害が機序であるキャンディン系抗真菌薬は *Cryptococcus* 属には有効ではない．非 HIV 感染者で髄膜炎を発症していない患者には FLCZ，VRCZ，ITCZ などのアゾール系抗真菌薬が第一選択である．HIV 感染者や脳脊髄膜炎を発症している場合は L-AMB が第一選択薬であり，しばしばフルシトシン（5-FC）の併用が行われるが，クリプトコックス髄膜炎の治療は長期に及ぶため，途中で FLCZ の内服薬などに切り替えられることが多い．治療効果判定には血清クリプトコックス抗原の測定が有効である．

クリプトコックス髄膜炎では高い髄液圧のコントロールが後遺症の有無を左右する．そのため，髄液圧を下げるために髄液を抜く治療が行われる．

予防

クリプトコックス感染症の予防は，主に免疫不全患者を対象として行われる．臓器移植患者などの高リスク群が対象となる．予防法としては，抗真菌薬の予防投与が主体となる．FLCZ の経口投与が最も一般的であり，ITCZ も代替薬として使用可能である．環境からの曝露を減らすための対策も重要であり，鳥の糞などとの接触を避けることが勧められる．

法律

血液培養や髄液からクリプトコックスが検出される場合を播種性クリプトコックス症と呼び，感染症法で五類感染症に指定されている．全数把握疾患であり，診断後 7 日間以内の届け出が必要となる．

症例

症例 4　免疫抑制薬投与中に生じたクリプトコックス髄膜炎

55 歳，女性．関節リウマチに対しメトトレキサート 12 mg/週とプレドニゾロン 5 mg/日投与中．3 週間前から頭痛，微熱あり．来院時，体温 37.5℃，意識レベル JCS I-1，項部硬直軽度．髄液検査で開放圧 25 cmH$_2$O，細胞数 180/μL（単核球優位），糖 28 mg/dL（血糖 108 mg/dL），タンパク 126 mg/dL．墨汁染色で莢膜を有する酵母様真菌を確認した．髄液培養で *C. neoformans* が同定された．血清クリプトコックス抗原は 256 倍で，髄液では 512 倍に上昇していた．L-AMB 3 mg/kg/日と 5-FC を 100 mg/kg/日を投与し治療開始した．6 週間後に髄液培養は陰性化し FLCZ 400 mg/日に変更し，6 ヵ月間の治療を行い症状は改善した．

解説

本症例は，関節リウマチに対する免疫抑制薬投与患者のクリプトコックス髄膜炎の典

型的な例である．髄液所見（開放圧上昇，単核球優位の細胞数増多，著明な糖低下，タンパク上昇）が特徴的であり，血清・髄液クリプトコックス抗原の高値が診断の決め手となっている．クリプトコックス髄膜炎の治療は，初期の導入療法（induction therapy）と，その後の維持療法（maintenance therapy）に分かれており，合計で6〜12ヵ月間の治療を必要となる．

| 6 | ムコール症（接合菌症）

　ムコール症は，*Mucor* 属などの接合菌門に属する真菌による真菌感染症である．免疫不全の基礎疾患を持つ患者でまれにみられる日和見感染症であり，予後は不良で，急激な病巣の拡大を経て致死的転帰をたどる．

ココをしっかりおさえよう！

▶Reverse halo sign（逆ハロー徴候）　▶鼻脳型　▶肺型

原 因

　ムコール症の原因は *Mucor* 属，*Rhizopus* 属，*Absidia* 属および *Rhizomucor* 属などの真菌である．これらは自然界に広く分布しており，真菌の胞子を吸入することで体内に侵入し，免疫不全を背景にして発症する．

疫 学

　ムコール症は免疫不全患者においてまれにみられる．副鼻腔から脳へと感染が波及する鼻脳型と肺に感染巣を形成する肺型がある．免疫不全の背景として，糖尿病や造血器腫瘍などがあるが，糖尿病では鼻脳型，造血器腫瘍では肺型が多い．

症 状

　鼻脳型では頭痛，発熱，顔面痛，意識障害などの症状がみられ，肺型では空洞形成，喀血や呼吸困難などの症状がみられる．

診 断

　ムコール症は特異的な画像所見が乏しく，侵襲性肺アスペルギルス症と類似の画像所見を呈する．多数の結節影，胸水，reversed halo sign（逆ハロー徴候；中心部はすりガラス状陰影で周囲が濃厚陰影で囲まれた CT 所見），胸壁の蜂窩織炎などがみられることもある．鼻脳型については，好中球の著しい減少を示す患者の急速に進行する副鼻腔炎に遭遇した場合は本菌を念頭に画像評価，場合によっては治療を導入することも必要になる．検体検査による診断も難しく，特異的な抗原測定法はなく，$1,3$-β-D-グルカンの上昇

もわずかにとどまり，培養による検出率も低いため，診断は難しい．肺や鼻腔の生検標本からの形態学的な診断が一般的である．

治療
ムコール症の治療は病変部の切除（外科的デブリードマン）と抗真菌薬である．特に鼻脳型では外科的切除は重要であるとされている．抗真菌薬の選択にあたっては，本菌がVRCZに耐性を示すことに注意が必要である（比較的新しいアゾール系抗真菌薬であるポサコナゾール（PSCZ）やイサブコナゾール（ISCZ：イサブコナゾニウムの活性代謝物）は有効である）．本菌の病態は侵襲性アスペルギルス症に類似しているため，侵襲性アスペルギルス症に対する第一選択薬であるVRCZが選択されがちである．しかし，ムコール症の可能性が考えられる場合はL-AMBを選択すべきである．

予防
ムコール症の予防において，環境管理と抗真菌薬の予防投与は重要な役割を果たす．HEPAフィルター付き空気清浄機を使用し，空気中の胞子を除去する．工事現場近くの入院患者には特別な注意を払う必要がある．抗真菌薬の予防投与については，特に高リスク患者に対して検討する．長期の好中球減少が予想される患者などが対象となる．ポサコナゾールなどの薬剤を用いるが，投与の決定は患者の状態や他の要因を考慮して行う．

法律
感染症法上の規定は特にない．

7 ニューモシスチス肺炎

ニューモシスチス肺炎（Pneumocystis pneumonia：PCP）は，*Pneumocystis jirovecii*による日和見感染症である．HIV感染症の患者あるいは長期間のステロイドや免疫抑制薬の投与を受けている患者に好発する．本症はAIDS指標疾患であり，HIV感染症の患者が本疾患を合併した場合はAIDSと診断される．

ココをしっかりおさえよう！
▶スルファメトキサゾール・トリメトプリム　▶AIDS指標疾患　▶びまんすりガラス陰影

原因
原因菌は*P. jirovecii*であり，以前は原虫と考えられていたが，現在では真菌に分類される．感染経路はいまだ不明であるが，乳幼児期からの持続潜伏感染が免疫不全により再活性化するのではなく，保菌者からのヒト－ヒト間の経気道的感染により細胞性免疫不全

を背景にして発症するといわれている．発症機序としては，HIV 感染症例（HIV-PCP）では細胞性免疫の破綻による *P. jirovecii* の増殖，非 HIV 感染症例（非 HIV-PCP）では免疫不全状態下における *P. jirovecii* の増殖と免疫能回復時の過剰免疫応答が考えられている．

疫 学

ニューモシスチス肺炎は AIDS 指標疾患として最も頻度が高いが，抗レトロウイルス療法（antiretroviral therapy：ART）の普及などにより HIV-PCP 症例実数は減少傾向にある．非 HIV-PCP のリスク因子として，薬剤投与（ステロイド，免疫抑制薬，抗がん薬，生物学的製剤），造血器腫瘍および造血幹細胞移植などがあるが，これらリスク因子を有する患者の増加に伴い，非 HIV-PCP は増加傾向である．

症 状

主な臨床症状は，発熱，乾性咳嗽，呼吸困難，低酸素血症などである．胸部 X 線や CT 画像ではびまん性のすりガラス陰影を呈することが特徴である．病態は HIV-PCP と非 HIV-PCP で大きく異なる．HIV-PCP では，数ヵ月単位で進行する呼吸困難と微熱や体重減少がみられることが多い．一方，非 HIV-PCP では呼吸不全が急速に進行し，致死率も高い．そのため早期診断，早期治療が必要である．

診 断

臨床症状，胸部 X 線および CT の画像所見，免疫抑制状態の程度などから本症がまず疑われる．非 HIV-PCP では数日で呼吸不全が悪化することもあるため，即座に治療が開始されることも多いが，可能であるならば喀痰や気管支肺胞洗浄液で菌体を確認するか，PCR 法により検出する．また，血清中の 1,3-β-D-グルカンは高値を示すことが多い．

治 療

スルファメトキサゾール／トリメトプリム配合剤（ST 合剤，12 g/日（トリメトプリムとして 1,080 mg に相当する．なお，ST 合剤 1 錠の中にはトリメトプリム 80 mg とスルファメトキサゾール 400 mg が含まれている）が一般的）が第一選択薬であり，その代替薬としてペンタミジン（3 mg/kg，24 時間毎），アトバコン（1,500 mg/日）が用いられる．

予 防

ステロイド長期使用中の患者や HIV 感染症で十分に細胞性免疫が機能していない患者では ST 合剤 1 g/日（トリメトプリムとして 80 mg に相当する）やアトバコン 1,500 mg/日などの予防を行う．

法 律

ニューモシスチス肺炎は感染症法において届出が必要な疾患にはなっていない．HIV-PcP 症例においては，HIV 感染症が五類感染症（全数把握）になっていることを忘れないこと．

症例

症例 5　長期間プレドニゾロンを内服している患者に生じたニューモシスチス肺炎

55歳，男性．10年前から関節リウマチのためプレドニゾロン8mg/日による治療を受けている．2日前から急激な呼吸困難と発熱が出現し受診した．胸部X線では両側肺野のすりガラス陰影を認める．来院時の末梢血酸素飽和度（SpO$_2$）は酸素投与なしで90%と低下していた．

解説

本症例は長年の細胞性免疫不全をベースとした呼吸器疾患であり，すりガラス陰影を呈していることから，PCPを念頭に置く必要がある．本症例では記載されていないが，ST合剤の予防内服があったとしても，PCPを必ず予防できるというわけではない．PCPの治療薬としてはST合剤が第一選択，ほかにアトバコンやペンタミジンが有効である．急激な悪化を予測して入院での加療が望ましい．

8 スポロトリコーシス

スポロトリコーシスは，*Sporothrix schenckii* complexに属する複数の真菌による深在性皮膚真菌症である．外傷などから皮内に侵入し，感染した部位に結節や膿瘍を形成する．臨床病型として，原発巣に限局する固定型（限局型），原発巣からリンパ行性に衛星病巣を形成する皮膚リンパ管型，免疫不全患者に発症し血行性に播種する播種型がある．

ココをしっかりおさえよう！

▶ヨウ化カリウム　▶ガーデニングによる感染　▶皮膚リンパ管型

原因

スポロトリコーシスは，土壌や枯れた植物に腐生する*Sporothrix globosa*がとげ刺傷・擦過創・切傷などの外傷から真皮・皮下組織に浸入することで発症する．

疫学

土壌や植物と接触する機会が多い農業従事者やガーデニング・家庭菜園に励む主婦や高齢者などで多くみられる．近年，小児例は減少の傾向にある．わが国での発症数は1980年代をピークに減少傾向にあり，2010年以降の年間報告数は平均10例前後とされる．

症状

症状は，菌の侵入部位に数週から数ヵ月の潜伏期間を経て現れる．丘疹から徐々に皮下結節へと発展し，潰瘍化する．病型には固定型（限局型），皮膚リンパ管型，播種型がある．固定型では病巣が初発部位に限局し，慢性に経過する．皮膚リンパ管型では，リンパ管を通じてより中枢側に飛び石状に結節・潰瘍（衛生病変）を形成する．免疫不全者などに生じる播種型では，症状はより重篤で広範囲に及び，多発性で非典型的な皮膚病変，肺・中枢神経系・骨・関節などにも病変を引き起こすことがある．

診断

病巣に存在する真菌の数が少なく塗抹鏡検査では感度が低い．通常は培養検査の後，菌糸の形態やコロニーの特徴から診断される．

治療

治療には，従来からヨウ化カリウムの内服が行われてきたが，胃腸障害やヨード過敏症のリスクがあるため，イトラコナゾールやテルビナフィンといった抗真菌薬の内服が選択されることが多い．小規模な病変には外科的切除や局所温熱療法が行われることもある．

予防

自然界の土壌や腐木などに生息する *Sporothrix* 属真菌による深在性皮膚感染症であるため，汚染された創を適切に処置することが必要である．

法律

感染症法上の規定は特にない．

9 心・血管内感染症

　心・血管内感染症は大きく分けると心臓弁の感染症，血管壁の感染症，心筋の感染症の3つに大別される．心臓弁の感染症はほぼそのまま僧帽弁，大動脈弁，三尖弁，肺動脈弁に生じる感染性心内膜炎を意味する．

　血管の感染症は，何らかの原因で生じた菌血症から動脈など血管の内膜の損傷部位に感染が生じ，動脈壁の破壊と動脈瘤形成（感染性動脈瘤）・血管周囲の膿瘍形成にもつながる．これを感染性動脈瘤と呼び，感染性動脈瘤は放置すると破裂の危険性もあり，注意深い経過観察や，抗菌薬による内科的治療のみならず，外科的治療の適応にもなりうる．細菌感染は炎症性サイトカインの放出を刺激し，好中球を引き寄せ，マトリックスメタロプロテアーゼを活性化し，血管壁の破壊と動脈瘤の形成につながる．末梢血管の感染症は菌血症から直接波及する場合以外に，感染性心内膜炎の疣腫が塞栓を生じることが考えられる．塞栓は脳，肺，脾臓，腎臓などに多く生じ，出血性梗塞や膿瘍形成に至ることも多い．

　心筋の感染症は細菌や真菌が原因となることもあるが，多くはウイルスによる心筋炎の形態をとり，胸痛や心不全症状などを伴う．

1 感染性心内膜炎

　感染性心内膜炎では，心内膜，心臓弁およびその支持組織に感染巣（細菌集簇を含む疣腫）を形成する（図3.9.1）．多くは発熱に加え心不全症状を伴い，心不全のコントロールができない場合や疣腫が大きく塞栓症状の出現が懸念される場合は早期の外科的介入が必要になることもある．

ココをしっかりおさえよう！

▶Duke 診断基準　▶疣腫

原因

　心臓弁や血管壁の感染症は，血流に細菌が存在する菌血症の状態が背景にあり，そこから血管内膜に感染が生じることがスタートである．ただし，もともと心房や心室，血管内は原則として無菌の空間であることから，そこに細菌が侵入する一次性の原因があることを十分に認識する必要がある．感染性心内膜炎や感染性動脈瘤の患者においては，その原因菌がどこから無菌状態のはずの血管内に侵入したかを探索することが必須である．

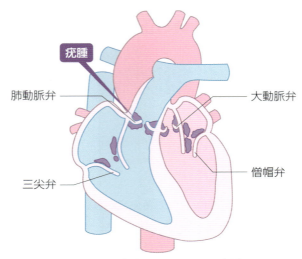

図3.9.1　感染性心内膜炎でみられる疣腫

　感染性心内膜炎の原因菌のほとんどがグラム陽性球菌とされている．中心静脈カテーテル留置患者など特殊な状況下においては，*Candida*属など真菌感染症が原因となることもある．主な原因菌の内訳を**表3.9.1**に示す．なお，グラム陰性菌は感染性心内膜炎の主要な原因菌ではないが，HACEK群と呼ばれる弱毒のグラム陰性菌は例外的に感染性心内膜炎の原因になることがあるとされている．この群には*Haemophilus*属，*Aggregatibacter*属，*Cardiobacterium*属，*Eikenella*属，*Kingella*属が含まれている．

[カテーテル関連血流感染と心・血管内感染症の関係性]

　カテーテル関連血流感染（catheter-related blood stream infection：CRBSI）と心・血管内感染症は密接に関連していることが知られている．CRBSIは，静脈カテーテル，特に中心静脈カテーテルを介して発生する可能性のある重篤な感染症で，グラム陽性球菌が6割以上を占める．感染性心内膜炎を代表とする心・血管内感染症は多くがグラム陽性球菌で生じることから，CRBSIは感染性心内膜炎などの疾患の原因になりやすいと考えられている．CRBSIの発症を抑制することが重要であるが，最も有効なことは不要になった血管内留置カテーテルを速やかに抜去することである．また，中心静脈カテーテル挿入時のマキシマルバリアプリコーション（無菌操作など感染リスクを最小限にする予防策），挿入時やドレッシング材交換時の皮膚消毒の適切な実施，クロルヘキシジングルコン酸塩含有のドレッシング材使用など，複数の対策を組み合わせたバンドルを実行することが重要である．

疫学

　感染性心内膜炎の罹患率は一般住民においては1年間あたり2〜7人/10万人程度と推計されており，これは結核罹患率や悪性リンパ腫罹患率などと比較しても低い値である．成人では男性が女性の2倍程度多く，高齢になるほど罹患率が上昇する．僧帽弁逆流症（1,300人/10万人・年），人工弁置換後（300〜600人/10万人・年）など，基礎心疾患が

9 心・血管内感染症

表3.9.1　感染性心内膜炎の原因菌とその特徴

菌　種	頻度	主な菌名	リスク因子	特記事項
レンサ球菌	30〜40%	viridans group streptococci が最多 Streptococcus *bovis* とその他の*Streptococcus*属がそれに続く	悪い口腔内衛生状況 歯科における観血的処置の後	—
黄色ブドウ球菌	35〜40%		皮膚・軟部組織感染症 血管内カテーテル留置(特に中心静脈カテーテル) 静注薬物乱用(日本ではまれ)	MSSA か MRSA かで治療薬が大きく異なる
コアグラーゼ陰性ブドウ球菌	10%程度	*Staphylococcus epidermidis* *Staphylococcus lugdunensis* など	血管内カテーテル留置者	黄色ブドウ球菌に比較して病原性が弱いとされている. ただし *S. lugdunensis* だけは黄色ブドウ球菌に準じた病原性を有している
腸球菌	10〜15%	*Enterococcus faecalis*	尿路感染や肝・胆道系感染症の存在 高齢者	*E. faecium* は病原性が低くまれである
グラム陰性桿菌	3%未満	主に HACEK 群※	血管内留置カテーテル 免疫抑制状態 菌血症の原因が医療関連感染	—
真菌	1〜6%	*Candida albicans*	血管内留置カテーテル 腹腔内感染症	*Candida* 属が圧倒的に多いが, *Scedosporium* 属や *Aspergillus* 属の報告もある

MSSA：メチシリン感性黄色ブドウ球菌，MRSA：メチシリン耐性黄色ブドウ球菌
※*Haemophilus* 属，*Aggregatibacter actinomycetemcomitans*，*Cardiobacterium hominis*，*Eikenella corrodens*，*Kingella kingae*

存在する場合に罹患率が増えることが知られている．また，ペースメーカー植え込み術後1年以内の患者の罹患率が102人/10万人・年と高いことから，デバイスの植え込みについてもリスク因子であると考えられる．このほかに，血液透析(483人/10万人・年)や腹膜透析(248人/10万人・年)患者で罹患率が高くなっている．日本ではまれだが，静注薬物常用者も1,300人/10万人・年とハイリスクである．

症　状

感染性心内膜炎の症状は，一般的には，発熱，悪寒，倦怠感，関節痛や筋肉痛，盗汗などがみられることが多い．疣腫のサイズが大きい場合や心臓弁の機能に影響が出ている場合は全身の浮腫，呼吸困難などの心不全症状が出現することもある．また，菌塊が全身の末梢血管で塞栓症状を起こすため，血尿や皮膚の有痛性紅斑(Osler 結節)などがみられる

3

主要な感染症の特徴と予防・治療

こともある．特に血管内留置カテーテル挿入中や抜歯後，皮膚・軟部組織感染症などが存在する患者における長引く発熱は感染性心内膜炎を考える重要な条件である．これに加え，感染性動脈瘤においては腹痛や背部痛など大動脈径の急激な拡大による症状が出現することもある．

診断

　感染性心内膜炎の診断は修正 Duke 基準が提唱されており，この診断基準が世界的なスタンダードとなっている（表3.9.2）．しかし，この修正 Duke 基準は，感染性心内膜炎を想起して積極的に当てはめに行かない限り，自然と診断がつく基準にはなっていない．したがって，グラム陽性球菌や真菌菌血症が生じている患者においては，積極的に感染性心内膜炎を鑑別診断に挙げ，心エコー検査などの追加検査を実施する必要がある．

治療

　感染性心内膜炎の治療は，組織の完全な無菌化が目標であるため，感受性のある殺菌性抗菌薬を長期間使用することが必要となる．多くの場合，ベンジルペニシリンかアンピシリン，セフトリアキソン，ゲンタマイシン，バンコマイシンを菌種や感受性に応じて組み合わせて使用することが必要になる．また，感染性心内膜炎の治療期間は僧帽弁や大動脈弁に生じた場合は 4〜6 週間以上必要となる（表3.9.3）．感染性心内膜炎の治療で，疣腫が大きい場合（直径 10 mm 以上），心不全症状が重篤な場合や塞栓症状のコントロールがつかない場合には，外科手術による弁置換術が必要になることがある．外科手術の適応が

表3.9.2　修正 Duke 基準 (2023 年改訂)

Ⅰ．確診

A．病理学的基準
(1)　臨床的に活動性心内膜炎の徴候があり，疣腫，心臓組織，摘出された人工弁・縫合リング，上行大動脈グラフト，植込み型心臓電気デバイス (CIED)，動脈塞栓より病原微生物が同定されること，または
(2)　疣腫，心臓組織，摘出された人工弁・縫合リング，上行大動脈グラフト，CIED，動脈塞栓において，病理学的に活動性心内膜炎が証明されること

B．臨床的基準
(1)　大基準 2 つ，または
(2)　大基準 1 つおよび小基準 3 つ，または
(3)　小基準 5 つ

Ⅱ．可能性

(1)　大基準 1 つおよび小基準 1 つ，または
(2)　小基準 3 つ

Ⅲ．否定的

(1)　症状 / 症候を説明する別の確実な診断，または
(2)　4 日以内の抗菌薬投与にもかかわらず再発がない，または
(3)　4 日以内の抗菌薬投与後の手術時 / 剖検時に IE の病理学的所見を認めない，または
(4)　上記「可能性」の基準を満たさない

9 心・血管内感染症

表3.9.2 修正 Duke 基準（2023 年改訂）（つづき）

[臨床的基準]

大基準

A. 微生物学的大基準
(1) 血液培養陽性
- i 2 セット以上の血液培養で IE の原因として典型的な微生物が検出された場合，または
- ii 3 セット以上の血液培養で IE の原因としてまれな微生物が検出された場合
(2) 検体検査陽性
- i 血液検体を用いた PCR などの核酸検査で *Coxiella burnetii*，*Bartonella* 属，*Tropheryma whipplei* が陽性，または
- ii *C. burnetii* の抗 I 相菌 IgG 抗体価 800 倍超，または 1 回の血液培養でも *C. burnetii* が検出された場合，または
- iii *Bartonella henselae* または *B. quintana* に対する IgM および IgG 抗体の間接蛍光抗体法 (IFA) で，IgG 抗体価が 800 倍以上

B. 画像診断大基準
(1) 心エコー検査および心臓 CT 検査
- i いずれかの検査で疣腫，弁／弁尖穿孔，弁／弁尖瘤，膿瘍，仮性動脈瘤または心内瘻を認める，または
- ii 心エコー検査で明らかに新規の弁逆流を認める（既存の弁逆流の悪化または変化のみでは十分でない），または
- iii 人工弁の新たな部分剥離を認める
(2) FDG-PET/CT 検査
生体弁または人工弁，上行大動脈グラフト，心臓内デバイスリードまたは他の人工物に異常な代謝活性を認める

C. 外科的大基準
手術中の直接観察による IE の証拠（画像診断や病理学的，微生物学的基準で確定／評価できない場合）

小基準

A. 素因	IE の既往，人工弁，心臓弁手術の既往，先天性心疾患，中等度以上の弁逆流症や弁狭窄症，CIED，閉塞性肥大型心筋症，静注薬物常用
B. 発熱	38.0℃以上
C. 血管現象	動脈塞栓，敗血症性肺梗塞，脳／脾膿瘍，感染性動脈瘤，頭蓋内出血，結膜出血，Janeway 病変，化膿性紫斑の臨床的／放射線学的所見
D. 免疫学的現象	リウマトイド因子陽性，Osler 結節，Roth 斑，免疫複合体介在性糸球体腎炎
E. 微生物学的所見	1) IE に矛盾しない微生物が血液培養陽性であるが，上記の大基準を満たさない場合 2) 心臓組織，心臓人工物，動脈塞栓以外の無菌部位検体において，IE に矛盾しない微生物が培養検査陽性，PCR などの核酸検査で陽性；または追加の臨床的／微生物学的な裏付けなしに，弁／ワイヤ上で PCR により単一の皮膚細菌が検出された場合
F. 画像診断基準	人工弁，上行大動脈グラフト，心臓内デバイスリードまたは他の人工物の移植後 3 ヵ月以内の FDG-PET/CT 検査において，異常な代謝活性を認める
G. 身体所見基準	心エコー検査が利用できない場合，聴診で新たな弁逆流を認める（既存の雑音の悪化または変化のみでは十分でない）

IE：感染性心内膜炎

(Fowler VG, et al：Clin Infect Dis, 77：518-526, 2023 より改変引用)

3
主要な感染症の特徴と予防・治療

表3.9.3 自己弁感染性心内膜炎の治療内容と治療期間（代表的な抗菌薬のみを記載）

原因菌	抗菌薬の種類と投与量	治療期間
原因菌同定前（経験的治療）	ダプトマイシン 8〜10 mg/kg，24 時間毎 ＋スルバクタム／アンピシリン 3g，6〜8 時間毎	原因菌が同定されるまで
PCG 感受性（MIC ≦0.12 μg/mL）のレンサ球菌	ベンジルペニシリン 400 万単位，4 時間毎 またはアンピシリン 2g，4 時間毎	合計 4 週間
PCG 非感受性（MIC ≧0.25 μg/mL）のレンサ球菌	ベンジルペニシリン 400 万単位，4 時間毎 またはアンピシリン 2g，4 時間毎 上記に加えてゲンタマイシン 2〜3 mg/kg，24 時間毎	合計 4〜6 週間 ゲンタマイシンは最初の 2 週間のみ投与
腸球菌	[アンピシリンに感受性の場合] ①アンピシリン 2g，4 時間毎 　＋セフトリアキソン 2g，12 時間毎 ②アンピシリン 2g，4 時間毎 　＋ゲンタマイシン 2〜3 mg/kg，24 時間毎 [アンピシリン耐性の場合] ③バンコマイシン 15 mg/kg，12 時間毎 　（ただし 1 回投与量が 2g を超えない） 　＋ゲンタマイシン 2〜3 mg/kg，24 時間毎	①6 週間 ②4〜6 週間 ③4〜6 週間
MSSA	セファゾリン 2g，8 時間毎 [脳への塞栓がある場合] セフトリアキソン 2g，12 時間毎	4〜6 週間
MRSA	①バンコマイシン 15 mg/kg，12 時間毎 ②ダプトマイシン 8〜10 mg/kg，24 時間毎	4〜6 週間
HACEK	セフトリアキソン 2g，12 時間毎	4 週間

PCG：ベンジルペニシリン，MSSA：メチシリン感性黄色ブドウ球菌，MRSA：メチシリン耐性黄色ブドウ球菌，HACEK：*Haemophilus* 属，*A. actinomycetemcomitans*，*C. hominis*，*E. corrodens*，*K. kingae*

ある場合には，早急に手術を行うことが予後の改善に有用であるとされており，循環器内科医や心臓外科医との連携が重要になる．なお，感染性心内膜炎の治療は長期に及び，治療失敗が生じた際の予後に与える影響が大きいため，原因菌の同定に最大限の努力を払う必要がある．したがって，治療開始前に血液培養を 3 セット以上採取することが極めて重要である．

 予防

感染性心内膜炎のリスクが高い患者については，疫学の項ですでに述べたが，特に口腔内衛生状況を改善すること，歯科処置前に予防的な抗菌薬を使用すること，CRBSI を予防することが特に重要である．口腔内の衛生状態が悪いとレンサ球菌や嫌気性菌を原因とした歯周病が生じやすくなり，これらの菌が感染性心内膜炎の原因となる．また，人工心臓弁，感染性心内膜炎の既往歴，特定の先天性心疾患，心臓移植後の弁の構造異常など特に感染性心内膜炎のリスクの高い患者に対して抜歯，歯周処置，歯科インプラント埋入などの観血的歯科処置を行う場合は，処置前の予防的に抗菌薬の投与が推奨される場合が

ある．予防的な抗菌薬としては，アモキシシリン2gを処置30〜60分前に単回内服することが推奨されている．ペニシリンアレルギーの症例ではセファレキシンやクリンダマイシンが代替薬として使用される．感染性動脈瘤については基本的に菌血症が生じることで発生するため，予防法としては感染性心内膜炎に準じる．

法律

感染性心内膜炎には感染症法上の規定は特になく，原因となった菌の薬剤感受性などに応じ，必要な場合に届出を行う．

症例

症例　抜歯後に感染性心内膜炎を発症した症例

45歳，男性．2週間前からの発熱と倦怠感を訴えて来院した．5日前からは労作時呼吸困難と下腿の浮腫も出現していた．発熱の3日前に抜歯を受けていた．聴診ではこれまで指摘されたことのない心雑音が聴取された．心エコー検査では僧帽弁に付着する直径10mm程度の浮遊物の形成がみられた．血液培養の結果，*Streptococcus salivarius* が検出された．

解説

本症例は感染性心内膜炎が強く疑われる症例である．診断基準については修正Duke基準を用いるのがよい．検出菌は *S. salivarius* であり感染性心内膜炎に典型的な菌であるため大基準の(A)を満たす．また，心エコー検査所見で明確な疣腫を認めており，大基準の(B)も満たす．したがって，大基準2つを満たすので，感染性心内膜炎と診断できる．

2 感染性動脈瘤

感染性動脈瘤は，菌血症により動脈内膜の損傷部位に感染が生じて発生するまれな疾患である．炎症性サイトカインの放出と好中球の遊走により血管壁が脆弱化し，血圧に負けて動脈瘤が形成される疾患である．抗菌薬による内科的治療ではしばしば年単位の治療期間を要し，外科的治療は侵襲性が高いため高齢者では手術不能となる症例も多い．そのため死亡率は15〜20%と高く，適切な診断と迅速な治療が求められる．

ココをしっかりおさえよう！
▶マトリックスメタロプロテアーゼ　▶カテーテル関連血流感染　▶動脈内膜　▶人工血管

原因

　感染性動脈瘤は，菌血症から動脈内膜の損傷部位に感染が生じることで発生する．菌血症がベースにあり，細菌感染により炎症性サイトカインが放出され，好中球の遊走をもたらし，マトリックスメタロプロテアーゼを活性化することで血管壁の脆弱性が生じ，血圧による動脈壁の拡張が動脈瘤形成の主因となる．また，人工血管周囲の細菌感染が感染性動脈瘤の発生や難治化の原因になっている．

疫学

　感染性動脈瘤は比較的まれな疾患で，全動脈瘤の0.5～1.3％を占めると推定される．男性に多く，50～60代に好発する．主な原因菌は黄色ブドウ球菌やサルモネラ属菌とされている．免疫不全患者や高齢者でリスクが高まるとされており，死亡率は15～20％と高値である．

症状

　非特異的な症状（発熱など）を呈することが多く，適切な診断には，この疾患を積極的に鑑別に挙げることが重要である．感染性動脈瘤の主な症状は，腹痛や背部痛である．これは大動脈径の急激な拡大によるものである．また，発熱も主要な症状の一つである．臓器に特異的な症状に乏しいことが特徴である．

診断

　感染性動脈瘤の診断は，多くが造影CTなどの画像診断によってなされる．発熱があり，菌血症が証明されている患者において，胸痛や腹痛などがある場合には積極的に造影CT検査で血管周囲の軟部組織陰影の異常などがないか評価する方がよい．

治療

　感染性動脈瘤の治療には，抗菌薬による内科的治療が行われることが多いが，特に人工血管が関連している症例では，外科的治療を行わなければ完治しないことが多い．高齢であることや手術に耐えられないと判断される場合には，年単位から終生の抗菌薬内服継続が必要になることもある．

予防

　感染性動脈瘤の予防は，基本的に感染性心内膜炎に準じる．具体的には，口腔内衛生状況を改善すること，カテーテル関連血流感染を予防することが特に重要である．

法律

　感染性動脈瘤に感染症法上の規定はなく，分離された原因菌に準じて必要に応じて届出を行う．

3 ウイルス性心筋炎

　ウイルス性心筋炎は，ウイルス感染により心筋に炎症が生じる疾患であり，発熱，胸痛，呼吸困難などの心不全症状を認めることがある．軽症例では自然治癒することもあるが，重症化すると心不全や不整脈を引き起こす可能性がある．心電図，血液検査，心エコー検査などが診断に用いられ，心電図異常として，ST-T 波の変化，不整脈，伝導障害が特徴的である．特異的な治療法はほとんどなく，対症療法が中心となる．予後は一般的に良好だが，完全回復までには数週間から数ヵ月を要することがある．後遺症として慢性心不全，持続性の不整脈，心室瘤形成などがみられることもある．

ココをしっかりおさえよう！

▶心筋生検　▶心電図異常　▶コクサッキーウイルス　▶インフルエンザウイルス

原因

　ウイルス性心筋炎は心筋の感染症で，多くはウイルスが原因となる．主な原因ウイルスは，コクサッキーウイルスBグループ，エコーウイルス，アデノウイルス，インフルエンザウイルスなどが挙げられる．まれに HIV や C 型肝炎ウイルスも原因となることがあるとされる．

疫学

　ウイルス性心筋炎の疫学については，欧米諸国では罹患率は 10～100 人/10 万人・年程度と推計されている．特に性別や年齢層による偏りはないと考えられている．近年，新型コロナウイルスも心筋炎の原因となりうることが明らかになっており，これにより疫学が大きく変わっている可能性があるため，今後の解析が待たれる状況である．

症状

　ウイルス性心筋炎の症状は，まずインフルエンザのような発熱や咽頭痛に引き続いて発症する．その後，胸痛，不整脈，労作時呼吸困難，全身浮腫などの症状が現れる．これらの症状は心筋の炎症や機能障害によって引き起こされる．症状の程度は軽度から重度ま03でさまざまで，重症例では急性心不全や致命的な不整脈を引き起こす可能性がある．

診断

　ウイルス性心筋炎の診断は，臨床的に他の疾患が除外され，心筋炎に矛盾しない症状がある場合は状況証拠から診断されることが多い．確定診断には，心筋生検により得られた組織の免疫染色などを通してウイルスを直接同定する方法がある．また，原因となりやすいコクサッキーウイルスやエンテロウイルスなどでは，急性期と回復期のペア血清を比較し，4倍以上の抗体価の上昇がある場合，そのウイルスが原因の可能性が高いと判定される．最近では，マルチプレックス PCR の技術を用いた呼吸器感染症の原因微生物の同

定が進歩し，これらの方法から原因微生物が同定されることもある．心電図異常として，ST-T 波の変化，不整脈，伝導障害が特徴的である．

治療

ウイルス性心筋炎の治療は主に対症療法が中心となる．安静と心負荷の軽減が基本で，症状に応じて利尿薬，β遮断薬などの心不全治療薬を使用する．また，重度の不整脈には抗不整脈薬や一時的ペーシングを考慮する．劇症型では補助循環装置が使用されることもある．基本的に抗ウイルス薬の効果は限定的で，一般的には推奨されていない．

予防

ウイルス性心筋炎の予防には，インフルエンザウイルスやエンテロウイルスなど飛沫感染，接触感染で伝播するウイルスが原因となることが多いため，手洗い・咳エチケットなど標準的な感染対策を実施することが有効である．また，新型コロナウイルスやインフルエンザウイルスなどはワクチン接種が心筋炎リスクを下げることが知られている．したがって，適切なワクチン接種も予防策の一つとして重要である．

法律

ウイルス性心筋炎そのものに感染症法上の規定はなく，分離された原因微生物に準じて届出を行う．

10 骨・関節感染症

| 1 | 骨髄炎

　骨髄炎は，骨の中に存在する「骨髄」（図3.10.1）と呼ばれる組織を中心に，皮質骨から骨髄に及ぶ範囲に炎症が生じる病態である．主として細菌などの病原微生物による感染が原因で生じる．症状として発熱，疼痛，腫脹，患肢の不動などがみられる．診断は，画像検査（単純X線，MRI，CT）や血液検査，細菌培養検査により行われる．治療は感染の原因菌種により異なるが，抗菌薬の投与や，場合によっては手術が必要となることがある．

ココをしっかりおさえよう！

▶急性化膿性骨髄炎　▶慢性骨髄炎　▶血行性感染　▶腐骨形成

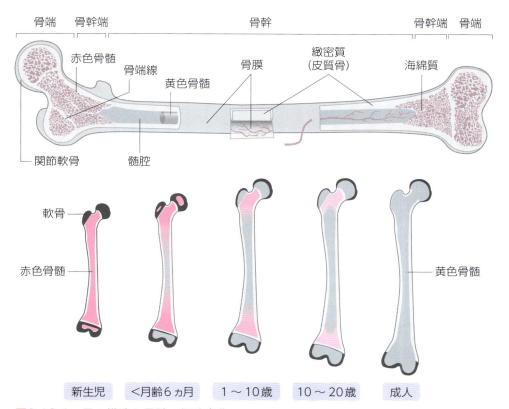

図3.10.1　骨の構造と骨髄の経時変化

原因

1）急性化膿性骨髄炎

主な原因は細菌による感染である．一般的には，血液中に細菌が侵入して全身を巡り，骨髄に感染する血行性感染である．また，開放骨折，外傷，手術等などにより細菌が骨髄へ直接的に侵入することもある．

2）慢性骨髄炎

急性化膿性骨髄炎から進展することが一般的である．急性化膿性骨髄炎に罹患後，未治療や適切に治療されなかった場合，腐骨が形成され残存することにより，炎症や感染が慢性化する．腐骨には血行がないため，破骨細胞（骨吸収作用）や好中球（免疫応答），抗菌薬（抗菌作用）などが到達しにくく，十分に機能できない．そのため，腐骨に定着した細菌が残存し続け，持続感染の原因となる．

 ## 疫学

1）急性化膿性骨髄炎

運動器の最も重篤な炎症性疾患の一つで，成長期の小児に多い．血流が滞留する長管骨の骨幹端部（大腿骨，脛骨，上腕骨など）に好発する．女児よりも男児に多い．成人では，脊椎に好発することが最も多く，そのほか，長管骨，骨盤，鎖骨にも発生する．原因菌としては，感染した創や皮膚病変，上気道感染症などが一次感染病巣となっていることが多く，黄色ブドウ球菌（メチシリン耐性菌（MRSA）を含む）が最も高率である．

2）慢性骨髄炎

中高年層でみられることが多い．ただし，あらゆる年齢層に発生しうる可能性がある．主なリスク因子としては，外科的手術の有無，免疫不全状態，糖尿病，人工関節などの異物埋め込みが挙げられる．

 ## 症状

1）急性化膿性骨髄炎

発症は急性であり進行が早く，発熱，悪寒，全身倦怠感などの全身症状を呈する．局所症状としては，四肢長管骨の骨幹端を中心とした疼痛，発赤，腫脹がみられることがある．小児では，不機嫌，活動性の低下，疼痛のため患肢の不動がみられる．

2）慢性骨髄炎

過労や体調不良，ストレスを契機として，局所に発赤，腫脹，疼痛の再燃がみられる．急性骨髄炎と比較して穏やかで，無症状の場合もある．

 ## 診断

1）急性化膿性骨髄炎

病歴，身体診察，検査所見（骨生検の培養，画像検査など）に基づく臨床診断である．血液検査では，白血球数の増加，C反応性タンパク（CRP），赤血球沈降速度（赤沈）値の亢進がみられる．血行性感染が基礎としてある疾患だが，血液培養が全例で陽性とはなら

ない．単純X線画像は，発症後1週間以内では異常を認めない．その後，骨破壊や骨膜反応がみられるようになる．早期画像診断に単純X線画像は無効で，MRIが有用である．MRI検査は骨髄や皮膚軟部組織の異常の評価に優れ，骨髄炎の診断に最も有用な検査である．CT検査は骨皮質の評価に優れ，腐骨や瘻孔などの診断に有用である．

2）慢性骨髄炎

患者のこれまでの症状や疾患の経緯についての情報を収集し考慮する．血液検査では白血球数の増加，CRP，赤沈値の亢進がみられる．ただし，異常を認めない場合もあることに留意する．X線画像では腐骨の存在を認める．CTやMRIは有用である．確定診断には，骨生検による細菌培養検査や病理検査が必要となる．

 ## 治 療（表3.10.1，3.10.2）

1）急性化膿性骨髄炎

治療は，静注抗菌薬による保存療法，外科的処置による手術療法による．抗菌薬は培養結果が出るまで広域スペクトラムの抗菌薬が使用される．グラム染色，培養結果が判明次第，抗菌薬を選択する．CRPなどの炎症所見が正常化した後も，再燃防止のため2週間は抗菌薬の静脈投与を継続する．不用意な抗菌薬の中断は慢性骨髄炎を引き起こす可能性があるため，抗菌薬の投与期間は6〜8週間となる．急性化膿性骨髄炎は，静注抗菌薬の投与が基本であり，手術操作なしで治療可能であることが多い．

2）慢性骨髄炎

腐骨が残存すると再発を繰り返し，慢性骨髄炎は完治しない．抗菌薬治療のみでは治癒は難しく，外科的手術による腐骨の除去や切除，デブリードマンなどを行う．その後，抗菌薬を4〜6週間の静脈投与を行い，加えて8週間以上の経口投与を行う．

表3.10.1　小児の骨髄炎に推奨される治療抗菌薬

対象菌種	薬剤名	系統	投与経路	小児 用法・用量	小児 特記事項
MSSA	セファゾリン	セフェム系	注射	1回25mg/kg，1日4回	―
MSSA	セファレキシン	セフェム系	経口	1回25mg/kg，1日4回	条件※を満たした場合に剤形変更可
MRSA	バンコマイシン	抗MRSA薬	注射	1回15mg/kg，1日4回，または1回20mg/kg，1日3回	TDMによる管理
MRSA	リネゾリド	抗MRSA薬	経口	1回10mg/kg，1日3回	条件※を満たした場合に剤形変更可
Kingella kingae	アンピシリン	ペニシリン系	注射	1回50mg/kg，1日4回	―

MSSA：メチシリン感性黄色ブドウ球菌，MRSA：メチシリン耐性黄色ブドウ球菌
※①平熱化，②局所所見の改善，③CRP陰性化

表3.10.2　成人の骨髄炎に推奨される治療抗菌薬

対象菌種	薬剤名	系統	投与経路	成人	
				用法・用量	特記事項
MSSA	セファゾリン	セフェム系	注射	1回2g，1日3回	添付文書は最大5g/日
	セファレキシン		経口	1回500mg，1日4回	初期治療では用いない
MRSA	バンコマイシン	抗MRSA薬	注射	1回1g，1日2回	TDMの目標トラフ15〜20μg/mL（安全性から）AUC/MIC 400〜600
	ダプトマイシン			1回6〜8mg/kg，1日1回	—
	リネゾリド			1回600mg，1日2回	—
	テイコプラニン			1回400mg（6.7mg/kg），1日2回，2日間，以後1日1回	TDMの目標トラフ20〜30μg/mL
CNS	バンコマイシン	抗MRSA薬	注射	1回15mg/kg，1日2回	メチシリン耐性菌が多いため，バンコマイシンを用いる
グラム陰性桿菌（緑膿菌以外の腸内細菌目細菌）	セフトリアキソン	セフェム系	注射	1回2g，1日1回	—
	セフォタキシム			1回2g，1日3回	添付文書は最大4g/日
グラム陰性桿菌（緑膿菌）	セフェピム	セフェム系	注射	1回1g，1日3回	—
	タゾバクタム/ピペラシリン	β-ラクタマーゼ阻害薬配合ペニシリン系		1回4.5g，1日4回	添付文書は肺炎以外1回4.5g，1日3回
グラム陰性桿菌（その他）	シプロフロキサシン	キノロン系	注射	1回400mg，1日3回	—
カルバペネム系薬のみに感受性がある場合	メロペネム	カルバペネム系	注射	1回1g，1日3回	—
	ドリペネム			1回0.5g，1日3回	—

MSSA：メチシリン感性黄色ブドウ球菌，MRSA：メチシリン耐性黄色ブドウ球菌，CNS：コアグラーゼ陰性ブドウ球菌

予防

　小児では，一次感染巣である扁桃炎や上気道炎感染などを予防するため，手洗いの徹底，かぜやインフルエンザ感染症が流行している時期は感染者との接触を避けることが大切となる．また，急性化膿性骨髄炎の早期診断や治療により，慢性骨髄炎への移行を防ぐことが重要である．

法律

骨髄炎自体は感染症法で定める届出の対象疾患ではない．ただし，MRSA が原因菌と診断した場合には五類感染症（定点把握）に該当し，基幹定点医療機関では月単位の届出が求められるなど，特定の薬剤耐性菌による場合は届出が必要なこともある．

｜2｜ 化膿性関節炎

病原微生物が関節内（図3.10.2）に感染することで炎症が生じる疾患である．通常，関節内は無菌状態であるが，病原微生物が関節内に侵入し感染が成立する．進行すると，関節の炎症により，痛み，腫れ，関節の機能障害を生じることがある．感染は進行性であり，急性の症状を呈するため，早急に適切な治療を要する．

ココをしっかりおさえよう！

▶関節痛　▶関節内感染　▶滑膜破壊　▶関節液　▶糖尿病・免疫不全

原因

通常，病原微生物が関節に感染することにより引き起こされる．侵入経路は，① 血行性感染，② 周囲の軟部組織や急性化膿性骨髄炎からの感染の波及，③ 開放骨折や手術，関節内注射などによる直接侵入がある．関節滑膜に感染すると，滑膜に白血球が浸潤し，関節面を破壊するサイトカインが放出され，滑膜の破壊が起こる．生体反応が関節破壊に関与することとなる．感染は進行性であり，急性の症状を呈する．

疫学

小児では，股関節などに好発し，急性化膿性骨髄炎から波及することが多い．そのほかに肩関節や肘関節にもみられる．成人ではいずれの関節にも発症しうるが，膝関節に最も多く発症する．感染経路は血行性感染，手術や関節内注射などからの感染が多い．

化膿性関節炎の原因菌としては，黄色ブドウ球菌によるものが多く，レンサ球菌，グラム陰性桿菌などもみられる．そのほか，特殊な感染性関節炎には，淋菌，結核菌，真菌，ウイルスなどが原因微生物となることがある．

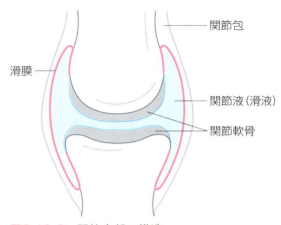

図3.10.2 関節内部の構造

リスクとしては，糖尿病，免疫抑制療法（ステロイドや免疫抑制薬などの長期投与）などが挙げられる．

症 状

関節の痛み，腫脹，発赤，可動域の減少がみられる．乳幼児期で特徴的な所見としては，疼痛のため患肢を動かすことを拒み，麻痺しているかのようにみえること（偽性麻痺）がある．

診 断

診断は臨床所見，血液検査での炎症所見，画像所見による．血液検査では，白血球数の増加，CRP，赤沈値の亢進がみられる．関節に炎症が起こると関節液は混濁するため，穿刺採取した関節液の白血球数と分画や，細菌の有無などの確認をする．X線画像では，初期には異常がみられないが，進行するにつれて骨の変化，骨溶解像を認めるようになる．

治 療

早急に感染した関節内の膿を取り除くために関節切開術や関節液のドレナージを行う．原因菌を同定し，骨髄炎と同様の抗菌薬を静脈内投与する．治療の途中で，炎症所見や臨床所見の改善が認められたら経口剤への変更も可能となる．抗菌薬治療期間は通常2〜4週間である．広範囲で関節が破壊された場合には，関節固定術を施行し，炎症が治まった後に人工関節置換術なども行われる．

予 防

小児では，急性化膿性骨髄炎からの波及により発症することが多いため，早期診断や治療を行うことが重要である．糖尿病などの基礎疾患，免疫抑制薬を使用している場合は，特にリスクが高いので管理が重要である．既存の関節疾患を持つ人や関節注射，関節手術を受けた後は適切な治療を続けることが大切となる．

法 律

化膿性関節炎自体は感染症法で定める届出の対象疾患ではない．ただし，原因菌の感染症診断により届出が必要なこともある．劇症型溶血性レンサ球菌感染症と診断した場合には五類感染症（全数把握）に該当し，確定患者，死亡者は保健所に7日以内に届け出る必要がある．MRSA感染症と診断した場合には五類感染症（定点把握）に該当し，基幹定点医療機関では月単位の届出が必要であるなど，特定の薬剤耐性菌による場合は届出が必要なこともある．

症例

症例　小児の急性化膿性骨髄炎

11歳，男児．股関節痛のため整骨院でケアを受けた．その後，様子をみていたが，左股関節痛，発熱，歩行するのが難しくなってきたため，近くの総合病院へ受診した．身体所見では異常はなく，左股関節には局所の発赤や腫脹，圧痛は認められなかった．受動的な動作では疼痛があり，可動域の制限はなかった．骨の単純X線では明らかな異常は認められなかった．白血球数は基準値内の8,640/μLであったがCRPは5.1 mg/dLと高値であった．MRIにて左関節腔内液の貯留を認めたため，緊急に股関節腔穿刺が施行された．吸引液は漿液性であった．MRI T1強調像で低信号を認めたため，化膿性骨髄炎を考慮しバンコマイシン点滴静注による治療を開始した．その後，血液培養でメチシリン感性黄色ブドウ球菌（MSSA）が検出されたため，セファゾリン点滴静注に変更となった．14病日でCRP 0.4 mg/dLまで低下した．平熱化，局所所見の改善がみられたため21病日にセファレキシン経口に変更となり，数日後退院した．

解説

この症例の初期には，ドラックストアなどで湿布薬，鎮痛薬を求めてくることも考えられる．薬剤師としてはどのような対応・判断をするかが大切となる．急性化膿性骨髄炎は女児よりも男児に多いことも考慮する．画像診断では，単純X線検査は無効であり，MRIが有効である．関節穿刺により関節の炎症を確認する．抗菌薬投与は黄色ブドウ球菌をターゲットに投与する．まずはメチシリン耐性を考慮し，抗MRSA薬を経験的に用いる．その後，菌の感受性，患者状況に合わせて抗菌薬変更を行う．少なくとも2週間は静脈内投与を継続する．観察と検査を行いながら6〜8週間は経口抗菌薬を継続することとなる．

11 感覚器感染症

| 1 | 眼瞼炎

　眼瞼炎は，眼瞼の縁や周りの組織が炎症を起こす状態をいう．炎症は，感染症による感染性炎症とアレルギー反応や皮膚状態による非感染性炎症に分類される．眼瞼（図3.11.1）の主な感染症としては感染性の眼瞼縁炎，麦粒腫などがある．

ココをしっかりおさえよう！

▶外麦粒腫　▶内麦粒腫　▶ものもらい　▶霰粒腫

 ### 原因

　眼瞼縁炎はまつ毛の根部である眼瞼の縁に炎症を起こす疾患で，感染性によるものと非感染性によるもの，および感染性と非感染性が混在したものがある．感染性は，眼瞼の腺や毛包に細菌が感染することで化膿性の炎症が生じる急性感染炎症である．非感染性はアレルギーなどによるものや，眼瞼の皮脂腺の過剰分泌による脂漏性によるものがある．

　麦粒腫（ばくりゅうしゅ）は，眼瞼の分泌腺の急性化膿性炎症であり（図3.11.2），外麦粒腫と内麦粒腫に分けられる．外麦粒腫は睫毛や毛根のツァイス腺やモル腺，内麦粒腫は皮脂腺（マイボーム腺）などが細菌感染し炎症が生じたものである．俗に「ものもらい」とも呼ばれる．なお，麦粒腫に似たものとして霰粒腫（さんりゅうしゅ）があるが，これは眼瞼の皮脂腺（マイボーム腺）の詰

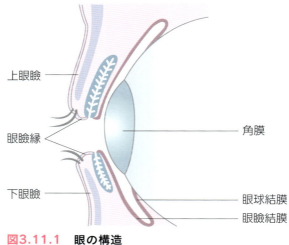

図3.11.1　眼の構造

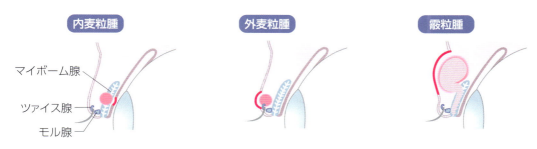

図3.11.2　麦粒腫と霰粒腫

まりによる感染を伴わない炎症であり，多くの場合，数週間で消失する．

疫 学
感染性眼瞼縁炎や麦粒腫の原因菌としては，黄色ブドウ球菌，コアグラーゼ陰性ブドウ球菌によるものが多い．

症 状
眼瞼縁，眼瞼の内側・外側に発赤，腫脹がみられる．

診 断
患者自身の症状（目のかゆみ，痛み，腫れ，目やにの増加，乾燥など），医師による眼瞼や目の周囲を視診すること，細隙灯検査を行い眼瞼や目の表面を詳細に観察することで診断する．局所の検体を用いた細菌の培養検査やアレルギー反応検査なども検討することがある．

治 療
膿性の眼脂を伴う感染性眼瞼縁炎では，抗菌点眼剤・抗菌眼軟膏を用いる（表3.11.1）．脂漏性による非感染性では，ステロイド点眼剤・眼軟膏を使用することもある．

麦粒腫の多くは自然排膿し治癒する．治療薬としては経験的治療として抗菌点眼剤を用いるが，必要に応じて抗菌眼軟膏を用いる（表3.11.2）．重症と判断される場合には，経口抗菌薬を併用する．膿点がある場合には，切開して排膿をする．

予 防
感染性炎症では，手指を介して細菌に感染するため，こまめに手を洗うこと，汚れた手で目を触らないようにすることが大切となる．また，アイメイクをまつ毛の内側まですることや，まつ毛のエクステンションをすることはマイボーム腺を塞いでしまうことがある．目の周囲を清潔に保つことが予防につながる．

表3.11.1　眼瞼炎に推奨される治療薬

薬剤名	系統	投与経路	用法
0.5% セフェノキシム点眼液	セフェム系	点眼	1日4回
1.5% レボフロキサシン点眼液	キノロン系		1日3回
0.5% モキシフロキサシン点眼液			
0.3% オフロキサシン眼軟膏		塗布	1日1〜2回

表3.11.2　麦粒腫に推奨される治療薬

薬剤名	系統	投与経路	用法	重症度	特記事項
小児					
0.3% ガチフロキサシン点眼液	キノロン系	点眼	1日3回	軽症	―
0.3% オフロキサシン点眼液					
0.3% トスフロキサシン点眼液					
セファレキシン	セフェム系	経口	25〜50mg/kg/日 1日4回	中等症 重症	上記点眼液に加えて投与
成人					
0.5% セフェノキシム点眼液	セフェム系	点眼	1日4回	軽症	―
1.5% レボフロキサシン点眼液	キノロン系		1日3回		
セファクロル	セフェム系	経口	1回250mg, 1日3回	中等症 重症	上記点眼液に加えて投与
アモキシシリン	ペニシリン系				

⚖️ 法律

眼瞼炎は，通常，感染症法等に該当することはない．

│2│ 感染性結膜炎

結膜炎は，結膜と呼ばれる組織の炎症を指す．結膜は眼球結膜と眼瞼結膜に分けられるが（図3.11.1），眼球結膜は眼球の白目部分，眼瞼結膜は眼瞼（まぶた）の内側を覆う薄い膜である．結膜は外部と接触しているので異物と触れやすく，眼瞼の構造上，異物が入りこみやすい形状となっている．結膜炎は感染性とアレルギー性に大別される．感染性結膜炎は，結膜に病原微生物が感染することにより発症する炎症性疾患である．原因微生物により，ウイルス性結膜炎，細菌性結膜炎，クラミジア結膜炎がある．本項では，感染性結膜炎の代表疾患について記述する．

ココをしっかりおさえよう！
- ▶流行性角結膜炎 ▶咽頭結膜熱 ▶急性出血性結膜炎

原 因

ウイルス性結膜炎は，アデノウイルスやエンテロウイルスを中心にさまざまなウイルス感染が原因となり結膜に炎症を起こす．流行性角結膜炎（epidemic keratoconjunctivitis：EKC）いわゆる「はやり目」や咽頭結膜熱（pharyngoconjunctival fever：PCF）は，アデノウイルスが主な原因ウイルスである．急性出血性結膜炎（acute hemorrhagic conjunctivitis：AHC）は，エンテロウイルス70型やコクサッキーウイルスA24変異株が主な原因ウイルスである．

細菌性結膜炎は，細菌感染により結膜充血と膿性眼脂を主症状とする．ブドウ球菌，インフルエンザ菌，肺炎球菌など一般細菌の感染が原因となる．また，淋菌による淋菌性結膜炎もある．クラミジア結膜炎では *Chlamydia trachomatis* が原因となる．

疫 学

ウイルス性結膜炎は全年齢に感染するが，PCFは小児に多く，一般的に「プール熱」として知られている．結膜炎症状は，PCFよりEKCの方が強い．いずれも感染力が強く，学校や共同生活施設，職場での感染が問題となる．小児や学童期の間で集団感染しやすい．流行期としては，通年発生するが，アデノウイルスによるものは夏に増加する．潜伏期は，EKCでは7～14日，PCFでは7日前後，AHCでは1～2日である．

細菌性結膜炎は，あらゆる年齢層で発症するが小児，高齢者に多くみられる．小児ではインフルエンザ菌，肺炎球菌によるものが多い．急性の経過をたどり感冒に併発して発症することが多い．高齢者では，黄色ブドウ球菌，表皮ブドウ球菌によるものが多く，慢性化して眼瞼炎や角膜潰瘍などを併発することがある．淋菌性結膜炎，クラミジア結膜炎は，新生児では新生児結膜炎として産道から感染し，成人では性感染症として問題となる．

症 状

ウイルス性結膜炎の症状については，EKCでは眼球・眼瞼結膜充血があり，急性の濾

表3.11.3　ウイルス性結膜炎に推奨される治療薬

薬剤名	系統	投与経路	用法	特記事項
0.5% セフメノキシム点眼液	セフェム系	点眼	1日4回	細菌感染予防を目的としている
0.3% ガチフロキサシン点眼液	キノロン系	点眼	1日3回	細菌感染予防を目的としている
0.3% トスフロキサシン点眼液	キノロン系	点眼	1日3回	細菌感染予防を目的としている

表3.11.4　細菌性結膜炎に推奨される治療薬

薬剤名	系統	投与経路	用法	特記事項
0.5% セフメノキシム点眼液	セフェム系	点眼	1日4回	―
0.3% ガチフロキサシン点眼液	キノロン系	点眼	1日3回	―
0.3% トスフロキサシン点眼液	キノロン系	点眼	1日3回	―
0.5% クロラムフェニコール点眼液	クロラムフェニコール系	点眼	1日4回	MRSA感染を疑う場合
0.3% オフロキサシン眼軟膏	キノロン系	塗布	1日5回	クラミジア結膜炎に用いる

MRSA：メチシリン耐性黄色ブドウ球菌

胞性結膜炎を生じ，耳前リンパ節の腫脹と圧痛，漿液性の眼脂，羞明などがみられる．PCFでは結膜充血，流涙，漿液性の眼脂がみられ，そのほかに咽頭炎，結膜炎，発熱，下痢などがみられる．AHCでは眼球の結膜下出血がみられる．

　細菌性結膜炎では眼瞼・眼球の結膜充血や眼瞼浮腫がみられ，異物感はあるが眼痛やかゆみを伴うことは少ない．また，膿性の眼脂がみられる．クラミジア結膜炎では漿液性のことがある．片眼での発症が基本であるが，進行するにつれて両眼にも発症することがある．ウイルス性結膜炎でみられる濾胞性結膜炎はみられない．

診断

　アデノウイルス結膜炎にはイムノクロマト法による迅速診断キットでの判定が行われる．感度が80％前後，特異度が100％といわれている．結果が陰性でも感染を否定できないことに注意する．

　細菌性結膜炎の診断は，眼脂もしくは結膜擦過物から検体を採取し，塗抹鏡検やグラム染色，細菌培養検査の施行による．

治療

　アデノウイルス，エンテロウイルス結膜炎に対する治療薬はない．EKC，PCF，AHCは2～3週間で自然治癒する疾患であり対症療法となる．細菌の混合感染の予防を目的に抗菌点眼剤を併用することがある（表3.11.3）．感染予防対策は重要である．流水と石けんによる手洗いを励行し，患者が接触した物品，器具などの消毒をすることが大切となる．

　細菌性結膜炎に対しては，原因菌に合わせて抗菌点眼剤を選択する（表3.11.4）．

予 防

　感染性結膜炎の主な感染経路は接触感染である．手指だけでなく，タオル，ドアノブ，塩素消毒が不十分なプールの水なども感染経路となる．手洗いの徹底，不要に目を触れないこと，清潔環境を維持すること，タオルは他人と共用しないことなどが挙げられる．また，淋菌やクラミジア結膜炎は，新生児では母子感染，成人では性行為感染によることも考慮する．

法 律

　感染症法において，PCF，EKC，AHC，淋菌感染症，性器クラミジア感染症と診断した場合は五類感染症（定点把握）として，対象の感染症の発生状況を指定の期間（週または月）ごとに取りまとめて，保健所に届け出なければならない．

　学校保健安全法では，PCF，EKC，AHC は学校において流行を広げる可能性がある感染症と規定している．PCF は第二種の感染症に該当する．発熱，咽頭炎，結膜炎などの主要症状が消失した後，2 日を経過するまで出席停止となる．EKC，AHC は第三種の感染症に該当する．医師が感染のおそれがないと認められるまで出席停止とする登校（園）基準がある．

症 例

症例 1　流行性角結膜炎の症例

　2 歳，男児．6 月下旬，結膜充血の症状を呈したため眼科へ訪れた．アデノウイルス抗原検査で陽性を示し，EKC と診断された．保育園に通っている園児であるため，保育園衛生管理者は，眼科医からの報告で EKC 発生状況を確認することとなった．その保育園では EKC 初発感染の園児であった．EKC の病態，潜伏期間などの情報提供を行い，かつ，環境消毒や手指衛生消毒の必要性について説明することとなった．その後，同一保育園内で EKC を発症する園児が 4 人に増加してしまい，保育園一時閉鎖の事態に至った．

解 説

　EKC は角膜炎と結膜炎が合併する眼の感染症である．感染力が強く，眼の症状が軽減してからも感染力が残る場合がある．ウイルスは 1 ヵ月程度排泄されることもあるので，登園を再開しても，手洗いの徹底をする．アデノウイルスはエンベロープを持たないウイルスであり，消毒薬への抵抗性が強い．次亜塩素酸ナトリウムなどの適切な濃度の塩素系消毒薬を用いることを検討する．

3 感染性角膜炎

　角膜炎は，角膜に炎症が生じた疾患である．病原微生物の感染により生じる感染性角膜炎と免疫異常などにより生じる非感染性角膜炎に大別される．感染性角膜炎は原因微生物によって細菌性角膜炎，真菌性角膜炎，ウイルス性角膜炎，アカントアメーバ角膜炎に分けられる．結膜感染症と比べて，より重大な眼科疾患である．

ココをしっかりおさえよう！

▶細菌性角膜炎　▶ウイルス性角膜炎　▶アカントアメーバ　▶コンタクトレンズ装用

原因

　細菌性角膜炎は，細菌による角膜炎で，急性に発症することが多い．主な原因菌としては黄色ブドウ球菌や肺炎球菌などのグラム陽性球菌，緑膿菌などのグラム陰性桿菌などがある．近年はコンタクトレンズ装用による発症も多くなっている．

　ウイルス性角膜炎は，ヘルペスウイルスを主な原因ウイルスとして生じる角膜炎である．単純ヘルペスウイルスによるものと，水痘・帯状疱疹ウイルスによるものとに分けられる．単純ヘルペスウイルスにより生じる角膜炎は角膜ヘルペスと呼ばれ，水痘・帯状疱疹ウイルスにより生じる角膜炎は水痘・帯状疱疹ウイルス角膜炎と呼ばれる．

疫学

　わが国における感染性角膜炎発症者の年齢分布は20代と60代にピークを有する．20代の大部分がコンタクトレンズ装用を契機とする感染である．発症誘因としてはコンタクトレンズ装用が多くを占めており，両眼性の頻度が高い．他の誘因としては，外傷，眼手術，ドライアイや眼瞼炎などの眼表面疾患の頻度が高い．原因微生物は細菌が最も多く，次いでウイルス，真菌，アカントアメーバとされている．

症状

　細菌性角膜炎の主な症状は急性発症の眼痛，眼脂，結膜充血などである．

　角膜ヘルペスは，通常，片眼のみ障害され，眼痛，異物感の訴え，羞明，軽度の視力低下，樹枝状や地図状の角膜潰瘍がみられる．水痘・帯状疱疹ウイルス角膜炎は，眼部に帯状疱疹を発症した後に，軽度の眼痛，異物感の訴えがみられる．

診断

　細菌性角膜炎は，臨床所見と角膜擦過物からの検体の培養，染色で判断するが，迅速な対応が求められるので培養結果を待たずに塗抹で判断せざるを得ない．

　ウイルス性角膜炎は，臨床所見により診断する．蛍光抗体法はウイルス抗原の直接的な証明法となる．確定診断には，病巣部からのウイルスの分離，培養を行うこともあるが，ウイルスの培養はサンプルを細胞内で増殖させてから回収する必要があり，日常的な検査

としては不向きとなる．

治療
　細菌性角膜炎の治療は，基本的に，原因菌に合わせた抗菌点眼剤の頻回投与を行う．重症では抗菌薬の内服や点滴静脈注射を併用する．
　ウイルス性角膜炎では，抗ヘルペスウイルス薬であるアシクロビル眼軟膏を用いる．細菌の混合感染を予防するため抗菌点眼剤を併用することが望ましい．薬物治療への反応性が悪い場合には，角膜移植を考慮することもある．

予防
　手指を介しての感染があるため，手洗いの徹底が大切である．また，コンタクトレンズ装用者に対しては，正しい使用方法を徹底させる．

法律
　感染性角膜炎は，通常，感染症法等に該当することはない．

｜4｜ 中耳炎

　中耳炎は，耳の中にある中耳（図3.11.3）という部分が炎症を起こす状態である．中耳炎にはいくつかの種類があり，急性中耳炎，慢性中耳炎，滲出性中耳炎などがある．急性中耳炎は感冒時，上気道炎症状の二次感染により耳管を経て発症すると考えられている．耳痛，発熱，耳の圧迫感，難聴などの症状がみられる．

ココをしっかりおさえよう！
▶急性中耳炎　▶慢性中耳炎　▶上気道炎

原因
　急性中耳炎の主な原因は，肺炎球菌，インフルエンザ菌，*Moraxella catarrhalis* などの細菌やRSウイルスなどのウイルス感染によって起こる急性の炎症である．中耳炎は鼻か

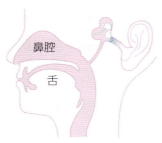
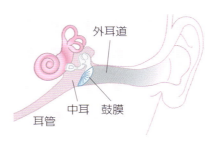

図3.11.3　中耳と鼻腔

ら耳に続く耳管を経て発症すると考えられており，罹患する前に，かぜ症状や上気道感染を引き起こしている場合が多い．乳幼児や小児の耳管の形態は，太く，短く，直線的であるため膿が貯留しやすく罹患しやすい．

慢性中耳炎は長期にわたる中耳の炎症状態が続いた状態をいう．急性中耳炎の再発や適切な治療が行われなかった場合に起こることがある．また，免疫防御機能が低下している場合にも起こりやすくなる．鼓膜には穿孔がみられ，難聴や耳漏を伴うことがある．

疫 学

急性中耳炎は乳幼児に好発し，肺炎球菌，インフルエンザ菌，*M. catarrhalis* が3大原因菌である．約60〜80％の小児が3歳までに少なくとも1回は発症するとされる．小児用肺炎球菌ワクチンが2013年から定期接種され，肺炎球菌による急性中耳炎の発症予防や反復予防効果が示されている．乳幼児に好発するが，成人においても発症し，原因菌の薬剤耐性率や病態に違いがある．

慢性中耳炎は急性中耳炎と同様に，小児や乳幼児に多くみられる．慢性化する場合には，成人に対してもみられることがある．原因菌は急性中耳炎とは異なり，黄色ブドウ球菌や緑膿菌や真菌などがみられる．

症 状

急性中耳炎では，かぜなどの上気道炎に引き続いて耳痛，発熱，耳の圧迫感，難聴などの症状がみられる．乳幼児では症状を直接訴えることができないため，機嫌が悪い，耳を触るなどの行動がみられる．

慢性中耳炎の主徴は，鼓膜穿孔，難聴，耳漏である．

診 断

急性中耳炎では臨床症状と耳鏡を用いた鼓膜の視診（耳鏡検査）により診断する．耳鏡検査では鼓膜の発赤，水疱や膨隆を認める．

慢性中耳炎では臨床症状と耳鏡検査に加え，難聴や耳漏の評価を行う．難聴の評価は聴力検査が基本となる．耳漏の評価は量や性状確認をする．CT や MRI 検査による病変の状態確認も有用である．

治 療

1）急性中耳炎

小児では『小児急性中耳炎診療ガイドライン』による治療の標準化が進んでおり，重症度（表3.11.5）に基づいた抗菌薬治療が行われる．軽症の場合は，3日程度（48〜72時間）の経過観察が推奨されている．中等症〜重症の場合は，適切な抗菌薬の投与を行う（表3.11.6）．第一選択薬としては，アモキシシリンあるいは，アモキシシリン／クラブラン酸が推奨されている．そのほか，原因菌，重症度に応じて経口抗菌薬，注射抗菌薬が推奨される．

表3.11.5　急性中耳炎 — 小児　重症度分類のスコアリング

年齢条件			
年齢	0 （24ヵ月以上）	3 （24ヵ月未満）	
臨床症状			
耳痛	0 （なし）	1 （痛みあり）	2 （持続性の高度疼痛）
発熱	0 （37.5℃未満）	1 （37.5℃から38.5℃未満）	2 （38.5℃以上）
啼泣・不機嫌	0 （なし）	1 （あり）	
鼓膜所見			
鼓膜発赤	0 （なし）	2 （ツチ骨柄，鼓膜一部）	4 （鼓膜全体）
鼓膜の膨隆	0 （なし）	4 （部分的）	8 （鼓膜全体）
耳漏	0 （なし）	4 （鼓膜観察可）	8 （鼓膜観察不可）
重症度の分類（スコアリング合計）			
軽症：5点以下　　中等症：6～11点　　重症：12点以上			

（出典：日本耳科学会・日本小児耳鼻咽喉科学会・日本耳鼻咽喉科免疫アレルギー感染症学会：小児急性中耳炎診療ガイドライン2024年版, 第5版, p42, 金原出版, 2024.）

表3.11.6　小児の急性中耳炎に推奨される治療抗菌薬

薬剤名	系統	投与経路	用量	重症度	特記事項
アモキシシリン	ペニシリン系	経口	1回25～30mg/kg 1日3回	中等症 重症	高用量で投与
クラブラン酸/アモキシシリン（1：14製剤）	β-ラクタマーゼ阻害薬配合ペニシリン系	経口	1回48.2mg/kg 1日2回	重症	―
セフジトレン ピボキシル	セフェム系	経口	1回6mg/kg 1日3回	重症	高用量で投与
テビペネム ピボキシル	カルバペネム系	経口	1回4～6mg/kg 1日2回	重症	他の経口抗菌薬による治療が難しいとき
トスフロキサシン	キノロン系	経口	1回6mg/kg 1日2回	重症	他の経口抗菌薬による治療が難しいとき　小児に投与できるキノロン系抗菌薬の一つ
セフトリアキソン	セフェム系	注射	1回60mg/kg 1日1回	重症	他の経口抗菌薬による治療が難しいとき

表3.11.7 成人の急性中耳炎に推奨される治療抗菌薬

薬剤名	系統	投与経路	用量	重症度	特記事項
アモキシシリン	ペニシリン系	経口	1回 500 mg 1日 3～4回	中等症 重症	高用量で投与 第一選択薬
レボフロキサシン	キノロン系	経口	1回 500 mg 1日 1回	重症	重症の第二選択薬
トスフロキサシン	キノロン系	経口	1回 150 mg 1日 2～3回	重症	重症の第二選択薬
ガレノキサシン	キノロン系	経口	1回 400 mg 1日 1回	重症	重症の第二選択薬
モキシフロキサシン	キノロン系	経口	1回 400 mg 1日 1回	重症	重症の第二選択薬
シタフロキサシン	キノロン系	経口	1回 100 mg 1日 1～2回	重症	重症の第二選択薬
セフジトレン ピボキシル	セフェム系	経口	1回 200 mg 1日 3回	重症	必要性を判断した上で，高用量投与
セフトリアキソン	セフェム系	注射	1回 1～2 g 1日 1回	重症	他の経口抗菌薬による治療が難しいとき

　成人における重症度については，表3.11.5の「年齢条件」に替えて易感染・耐性菌リスクファクター（①70歳以上，②糖尿病，慢性肺疾患，慢性腎疾患などの基礎疾患やステロイド・免疫抑制薬の使用，③感染の反復，④抗菌薬の過去1ヵ月以内の使用，⑤3日間の初期治療が無効，⑥集団保育児と同居）をスコア化（0：なし，2：あり）して評価する．軽症の場合は3日程度の経過観察が推奨されるが，中等症〜重症の場合は適切な抗菌薬の投与を行う（表3.11.7）．肺炎球菌にはアモキシシリンを使用する．インフルエンザ菌には感受性に基づく抗菌薬を選択する．また，重症では鼓膜切開術による排膿が行われる．

2）慢性中耳炎
　保存療法として，抗菌薬投与や洗浄やドレナージが行われる．根本的な治療には，鼓室形成術などの手術療法が行われる．

予防
　急性中耳炎は，上気道感染であるかぜやインフルエンザを予防することが大切となる．手洗いの徹底や咳エチケット，インフルエンザワクチンを接種することでリスクを減らすことができると考えられる．慢性中耳炎を発症しないためにも急性中耳炎の徴候がある場合は，早めに医療機関を受診し適切な治療を行う．処方された抗菌薬は，症状が改善しても途中で中止することなく内服し，感染の再発や慢性化を起こさない対応も考慮する．

法律
　中耳炎は，通常，感染症法等に該当することはない．ただし，麻疹，インフルエンザ，

溶連菌感染症などの合併症として発症することもある．その際は，該当する感染症に基づき対応する．

| 5 | 副鼻腔炎

副鼻腔炎は，副鼻腔（図3.11.4）が炎症を起こす状態をいう．主な原因としては，ウイルスや細菌による感染であるが，上気道感染症やアレルギーの関与により発症が促される．副鼻腔炎は罹患期間により，急性副鼻腔炎（急性鼻副鼻腔炎）と12週間以上続く慢性副鼻腔炎に大別される．いわゆる蓄膿症は，副鼻腔内に膿がたまり，炎症を引き起こす状態をいう．

ココをしっかりおさえよう！

▶急性副鼻腔炎　▶慢性副鼻腔炎　▶アレルギー性鼻炎　▶蓄膿症

原因

急性副鼻腔炎の主な原因は，上気道感染症やかぜ症候群によるウイルスや細菌の感染である．これらの症状が副鼻腔に波及して起こることが多い．急性に発症し，発症から4週間以内のウイルス性上気道炎に伴う鼻副鼻腔の炎症で，細菌感染症に移行する場合がある．原因菌は，肺炎球菌やインフルエンザ菌などである．また，アレルギー反応，鼻腔の異常，齲蝕などから炎症を起こすこともある．

慢性副鼻腔炎は12週間以上続く副鼻腔の炎症であり，原因は複雑で，さまざまな要因が絡んでいる．主な要因としては，急性副鼻腔炎の再発が繰り返されること，鼻腔や副鼻腔の構造的な異常があること，アレルギーの関与があることなどである．これらは副鼻腔内の粘膜肥厚やポリープ状となる鼻茸の有無によって大別される．鼻茸がない場合は，急性副鼻腔炎の病態が慢性化しているものと考えられる．鼻茸がある場合は，好酸球性副鼻腔炎と非好酸球性副鼻腔炎に分けられる．

疫学

急性副鼻腔炎は小児から成人までどの年齢層でも発症するが，上気道感染症やかぜ症候

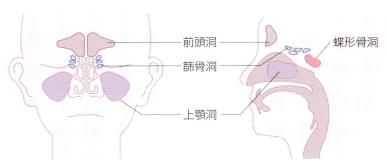

図3.11.4　副鼻腔の構造

群が主な原因であるので，冬期間や，小児期に発症が多いと考えられる．原因微生物としては，ライノウイルスなどの上気道炎ウイルスが挙げられるが，肺炎球菌とインフルエンザ菌が2大原因菌とされる．

急性副鼻腔炎が慢性化した慢性副鼻腔炎は，小児から成人までどの年齢層でも発症する．好酸球性の副鼻腔炎は近年増加傾向にあり，成人に多い．

症 状

急性副鼻腔炎は感冒の経過途中で生じることが多いため，発熱や頭痛，鼻づまり，鼻閉感，嗅覚障害，鼻汁，後鼻漏などの感冒症状に加えて，頬部痛・顔面痛（上顎洞炎），前頭部痛（前頭洞炎），眼窩部や鼻根部の痛み，眼精疲労（篩骨洞炎）などがみられる．

慢性副鼻腔炎の特徴的な症状としては，鼻閉がある．その原因は粘膜の肥厚や副鼻腔内の粘膜に変化が現れてポリープ状となる鼻茸である．また，鼻漏，後鼻漏，味覚障害などの鼻症状と，頭痛，顔面痛，頬部痛などの症状がみられる．

診 断

急性副鼻腔炎は，臨床症状と鼻鏡もしくは内視鏡検査での鼻腔所見より診断する．場合によっては，X線検査も用いられる．診断と重症度の判断には鼻腔所見が重要である．重症度は，臨床症状（鼻漏，[小児]不機嫌・湿性咳嗽，[成人]顔面／前頭部痛・圧迫感；各0〜2点）と鼻腔所見（鼻汁・後鼻漏；0〜4点）でスコア化し，合計点数により軽症（1〜3点），中等症（4〜6点），重症（7〜8点）を評価する．肺炎球菌迅速診断により原因菌を検査することも有用である．

慢性副鼻腔炎は，臨床症状と鼻鏡もしくは内視鏡検査での鼻腔所見を基に診断する．鼻茸は慢性副鼻腔炎に特徴的なものである．場合によっては，X線検査，CT検査も用いられる．

治 療

1）急性副鼻腔炎

合併症のない限り，保存的治療を行う．軽症例では抗菌薬を投与せず5日間経過観察を行う．中等症・重症例では抗菌薬の投与を行う（表3.11.8，3.11.9）．抗菌薬治療の第一選択薬は，アモキシシリンである．近年は薬剤耐性菌が急増している．薬剤感受性を考慮し，薬剤耐性菌が疑われる場合や中等症以上の症例では，高用量でのペニシリン系抗菌薬やセフェム系抗菌薬の投与をする．また，感冒に罹患していれば感冒の治療も併せて行う．局所的な治療としては，鼻処置（鼻腔内に血管収縮薬と局所麻酔薬を塗布して粘膜の腫脹を取り，分泌物の排泄をよくする処置や鼻漏の吸引や鼻洗浄）を行った後に，ネブライザー療法や上顎洞穿刺などが行われる．

2）慢性副鼻腔炎

鼻茸を伴わないものは，急性副鼻腔炎の病態が慢性化したものと考えられる．鼻茸がなく，粘膿性鼻汁であれば，ペニシリン系抗菌薬を投与する．その後に粘性鼻汁となった場合や，鼻茸を伴う非好酸球性の副鼻腔炎の場合には，マクロライド少量長期療法が行わ

11 感覚器感染症

表3.11.8　小児の急性副鼻腔炎に推奨される治療抗菌薬

薬剤名	系統	投与経路	用量	重症度	特記事項
アモキシシリン	ペニシリン系	経口	1回25〜30mg/kg 1日3回	中等症 重症	高用量で投与 第一選択薬
アモキシシリン／クラブラン酸（14：1製剤）	β-ラクタマーゼ阻害薬配合ペニシリン系		1回48.2mg/kg 1日2回	重症	―
テビペネム ピボキシル	カルバペネム系		1回4〜6mg/kg 1日2回		必要性を判断した上で投与
セフジトレン ピボキシル	セフェム系		1回6mg/kg 1日3回		必要性を判断した上で投与 高用量で投与
セフカペン ピボキシル			1回4.5mg/kg 1日3回		
セフテラム ピボキシル			1回6mg/kg 1日3回		

表3.11.9　成人の急性副鼻腔炎に推奨される治療抗菌薬

薬剤名	系統	投与経路	用量	重症度	特記事項
アモキシシリン	ペニシリン系	経口	1回500mg 1日3〜4回	中等症 重症	高用量で投与 第一選択薬
レボフロキサシン	キノロン系		1回500mg 1日1回	重症	重症の第二選択薬
トスフロキサシン			1回150mg 1日2〜3回		
ガレノキサシン			1回400mg 1日1回		
モキシフロキサシン			1回400mg 1日1回		
シタフロキサシン			1回100mg 1日1〜2回		
セフジトレン ピボキシル	セフェム系		1回200mg 1日3回		必要性を判断した上で投与 高用量で投与
セフカペン ピボキシル			1回150mg 1日3回		
セフテラム ピボキシル			1回200mg 1日3回		

れる．薬物療法を継続しても改善がみられない場合には，内視鏡下鼻・副鼻腔手術が行われ，治癒率は高い．

　一方，鼻茸を伴わない好酸球性の副鼻腔炎の場合には，経口ステロイドが有効である．手術療法として内視鏡下鼻・副鼻腔手術が行われることもあるが，ステロイド中止後や術後の再発が多く，難治性の疾患である．

予防

急性副鼻腔炎は，中耳炎同様に主に上気道感染であるかぜやインフルエンザを予防することが大切となる．慢性副鼻腔炎やアレルギー性鼻炎などの患者に対しては，鼻うがいを行うことで鼻腔内の分泌液やアレルゲンを除去し，炎症を抑えるための方法とされている．

法 律

副鼻腔炎は，通常，感染症法等に該当することはない．

症 例

症例2　急性副鼻腔炎の症例

38歳，男性．12月上旬，1週間前から感冒症状があり，その後に鼻閉，鼻漏，顔面痛が出現した．診療時所見として，左中鼻道に膿性の鼻漏を認めた．X線検査において左上顎洞にびまん性の陰影を認めたが，上顎洞骨壁の輪郭は保たれていることを確認した．重症度分類のスコアリングでは，頻繁に鼻をかむ鼻漏があり，我慢できる程度の顔面痛，粘膿性の鼻汁を考慮し，中等症として評価した．鼻洗浄，鼻汁の吸引などの処置治療に加え，アモキシシリン1回500mg，1日3回，アセトアミノフェン，カルボシステインの内服が開始された．数日後には，自覚的な症状や他覚的所見の改善を認めた．

解 説

急性副鼻腔炎の治療は，抗菌薬を使用しなくても半数以上が軽快するといわれている．重症度を分類し，「軽症」であれば抗菌薬を投与せず5日間経過観察し，改善がなければ抗菌薬投与を考慮することとなる．一方で「中等症」「重症」と判断された際は，鼻処置を優先しつつ抗菌薬を投与する．

12 歯科感染症

　口腔には軟組織の粘膜を貫いて硬組織の歯が露出しているという解剖学的にユニークな特徴がある．歯と歯肉粘膜が接する部位には硬組織と軟組織が共存し，好気環境と嫌気環境が混在するという生体の他の部位にはない複雑な環境がある（図3.12.1）．そのため，口腔には複雑な環境に対応した多様性に富んだ常在菌叢が形成されている．次世代シークエンサーを駆使した最新のマイクロバイオーム[※1]研究によって，口腔には難培養・未培養のものを含め腸内に匹敵する1,000菌種以上の細菌が存在していること，また，その構成比は個人毎に多様であり，同一個人でもライフステージに従って変化していることが明らかになった．歯科感染症の多くは複数種の口腔常在微生物が関与する内因感染症であり，コッホの原則のような古典的な病因論では病態の理解が難しい．口腔マイクロバイオーム研究の進展により，歯科感染症をデンタルプラーク（口腔バイオフィルム[※2]，写真3.12.1）が起点となる口腔細菌叢のディスバイオーシス[※3]と捉えることが提唱されている．歯科に特有の疾患である齲蝕と歯周病は，共に口腔細菌が関与するバイオフィルム感染症であるが，一般的な細菌感染症とは異なり，いずれも抗菌薬治療の有用性は低く，宿主の免疫応答による治癒も期待できない．このような歯科感染症の特徴は，抗菌薬

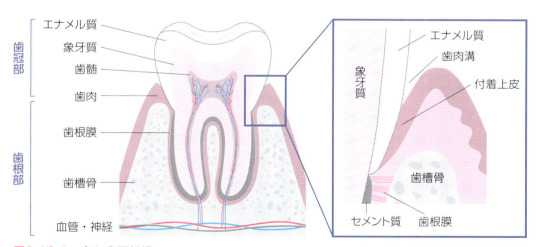

図3.12.1 歯と歯周組織

※1 **マイクロバイオーム (microbiome)**：ある環境に生息して相互に影響を及ぼし合っている微生物集団．
※2 **バイオフィルム**：細菌が，自身が産生する菌体外多糖や宿主由来のフィブロネクチンのほか，環境中の有機物や無機物からなる複雑な立体構造中で増殖し，コロニーを形成した状態．デンタルプラーク（歯垢）は典型的なバイオフィルムである．
※3 **ディスバイオーシス (dysbiosis)**：菌叢を構成する菌種と菌数の異常によって引き起こされた宿主との共生関係の破綻．

治療や免疫応答がディスバイオーシスのリスク因子にもなりうることを踏まえれば理解可能となる．難治性炎症性腸疾患を腸内細菌叢のディスバイオーシスと捉えることで病態理解と治療が進歩したのと同様，歯科感染症の予防と治療においても口腔常在菌叢のディスバイオーシス解消という視点からのアプローチが期待されている．

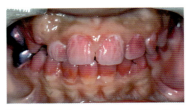

写真3.12.1　染色したデンタルプラーク（歯垢）

　口腔でのディスバイオーシスが口腔にとどまらず他の臓器にも影響を及ぼしているという報告が集積している．歯周病が糖尿病や心血管疾患，関節リウマチなどのさまざまな全身疾患の増悪因子であり，また逆にさまざまな全身疾患が歯周病の増悪因子となっていることは広く知られるようになった．摂食嚥下機能が低下した高齢者が顕性または不顕性に口腔細菌を誤嚥することで発症する誤嚥性肺炎は，介護施設や在宅医療の現場において問題となっている．また，血流に入った口腔細菌が心内膜や心臓弁にバイオフィルムを形成して重篤かつ多彩な臨床症状を引き起こす感染性心内膜炎も医療上の問題である．口腔細菌が原因となるこれらの全身感染症では治療や予防において，医科的処置に加えて歯科的処置によるディスバイオーシスの解消が重要である．

１　齲蝕

　ミュータンスレンサ球菌群（*Streptococcus mutans* と *S. sobrinus*）をはじめとする口腔の有機酸産生菌が産生する酸によって歯の硬組織が溶解され，破壊された病態である（図3.12.2）．病変が象牙質に達すると一過性の疼痛を感じるようになり，さらに歯髄にまで拡大して歯髄炎を起こすと強い自発痛が起こる．

ココをしっかりおさえよう！

▶ミュータンスレンサ球菌　▶デンタルプラーク　▶バイオフィルム感染症

原因

　主要原因菌であるミュータンスレンサ球菌は通性嫌気性グラム陽性球菌である．健全な歯面への付着能をもち，糖質を代謝して，多糖からなる疎水性バイオフィルム（デンタルプラーク）の形成と主に乳酸からなる有機酸の産生を行う．ミュータンスレンサ球菌によって歯面に形成されたプラーク内で酸産生菌が増殖すると，脱灰[※4]が起こって感染病巣である齲窩[※5]が形成される．齲窩内では脱灰が不可逆的に進行し，失われた歯質が自

※4　脱灰：デンタルプラーク内のpH低下によって歯質を構成しているCa^{2+}やPO_4^{3-}などの無機成分が唾液中に遊出すること．
※5　齲窩：齲蝕によって形成された歯質の実質欠損．

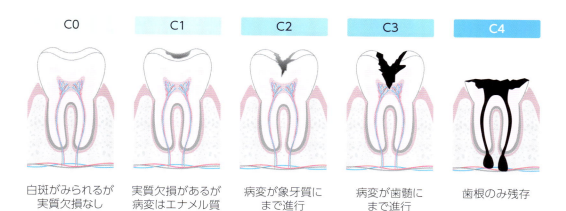

図3.12.2 進行度による齲蝕の分類

C0	C1	C2	C3	C4
白斑がみられるが実質欠損なし	実質欠損があるが病変はエナメル質に限局	病変が象牙質にまで進行	病変が歯髄にまで進行	歯根のみ残存

然に修復されることはない．グラム陽性桿菌の *Lactobacillus* 属細菌（乳酸桿菌）は高い酸産生能を持つが健全な歯面への付着能やプラーク形成能をもたず，単独での齲蝕原性は強くない．しかし，他の菌が歯面に形成したプラークを足がかりにして歯に付着し，ミュータンスレンサ球菌と共に齲蝕の進行に関与する．

疫 学

予防法の普及により若年者の齲蝕はこの30年で大きく減少した．2022年に厚生労働省が実施した歯科疾患実態調査によれば，5歳以上14歳未満の層では，齲歯のない者の割合は67.9％を超えていた．しかし，上の年齢層では25歳以上で80％超，45歳以上ではほぼ100％の者が処置歯または未処置の齲歯を有していた．過去の調査と比較すると，35歳未満の層では有病者率および1人あたりの齲歯数は経年的に減少傾向にあるが，全体では依然として高い有病者率が維持されている．

症 状

主な症状は齲窩の形成と歯髄にある知覚神経が刺激または損傷されることによる疼痛である．齲蝕の病巣は歯の表面から内部に向かって歯質を破壊しながら拡大する．病巣が歯質表面のエナメル質に限局している間は疼痛を感じないが，象牙質に到達する頃には明確な齲窩が形成され，咀嚼や冷温刺激に伴う一過性の疼痛を感じるようになる．さらに病変が歯髄にまで拡大して歯髄炎を起こすと強い自発痛や拍動痛が起こる．歯髄炎が進行して歯髄が壊死すると疼痛はいったん緩和されるが，その後，細菌が歯髄腔から根先を経て，歯肉粘膜や咀嚼筋，顎骨などの歯周組織に至るとそこで膿瘍形成などの症状を起こす（⇒後述の項「3 歯性感染症」[p.297]を参照）．

診 断

視診による歯の着色の確認，探針を用いた触診による齲窩の確認によって診断する．病

感染歯質を除去　　　　　欠損部をレジンで修復

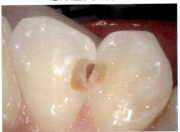
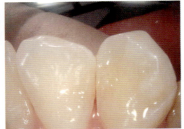

写真3.12.2　齲蝕の治療　　　（画像提供：あおぞら歯科　今村圭一郎 先生）

変の進行度はデンタル X 線画像や歯のインピーダンス（電気抵抗値）測定によって判断する.

治療

　感染歯質を切削器具などで物理的に除去し，感染が歯髄に未達の場合は金属やレジン，セラミックなどの人工材料で欠損部を修復する（**写真3.12.2**）．感染が歯髄に達していた場合は，感染組織を除去した後，物理的・化学的に歯髄腔内を清掃・消毒した上で根管充填剤によって根管を閉鎖して歯髄腔と外部との交通を遮断する．そして，歯髄腔を人工材料で満たした後に残存歯質を適切に形成し，それを被覆する人工材料の冠によって歯の形態および機能を回復する．歯冠のほとんどが崩壊するまで病巣が拡大した場合は，保存的な処置では対応できず抜歯となる.

予防

　齲蝕の原因は，細菌によるデンタルプラーク形成とプラーク内への酸の集積にある．口腔粘膜には常在菌叢があるため，プラーク発生自体を完全に阻止することは不可能である．そこで適切な歯口清掃によって，プラーク内に生息する細菌の量と種類を齲蝕原性細菌によるディスバイオーシスが生じない状態に制御することが重要である．また，齲蝕原性細菌の栄養となり，有機酸とプラークの材料となる糖質，特にショ糖の摂取制限を含めた食生活の改善は，口腔常在菌叢での齲蝕原性細菌の比率を下げるという面からも有効なアプローチである．また，フッ化物を含有する歯磨剤や洗口剤の定常的な使用による歯質の耐酸性強化も予防効果が高い.

法律

　法律に基づく届出義務はない．法的に実施義務がある歯科健診には，母子保健法に基づく1歳6ヵ月児健診と3歳児健診，学校保健安全法に基づく児童・生徒への就学時健診と学校健診，労働安全衛生法に基づく特定の業務に従事する労働者への歯科特殊健康診断がある．これらの歯科健診では齲蝕だけでなく，歯周病についても診査され，記録されている．また，歯と口腔の健康推進を目的とした基本法として『歯科口腔保健の推進に関する法律』（歯科口腔保健法）が定められている．この法律を根拠として，現在歯数や齲蝕罹患率をはじめとする歯科保健状況の把握のために，5年毎に無作為抽出された集団に対して

歯科疾患実態調査が実施されている．

症 例

症例1　乳歯齲蝕

3歳，男児．歯磨きが嫌いで，保護者による仕上げ磨きもなかなかさせてくれない．3歳児歯科健診で乳臼歯に齲蝕を指摘され，歯科を受診した．口腔衛生状態は不良．自発痛は認めない．視診と触診により，齲蝕病巣は象牙質にとどまると判断した．浸潤麻酔下で感染歯質を除去し，レジン充填を行って治療を即日に終了した．今後，3ヵ月毎に定期検診を行って，患者および保護者に対する歯口清掃の指導を継続して行う．

解 説

乳歯は永久歯と比べ，エナメル質の結晶構造に不整が多いため酸への反応性が高く，脱灰が起こりやすい．そのため，常在菌叢にミュータンスレンサ球菌を有する小児において歯口清掃が不十分であると，プラーク内で同菌が産生した有機酸によって容易に脱灰が起こり，齲蝕を発症する．乳歯のエナメル質層は薄いため，病変は短期間で象牙質に達する．

| 2 | 歯周病

嫌気性グラム陰性菌を中心としたデンタルプラーク細菌と免疫状態，糖尿病などの宿主側のリスク因子によって引き起こされた口腔細菌叢のディスバイオーシスが原因となって発症・進行する慢性炎症性疾患である．歯周病に伴う歯周組織の破壊にはプラーク細菌が産生する毒素やプロテアーゼによる直接の傷害に加えて，内毒素などの菌体成分や炎症性サイトカインなどによって過剰に活性化された免疫細胞や破骨細胞が関与している．臨床上，炎症が歯頸部周囲の遊離歯肉に限局し，原因除去によって治癒するものを歯肉炎，歯根膜や歯槽骨などの歯周組織にまで炎症が波及し，不可逆的な組織破壊が起きたものを歯周炎と分類する．

ココをしっかりおさえよう！

▶全身疾患との関連　▶バイオフィルム感染症　▶慢性炎症性疾患

原 因

歯周病はプラーク細菌と宿主のリスク因子が関与する常在菌叢のディスバイオーシスが原因であるため，コッホの原則を満たすような病原菌を同定することはできない．しかし，健常歯肉と歯周病病変部の細菌叢には量的，質的な違いがある．健常歯肉の細菌叢がレンサ球菌属を中心としたグラム陽性菌によって構成されているのに対し，歯肉炎病変部

の細菌叢ではレンサ球菌の相対比率は減少し，*Fusobacterium* 属，*Campylobacter* 属などの微好気性または偏性嫌気性のグラム陰性菌の比率が増加する．炎症がさらに進行した歯周炎病変部の歯肉縁下プラークからは *Porphyromonas gingivalis*，*Prevotella intermedia*，*Tannerella forsythia* などの偏性嫌気性グラム陰性桿菌や *Treponema denticola* などの運動性を持つスピロヘータが高頻度で検出される．

疫学

歯科疾患実態調査（2022年）では10代後半から30代前半の若い年代層で歯肉出血がみられる者の割合が40％を超えていた．これらの年代層での歯肉出血の多くが歯肉炎によるものと考えられる．また，同調査では歯周病の有病者を4mm以上の歯周ポケットを持つ者と定義しているが，45歳以上の年齢層での有病者率は40％を超えており，その割合は加齢に伴って増加していた．この傾向はこの15年間，改善がみられない．

症状

健常な歯周組織が軽症・限局性の歯肉炎を経て，重症・広汎性の歯周炎へと進行することが一般的である．症状の悪化には肥満や糖尿病などの基礎疾患が影響している．プラーク細菌に起因した炎症が歯頸部周囲の遊離歯肉に限局した状態が歯肉炎である．健常歯肉は薄いピンク色であり，引き締まった性状をしているが，歯肉炎では暗赤色に変化し腫脹がみられる．自発痛はないことが多い．歯磨きや食事などの軽度の刺激によって一過性に出血することがある．歯口清掃によるプラークコントロール[※6]によってディスバイオーシスを解消できれば，健常歯肉に復帰する．歯周炎はディスバイオーシスの悪化によって炎症が遊離歯肉を越えて歯根膜や歯槽骨に拡大したものである（図3.12.3）．歯と歯肉を接合している付着上皮および歯根膜が炎症によって不可逆的に破壊され，形成さ

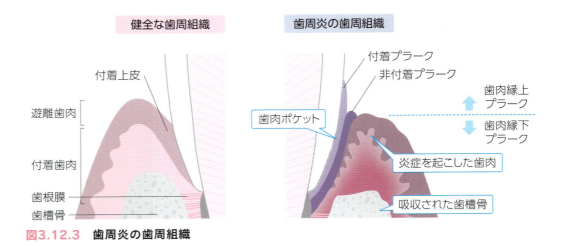

図3.12.3　歯周炎の周組織

※6　プラークコントロール：プラーク内に生息する細菌の量と種類を歯口清掃や含嗽薬などによって病原性を発揮しない状態に制御する．

れた深い歯周ポケットが偏性嫌気性細菌のリザーバーとなることでディスバイオーシスがさらに悪化する．患部の発赤・腫脹は著明となり，刺激がなくても歯周ポケットからの出血や排膿がみられるようになる．強い自発痛が出現することも多い．また，プラーク細菌の代謝物や壊死組織などのため自覚的，他覚的に口臭が認められるようになる．炎症の進行に伴って歯根周囲の歯槽骨が失われると歯が動揺する（ぐらつく）ようになり，適切な治療が行われない場合は脱落に至る．

診断

歯肉の発赤や腫脹，歯周ポケットからの出血や排膿が確認される場合を歯周病と診断する．専用プローブを用いて歯周ポケット測定を行い，ポケットの深さが4mm以上であれば歯周炎，4mm未満であれば歯肉炎とする．歯肉炎の患部がプローブによる軽度の刺激で出血するのに対し，健常歯肉では出血がみられない．歯周炎による歯槽骨吸収の進行度は，プローブによる触診や歯の動揺度診査に加えてX線画像で評価する．

治療

歯周病治療においては，歯磨きや歯石除去などの物理的プラークコントロールと関連する基礎疾患の治療によって口腔細菌叢のディスバイオーシスを解消することが最重要である．歯肉炎では適切な口腔ケアによってプラーク細菌を減少させ，グラム陽性菌中心の正常細菌叢を回復することで発症前の健全な歯周組織に戻すことが可能である．歯周炎の場合はディスバイオーシスの原因となっている病原性プラークや歯石を器具によって除去する歯周基本治療を行う．基本治療で取りきれない歯根部に歯石や壊死組織がある場合は，歯肉を切り開いて歯根を露出させた上で，それらを確実に取り除いて上皮の再付着を図る歯周外科手術を実施する．歯槽骨吸収が著しい症例では歯周外科手術に加えて，骨の再生を図る歯周組織再生療法を実施する．歯周病は複数菌種の相互作用による疾患であるため，感染性疾患であるにもかかわらず抗菌薬治療の効果は限定的である．歯周基本治療に抵抗性の重症例のみが抗菌薬治療の対象となるが，現時点では確実に効果を期待できる薬剤はない．そして，これらの治療によっても発症前の健全な歯周組織に回復させることはできない．

予防

定期的な歯科検診によって歯周組織の状態を把握した上で適切な口腔ケアを行い，プラークコントロールによって健全な口腔細菌叢を維持することが重要である．歯周病の原因となるディスバイオーシスのリスク因子として，免疫低下や糖尿病，肥満，ストレス，喫煙などの全身性のもの，不十分な歯口清掃，歯石付着，唾液分泌低下，咀嚼能力低下，咬合異常，歯科補綴物の不適合などの歯科・口腔領域のものが挙げられる．適切な処置によってこれらのリスク因子を解消することは歯周病の予防だけでなく，治療にも有用である．

法律

　法律に基づく届出義務はない．法的に実施義務がある歯科健診および歯科疾患実態調査において，齲蝕と同時に歯周病の診査が実施されている（項「1 齲蝕」(p.290)を参照のこと）．

 症例

症例2　成人の慢性歯周炎

　45歳，男性．機械メーカーの営業職．喫煙者．歯肉出血および歯の動揺（ぐらつき）が気になって歯科を受診．成人してからは定期的な歯科検診は受けていない．歯磨きは朝のみ短時間実施．下顎前歯舌側に多量の歯石沈着がみられた．上下顎とも歯肉の腫脹が認められ，前歯部の歯周ポケットは4mm程度，臼歯部では6mmを超える歯があった．ポケット診査後に多くの箇所で出血がみられた．右下顎大臼歯には生理的範囲を越える動揺と排膿が認められた．パノラマ断層X線画像で下顎の前歯部と大臼歯部に著明な骨吸収が認められた（**写真3.12.3**）．

 解説

　歯口清掃の不良に加えて，不規則な食事，ストレスの高い仕事，喫煙といった生活習慣は慢性歯周炎のリスクを高める．初期治療として生活習慣改善の指導とプラークコントロールや歯石除去を中心とした歯周基本治療によって口腔細菌叢のディスバイオーシスの解消を目指す．歯周病と相互に増悪因子となる基礎疾患への対応や禁煙治療などでは医科との連携が重要となる．歯槽骨吸収による歯の動揺に対しては，初期治療によって健全な口腔衛生状態が確立した後に歯周外科治療の可能性を検討する．しかし，進行した歯槽骨吸収を回復させることは現在の歯科医療技術では困難であり，抜歯となることも多い．

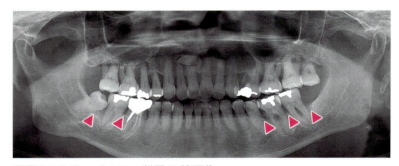

写真3.12.3　パノラマ断層X線画像
左右の下顎臼歯部に著明な歯槽骨吸収（矢頭部分）がみられる．

（画像提供：あおぞら歯科　今村圭一郎 先生）

│3│ 歯性感染症

口腔細菌が齲蝕または歯周炎の病巣を経由して顎顔面から頸部の軟組織および顎骨に侵入して炎症を起こした状態である（図3.12.4）．下顎骨周辺から頸部にかけての軟組織には間隙が多いため，口腔から侵入した細菌が頸部や縦隔に到達して重篤な症状を引き起こすことがある．炎症の範囲によって，歯周組織炎，歯冠周囲炎，顎骨炎，顎骨周囲の蜂巣炎に分類される．

ココをしっかりおさえよう！

▶ 深部嫌気性菌感染症　▶ 混合感染

原因

口腔常在菌による内因感染であり，感染初期の病巣で好気性菌や通性嫌気性菌が優位に増殖した後，これらの菌が酸素を消費することで病巣が嫌気環境へと移行し，偏性嫌気性菌が優位となる二相性感染となる．病巣からは通性嫌気性菌である口腔レンサ球菌のほか，偏性嫌気性菌である *Peptostreptococcus* 属，*Finegoldia* 属，*Parvimonas* 属，*Peptoniphilus* 属，*Prevotella* 属，*Porphyromonas* 属，*Fusobacterium* 属などが検出される．病巣から複数菌種が検出される場合が多い．

疫学

好発年齢，性別などの統計データは存在しないが，進行した齲蝕や歯周炎に続発して起こるため無歯顎者では起こらない．歯科疾患実態調査によれば，高齢者の残存歯数は年々増加しているため，良好な口腔衛生状態を維持できない場合は残存歯が重症な歯性感染症への罹患リスクとなりうることが懸念される．

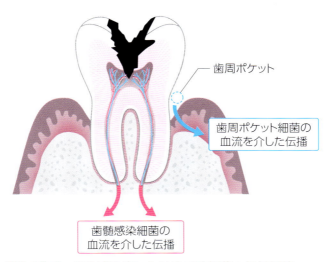

図3.12.4　歯性感染症における口腔細菌の伝播経路

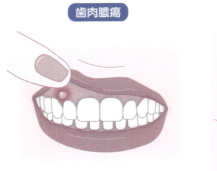
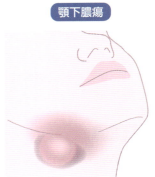

図3.12.5　歯肉膿瘍と顎下膿瘍

症状

炎症の範囲によって症状は異なる．歯周組織炎や歯冠周囲炎では原因歯の周辺の口腔粘膜に疼痛，発赤，腫脹，排膿，膿瘍形成が認められる（図3.12.5）．顎骨に炎症が広がると，前記の症状に加えて開口障害や嚥下障害が起こり，経口での栄養摂取や薬の内服が困難になる．下顎骨周辺から頸部にかけての軟組織には組織隙と呼ばれる間隙が多くあるため，口腔から組織隙に侵入した細菌は容易に頸部やさらにその下の縦隔に到達して広範囲で重篤な炎症を引き起こすことがある．

診断

病巣から採取した検体を培養して原因菌を同定する．偏性嫌気性菌を含む混合感染である場合も多く，それらに対応した培養条件や培養期間が必要である．検体から口腔レンサ球菌が検出された場合，それが原因菌なのかコンタミネーションなのかを判断することは難しい．

治療

感染病巣である顎骨や膿瘍への薬剤移行性が悪いことや嫌気性菌対策のため，抗菌薬治療に加えて感染根管治療や膿瘍切開，ドレナージなどの外科的処置の併用が必須である．嫌気性菌は一般に増殖が遅く，菌種同定や薬剤感受性試験に時間がかかるため，経験的（empiric）に治療が開始されることが多い．軽症〜中等度の場合は経口剤で対応する．第一選択薬はアモキシシリンであるが，ペニシリンアレルギーがある場合はクラリスロマイシンやクリンダマイシンを用いる．重症度が増すに従って *Prevotella* 属などの β-ラクタマーゼ産生嫌気性菌の関与が大きくなるため，中等度以上の症例では β-ラクタマーゼ阻害薬配合のアモキシシリン／クラブラン酸，スルタミシリンを用いる．開口障害・嚥下障害を伴う症例は，スルバクタム／アンピシリン，メロペネム，ドリペネムなどの注射剤で対応する．

予防

齲蝕や歯周炎を軽症のうちに適切に治療することや適切な口腔ケアによって良好な口腔衛生状態を保つことで，歯性感染症の原因となる口腔細菌の歯周組織への侵入を防ぐこ

とが重要である.

法律
法律に基づく届出義務はない．法的に実施義務がある歯科健診などでも対象となっていない．

症例

症例3　歯性感染症に起因した深頸部感染症

60歳，女性．頸部腫脹，嚥下痛，開口障害，呼吸苦，全身倦怠感を主訴に来院．高血圧症，脂質異常症，骨粗鬆症の治療中である．3日前に頸部から鎖骨上部にかけて発赤と腫脹を認め，嚥下痛と開口障害も出現した．初診当日朝に呼吸苦と全身倦怠感が出現し，嚥下痛と開口障害はさらに増悪するとともに，水分摂取もできない状態となった．頸部の自壊創から腐敗臭を伴う排膿を認めた．これをグラム染色したところ，多数の白血球と共にグラム陽性球菌，グラム陰性桿菌など，複数種類の菌が観察された．開口障害のため口腔内の診査はできなかったが，パノラマX線画像で右下顎第二大臼歯部に著明な骨吸収を認め，歯性感染症からの深頸部感染症と診断された．

解説
骨組織の再生・更新を抑制することで骨密度を維持する骨粗鬆症治療薬は，歯性感染症に起因した顎骨炎および顎骨周囲炎のリスク因子である．この症例は開口障害と呼吸苦があり緊急度が高いため，排膿部位の皮膚を切開して感染・壊死組織を外科的に除去・洗浄した上で経験的治療（empiric therapy）として広域抗菌薬を点滴静注で投与する．原因菌の同定後は狭域抗菌薬に変更し，炎症所見と開口障害が改善するまで入院治療を継続する．原因歯は全身状態が改善した後に抜歯する．

｜4｜ 口腔カンジダ症

*Candida*属真菌による口腔粘膜や舌のバイオフィルム関連感染症である．広域抗菌薬の長期使用や免疫低下に伴う口腔のディスバイオーシスによって増殖した*Candida*属真菌が口腔の不快感や疼痛，味覚異常，白苔形成などの症状を起こす．免疫低下が基礎にあるため，しばしば慢性化し，再発を繰り返す．臨床的な分類として白苔が著明で頻度が高い偽膜性カンジダ症と粘膜の萎縮が特徴的な紅斑性カンジダ症，粘膜上皮の過形成がみられる肥厚性カンジダ症がある．

ココをしっかりおさえよう！

▶日和見感染症　▶菌交代症　▶真菌感染症

原因

ヒトの皮膚や粘膜の常在真菌である *Candida albicans* が主な病原体である．広域抗菌薬の長期使用による菌交代症[※7]として，また，年齢（高齢者，新生児），糖尿病，免疫抑制薬使用，抗がん治療，AIDS，栄養不良，全身衰弱などによる免疫低下に伴う日和見感染症[※8]として現れる．歯科的な素因として，唾液の分泌量低下や義歯使用，口腔衛生状態の不良がある．

疫学

口腔カンジダ症は，高齢者施設や在宅医療現場における要介護高齢者や長期入院患者での発生率が高い．免疫機能が未発達な新生児や乳児にもみられる．新生児への伝播は母親からの産道感染の可能性が高い．

症状

口腔の不快感，疼痛，口臭，味覚異常などの症状がある．偽膜性カンジダ症の白苔は菌糸の侵入部で凝固壊死した粘膜にフィブリンが析出し，白血球浸潤が加わって膜状になったもので，剥離すると出血する．紅斑性カンジダ症では白苔の形成はみられず，舌乳頭や粘膜の萎縮が特徴的所見である．有痛性の発赤として発症し，灼熱感や疼痛が特に強い．

診断

患部から採取した検体の塗抹標本を鏡検することで診断するが，*Candida* 属菌は口腔常在真菌であるため，胞子の検出だけでは原因微生物と断定できない．大量の胞子に加えて仮性菌糸が観察されることが重要である．血清中の β-D-グルカンやマンナン抗原の高値はスクリーニング検査として有用である．主要 *Candida* 属菌種鑑別用選択培地であるクロモアガー™カンジダ寒天培地で培養すると *C. albicans* は緑色のスムース型コロニーを形成する．

治療

免疫低下の原因となっている基礎疾患の治療によって免疫機能の回復を図りつつ，抗真菌薬の局所または全身投与を行う．広域抗菌薬を使用している場合は抗菌薬投与を中止するか，スペクトルの狭い抗菌薬に変更する．口腔カンジダ症治療に用いられる抗真菌薬には，アムホテリシンBシロップ，ミコナゾールゲル，イトラコナゾール内用液がある．抗真菌薬の投与によって肉眼的に病変が消失しても健全な口腔常在菌叢が回復するまで2～3週間は抗真菌薬投与を継続する．

[※7] 菌交代症：広域抗菌薬の長期投与によって常在菌叢を構成する細菌の多くが抑制されることで，その抗菌薬に感性のない細菌や真菌の常在菌叢での比率が異常に上昇することで宿主との共生関係が破綻すること．

[※8] 日和見感染症：宿主の免疫低下に伴って，本来であれば病原性を示さないような病原性の弱い微生物が感染症の原因になること．

予防

本人または介助者が歯や舌のブラッシングや殺菌効果のある洗口剤を用いた含嗽による口腔ケアを日常的に行って口腔衛生状態を常に良好に保つ．唾液分泌低下に伴う口腔の乾燥は本症のリスク要因であるため，口腔ケア後のジェルタイプ保湿剤塗布や唾液腺マッサージには予防効果がある．喫煙者では禁煙治療も発症リスク低下に有効である．義歯使用者では，義歯のブラッシングに加えて超音波による洗浄や義歯洗浄剤を使用して徹底的なバイオフィルム除去を行うことが重要である．口腔ケアの際には呼吸器や消化管への播種を防ぐため，病変部の白苔をブラッシングなどで物理的に剝離しないような注意が必要である．

法律

法律に基づく届出義務はない．法的に実施義務がある歯科健診などでも対象となっていない．

症例

症例4　義歯装着者の口腔カンジダ症

75歳，男性．口の中の不快感と口臭が気になって大学病院の歯科口腔外科を受診した．上下無歯顎で総義歯を使用している．初診時に義歯に接触する口蓋粘膜の所々に点状の発赤と舌背に白苔がみられた．発赤部粘膜と舌背の白苔を採取して苛性カリ直接鏡検法で観察したところ，両方の検体で多数の酵母様細胞と仮性菌糸が観察された．唾液と義歯に付着したバイオフィルムをそれぞれクロモアガー™カンジダ寒天培地で培養したところ，それぞれから緑色のスムース型コロニーが検出された．*C. albicans* による口腔カンジダ症と診断された．

解説

C. albicans は口腔常在真菌であり，健常な口腔においては他の常在微生物との相互作用によって増殖が抑制されている．しかし，無歯顎者では，歯面および歯周組織を主な生息場所とする常在細菌が激減する上に，口腔粘膜の洗浄作用を担う唾液の分泌が低下するため，*C. albicans* が異常に増殖するリスクが高い．義歯装着者の口腔カンジダ症治療では，口腔粘膜の清掃と保湿，抗真菌薬の患部粘膜への局所投与に加えて，洗浄剤を使用した義歯の徹底的な洗浄と義歯床粘膜面への抗真菌薬の塗布を実施する．

| 5 | 誤嚥性肺炎

　嚥下機能低下のため，気管に誤嚥した口腔細菌が肺組織に感染・増殖することで発症する．基礎疾患として，脳血管性障害やパーキンソン病，認知症などの中枢神経障害や胃食道逆流などの消化器疾患，原因疾患を問わない寝たきり状態のほか，義歯不適合や唾液分泌低下，口腔内腫瘍などの歯科的要因が挙げられる．

ココをしっかりおさえよう！

▶嚥下機能　▶誤嚥　▶肺炎　▶抗菌薬治療

原因

　市中肺炎の病原体として頻度の多い肺炎球菌，インフルエンザ菌，肺炎マイコプラズマに加えて，口腔レンサ球菌，*Prevotella* 属，*Neisseria* 属，*Fusobacterium* 属などの口腔細菌が主要な原因となる．

疫学

　嚥下・咀嚼機能が低下した高齢者，特に基礎疾患を持つ要介護者での発症率が高く，病院や高齢者介護施設，在宅医療の現場において問題となっている．

症状

　一般的な細菌性肺炎と同様，発熱，膿性痰，咳嗽が典型的な症状である．しかし，これらの症状が顕著ではなく，食欲不振，日常生活活動作の低下，意識障害，失禁などの非特異的で肺炎との関連が薄いように思われる症状のみが現れることも多い．

診断

　ガイドライン（図3.12.6）に従って臨床症状と嚥下機能障害の有無，胸部 X 線画像によって診断する．

治療

　誤嚥リスクのない患者よりも嫌気性菌を含む口腔常在菌の関与が大きいため，β-ラクタマーゼ阻害薬配合ペニシリン系抗菌薬やレスピラトリーキノロン系抗菌薬を用いた抗菌薬治療が基本となる．院内発症の場合は薬剤耐性菌のリスクを考慮して緑膿菌やメチシリン耐性黄色ブドウ球菌（MRSA）の関与を想定して抗菌薬を選択する．

予防

　誤嚥を完全に防ぐことは不可能であるため，口腔ケアによって口腔細菌の絶対量を減らすことで気道への侵入を抑制することが最重要である．摂食・嚥下リハビリテーション

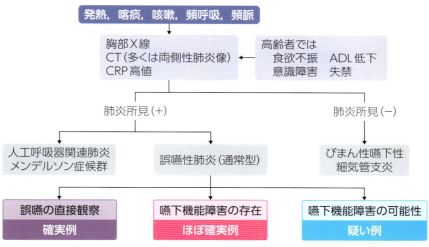

図3.12.6 嚥下性肺疾患診断フローチャート

CRP：C 反応性タンパク，ADL：日常生活動作，メンデルソン症候群：嘔吐の誤嚥による胃酸が原因の化学性肺炎

(出典：日本呼吸器学会編『医療・介護関連肺炎 (NHCAP) 診療ガイドライン』2011)

の実施によって安全に食事を摂る能力を回復させることも重要である．また，流動食は誤嚥リスクが高いことに留意する必要がある．就寝中の不顕性誤嚥も原因となるため，経口での栄養摂取が不要な胃瘻や中心静脈栄養には予防効果がない．栄養状態を回復することで全身の活動性を上げること，睡眠薬や鎮静薬を減量または中止して意識レベルを高めることには予防効果が認められている．肺炎球菌性肺炎やインフルエンザのワクチン接種によって呼吸器感染症のリスクを下げることや気道粘膜保護のために禁煙治療を行うことも重要である．

法律

法律に基づく届出義務はない．

症例

症例5　高齢者の誤嚥性肺炎

88 歳，女性．軽度の認知機能障害があり，介護老人保健施設に入所中．38.2℃の発熱があり入院となった．聴診により左下肺でラ音を聴取．動脈血酸素飽和度の低下，白血球数と C 反応性タンパク (CRP) 値の有意上昇があった．胸部 X 線画像では両側性に肺炎像がみられた．細菌性肺炎の診断でスルバクタム／アンピシリンによる治療を開始した．抗菌薬治療前に採取した喀痰培養からは口腔細菌の *Prevotella* 属と肺炎球菌が分離された．10 日間の抗菌薬投与により肺炎症状が軽快したため，退院となった．

解説

　認知機能障害や寝たきり状態などの基礎疾患のために，良好な口腔衛生状態の維持が困難な患者では誤嚥性肺炎のリスクが高い．この症例のように発熱などの他覚的徴候がある場合は早期治療につながりやすいが，高齢者の場合は典型的症状を示さないまま重症化する症例も多い．

｜ 6 ｜　感染性心内膜炎

　先天性心疾患や弁膜症，人工弁置換などが誘因となって心内膜に生じた無菌性フィブリン血栓に血流中の細菌が付着し，増殖すると細菌性バイオフィルムである疣腫<ruby>（ゆうしゅ）</ruby>が形成される．感染性心内膜炎は成長した疣腫から遊離した菌を含むバイオフィルムが血流に乗って全身に播種することで，発熱や敗血症，血管塞栓，心不全などの多彩な臨床症状を呈する自然治癒傾向のない全身性疾患である．治療が適切に奏効しない場合は死に至る．原因菌の内訳は国や地域，年齢や患者背景で異なるが，日本では口腔レンサ球菌が優位で，次いでブドウ球菌，腸球菌が上位を占める．心臓に基礎疾患がある症例や人工弁置換手術後の症例では口腔レンサ球菌を原因とするものが多い．院内発症などの医療関連の症例ではメチシリン耐性株を含む黄色ブドウ球菌が多く，重症度も高い．腸球菌が原因となる症例は高齢者に多い．近年はグラム陰性菌（HACEK 群[※9]，大腸菌，肺炎桿菌，緑膿菌）が原因となる症例も増加傾向にある．

　感染性心内膜炎については 3 章 9「心・血管内感染症」[p.257] で詳述されており，ここでは歯科との関わりについて概説する．

ココをしっかりおさえよう！

▶抗菌薬予防投与　▶菌血症　▶敗血症

　感染性心内膜炎は，先天的心疾患や弁膜症，人工置換などが誘因となって心内膜に生じた無菌性フィブリン血栓に血流中の細菌が付着することで発症する．血液培養から口腔レンサ球菌などの口腔細菌が分離される症例が多いことから，血流への細菌侵入の経路として重症齲蝕や歯周炎，観血的な歯科治療など，歯性の因子が重要視されている．

　リスク因子となる先天性心疾患などの基礎を持つ患者に抜歯や歯石除去などの観血的歯科処置を行う際には，事前の歯口清掃に加えて，含嗽薬を使用して口腔常在菌の量を減らしておくことが菌血症の発生抑制，つまり感染性心内膜炎のリスク低減に有効である．しかし，観血的歯科処置に対する抗菌薬の予防投与についてはいくつかの意見がある．英米の心内膜炎予防ガイドラインでは，抗菌薬の予防投与は費用対効果が低く，効果にも科学的根拠が乏しいとして，対象を極めて高いリスク因子を持つ患者に限定する（米国）か，予防投与自体を不要（英国）としている．それに対し，日本の関連学会が共同で作成した

※9　HACEK：口腔・上咽頭部の常在菌である *Haemophilus* 属菌 , *Aggregatibacter actinomycetemcomitans*, *Cardiobacterium hominis*, *Eikenella corrodens*, *Kingella kingae*.

『感染性心内膜炎の予防と治療に関するガイドライン（2017年改訂版）』では，中等度以上のリスク因子を持つ患者への抗菌薬予防投与を推奨している．

食事や歯磨きといった日常生活の中で口腔常在菌による一過性の菌血症は高頻度に発生している．口腔衛生状態が不良で歯周組織に炎症がある場合や重症齲蝕を放置している場合には，口腔細菌による菌血症のリスクがさらに高くなる．そのため，感染性心内膜炎のリスク因子を持つ患者は定期的に歯科を受診して，専門家による専用器具を用いた歯口清掃を受けた上で，正しい口腔ケアの指導を受け，自らの手で常に口腔衛生状態を良好に保つことが重要である．

症 例

症例6　観血的歯科処置に続発した感染性心内膜炎

52歳，男性．8年前に病院の循環器内科で僧帽弁閉鎖不全症を指摘され，外来で経過観察中であった．2ヵ月前に歯科で歯石除去を行った後，持続性の発熱，全身倦怠感，腰痛および四肢に点状出血を認めたため，精査目的で入院となった．聴診により心尖部で収縮期雑音が聴取され，心エコー図検査にて僧帽弁に疣腫を認めた．また，血液培養では口腔レンサ球菌の *Streptococcus sanguinis* が同定された．その後，4週間のベンジルペニシリンの投与により発熱などの症状は軽快し，心エコー図上，疣腫も消退した．

解 説

心疾患を基礎に持つ患者への観血的歯科処置によって感染性心内膜炎を発症したと推定される症例である．口腔レンサ球菌が原因の症例は黄色ブドウ球菌によるものと比較して症状が軽く，緩徐な経過を取るものが多い．適切な抗菌薬治療を行えば予後は良好である．

13 寄生虫症

　寄生虫は，その名のとおり，寄生する虫のことである．寄生とは，「ある生物（寄生体）が，別の生物（宿主）の体表や体内で栄養などを享受して生命活動を行うこと」である．ヒトの体内に寄生する寄生虫には「原虫」と「蠕虫」がある．原虫は真核単細胞生物で動物としての性質を有し，原生動物とも呼ばれる．ヒトに寄生する主な原虫は，根足虫類，鞭毛虫類，胞子虫類，有毛虫類（繊毛虫類）である．蠕虫は動物性の真核多細胞生物で，ヒトに寄生する主な蠕虫は，線虫類，吸虫類，条虫類に分けられる．これら寄生虫によって起こる疾患を寄生虫症と呼ぶ．一般に感染とは，「微生物が体内に侵入して増殖すること」と定義されており，原虫は体内で増殖するため，原虫感染症と呼んでもよいが，多くの蠕虫は体内で増殖しないため，この定義では厳密には蠕虫感染症，寄生虫感染症とは言えない．しかし，「寄生虫または蠕虫が感染する」「寄生虫感染者」などと表現する場合もある．多くの寄生虫は宿主特異性があり，限られた宿主にしか寄生できないが，寄生虫の発育の過程で宿主を変えることがある．寄生虫が，その宿主の体内で「有性生殖をすることができる」または「成虫になることができる」宿主のことを終宿主あるいは固有宿主と呼ぶ．その宿主の体内で「無性生殖しかできない」または「成虫となることができない」宿主のことを中間宿主と呼ぶ．

　本項では主に，世界で特に重要な寄生虫症，日本で比較的多くみられる寄生虫症などの代表的な寄生虫症について解説する．

| 1 | マラリア

　マラリアは，ヒト免疫不全ウイルス（human immunodeficiency virus：HIV）感染症，結核と並ぶ世界三大感染症の一つである．ハマダラカ属の蚊によって媒介（伝播）される原虫感染症で，熱帯・亜熱帯地域を中心に広く蔓延している．ヒトを主な宿主とする原虫種は4種類あり，熱帯熱マラリア，三日熱マラリア，四日熱マラリア，卵形マラリアを引き起こす．マラリアの主症状は発熱で，間歇熱[※1]を示すが，マラリアの種類により発熱周期が異なる．発熱以外にも貧血，脾腫などの症状を呈し，特に熱帯熱マラリアでは治療が遅れると致死的となる．

ココをしっかりおさえよう！

▶世界三大感染症　▶ハマダラカ　▶間歇熱　▶輸入感染症

※1　間歇熱（intermittent fever）とは，元来，高熱と平熱を一定の時間をおいて周期的に繰り返す発熱・発熱性疾患のことを示し，この熱型を示す代表的疾患として，マラリアや回帰熱が挙げられてきた．しかし，最近，間歇熱は無熱期が24時間未満，回帰熱・再帰熱（relapsing fever，recurrent fever）または周期熱（periodic fever）は無熱期が24時

原因

マラリアを起こすマラリア原虫は胞子虫類の原虫である．ヒトを特有の宿主とする熱帯熱マラリア原虫 (*Plasmodium falciparum*)，三日熱マラリア原虫 (*Plasmodium vivax*)，四日熱マラリア原虫 (*Plasmodium malariae*)，卵形マラリア原虫 (*Plasmodium ovale*) がある．近年になり，サルを特有の宿主とする *Plasmodium knowlesi* もヒトにマラリアを起こすことが知られるようになった．メスのハマダラカ (*Anopheles* 属) が吸血する際に唾液腺からヒト体内に注入されたスポロゾイトと呼ばれる原虫は，肝細胞に侵入し，無性生殖で増殖して分裂体となり，内部に多数のメロゾイトを生じる (図3.13.1)．肝細胞を破壊し，血中に出たメロゾイトは赤血球に侵入し，輪状体，アメーバ体と姿を変え無性増殖して分裂体となり，十数個のメロゾイトを生じる．メロゾイトは赤血球を壊して血中に飛び出し，再度，赤血球に侵入し，同じサイクルを繰り返す．なお，三日熱マラリア原虫と卵形マラリア原虫では，肝臓に侵入したスポロゾイトの一部は休眠体となり，肝臓に残存し，宿主の抵抗力が落ちたときに分裂を開始してメロゾイトを生じ，再発する．一方，赤血球に侵入したメロゾイトの一部は雌性生殖母体と雄性生殖母体に分化する．これら雌雄の生殖母体がハマダラカに吸血されると蚊の中腸内で雌性生殖体と雄性生殖体となり，受精して融合体となり，虫様体となって，中腸壁外でオーシストを形成する（雄性生殖）．オーシストの内部では多数のスポロゾイトが形成される．オーシストが成熟するとスポロゾイトは飛び出し，蚊の唾液腺に集まってくる．

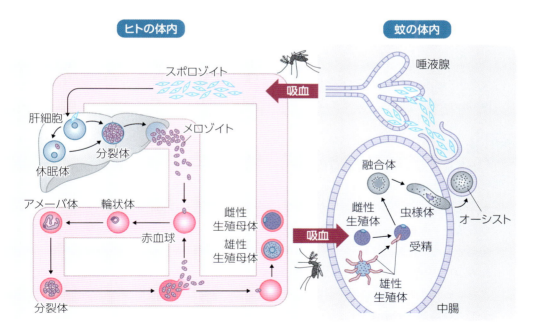

図3.13.1　マラリア原虫の生活史（三日熱・卵形マラリア原虫の場合）

間以上と説明している教科書もあり，マラリアの熱型は「間歇熱」ではなく「周期熱」であるとしている文献などもあるようだ．しかし，本来，「間歇熱」は，無熱期が24時間以内とは定められておらず，ここではマラリア特有の熱型として「間歇熱」を採用した．

疫 学

世界保健機関（WHO）によれば2023年には約2億6,300万人のマラリア患者が発生し，推定59万7,000人が死亡した．熱帯・亜熱帯地域を中心に流行を認めるが，患者の9割以上はアフリカ地域で発生している．熱帯熱マラリアと三日熱マラリアの占める割合が高い．わが国には古くは土着マラリア（主に三日熱マラリア）が存在したが，1960年頃に土着マラリアは消滅し，以降，輸入マラリアのみとなっている．感染症法に基づく届出によると，例年，約50例の輸入症例がある（2024年現在）．韓国でも土着マラリアはいったん終息していたが，1990年代に再興し，2024年現在，流行は続いている．

症 状

潜伏期間は原虫種により異なり，5〜20日間程度である．発熱が主症状で，急激に39〜40℃を超えるような高熱が出現し，2〜4時間後に急激に解熱する．間歇熱を呈し，発熱の周期は，典型例では，三日熱，卵形，熱帯熱マラリアは48時間，四日熱マラリアでは72時間である．熱帯熱マラリアは悪性マラリアとも呼ばれ，発症後適切な治療がなされないと，脳症，腎不全，肺水腫，高度貧血，出血傾向，多臓器不全をきたし，致死的となる．ただし，マラリアの蔓延地域では住民に免疫が成立しており，軽症である場合や不顕性感染を呈する場合もある．

診 断

血液塗抹標本をギムザ染色し，顕微鏡観察にてマラリア感染赤血球を同定する．原虫が観察されたら，原虫種の鑑別をする．多項目自動血球分析装置による診断も行うことができるようになっている．2024年現在，保険適用外で，抗原検出イムノクロマト法によるマラリア迅速診断検査キットやPCR（polymerase chain reaction）法，LAMP（loop-mediated isothermal amplification）法による診断も行われている．

治 療

合併症のないマラリアは経口抗マラリア薬で治療する．2024年現在，国内で保険適用されている抗マラリア薬は，アルテメテル／ルメファントリン，アトバコン／プログアニル，メフロキン，プリマキンで，すべて経口剤である．キニーネ経口剤は最近までわが国でも承認・販売されていたが，2019年に製造販売が中止された．重症マラリアで経口剤が使用できない患者に対してはキニーネ注射剤またはアーテスネート注射剤の使用が推奨される（日本未承認）．そのほか，海外でよく使用されている抗マラリア薬には，クロロキンまたはヒドロキシクロロキンがある．クロロキン，ヒドロキシクロロキンは，わが国ではかつてクロロキン網膜症を招いたことからマラリアには使用しにくい薬となっている．肝臓に残存する三日熱と卵形マラリア原虫の休眠体に有効な薬剤はプリマキンのみである．ただし，グルコース-6-リン酸脱水素酵素（glucose 6-phosphate dehydrogenase：G6PD）欠損症の患者では溶血発作が起きる可能性があるためプリマキンは使用禁忌である．日本人ではG6PD欠損症患者の割合は約0.1％と低いが，投与前の検査が望ましい．

予防

流行地では蚊の刺咬を防ぐ．具体的には，肌の露出を避け，DEET（*N, N*-ジエチル-3-メチルベンズアミド）を含む昆虫などの忌避剤を用いる．夜の外出は極力控え，就寝時には蚊帳を使う．予防薬を用いることもある．世界的に予防薬として推奨されているアトバコン／プログアニル，メフロキンがわが国でも予防薬として承認されている（いずれも保険適用外）．世界的にはドキシサイクリンも予防薬として用いられているが，わが国では予防薬としては認可されていない．2021年10月以降，WHOは熱帯熱マラリアの中等度から高度流行地域の小児に対し，ワクチン接種を推奨している．

法律

感染症法では四類感染症である．四類感染症は診断後直ちに最寄りの保健所に届け出る．

| 2 | トキソプラズマ症

トキソプラズマ症はトキソプラズマ（*Toxoplasma gondii*）によって起こる原虫感染症である．ネコの糞便中に排出されたオーシストやブタなどの食肉中のシスト（嚢子）を経口摂取することで感染する．免疫正常者であれば多くの場合，軽症または不顕性感染となるが，後天性免疫不全症候群（acquired immunodeficiency syndrome：AIDS）などで免疫不全状態の者では日和見感染症が問題となる．妊婦がトキソプラズマに初感染すると胎児に経胎盤感染を起こし，先天性トキソプラズマ症を起こす．

ココをしっかりおさえよう！

▶ネコ　▶先天性トキソプラズマ症　▶後天性トキソプラズマ症　▶日和見感染症

原因

トキソプラズマは胞子虫類の原虫で，ネコ科の動物を終宿主とし，ヒトを含む多くの哺乳動物や鳥類などは中間宿主となる（図3.13.2）．ネコ科動物にオーシストと呼ばれる時期の原虫が経口摂取されると，スポロゾイトが現れ，小腸上皮細胞に侵入し，分裂体となり，メロゾイトを生じる．メロゾイトは再度小腸上皮細胞に侵入し，このサイクルを繰り返して無性生殖で増殖する．小腸上皮細胞に侵入したメロゾイトの一部は雌雄の生殖母体を経て雌雄の生殖体となり，受精し，融合体からオーシストとなり糞便中に排出される（雄性生殖）．また，メロゾイトは小腸以外の組織にも侵入し，無性的に盛んに増殖するが（急増虫体），やがて宿主に免疫ができると，筋肉内や脳内にシストを形成し，その中で無性的にゆっくりと増殖する（緩増虫体）．ネコがシストを経口摂取してもシストから緩増虫体が現れ小腸上皮細胞に侵入し，同じことが起こる．家畜やヒトなどの中間宿主がネコ糞便中に排出されたオーシストや食肉中のシストを経口摂取すると感染し，中間宿主の体内では無性生殖のみで増殖する．

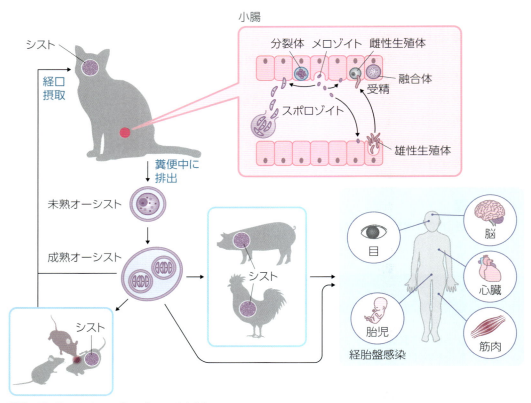

図3.13.2　トキソプラズマの生活史

疫学
トキソプラズマは世界に広く分布する原虫の一つで，世界の人口の約30％が感染しているといわれる．

症状
健常者が感染した場合，ほとんどが不顕性感染の経過をとるが，時にリンパ節炎，網脈絡膜炎などを起こすこともある（後天性トキソプラズマ症）．しかし，いったん感染すると，脳内や筋肉内にシストを形成し，潜伏感染する．免疫機能が著しく低下した状態になると潜伏感染していたトキソプラズマが活発に分裂を始め，種々の症状が現れ，脳炎を起こすこともある（トキソプラズマ脳症）．トキソプラズマ脳症は，AIDSの指標疾患である．妊婦がトキソプラズマに初感染すると胎児に経胎盤感染を起こし，水頭症，網脈絡膜炎，脳内石灰化，精神運動障害を四大徴候とする先天性トキソプラズマ症を起こすことがある．

診断
後天性トキソプラズマ症の診断は，血中のIgMおよびIgGの有無によりなされる．免疫不全者におけるトキソプラズマの再活性化の場合は，IgMは陰性のことが多い．トキソプラズマ脳症の診断には，髄液からの原虫遺伝子の検出が有効であるが，必ずしも陽性

にならない．妊娠中に初感染した場合にのみ母子感染（経胎盤感染）が起こるため，妊婦が抗体陽性の場合には，感染時期の特定が重要となる．IgM 陽性，ペア血清検査での IgG の上昇で急性感染（初感染）を疑うが，トキソプラズマ症では IgM 抗体陽性が長期に持続することがあり，IgM 陽性だけでは急性感染と確診できない．最近ではトキソプラズマ IgG の avidity（抗原結合力の総和）index が測定されることもあり，低値を示せば急性感染が強く疑われる．妊婦の急性感染が疑われる場合には羊水検査も行われる．先天性トキソプラズマ症の診断は，末梢血の IgM および IgG の測定，血液，髄液の PCR 法などによるトキソプラズマ遺伝子の検出と画像検査所見などによりなされる．

治療

トキソプラズマ脳症には，ピリメタミン（日本未承認），スルファジアジン（日本未承認）が用いられる．スルファジアジンに代わりクリンダマイシンが用いられることや，ST 合剤（スルファメトキサゾール／トリメトプリム）が用いられることもある（いずれも保険適用外）．ST 合剤を用いる場合にはクラリスロマイシン，アトバコン，アジスロマイシン，ダプソンのうち 1 つを合わせて使用する（すべて保険適用外）．葉酸欠乏症予防のため，ホリナート（ロイコボリン）を使用する．ピリメタミンおよびスルファジアジンは厚生労働省エイズ治療薬研究班から入手可能である．トキソプラズマ IgG 抗体陽性で CD4 陽性 T リンパ球数が 100/μL 以下の HIV 感染者での脳症発症予防（一次予防）には ST 合剤を投与する．脳症治療後の二次予防にはピリメタミン，スルファジアジンを投与する．

トキソプラズマ初感染の妊婦にはスピラマイシンを使用する．胎児感染が確認されれば，妊娠 16〜27 週はピリメタミンとスルファジアジンとホリナートで治療を行う．ピリメタミンは催奇形性があるので，妊娠 16 週以降に入ってから使用する．スルファジアジンは分娩直前まで内服すると新生児核黄疸のリスクが高まるため，妊娠 28 週以降は使用しない．妊娠 28 週以降はピリメタミンとホリナートあるいはスピラマイシンを用いる．

予防

感染予防には，生または調理不十分な肉の喫食を控え，ネコとの接触を避け，ネコの糞便で汚染されている可能性がある土壌などを触った後は，十分な手洗いをする．

法律

感染症法の対象疾患には挙げられていないが，家畜伝染病予防法に規定される届出伝染病の一つである．

症例

症例 1　免疫不全者における体内に潜伏感染していたトキソプラズマの再活性化によるトキソプラズマ脳炎の症例

50 歳，男性．2 月初旬に突然右上下肢に麻痺が出現し病院を受診した．受診時に発

熱，頭痛があった．話し方がぎこちなく不明瞭であった．血液検査の結果，CD4陽性Tリンパ球数88/μL，血中HIV RNA量8.4×10^4コピー/mLであった．頭部造影CT検査にて，多発する壊死性病変を認め，広範な脳浮腫を伴っていた．血清トキソプラズマIgG抗体（＋），トキソプラズマIgM抗体（－）であった．髄液を用いたPCR検査により，トキソプラズマ原虫の遺伝子が検出された．本患者はこれまでHIV感染症と診断されたことはなかったが，画像所見や血液検査やPCR検査の結果から，HIV感染を背景にしたトキソプラズマ脳炎と考えられた．厚生労働省エイズ治療薬研究班に相談し，ピリメタミン，スルファジアジン，ホリナートによる治療を行った（ピリメタミンおよびスルファジアジンは国内未承認薬で研究班から入手することができる）．免疫再構築症候群による脳炎の増悪が起きるのを避けるため，抗レトロウイルス療法（ART）については，トキソプラズマ脳炎の治療効果を判断しながら検討することとした．

解説

トキソプラズマに既感染しているHIV感染者では，CD4陽性Tリンパ球数が約100/μL以下でトキソプラズマの再活性化がみられるようになる．HIV感染者の場合，脳原発悪性リンパ腫，進行性多巣性白質脳症，サイトメガロウイルス感染症，クリプトコックス症やアスペルギルス症などとの鑑別診断が必要である．PCR法による髄液検査の特異度は高いが，感度はやや低いため，本検査で陰性であってもトキソプラズマ脳炎を否定できない点には注意が必要である．免疫再構築症候群を回避するための方法や免疫再構築症候群の発症時の対処方法はいまだにすべてが確立されたものとはなっていない（2024年3月版抗HIV治療ガイドライン）．報告・経験例を参考に，臨床経過をみての対応が大事である．

│3│ 赤痢アメーバ症（アメーバ赤痢）

赤痢アメーバ症（アメーバ赤痢）は赤痢アメーバ（*Entamoeba histolytica*）によって起こる原虫感染症で，下痢，粘血便などを主症状とする腸管アメーバ症および肝臓，肺，脳などに転移して膿瘍を形成する腸管外アメーバ症を起こす．衛生状態の悪い地域で認められることが多く，赤痢アメーバのシストが混入した水や食品を経口摂取することにより発症する．性行為による感染もあり特に同性愛者の間で流行が認められる．

ココをしっかりおさえよう！

▶腸管アメーバ症　▶腸管外アメーバ症　▶旅行者下痢症（輸入感染症）　▶水系感染症
▶性行為感染症

原因

赤痢アメーバは根足虫類の原虫で，ヒトを主な宿主とする．シスト（直径12〜15μm）

が経口摂取されると小腸で脱嚢して栄養体（直径20〜50μm）となり，大腸で偽足を出して盛んに運動しながら二分裂増殖し，組織を破壊して大腸に潰瘍を形成する（腸管アメーバ症）．主に肝臓に転移して膿瘍を形成することもある（腸管外アメーバ症）．大腸で，栄養体の一部は4個の核を持つ成熟シストとなり，糞便中に排出される．下痢便中に排出される栄養体には感染性はなく，外界ですぐ死滅するが，主に固形便中に排出される成熟シストは，外界で生存して食物や水を介して間接的に感染する．ヒトからヒトへの直接的感染も起こり，性行為感染症にも位置づけられる．

疫学

感染症法に基づく届出によると，年間数百例〜1,000例程度の報告で推移している．約2割が海外での感染で，8割は国内感染であるとされる．

症状

赤痢アメーバのシストの経口摂取後，数週間〜数ヵ月，時に数年の潜伏期間後に発症する．腸管アメーバ症の主な症状は腹痛，下痢で，重症の場合はしぶり腹（テネスムス）を伴い，特有のイチゴゼリー状の粘血便をきたす．増悪・寛解しながら慢性に経過するが，全身状態は比較的良好なことが多い．腸管外アメーバ症では，主に肝臓，まれに肺，脳などにも転移して膿瘍を形成する．発熱が初発症状であることが多く，肝膿瘍の場合は右季肋部痛をきたすようになる．消化管に明らかな病変がなく，膿瘍のみを認める症例が約半数ある．

診断

腸管アメーバ症では糞便および大腸粘膜の顕微鏡検査で栄養体またはシストを検出すると確定診断となる．抗原検出イムノクロマト法やPCR法で糞便中の赤痢アメーバを証明する方法もある．大腸内視鏡検査による特有の壺型潰瘍などを認めると本症が強く疑われる．腸管外アメーバ症では，超音波やCT検査で膿瘍を検出する．血清抗体検査は，腸管外アメーバ症では90％以上で陽性となる．

治療

腸管アメーバ症，腸管外アメーバ症のいずれについても第一選択薬はメトロニダゾールである．メトロニダゾールは栄養体には効果があるが，シストには効果がない．シスト保有者には，再発予防，感染伝播予防の観点から，パロモマイシンによる後療法が推奨されている．メトロニダゾールに代わりチニダゾールを用いることもある（保険適用外）．

予防

ヒトの糞便中に排出されたシストの経口摂取によって感染が起こり（糞口感染），衛生状態の悪い地域では，生水や生野菜はシストに汚染されていることがあるので摂取はできる限り避ける．口腔・肛門性交による感染もあり，特に男性同性愛者（men who have sex with men：MSM）や性風俗産業従事者（commercial sex worker：CSW）では注意が必要である．医療機関での診療に際しては，標準予防策と接触予防策を講じることで，コントロールは可能である．

法律

感染症法では，赤痢アメーバ症はアメーバ赤痢と称され，五類感染症（全数把握疾患）で，診断後7日以内に届け出る．食中毒の原因が赤痢アメーバと確定されれば，食品衛生法に則り届出が必要である．

｜4｜ ジアルジア症

ジアルジア症は，ランブル鞭毛虫（*Giardia intestinalis*；*Giardia lamblia*，*Giardia duodenalis* とも呼ばれる）によって起こる下痢（典型例では脂肪性下痢）を主症状とする原虫感染症である．ヒトは人獣共通感染症として感染する．衛生状態の悪い地域で認められることが多く，ランブル鞭毛虫のシストが混入した水や食品を経口摂取することにより発症する．ランブル鞭毛虫のシストは，クリプトスポリジウムのオーシストほどではないが，塩素抵抗性で，大規模な水系感染を起こし問題となることがある．

ココをしっかりおさえよう！

▶人獣共通感染症　▶旅行者下痢症（輸入感染症）　▶水系感染症　▶性行為感染症
▶塩素消毒耐性

原因

ランブル鞭毛虫は鞭毛虫類の原虫である．主な宿主はげっ歯類などで，ヒトは人獣共通感染症として感染する．シスト（直径12〜15μm）が経口摂取されると，小腸上部で脱嚢して栄養体（長径12〜15μm）が現れる．栄養体は2つの核を持ち，4対の遊離鞭毛を有し，縦に二分裂して増殖し，吸着円盤と呼ばれる部分で小腸上部の粘膜に吸着する．時に胆管や胆嚢粘膜にも吸着する．下痢便中に排出される栄養体には感染性はなく，主に固形便中に排出される成熟シストの経口摂取で感染する．

疫学

感染症法に基づく届出によると，年間数十例〜100例前後の報告がある．

症状

ランブル鞭毛虫のシストの経口摂取後，1〜8週間の潜伏期間後に，軟便から多量の水様性下痢，典型例では脂肪性下痢をきたす．多くは自然に治癒するとされるが，一部の症例で慢性化し，持続性の脂肪性下痢，乳糖不耐症，体重減少などをきたすことがある．重

症例では胆嚢炎，胆管炎を起こすこともある．

診 断
　下痢便，十二指腸液や胆汁に栄養体を検出すると確定診断となる．回復期には糞便中にシストが検出される．抗原検出イムノクロマト法による抗原検出キット，シスト特異的蛍光抗体法やPCR法で糞便中のランブル鞭毛虫を証明する方法もある．一般には血清抗体検査は実施されていない．

治 療
　メトロニダゾールで治療が行われる．チニダゾール（保険適用外）が使われる場合もある．薬剤耐性などが疑われる場合には，アルベンダゾール，パロモマイシン（いずれも保険適用外），またはニタゾキサニド（日本未承認）で治療を行う．

予 防
　ヒトの糞便中に排出されたシストの経口摂取によって感染が起こり（糞口感染），衛生状態が悪い地域では飲食物がシストに汚染されている場合があり摂取には十分注意する．口腔・肛門性交による感染も増えており，注意を要する．医療機関での診療に際しては，標準予防策と接触予防策を講じる．

法 律
　感染症法では，ジアルジア症は五類感染症（全数把握疾患）で，診断後7日以内に届け出る．食中毒の原因がランブル鞭毛虫と確定されれば，食品衛生法に則り届出が必要である．

5 クリプトスポリジウム症

　クリプトスポリジウム症は主にクリプトスポリジウム（*Cryptosporidium hominis* や *Cryptosporidium parvum* など）によって起こる下痢を主症状とする原虫感染症である．原虫のオーシストが混入した水や食品を経口摂取することにより発症する．上水道の塩素消毒では原虫のオーシストを失活することができず，時に大規模な集団水系感染を引き起こす．AIDSなど免疫不全状態の者では重症化する（日和見感染症）．

ココをしっかりおさえよう！
▶水系感染症　▶塩素消毒抵抗性　▶日和見感染症

原 因
　クリプトスポリジウムは胞子虫類の原虫である．ヒトを主な宿主とする *C. hominis*（ヒトクリプトスポリジウム）と，ウシなどの反芻動物を主な宿主としヒトにも感染する *C.*

parvum の感染によって起こる．まれにその他の *Cryptosporidium* 属の原虫による感染もみられる．原虫オーシストの経口摂取により感染し，小腸粘膜上皮細胞の微絨毛で無性生殖による増殖を繰り返し，メロゾイトの一部は雌雄の生殖母体を経て雌雄の生殖体となり，受精し，オーシストとなり糞便中に排出される．オーシストは塩素抵抗性で，水源に混入すると大規模な水系感染を起こす．

疫学

世界的に広く認められる．1993年米国ミルウォーキーでは40万3,000人が発症した事例があり，日本でも1994年以降散発的に集団感染が起きている．感染症法に基づく届出によると，年間数例～十数例の報告にとどまることが多いが，年によっては100例前後の報告がある．最近ではプールでの感染が問題となっており，米国ではプールで感染する最も多い感染症となっている．

症状

オーシストの経口摂取5～10日後に，激しい下痢，嘔吐，腹痛といった消化管症状を示す．通常，血便はみられない．免疫正常者では，比較的軽症で自然治癒することが多い．免疫不全者では下痢が止まらず致死的となることがある．胆囊，胆管，膵臓や呼吸器系への異所寄生を起こすこともある．AIDSの指標疾患である．

診断

水様性下痢便には大量のオーシストが含まれ，ショ糖遠心沈殿浮遊法によりオーシストを集め，抗酸菌染色で抗酸性の原虫を検出する．生検材料を用いた組織学的検査を行うこともある．抗原検出イムノクロマト法による抗原検出キットや，シスト特異的蛍光抗体法，PCR法で糞便中のクリプトスポリジウムを証明する方法もある．一般には血清抗体検査は実施されていない．

治療

免疫正常者は数日で自然に治癒するため，特別の治療薬を要しないことが多い．水分喪失に対する補液（経口，経静脈）は有効である．免疫不全者では免疫抑制薬の減量，AIDS患者では抗HIV薬の適正使用で症状が軽快することがある．免疫正常者の下痢期間の短縮にニタゾキサニド（日本未承認），パロモマイシン（保険適用外），アジスロマイシン（保険適用外）などが有効とされるが，免疫不全者への有効性は確立していない．

予防

予防には，患者の糞便に触れた後の手洗いを徹底する．水系感染の予防には，水道水の1分間の煮沸が有効である．

法律
感染症法では，クリプトスポリジウム症は五類感染症（全数把握疾患）で，診断後7日以内に届け出る．またクリプトスポリジウムは感染症法における特定病原体等（四種病原体等）に指定されているため，法律上の義務に従った取り扱いが必要である．

| 6 | アニサキス症

アニサキス症はアニサキス（線虫）の幼虫が寄生しているサバやイカなどの魚介類を経口摂取することにより起こる蠕虫症（線虫症）である．幼虫の穿入部位により胃アニサキス症，腸アニサキス症，ごくまれに腸管外アニサキス症を起こすが，ほとんどが胃アニサキス症である．幼虫が胃壁や腸壁に穿入すると，激しい腹痛を起こす．

ココをしっかりおさえよう！

▶幼虫移行症　▶食中毒

原因
Anisakis 亜科の *Anisakis* 属および *Pseudoterranova* 属の線虫はクジラやイルカなどの海棲哺乳動物を終宿主とし，成虫は胃の中に寄生している．糞便とともに海水中に排出された虫卵から孵化した幼虫は，第1中間宿主のオキアミに食べられ，第3期幼虫になる（図3.13.3）．これがアジ，サバ，イカなどに食べられると，第3期幼虫のまま内臓や筋肉に移行する（待機宿主）．クジラやイルカなどの海棲哺乳動物が，第3期幼虫を保有するオキアミや魚介類を食べると幼虫は胃内で成虫となるが，ヒトが第3期幼虫を保有する魚介類を食べると，幼虫はヒト体内では成虫になれず，幼虫のまま消化管やその他の組織に穿入し，アニサキス症を発症する（幼虫移行症）．アニサキス幼虫は体長2〜3cm，幅0.3〜0.6mmの白色半透明の糸状で，肉眼で十分観察できる．

疫学
アニサキス症は，魚を生で食べる習慣のあるわが国では特に発生件数が多い．2018年以降，アニサキスによる食中毒事件数は数百件で，ノロウイルスやカンピロバクターを抑え，最も多くなっている（2024年現在．ただし，2024年集計未発表）．患者数としても数百例の報告がある．しかし，レセプトデータに基づく解析ではこの40倍以上発生しているとされる．

症状
アニサキス幼虫が胃壁または腸壁穿入した場合の症状には激症型と緩和型がある．幼虫が寄生している魚介類を食べて2〜8時間後に強い心窩部痛を訴え，しばしば悪心や嘔吐を伴う．比較的軽症に経過する場合もあるとされるが（緩和型），激しい腹痛を訴える場合

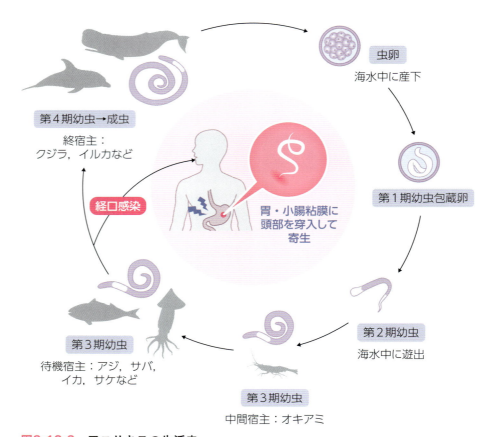

図3.13.3　アニサキスの生活史

が多く（劇症型），かつてはしばしば手術が施行された．アニサキス抗原が即時型過敏反応を起こすことがあり，特に2度目以降の寄生では劇症化することが多いと推定される．

診断

発症前に摂取した食品が重要であるので，詳しく問診する．問診して胃アニサキス症が疑われれば，上部消化管内視鏡を行い，胃壁に穿入している幼虫を確認する．胃アニサキス症以外は診断が困難な場合がある．

治療

内視鏡で胃壁に穿入している幼虫が確認されれば，内視鏡鉗子を用いて幼虫を摘出する．腸アニサキス症が疑われれば，一般に，対症療法を行う．

予防

待機宿主になるような魚介類を生で食べないようにするのが一番の予防である．ただし，刺身などの生食だけでなく，酢じめ（シメサバなど）でも幼虫は死なず，また，たたきや燻製などの加工でも幼虫は死なないことがあるので注意が必要である．

−20℃で24時間以上の冷凍処理や，60℃で1分間以上の加熱処理が有効である．

法律
2012年末の食品衛生法施行規則の一部改正により，アニサキスは食中毒の病因物質に追加された．保健所に届け出ることが必要である．

症例

症例2　胃アニサキス症の症例

28歳，男性．スーパーで購入した鮭イクラ丼を夕飯に食べた約7時間後，激しい心窩部痛を感じ目が覚めた．朝になっても症状が治まらず，近所の病院を受診した．受診時には体温36.2℃，血圧126/78 mmHg．血液検査の結果，白血球数5,800/μL，赤血球数480万/μL，ヘモグロビン値16 g/dL，ヘマトクリット値45％．尿潜血（−）．

喫食歴から，胃アニサキス症を疑った．腹部エコー検査を行ったところ胃壁の肥厚像を認めた．胃内視鏡検査にて，胃壁に頭部を穿入している体長30 mm，体幅0.4 mmのアニサキス幼虫の虫体を認め，鉗子にて除去した．虫体摘出後，症状は消失した．

解説

急な心窩部痛を訴える患者には，特に消化性潰瘍の既往などがない場合には，喫食歴を問うことが重要である．喫食歴からアニサキス症を疑った場合には，上部消化管内視鏡検査を行う．胃アニサキス症は内視鏡検査で虫体を認め診断されることが多い．腸アニサキス症の場合は診断が困難な場合もあり，急性腹症との鑑別が必要となる．

｜ 7 ｜　サルコシスティス食中毒・クドア食中毒

サルコシスティス食中毒は馬肉の生食に，クドア食中毒はヒラメの生食に関連する寄生虫を原因とする食中毒であり，アニサキスによる食中毒と共に，寄生虫由来食中毒として個別に報告することになった．いずれも食後数時間以内に嘔吐や下痢を発症する．予後は良好である．

ココをしっかりおさえよう！
▶食中毒　▶馬刺し　▶ヒラメの刺身

原因

サルコシスティス食中毒は，イヌ科の動物を終宿主，ウマを中間宿主とする胞子虫類

の原虫であるサルコシスティス・フェアリー（*Sarcocystis fayeri*）による食中毒である．イヌ科の動物がウマの筋肉内に寄生する肉包嚢を経口摂取すると，腸管内で肉包嚢内のメロゾイトが現れる．メロゾイトは腸管上皮細胞に侵入して雌雄の生殖体となり，有性生殖を行いオーシストが形成され，糞便中に排出される．ウマがオーシストを経口摂取すると，腸管内でオーシスト内のスポロゾイトが現れ，ウマの血管内皮細胞で増殖したのち，筋肉内に侵入して無性生殖で増殖し，肉包嚢を形成する．ヒトがサルコシスティス・フェアリーの肉包嚢を有する馬刺しなどを摂取すると食中毒を起こす．

クドア食中毒は *Kudoa* 属のナナホシクドア（*Kudoa septempunctata*）による食中毒である．ナナホシクドアの生活史は明らかとなっていないが，*Kudoa* 属は，粘液胞子虫類の仲間であり，魚とミミズやゴカイなどの環形動物とを交互に宿主としている．魚体内では，粘液胞子虫として胞子を形成し，これが体外に放出され環形動物に食べられると，腸管上皮細胞内に侵入して有性生殖を行い，放線胞子虫となり水中に放出される．これが魚類に経皮感染して，魚体内に胞子を形成するようになる．魚類から魚類への直接的な感染はないと考えられている．ヒトはヒラメ体内のナナホシクドアの胞子を大量に摂取すると食中毒を起こす．なお，*Kudoa* 属は，長らく単細胞生物（原虫：原生動物）か多細胞生物（後生動物）か論争があったが，現在では，後生動物であるとの説が広く受け入れられるようになっている．

疫 学

2013年に食中毒の病因物質に追加されて以降，サルコシスティス・フェアリーによる食中毒は計2件（14人）報告されているにすぎない．ナナホシクドアによるものは毎年，数件〜数十件（十数人から数百人）の報告が続いている（2024年現在）．

症 状

どちらの食中毒についても当該汚染食材を摂取後，数時間以内に一過性に嘔吐や下痢などの症状を呈するが，24時間以内に回復し，予後は良いとされる．

診 断

原因と疑われる食材を対象とし，サルコシスティス・フェアリーの肉包嚢やメロゾイトまたはクドア胞子を顕微鏡で確認する．またはPCR法またはLAMP法による遺伝子検査を行う．

治 療

どちらの食中毒についても一般に予後は良好で，ほとんどの場合，自然治癒する．

予 防

サルコシスティス・フェアリーによる食中毒の予防には，馬肉の−20℃，48時間以上の冷凍処理や，100℃，5分間の加熱処理などが有効であるとされている．ナナホシクドア

による食中毒の予防には，ヒラメの−20℃，4時間以上の冷凍処理や，75℃，5分間以上の加熱処理などが有効であるとされている．

法律

2012年末の食品衛生法施行規則の一部改正により，2013年より，ナナホシクドアおよびサルコシスティス・フェアリーは，アニサキスと共に食中毒の病因物質に追加されており，保健所に届け出ることが必要である．なお，「その他の寄生虫」も追加されており，赤痢アメーバ，ランブル鞭毛虫，クリプトスポリジウム，サイクロスポーラ，戦争イソスポーラなどの原虫による食中毒だけでなく，蠕虫の虫卵や幼虫が混入した食べ物の経口摂取による種々の症状を呈する蠕虫症も食中毒に含まれ，届出が必要である．

|8| 回虫症

回虫症は，回虫（*Ascaris lumbricoides*）（線虫）によって起こる蠕虫症（線虫症）で，成虫はヒトの小腸に寄生する．野菜などに付着した回虫の虫卵の経口摂取により寄生が起こる．ヒトの小腸で孵化した幼虫は成虫になる過程で体内を移行し，肺に移行する時に肺炎様症状を起こすことがある（レフレル症候群）．

ココをしっかりおさえよう！
▶虫卵の経口摂取 ▶幼虫の体内移行 ▶レフレル症候群

原因

回虫は体長が約30 cm（雄20 cm，雌30 cm）ある大型の線虫で，ヒトを終宿主とし成虫はヒトの小腸に寄生する．糞便中に排出された受精卵は環境中で発育して幼虫形成卵（第3期幼虫）となる．野菜などに付着した幼虫形成卵を経口摂取すると小腸に達し，孵化して第3期幼虫が現れる．幼虫は小腸壁に侵入し，門脈に入り，肝臓，心臓経由で肺に入り，肺胞に出て気管支，気管，咽頭に至り，嚥下されて再び小腸に戻り成虫となる．これを幼虫の体内移行と呼ぶ．

疫学

回虫は昔からよく知られており，わが国では第二次世界大戦中および大戦後には国民の80％以上に寄生していたが，公衆衛生が向上した現代ではほとんど感染者はみられない．最近，有機栽培野菜や輸入野菜などからの感染が疑われる症例も報告されており注意を要する．世界では8億人以上が感染していると推定されており，衛生環境が不良な地域では特に感染者が多い．

症状

　成虫が小腸に寄生している場合は大きな症状はない．多数が寄生すると腹痛や下痢をきたし，腸閉塞を起こすこともある．胃に迷入すると口から成虫を吐出することもある．少数寄生でも，胆管や膵管，虫垂に迷入して，胆管炎，膵炎，虫垂炎を起こすことがある．幼虫が肺に移行する時に一過性肺炎をきたし，咳嗽，喘鳴，呼吸困難などが生じることがある（レフレル症候群）．

診断

　糞便検査を行い，顕微鏡にて虫卵を検出する．または排出された成虫の鑑定で診断されることもある．雄成虫のみの感染では虫卵を検出できない．

治療

　ピランテルが有効である．メベンダゾール，アルベンダゾールも有効であるが，保険適用外である．メベンダゾールとアルベンダゾールは催奇形性があり，妊婦には投与しない．

予防

　生の野菜や果物は摂食前によく洗うようにする．野菜や果物は，皮を剥く，または加熱調理する．

法律

　食中毒の原因が回虫と診断されれば，食品衛生法に則り届出が必要であるが，実際には食中毒として報告されていない場合が多いと推定される．

| 9 | 蟯虫症

　蟯虫症は，蟯虫（*Enterobius vermicularis*）（線虫）によって起こる蠕虫症（線虫症）で，成虫はヒトの盲腸およびその周辺に寄生する．虫卵の経口摂取により寄生が起こる．わが国で最も多い蠕虫症と推定され，保育所などでの集団感染に注意が必要である．

ココをしっかりおさえよう！

▶虫卵の経口摂取　▶集団感染

原因

　蟯虫は体長が約1cm（雄2〜5mm，雌1cm）の線虫で，ヒトを終宿主とし成虫はヒトの盲腸およびその周辺に寄生する．雌虫が就寝時に大腸を下降して肛門周囲に産み付けた多数の虫卵は，数時間で感染性のある幼虫形成卵となる．手指に付着したり，衣服，寝具

を汚染したり，塵埃などに紛れたりした幼虫形成卵を経口摂取することで寄生が起こる．

疫学
学校保健法（現・学校保健安全法）に基づいて行われてきた蟯虫卵検査での陽性率は年々低下し，2014年には0.1%以下となった．しかし，現在でも蟯虫症患者数は年間3万人弱と推定され，国内で最も多い寄生蠕虫症と考えられる．

症状
少数寄生で肛門周囲瘙痒感や不眠をきたす．多数寄生で腹痛や下痢が起こり，消化管に潰瘍，肉芽腫を形成し，虫垂炎を起こすこともある．女児では尿道炎や腟炎を起こすこともある．

診断
蟯虫は早朝に肛門周囲に産卵するため，肛門周囲に付着した虫卵をセロファンテープ法で確認する．

治療
ピランテルが有効である．難治例にはメベンダゾールを用いる（保険適用外）．いずれの薬剤も幼虫には効果がないので，初回治療時に幼虫だった蟯虫が成虫になる2週間後に同じ処方を繰り返すことが勧められる．

予防
手指の清潔保持の徹底，清掃，下着・寝具の洗濯または日光照射などが推奨される．患者が出た場合には，家庭や施設の同居者や保育園などの児童全員の検査・治療を行い，一斉に治療する．

法律
学校保健安全法に基づいて蟯虫卵検査が実施されてきたが，2016年4月から廃止された．

|10| 消化管寄生条虫症

成虫が消化管に寄生する主な条虫症として，日本海裂頭条虫症・広節裂頭条虫症，無鉤条虫症，有鉤条虫症，アジア条虫症などがあり，すべて魚・食肉内の幼虫の経口摂取により寄生が起こる．成虫は，数mほどの長さに達する．

ココをしっかりおさえよう！
▶ 魚・食肉内の幼虫の経口摂取

原 因

条虫は一般にサナダムシとも呼ばれ,「真田紐」のような扁平な形態をしている.条虫は多くの体節が連なって1個体を形成しており,雌雄同体である.日本海裂頭条虫(*Diphyllobothrium nihonkaiense*)・広節裂頭条虫(*Diphyllobothrium latum*)は体長が数m〜10mにも達する条虫であり,終宿主はイヌ,クマなどの野生動物で,ヒトも終宿主となる.ヒトなど終宿主が,第2中間宿主であるサケやマスなどのサケ科の回遊魚(日本海裂頭条虫)やカワカマス(カワカマス科)などの淡水魚(広節裂頭条虫)などに寄生している幼虫を経口摂取すると,小腸で成虫となる.体節から産下された虫卵は糞便と共に排出される.

無鉤条虫(*Taenia saginata*),有鉤条虫(*Taenia solium*),アジア条虫(*Taenia asiatica*)も体長は数mに及び,終宿主はヒト,中間宿主は,無鉤条虫はウシ,有鉤条虫,アジア条虫はブタである.ヒトが中間宿主の筋肉(無鉤条虫,有鉤条虫)や肝臓(アジア条虫)に寄生している囊虫と呼ばれる幼虫を経口摂取すると,小腸で成虫となる.終宿主に寄生している成虫の体節が体外に排出され,体節内の虫卵を経口摂取した中間宿主の筋肉や肝臓などに幼虫(囊虫)が寄生する.一方,ヒトが有鉤条虫の虫卵を経口摂取した場合には,ヒトの筋肉や脳や皮下組織などに幼虫(囊虫)が寄生して病害をきたすことがあり,これを有鉤囊虫症と呼ぶ(ヒトを中間宿主とする寄生).無鉤条虫,アジア条虫では囊虫症は起こらない.

疫 学

日本海裂頭条虫症・広節裂頭条虫症と診断された場合には,最寄りの保健所への届出が必要となるが,報告数は最小値となっている.しかし,レセプトデータに基づく解析では,その10倍(毎年400件前後)と推定されている.無鉤条虫症,有鉤条虫症,アジア条虫症の報告数は,年間数例程度で,無鉤条虫症が最も多い.

症 状

日本海裂頭条虫症・広節裂頭条虫症の主な症状は,腹痛,下痢などの消化器症状であるが,軽微なことも多く,長い体節の連なり(ストロビラ)が肛門から排出され,初めて気がつくことも多い.ただし,倦怠感,体重減少などの全身症状をきたすこともある.無鉤条虫症,有鉤条虫症,アジア条虫症でも,成虫が小腸に寄生すると,消化器症状を認める.これら条虫症では,一体節ずつ肛門から這い出してくるため,不快感から初めて気がつくこともある.有鉤囊虫症で,囊虫が脳内に寄生すると,四肢麻痺,視覚障害,痙攣,意識障害などの重篤な症状をきたす.

診 断

ほとんどの場合,肛門から排出された体節により,確定診断される.虫卵検査で診断されることもある.

治療

プラジカンテルが有効である．有鉤条虫症では，有鉤嚢虫症誘発を回避するため，虫体を破壊するプラジカンテルを用いず，アミドトリゾ酸（ガストログラフイン®）による駆虫を勧める意見もある（保険適用外）．

予防

感染源となる魚や肉の生食を避けることが最も有効な予防である．

法律

食中毒の原因が消化管寄生条虫症と診断されれば，食品衛生法に則り，届出が必要である．

|11| エキノコックス症（包虫症）

エキノコックス症はエキノコックス（わが国では単包条虫と多包条虫）によって起こる蠕虫症（条虫症）であり，単包虫症や多包虫症を起こす．飲料水や食物に混入した条虫の虫卵を経口摂取することにより寄生が起こる．腸管で孵化した幼虫は肝臓，肺，脳などに移行し，無性増殖して包虫が形成され，5〜15 年を経て肝機能障害，肝不全，肺機能障害などを起こす．北海道は多包虫症の流行地である．

ココをしっかりおさえよう！

▶虫卵の経口摂取　▶北海道が流行地　▶臓器機能障害　▶アナフィラキシーショック

原因

単包条虫（*Echinococcus granulosus*）と多包条虫（*Echinococcus multilocularis*）はイヌ科の動物が終宿主である．成虫は体長数 mm と非常に小さく，イヌ科の動物の小腸に寄生し，糞便中に虫卵が排出される．単包条虫は主にヒツジやヤギなどの偶蹄動物が，多包条虫は主にネズミが中間宿主である．どちらの条虫もヒトは中間宿主となり寄生が起こる．中間宿主に虫卵が経口摂取されると小腸内で孵化した幼虫は腸壁に侵入し，肝臓や肺，脳などに運ばれ無性増殖（幼生生殖）して包虫が形成される．包虫は肝臓に形成されることが多く，緩徐に発育し，単包条虫では直径数 cm，時にはもっと大きな単包性の嚢状の外観を示す．多包条虫では包虫は海綿状・サボテン状に広がる．包虫の中は幼虫（原頭節[※2]）で満たされており，破裂すると感染が腹膜などに広がる．放置すれば予後不良な蠕虫症の一つである．

※2　原頭節とは幼生生殖で生じた幼虫の形態で，終宿主に捕食されると成虫の頭節になる部分である．

疫 学

単包条虫は世界中に分布している．多包条虫は北半球に分布しており，わが国の北海道は浸淫地である．北海道のキタキツネの寄生率は 40～60% である．感染症法に基づく届出によると，エキノコックス全体として年間 20 例前後の報告があり，ほとんどは多包条虫である．北海道からの届出が多いが，道外からの報告もあり注意が必要である．

症 状

単包虫症は包虫による圧迫症状が主で，多包虫症は包虫の浸潤による各臓器障害を認めることが多く，肝機能障害・肝不全，肺機能障害，痙攣発作(脳浸潤時)などを起こし致死的となる．単包虫症・多包虫症は共に包虫が破裂すると腹膜に広がることがあり，また，アナフィラキシーショックを起こすこともある．

診 断

ELISA 法やウエスタンブロット法などの血清抗体検査および画像検査がなされる．確定診断は生検材料を用いた組織学的検査や遺伝子検査による．

治 療

通常は外科的切除が行われるが，切除不能例ではアルベンダゾールなどベンズイミダゾール系の薬剤が用いられ，一定の効果を示す．なお，終宿主動物に寄生する成虫の駆虫には条虫類，吸虫類の寄生虫に著効を示すプラジカンテルが用いられる．

予 防

虫卵は終宿主(主にキタキツネ)の糞便中に排出され，毛にもたくさん付着しており，また，流行地域では湧水にも虫卵が混入していることがあるので注意する．

法 律

蠕虫症では唯一，感染症法の四類感染症に分類される．ヒトへの感染源となるイヌのエキノコックス症も感染症法において獣医師による届出が義務づけられている．

14 薬剤耐性菌感染症

| 1 | 薬剤耐性菌感染症（総論）

薬剤耐性（antimicrobial resistance：AMR）の歴史は古く，ペニシリンを見いだしたフレミング博士は自身のノーベル生理学・医学賞受賞講演の中で，ペニシリン耐性菌の存在について言及している．今日 AMR を取り巻く環境はより複雑化しており，今後 2050 年までの間に AMR による死者は世界全体で悪性腫瘍による死者を大きく超えて増加するという推計も存在する．このような事態を避けるため日本の厚生労働省は 2016 年に AMR 対策アクションプランを策定した．そこには AMR に対する認識と理解の向上，サーベイランスの重要性，数値目標を含む AMR 感染率の減少，抗微生物薬の適正使用（antimicrobial stewardship：AS）などが盛り込まれている．これにより日本における AS 活動が推進されたものの，残念ながら具体的な数値目標は達成されなかった．これを受けて新たな数値目標（**表3.14.1**）が設定され，引き続き AMR 対策を継続的に講じることが求められている．抗微生物薬の適正使用は医師だけで行えるものではなく，薬剤師が大きな役割を果たしている．特に薬物相互作用，治療薬物モニタリング（therapeutic drug monitoring：TDM）による投与計画の設計などについては重要な役割を果たしている．

表3.14.1 AMR 対策アクションプラン 2023–2027

ヒトに関するアクションプランの成果指標：微生物の薬剤耐性率

	2020 年	2027 年目標
バンコマイシン耐性腸球菌感染症の罹患数	135 人	80 人以下
黄色ブドウ球菌のメチシリン耐性率	50%	20% 以下
大腸菌のフルオロキノロン耐性率	35%	30% 以下
緑膿菌のカルバペネム耐性率	11%	3% 以下

抗微生物薬の使用量

	2020 年	2027 年目標
人口千人当たりの一日抗菌薬使用量	10.4	15% 減
経口第三世代セファロスポリン系薬の人口千人当たりの一日使用量	1.93	40% 減
経口フルオロキノロン系薬の人口千人当たりの一日使用量	1.76	30% 減
経口マクロライド系薬の人口千人当たりの一日使用量	3.30	25% 減
カルバペネム系の静注抗菌薬の人口千人当たりの一日使用量	0.058	20% 減

（出典：薬剤耐性（AMR）対策アクションプラン（2023-2027））

日本の薬剤耐性菌分離率は，米国や東南アジア，南アジアなどに比べると低い状態にある．特にグラム陰性桿菌（主に腸内細菌目細菌）の薬剤耐性の分離率は海外では日本より悪い場合が多い．したがって，海外から持ち込まれるAMRが問題になることが多い．過去に海外で医療行為を受けた後，病院に入院した患者から院内感染としてAMRを有する細菌のアウトブレイクを生じた例が複数ある．今後，日本と海外の往来がさらに多くなり，メディカルツーリズムなどが盛んになると，日本においても高度なAMRを保有する菌の定着などの問題が生じることが予想される．

　AMRを減少させるために薬剤師として関わるべき点としては，AS活動を通じて不必要な抗菌薬使用の抑制を図ること，カルバペネム系抗菌薬などの広域抗菌薬の使用を減らし狭域な抗菌薬にde-escalationすること，薬物動態学／薬力学（pharmacokinetics/pharmacodynamics：PK/PD）理論やTDMに則った適切な抗菌薬投与計画を提案することが重要である．また，医師や看護師など多職種と連携し，予防接種の推進により疾病自体の減少を目指すことや，薬剤耐性菌の伝播を抑制するための感染予防策の推進を行うことが大切である．

▶ 薬剤耐性のメカニズムとその増殖方法

　細菌はさまざまな方法を駆使して抗菌薬曝露から生き延びることを試みており，主なメカニズムとしては以下のようなものがある（図3.14.1）．

① **抗菌薬の細胞内移行性低下**：外膜変化（グラム陰性菌の外膜に存在するポーリンの欠損／減少）・バイオフィルム（黄色ブドウ球菌・緑膿菌・カンジダなど）による透

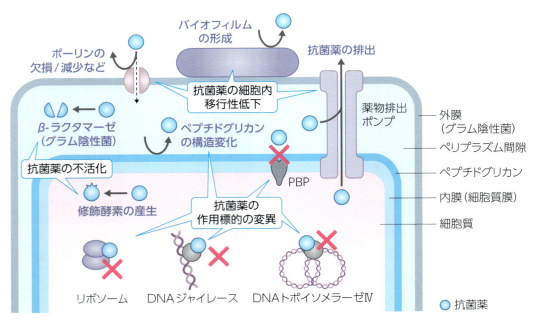

図3.14.1　抗菌薬耐性のメカニズム
PBP：ペニシリン結合タンパク

過性低下［例：β-ラクタム系抗菌薬耐性］，薬物排出ポンプによる能動的排出［例：キノロン系・アミノグリコシド系抗菌薬耐性］

②**抗菌薬の不活化**：修飾酵素（β-ラクタマーゼ，アミノグリコシド不活化酵素）による加水分解や化学修飾［例：β-ラクタム系・アミノグリコシド系抗菌薬耐性］

③**抗菌薬の作用標的の変異**：リボソーム［例：マクロライド系・テトラサイクリン系抗菌薬耐性］，DNA ジャイレース・トポイソメラーゼⅣ［例：キノロン系抗菌薬耐性］，ペニシリン結合タンパク［例：β-ラクタム系抗菌薬耐性］の変異，およびペプチドグリカン構造の変化［例：グリコペプチド系抗菌薬耐性］

※バイオフィルムは細胞内移行性低下だけでなく，バイオフィルム深部の低栄養・低酸素やパーシスター（芽胞様の休眠状態）なども薬剤耐性に関連する

　これらの薬剤耐性機序はすべて細菌の DNA によってコントロールされているが，その DNA は染色体性とプラスミド性に大別されており，この違いを理解することは AMR を理解する上で重要である．

　細菌の DNA には 2 種類あり，1 つ目は増殖に必要な情報を組み込んだ染色体上の DNA，2 つ目は染色体外にあるプラスミドと呼ばれる DNA である．薬剤耐性に関連する遺伝子はどちらにも含まれている可能性がある．例えば，メチシリン耐性黄色ブドウ球菌（methicillin-resistant *Staphylococcus aureus*：MRSA）のメチシリン耐性に関連する DNA は染色体に含まれており，β-ラクタマーゼ産生に関わる遺伝子は染色体上にもプラスミド上にも存在しうる．

　染色体上にある DNA 情報は，細胞分裂の際に母細胞から娘細胞に垂直伝播として伝達されるため，近傍に存在する菌に容易に伝達されることはない．一方，プラスミド DNA は細菌の生存に関わらない分，自由なふるまいをすることが知られており，「接合」という方法で近傍に存在する同一菌種内はおろか，他菌種にまで薬剤耐性遺伝子を伝達してしまうことがある．これを水平伝播と呼ぶ．例えば，腸管内に存在する特定の株の *Klebsiella pneumoniae* のプラスミド上に存在する薬剤耐性遺伝子が，近傍に存在する *Citrobacter koseri* に接合によって伝達されることがある．その結果，本来薬剤感受性が良いはずの *C. koseri* の薬剤感受性が悪化してしまう．このように，接合によるプラスミド伝播は薬剤耐性菌の拡大に重要な役割を果たす．

　一方，人為的な要因で薬剤耐性菌を増やしてしまうこともあり，その代表例は抗菌薬の投与である．薬剤耐性菌も通常の細菌も同じ菌種であれば菌としての性質に大差はなく，共存している．さらに言えば，薬剤耐性菌の方が一般の菌よりも生存に不利な場合が多く，次第に淘汰されることさえある．しかし，人為的に抗菌薬を投与すると，感受性の良い菌株は死滅し，薬剤耐性菌だけは生存することができる．そうするともともと存在していた菌量が大幅に減るため，減った分だけ薬剤耐性菌が増えることが多い．その結果，薬剤耐性菌だけが「選択」され，薬剤耐性が加速することになる．なお，感受性の良い菌が減少した分，*Candida* 属などの真菌や *Clostridioides difficile* など抗菌薬が効きにくい菌が増殖した場合，これを菌交代現象と呼ぶ．

2 メチシリン耐性黄色ブドウ球菌（MRSA）感染症

　MRSAは最も一般的な薬剤耐性菌の一つである．日本の医療現場から分離される黄色ブドウ球菌のうち約半分がMRSAである．MRSAは，かつては医療現場でしか分離されない菌であったが，最近では病院の外の市中でも分離されることがある．前者をHA-MRSA（hospital-acquired MRSA），後者をCA-MRSA（community-acquired MRSA）と呼ぶ．共にβ-ラクタム系抗菌薬に対して耐性を示す点は同じであるが，CA-MRSAはHA-MRSAに比較してミノサイクリンやレボフロキサシン（LVFX）などの抗菌薬に感受性を示すことが多い．一方で，CA-MRSAはPVL（Panton-Valentineロイコシジン）という白血球破壊毒素を産生する能力を有する株が多いとされ，病原性についてはHA-MRSAを上回っていることも多い．CA-MRSAの増加は日本より米国を中心とした海外で進んでおり，今後日本でも分離頻度が増加する危険性もある．

ココをしっかりおさえよう！

- ▶ CA-MRSA　▶ HA-MRSA　▶ Panton-Valentineロイコシジン　▶ 抗MRSA薬
- ▶ VRSA

病態

　病原性そのものはメチシリン感性黄色ブドウ球菌（methicillin-sensitive *S. aureus*：MSSA）と特に変わらない．通常，MRSAは鼻腔や皮膚に定着しており，上皮や粘膜のバリアが破綻した箇所から組織内に侵入し，皮膚・軟部組織感染症や肺炎などを引き起こすと考えられる．医療現場で皮膚バリアが破綻する状況は多いが，医療行為そのものが原因となるものの代表例として，中心静脈カテーテルがある．この場合，カテーテルを足がかりにMRSAは血流に移行し，菌血症を経て膿瘍形成や感染性心内膜炎の原因となりうる．一方，CA-MRSAは病原性が高いため，必ずしも破綻した皮膚からのみ感染が成立するとは限らず，健常な皮膚に皮膚・軟部組織感染症を起こすことがある．特に接触の機会が多い格闘技競技者などでアウトブレイクすることも多い．

疫学

　MRSA感染症は医療関連（HA-MRSA）と市中感染型（CA-MRSA）に大別される．主な感染経路は接触感染で，長期入院患者や免疫不全者が高リスク群である．分子疫学的手法としてPOT（PCR-based ORF Typing）法が普及しており，伝播経路や系統が解明されつつある．保菌率は一般人口で1〜2％，医療従事者で5〜10％程度とされる．日本では，黄色ブドウ球菌感染症に占めるMRSA率は減少傾向にあるものの，依然として40〜50％程度と高い水準にある．CA-MRSAはHA-MRSAより病原性が高い傾向がある．

診断

　MRSAの検出歴や過去3ヵ月以内程度の抗菌薬投与歴があることは，MRSA感染症のリスク因子である．

MRSA 感染症の確定診断は感染部位の培養検査を行うことが必要である．感染部位の膿汁を培養し，黄色ブドウ球菌が検出された場合，オキサシリンかセフォキシチンに耐性を示す場合は MRSA と判断される．なお，菌の名称は「メチシリン耐性」となっているが，今日，MRSA の判定にメチシリンは使用しない．この段階で MRSA の存在が確認されるが，本来無菌であるべき検体から検出された場合は MRSA 感染症と診断できる．しかし，無菌ではない検体（褥瘡の滲出液や喀痰など）では，MRSA が定着しているが病原性を発揮していない保菌の状態なのか，原因菌となっている感染の状態なのかを判断する必要がある．その時に重要になるのが，膿汁や喀痰のグラム染色像である．グラム染色像でブドウの房状のグラム陽性球菌が大量に観察されたり，白血球に貪食されている像が見える場合は，MRSA 感染症の可能性が高くなる．しかし，観察される菌の量が少ない場合は感染ではなく保菌の状態かもしれない．感染か保菌かの判断は MRSA をターゲットとした抗菌薬の投与を行うべきか判断する際に重要となる．

治療

MRSA 感染症の多くは皮膚・軟部組織感染症であり，時として菌血症から腸腰筋膿瘍，化膿性椎体炎，感染性心内膜炎などが生じる．MRSA が院内肺炎の原因となることは多いが，市中肺炎の原因菌となることはまれであるため，誤嚥性肺炎の患者などで喀痰から MRSA が検出された場合には，真の原因菌であるかどうか十分に検討して抗菌薬を選定する．

現在，日本で使用される抗 MRSA 薬は，グリコペプチド系抗菌薬のバンコマイシン（VCM）とテイコプラニン（TEIC），アミノグリコシド系抗菌薬のアルベカシン（ABK），環状リポペプチド系抗菌薬のダプトマイシン（DAP），オキサゾリジノン系抗菌薬のリネゾリド（LZD）とテジゾリド（TZD）が存在する．最も使用実績が多いのが VCM であり，MRSA 感染症の第一選択である．血中濃度を測定し TDM を行うことが推奨されるのは VCM，TEIC，ABK である．

1）バンコマイシン（VCM）

VCM は基本的にすべての MRSA 感染症に適応があり，使用実績も多いため，抗 MRSA 薬の第一選択薬である．TDM を実施し，AUC を 400〜600 μg・h/mL になるよう投与設計するのが一般的である．このため，投与直前の血中濃度であるトラフ値と，投与開始 2 時間後のピーク値の 2 点で血中濃度を測定することが望ましい．なお，トラフ値が 20 μg/mL を超えると腎機能障害のリスクが上昇する．また，点滴速度が速すぎると皮膚組織でのヒスタミン放出が誘導され，レッドネック症候群といわれる皮疹が出現することがある．そのため，点滴静注は 60 分以上かけて行う必要がある．

2）テイコプラニン（TEIC）

TEIC は肺炎や敗血症，皮膚・軟部組織感染症などに適応がある．この薬剤も TDM の実施が推奨される薬剤であり，原則としてトラフ値を 15〜30 μg/mL にコントロールすることが要求される．VCM と同じグリコペプチド系に分類されるが，血中濃度が高くなりすぎても比較的腎障害は出現しにくいとされる．ただし，タンパク結合率が高い薬剤で

あるため，投与開始時に薬剤がアルブミンに結合してしまい，遊離形の血中濃度が上昇しにくいという問題がある．この問題を克服するため，投与開始時には短い間隔で維持量より多いローディングドーズを投与することが行われる．

3）アルベカシン（ABK）

ABK はアミノグリコシド系抗菌薬であり，有害事象として腎機能障害が認められる．抗 MRSA 薬の中で唯一グラム陰性桿菌に対する抗菌活性を有している．しかし，日本でしか使用されていない薬剤であり，使用実績が多くないという問題がある．

4）ダプトマイシン（DAP）

DAP は敗血症，感染性心内膜炎，皮膚・軟部組織感染症に適応のある抗 MRSA 薬である．殺菌作用に優れるため，VCM と並んで MRSA 感染症の治療に広く使用される．クレアチンキナーゼ（CK）上昇の副作用が報告されており，スタチン系薬を内服している場合は併用に注意が必要とされている．また，肺胞サーファクタントの存在下では十分に抗菌活性を発揮できないという特徴があるため，肺炎の治療には使用できない．さらに髄液移行性がよくない点にも注意が必要である．投与量は通常 6 mg/kg を 24 時間おきに投与するが，腎障害のある患者では 48 時間間隔に調整する．6 mg/kg 以上の高用量投与も感染性心内膜炎などの重症感染症では行われることがある．

5）リネゾリド（LZD）

肺炎と皮膚・軟部組織感染症に適応がある．抗 MRSA 薬の中でも静菌性に効果を発揮する抗菌薬であるため，MRSA 菌血症や感染性心内膜炎の治療では第一選択薬とはならない．一方で，組織への移行性は非常に良いため，抗菌薬が移行しにくいとされる MRSA による骨髄や膿瘍の治療では重要な役割を果たす．また，内服薬が使用可能というメリットも存在する．ただし，長期使用（おおむね 2 週間程度）により血小板を中心とした血球減少の副作用がみられることが多いため，使用期間が制限される症例が少なくない．本剤を使用している患者では定期的な血小板数の確認が必要である．

6）テジゾリド（TZD）

LZD の組織移行性を維持しつつ，骨髄抑制による血小板減少の頻度が低い薬剤である．そのため，比較的長期間使用しやすいというメリットがある．現在は術後の創部感染や皮膚・軟部組織感染症など限られた感染症にのみ使用されている．

感染対策と感染症法上の取り扱い

MRSA 感染症患者と保菌患者に対しては接触予防策を行う必要がある．

VCM の最小発育阻止濃度（minimum inhibitory concentration：MIC）が 16 μg/mL 以上の MRSA をバンコマイシン耐性 MRSA（VRSA）と呼び，感染症法において五類感染症（全数把握）に定められている．VRSA 感染症を診断した医師は，患者の発生から 7 日以内に都道府県知事あてに届出を行う必要がある．また，VRSA 以外の MRSA 感染症は五類感染症（定点把握）であり，基幹定点医療機関から月に一度の発生状況の報告が行われる．

|3| バンコマイシン耐性腸球菌（VRE）感染症

　バンコマイシン耐性腸球菌（vancomycin-resistant enterococci：VRE）は1986年に英国で同定された薬剤耐性菌である．腸球菌が一般的に常在するヒトの消化管内，生殖器などで存在しうる．病原性としては通常の腸球菌と違いはないが，いったん本菌に対する感染症が成立すると適切な治療薬の選択に難渋することが問題である．また，抗菌薬によって菌交代現象が生じ，VRE感染症が多発しない限りはアウトブレイクにすら気づかれにくい．したがって，病院環境のみならず，生活の場である高齢者施設などで気づかない間に蔓延していることも珍しくない．VREの増加は家畜に対する不適切な抗菌薬投与との関連も指摘されており，動物からヒトに伝播している耐性菌の一つ（人獣共通感染症）である．

ココをしっかりおさえよう！

▶バンコマイシン耐性遺伝子　▶人獣共通感染症　▶アクティブサーベイランス

病態

　VREは院内感染における重要な薬剤耐性菌であり，もともと耐性を示すβ-ラクタム系抗菌薬やキノロン系抗菌薬のほか，グリコペプチド系抗菌薬に対しても耐性を示す．VCM耐性遺伝子には*VanA, B, C, D, E, G, L, M, N*の9種類存在する．腸球菌の中ではもともとこのVCM耐性遺伝子を保有する菌が存在する．例えば*Enterococcus gallinarum*, *E. casseliflavus*は染色体上に*VanC*遺伝子を有し，VCMに対する耐性を示す．しかし，染色体性の*VanC*遺伝子の発現が多くない場合には厳密な感染対策を要するというわけではない．一方，*E. faecium*や*E. faecalis*がVCM耐性を示す場合は，基本的にプラスミドによりVCM耐性遺伝子が伝播していることを示すため，厳格な接触予防策による感染管理と封じ込めが必要である．

　感染部位としては一般的な腸球菌感染症と同様である．菌血症，感染性心内膜炎，肝胆道系感染症，腎盂腎炎，腹腔内感染症，婦人科系感染症などが多くを占める．

疫学

　VREは現在，世界中の医療施設で重大な院内感染の原因となっており，免疫不全患者や長期入院患者でリスクが高い．欧米では*E. faecium*が主要な原因菌種だが，日本では*E. faecalis*の割合も高い．VCM耐性遺伝子型は*VanA*型と*VanB*型が主流で，日本では*VanB*型の頻度が比較的高い．近年，家畜や輸入食品を介したVREの環境への拡散が懸念されている．多剤耐性を示すVREも増加しており，治療選択肢の制限が問題となっている．

診断

　一般的な腸球菌の薬剤感受性試験を行うことでVREを診断できる．腸球菌が検出され，VCMのMICが32μg/mL以上の場合は耐性（resistant：R），8〜16μg/mLを中間（intermediate：

I）として判定する．したがって，厳密な意味での VRE は 32 μg/mL 以上の株を指すが，8 μg/mL 以上では事実上 VCM による治療は推奨されない上に，接触予防策が実施されることが多いため，VRE 相当として取り扱われることが多い．

治療

　真の感染症なのか定着しているだけなのかを判定する必要がある．血液や髄液など無菌であるはずの検体で検出された場合は，基本的に感染症と判断され，治療対象となる．一方，喀痰や尿など無菌検体でない場合は，グラム染色による菌量や臨床的な症状などを勘案して判断が下される．

　治療の第一歩はカテーテル関連血流感染であればカテーテル抜去，膿瘍形成がある場合は膿瘍のドレナージが重要である．また，菌血症症例では感染性心内膜炎の評価のため心エコーが必要である．このように，MRSA 感染症と抗菌薬投与以外の治療アプローチについては大きく変わるものではない．

　一方，抗菌薬については MRSA 感染症治療薬からグリコペプチド系抗菌薬を省いたものが適応となる．具体的には LZD と DAP が VRE の治療に使用される．投与量は原則として MRSA 感染症のときと同じである．AMK と TZD については VRE に適応がないため使用されない．また，VRE の中には LZD や DAP についても低感受性を示す株が存在する．この場合，高用量のペニシリン系抗菌薬のアンピシリン（ABPC），アミノグリコシド系抗菌薬のゲンタマイシン（GM）などを併用することがある．

感染対策と感染症法上の取り扱い

　VRE 感染症患者と保菌者に対しては厳格な接触予防策が必要である．また，アウトブレイクが生じた場合には，保菌調査や病室内の環境培養などのアクティブサーベイランスを併用し，伝播防止に取り組む必要がある．

　感染症法上は VCM に対する MIC が 16 μg/mL 以上の株が検出され，かつ保菌ではなく感染症と診断された場合に五類感染症（全数把握）として医師による届出が必要である．届出は診断から 7 日以内に行う必要がある．

｜4｜ 薬剤耐性緑膿菌（MDRP）感染症

　緑膿菌は院内・市中を問わず感染症の原因として重要であるが，その中でキノロン系抗菌薬，アミノグリコシド系抗菌薬，カルバペネム系抗菌薬の3系統すべてに耐性を示す株を，薬剤耐性緑膿菌（multidrug-resistant *Pseudomonas aeruginosa*：MDRP）と呼ぶ．緑膿菌の耐性メカニズムは複雑で，β-ラクタマーゼによる抗菌薬の不活性化，DNAジャイレースによる抗菌薬作用点の変異，外膜構造の変化による菌体内への抗菌薬透過性の低下，抗菌薬排出ポンプの活性化などが挙げられる．感受性による定義を満たせば，耐性機序に関わらずMDRPと判断可能である．一般的にはメタロβ-ラクタマーゼ（metallo-β-lactamase：MBL）による抗菌薬の不活性化と外膜透過性低下によるものが多い．MDRPも病原性自体は通常の緑膿菌と変わりはないが，感染症を起こした際に治療に用いる抗菌薬の選定に難渋することが多い．また，院内でのアウトブレイクを生じることがあり，感染対策上の問題点もある．

ココをしっかりおさえよう！

▶メタロβ-ラクタマーゼ　▶抗菌薬透過性　▶抗菌薬排出ポンプ　▶アウトブレイク

病態

　緑膿菌は水回りで増殖する栄養要求性の低い菌であり，長期間生活環境に定着することができる．ヒトにおいては日和見感染症の原因菌と認識されており，免疫状態が正常であれば感染症の原因になることは少ない．しかし，高齢，担がん状態（体内にがんがある状態），術後早期，血液悪性腫瘍などによる白血球数減少，低栄養など免疫抑制状態に陥っている患者においては，感染症の発生原因となりうる．感染部位は湿潤環境が存在する場所に多く，人工呼吸器関連肺炎，カテーテル関連血流感染，尿路感染などが多くなる．グラム陰性桿菌であるため，エンドトキシンショックの原因となりうるため，宿主の状態により急激な血圧低下や意識障害などの症状が出現し，ショックに陥ることがある．

疫学

　MDRP感染症は，日本の医療関連感染の重要な課題である．厚生労働省の調査によると，日本の医療機関におけるMDRP分離率は緑膿菌全体の約2％前後で推移している．高齢者や長期入院患者，免疫不全患者が特にリスクが高い．院内感染が主な感染経路であり，カテーテル関連尿路感染や人工呼吸器関連肺炎などの原因となる．抗菌薬の不適切な使用が薬剤耐性菌の出現に寄与している．

診断

　臨床分離株から緑膿菌が検出され，**表3.14.2**の薬剤感受性基準を満たした場合，MDRPと判断される．前項で述べた通り，緑膿菌は日和見感染菌であるため，検出されたからといって必ずしも病原性を発揮し感染症を引き起こしているとは限らない．血液や関節液などの無菌検体から検出された場合は感染症と診断できるが，喀痰や尿などから検出され

表3.14.2　薬剤耐性緑膿菌（MDRP）の判定基準

抗菌薬の系統	判定基準
カルバペネム系抗菌薬	イミペネム（IPM）のMICが16μg/mL以上，または IPMの感受性ディスク（KBディスク）の阻止円の直径が13mm以下
アミノグリコシド系抗菌薬	アミカシン（AMK）のMIC値が32μg/mL以上，または AMKの感受性ディスク（KBディスク）の阻止円の直径が14mm以下
キノロン系抗菌薬	シプロフロキサシン（CPFX）のMIC値が4μg/mL以上，または CPFXの感受性ディスク（KBディスク）の阻止円の直径が15mm以下

カルバペネム系，アミノグリコシド系，キノロン系すべてで基準を満たす場合，この菌はMDRPであると判定される．

た場合は，グラム染色の塗抹所見や培養菌量などの要因を総合的に判断する．

治療

　治療が必要な症例においては，上記の3系統の抗菌薬による治療は難しい．しかし，β-ラクタム系抗菌薬とアミノグリコシド系抗菌薬を併用することで，それぞれの抗菌薬の相乗効果により治療が奏効することがある．どの抗菌薬の併用が有効であるか判定するため，ブレイクポイント・チェッカーボード法という検査方法が考案され，必要なキットが市販されている．

　β-ラクタム系抗菌薬であっても，タゾバクタム／セフトロザン（TAZ/CTLZ）などは感受性がある場合に使用可能である．また，新規セフェム系抗菌薬であるセフィデロコル（CFDC）なども感受性を確認の上で使用可能である．

　一方，現在MDRPに対して最も使用実績があるのはコリスチン（CL）である．腎機能が正常であれば1回1.25～2.5mg/kgを1日2回点滴静注する．ただし，腎障害の副作用が多くみられることや，肺組織への移行がよくないため，使用にあたっては専門医や専門薬剤師による検討が必要である．

　なお，外膜透過性低下によるMDRPについては，カルバペネム系抗菌薬の投与を中止しておくことで感受性が回復することがあるため，気管支拡張症や複雑性尿路感染症など緑膿菌が定着している患者においては漫然としたカルバペネム系抗菌薬の投与を行わないことが重要である．

感染対策と感染症法上の取り扱い

　MDRPは院内感染上重要な薬剤耐性菌であり，厳格な接触予防策を行う必要がある．

　また，アウトブレイクが発生した場合には，分子遺伝学的解析と薬剤感受性パターン，また疫学的調査を行い，感染がどのように伝播したかを明らかにすることを意識し，積極的に終息に向けた介入を行うことが感染制御チーム（infection control team：ICT）には求められる．

　本菌による感染症は五類感染症（定点把握）とされており，基幹定点医療機関から月1回報告される．

14 薬剤耐性菌感染症

｜5｜ 基質特異性拡張型β-ラクタマーゼ（ESBL）産生菌感染症

　基質特異性拡張型β-ラクタマーゼ（extended-spectrum β-lactamase：ESBL）産生菌は，第三，第四世代セファロスポリン系抗菌薬をも分解できるβ-ラクタマーゼを産生する菌の総称である．特定の菌の名称を指すものではなく，菌種が持っている本来の特徴に加えて，ESBL産生による薬剤耐性特性を獲得したものであるということに注意する．β-ラクタマーゼはペニシリン系抗菌薬やセフェム系抗菌薬を分解する酵素である．ESBLはペニシリン系や第一から第四世代のセファロスポリン系抗菌薬を分解できるが，オキサセフェム系抗菌薬であるフロモキセフ（FMOX）やセファマイシン系抗菌薬であるセフメタゾール（CMZ），カルバペネム系抗菌薬は分解することができない．
　また，β-ラクタマーゼ阻害薬であるタゾバクタム（TAZ）やクラブラン酸（CVA）によって阻害される性質を持つ．したがって，タゾバクタム／ピペラシリン（TAZ/PIPC）やCMZ，FMOX，カルバペネム系抗菌薬などが使用される．ESBLの中でもさまざまな種類があるが，日本ではCTX-M型といわれるESBLが多く検出される．

ココをしっかりおさえよう！

　▶ **プラスミドによる伝達**　▶ **セファマイシン系抗菌薬**　▶ **タゾバクタムによる阻害**

病 態

　ESBLをコードする遺伝子はほとんどがプラスミド上に存在しており，菌種を超えて伝播する可能性がある．ESBL産生性を有する菌種として，大腸菌，*K. pneumoniae*，*Proteus mirabilis*が有名であり，*Enterobacter*属などその他の腸内細菌目細菌，またセラチア菌なども挙げられる．ESBL産生菌は院内感染の原因菌になることはもちろんであるが，市中においても増加傾向にあり，市中感染の原因菌となった大腸菌の約2割程度がESBL産生株と報告されている．このようにESBL産生菌は市中でも拡大していることがわかる．

疫 学

　ESBL産生菌は，日本の医療現場で重要な薬剤耐性菌の一つである．厚生労働省の調査によると，日本の医療機関におけるESBL産生大腸菌の分離率は約20％前後で推移している．地域差が存在し，都市部でより高い傾向がある．主な感染経路は医療関連感染と市中感染の両方が報告されている．高齢者や抗菌薬使用歴のある患者でリスクが高い．特に，高齢者施設では入所者の10〜30％がESBL産生菌を保菌しているとの報告がある．また，急性期病院の入院患者では，5〜15％程度の保菌率が報告されている．動物への抗菌薬の濫用が増加の一因と考えられており，ワンヘルスの視点からの抗菌薬適正使用が求められている．

診 断

　患者の検体（尿，血液，喀痰など）の培養検査で得られた大腸菌や*Klebsiella*属菌などのグラム陰性桿菌では，薬剤感受性試験を確認しスクリーニングを行う．第三，四世代

3

主要な感染症の特徴と予防・治療

337

セファロスポリン系やペニシリン系抗菌薬に耐性を示し，β-ラクタマーゼ阻害薬（CVAやTAZ）との併用で効果が回復し，カルバペネム系抗菌薬には通常感受性を保っている場合にESBL産生菌を疑う．確定診断には，代表的な方法として，CVA併用による阻害試験がある．セファロスポリン系抗菌薬単独とCVA併用時の阻止円径の差が5mm以上の場合，ESBL産生性があると判定する．

治療

ESBL産生菌による感染症のうち，重症の場合はカルバペネム系抗菌薬の使用が第一選択である．FMOXやCMZなどの薬剤も抗菌活性はあるが，使用実績が不足しているため推奨されない．通常はメロペネム（MEPM）1g，8時間毎の投与が行われる．一方，軽症・中等症のESBL産生菌感染症の患者に対しては，MEPM以外の抗菌薬が広く使われている．FMOX 1g，8時間毎，CMZ 1g，8時間毎，TAZ/PIPC 4.5g，6～8時間毎などが使用される．最近ではTAZ/CTLZも使用されることがある．TAZによりESBLが不活性化されるため使用可能であるが，腹腔内感染症に使用する場合は*Bacteroides fragilis*グループに対する抗菌活性が十分に評価されていないため，メトロニダゾール（MNZ）の併用が必要となる．肺炎や尿路感染症にTAZ/CTLZを使用する場合は単剤での投与が可能である．ただし，TAZ/CTLZは上記の薬剤ほどESBL産生菌に対する治療実績はなく，価格も高いため何らかの理由で第一選択薬が使用できない場合に使用を検討する．

感染対策と感染症法上の取り扱い

本来は個室隔離を含めた厳格な接触予防策が必要となるが，近年は検出頻度が多いため，個室隔離までできない場合もある．それでも確実な接触予防策の実施が重要である．感染症法上の届出義務はない．

16 カルバペネマーゼ産生菌感染症

カルバペネマーゼは，カルバペネム系抗菌薬に対する高い分解能を持つβ-ラクタマーゼの総称で，NDM型，VIM型，IMP型などさまざまな種類に分類される．金属イオンであるZn^{2+}を活性中心に持つため，メタロβ-ラクタマーゼ（MBL）と呼ばれる．また，MBLとは構造の異なるカルバペネマーゼとして，KPC型，NDM型，OXA型などがある．カルバペネマーゼ産生菌の分布には地域差が大きく，海外では最多のKPC型や，その他にNDM型，OXA-48型も検出される．日本で検出されるカルバペネマーゼの多くはIMP型である．カルバペネマーゼを産生するグラム陰性桿菌には，大腸菌，肺炎桿菌，*Enterobacter*属菌などの腸内細菌目細菌のほか，緑膿菌，*Acinetobacter*属菌などが含まれる．特に国内の臨床現場ではカルバペネマーゼ産生腸内細菌目細菌（carbapenemase-producing Enterobacterales：CPE）のアウトブレイクがしばしば報告されている．なお，感染症法においてはカルバペネム耐性腸内細菌目細菌（carbapenem-resistant Enterobacterales：CRE）による感染症が五類感染症に指定されているが，実際に感染対策上大きな問題となるのはカルバペネマーゼを産生しているCPEである．

ココをしっかりおさえよう！

▶メタロβ-ラクタマーゼ　▶OXA型　▶NDM型　▶カルバペネム耐性腸内細菌目細菌

病態

これまでの耐性菌と同様，カルバペネマーゼ産生菌であっても病原性自体が増強されているわけではないため，引き起こされる疾患そのものは一般的な腸内細菌目細菌や緑膿菌，*Acinetobacter*属菌と大差はない．

CPEとCREの違いを理解することは感染対策上，また治療を行う上で極めて重要である（図3.14.2）．図3.14.2の**A**に属する菌はカルバペネマーゼ以外の原因により偶然カルバペネム系抗菌薬に対して耐性を示す菌であり，治療薬に工夫を要するが感染対策上の問題には通常ならない．**B**に属す菌はカルバペネマーゼを産生するカルバペネム耐性菌であり，感染対策上最も問題となる菌である．**C**は薬剤感受性としてはCREの定義を満たさないがカルバペネマーゼの遺伝子を保有している菌であり，抗菌薬曝露により**B**に移行する可能性のある菌である．感染対策上の問題になる順序としては**B**→**C**→**A**である．一方，感染症法上の五類感染症に含まれるCREは**A**と**B**を合わせた部分に該当する．

疫学

2022年のデータによると，CREに占めるCPEの割合は14.9%で，これは2017年のサーベイランス開始以来最低値となった．日本における主要な遺伝子型はIMP型で，全体の81.6%を占めている．菌種別では，*Enterobacter cloacae* complexが最多で50.9%，次いで*K. pneumoniae*が20.2%，*E. coli*が13.9%と続く．地域差も顕著で，関東甲信静と九州・沖縄では*E. cloacae* complexが約60%を占める一方，近畿では*E. coli*が36.8%と最多である．海外型遺伝子（NDM，KPC，OXA-48）は全体の2.6%で，その91.9%が海外

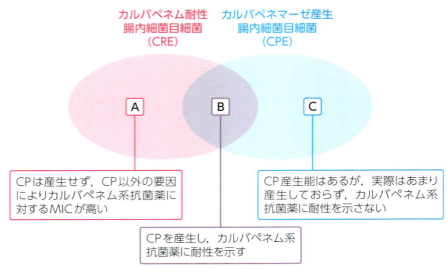

図3.14.2 カルバペネム耐性腸内細菌目細菌（CRE）とカルバペネマーゼ産生腸内細菌目細菌（CPE）の関連性

CP：カルバペネマーゼ，MIC：最小発育阻止濃度

渡航歴のない患者から検出されており，海外型と考えられていた遺伝子型の国内での拡大が今後懸念される．

診 断

治療ならびに感染対策を行う上ではCPEを適切に検出し，CPEによる感染症であることを確定させることが重要である．そのためには微生物学的なアプローチが重要であり，微生物検査部門との連携が欠かせない．CPEの検出には，まず通常の検査としての薬剤感受性試験を確認し，カルバペネマーゼ産生の可能性がある菌株を特定する．しかし一部のCPEはカルバペネムに対して感受性を示すことがあり，これらはステルス型と呼ばれる（図3.14.2 の C の領域に該当）．ステルス型CPEはカルバペネムに対するMICが軽度に上昇していることが多く，この軽度な変化を見逃さないことが重要である．

次に確認検査として，modified carbapenem inactivation method（mCIM）※と呼ばれる検査が広く実施されている．感度も特異度も十分高く，特別な装置を要さないため，日本中の微生物検査室で広く実施されている．

最後にどのタイプのカルバペネマーゼであるかを同定する必要があるが，イムノクロマト法を応用した迅速キットの使用が一般的である．最近ではマルチプレックスPCRの技術を用いた核酸増幅法による同定装置も普及しつつある．

※ **mCIM**：MEPMディスクを被験菌の懸濁液に浸漬し反応させた後，MEPM感受性菌を塗布した培地上にディスクを置いて培養する．被験菌がカルバペネマーゼ非産生菌であれば阻止円が形成されるが，産生菌では阻止円が縮小/消失する．

治療

カルバペネマーゼという名称ではあるが，ほとんどのセフェム系抗菌薬に対して耐性を示すのがCPEの特徴である．海外で多く検出されるKPC型やNDM型を産生するCPEの治療薬はグリシルサイクリン系抗菌薬のTGCやCLなどが使用されることが多い．日本で多く検出されるIMP型を中心としてMBLはアズトレオナム（AZT）の感受性が残っていることが多い．そのため，日本ではCPE感染症の治療にAZT 2g, 8時間毎といった抗菌薬が選択できることが多い．このほか，セフェム系とまったく別系統であるキノロン系抗菌薬やスルファメトキサゾール／トリメトプリム（ST合剤）などに感受性があれば使用可能である．

 ## 感染対策と感染症法上の取り扱い

CPEについては院内感染対策が破綻しアウトブレイクすると，病院環境（トイレや台所のシンクなど）に定着してしまい排除が極めて困難になるという報告もある．したがって，1例でも検出された場合は，個室への移動と接触予防策を厳格に実施し封じ込めることが重要である．

前述の通り感染症法ではCREが五類感染症（全数把握）となっており，全数届出（診断から7日間以内）が必要となる．

 ## 症 例

症例　カルバペネマーゼ産生大腸菌による尿路感染症

65歳，男性．南アジア出身の会社社長であるが，日本でしか受けられない先進医療を受けるため，来日し入院していた．入院中に尿路感染症を発症したため，尿培養提出が実施された上でMEPMにて治療が開始されたが，効果がみられなかったためLVFXも併用が開始された．4日後に返却された培養検査では大腸菌が検出されたが，カルバペネム系抗菌薬，アミノグリコシド系抗菌薬，キノロン系抗菌薬のすべてに耐性を示しており，MBLが検出された．

解 説

日本における薬剤耐性菌の検出頻度は海外に比べると低いとされている．世界的にみて最も腸内細菌目細菌の薬剤耐性が進行しているエリアの一つに南アジア地域がある．この症例に対する感染対策としては，個室への隔離，厳重な接触予防策の遵守が求められる．治療としては，CLやTGCなどの抗菌薬の使用を検討するため，感受性試験の追加を要請する必要がある．

15 医療関連感染

　医療関連感染(healthcare-associated infections：HAI)とは，患者が医療施設での治療を受けている間，または治療の過程で偶発的に発生する感染症を指す．具体的には手術部位感染(surgical site infection：SSI)，カテーテル関連尿路感染(catheter-associated urinary tract infection：CAUTI)，中心静脈カテーテル関連血流感染(central line-associated bloodstream infection：CLABSI)，人工呼吸器関連肺炎(ventilator-associated pneumonia：VAP)などが含まれており，治療行為に伴うリスクの一部として感染症が発生することがある．これらは，基礎疾患の治療を行う以上は一定の割合で生じることが避けられない感染症であり，完全にゼロにすることは極めて難しい．したがって，HAIが生じること自体がすなわち医療事故に該当するものではない．しかし，HAIの発生は時に致命的になり，また入院期間の延長や追加の抗菌薬投与などを要することから，発生率を下げるよう最大限の努力を行うことが医療従事者には求められる．早期発見・早期治療や清潔操作の徹底を行うことが重要なのは言うまでもない．また，発生状況のサーベイランスを行うことで，HAIの発生する原因を究明し対策を施すことで発生率は低下する．薬剤師の役割として，予防的な抗菌薬の種類や投与間隔の適正化に関与する必要がある．

｜1｜ 手術部位感染(SSI)

　SSIは，手術創部に生じる細菌感染症である．これはHAIの中でも一般的なタイプであり，手術後患者の回復過程に影響を及ぼす重要な問題である．SSIは手術後数日から数週間以内に発生することがほとんどであるが，時にはそれより長い期間後に発症することもある．特に人工物の植え込みが行われた手術などでは数ヵ月以上経過してから発症することも珍しくない．

ココをしっかりおさえよう！
▶清潔／準清潔／汚染／不潔または感染手術　▶表層切開創／深部切開創／臓器体腔SSI
▶バイオフィルム

原因

　原因菌として最も一般的なものは *Staphylococcus aureus* である．メチシリン耐性黄色ブドウ球菌(methicillin-resistant *S. aureus*：MRSA)とメチシリン感性黄色ブドウ球菌(methicillin-susceptible *S. aureus*：MSSA)が存在するが，どちらも原因菌となりうる．特に浅い部位のSSIにおいて原因菌となる．また，*S. aureus* より病原性が低い菌として

知られているが，コアグラーゼ陰性ブドウ球菌（coagulase-negative staphylococci：CNS）も原因菌となりうる．CNSもメチシリン耐性菌（methicillin-resistant CNS：MRCNS）と感受性菌（methicillin-susceptible CNS：MSCNS）が存在する．消化管手術などの準清潔手術の場合，腸球菌（*Enterococcus*属）やグラム陰性桿菌（腸内細菌目細菌のほかに緑膿菌も原因菌となりうる）が原因菌となる頻度がやや高くなる．ただし，絶対数としては上述の黄色ブドウ球菌やCNSの方が多くみられる．嫌気性菌によるSSIはまれであるが，膿瘍形成がある場合などは時折認められる．人工物が挿入されている症例においてはいずれの菌も原因となりうる．

疫学

発生率は手術の種類により異なり，一般的に2〜5％程度とされている．整形外科や心臓血管外科系の清潔手術ではおおむね3％以下であり，消化器外科領域の準清潔手術ではおおむね10〜20％と高くなる．リスク因子としては，汚染度が準清潔（クラスⅡ）以上の手術（準清潔手術：消化管手術や気管支の切断を伴う手術，汚染手術：外傷や消化管穿孔などの手術，不潔／感染手術：術前に感染が成立している部位の手術），免疫抑制状態の患者（自己免疫疾患や糖尿病，悪性腫瘍の患者など），長時間の手術などが挙げられる．

症状

典型的な症状として，手術部位の発赤，腫脹，疼痛，発熱，排膿などが挙げられる．感染が深部組織にまで及ぶと，深部膿瘍形成や菌血症などを合併し，そこからより深刻な合併症を引き起こす可能性がある．SSIには感染している部位の深さにより，いくつかの種類に分類される（図3.15.1）．最も浅いのが，表層切開創SSI（superficial incisional SSI）であり，このタイプの感染は，皮膚や皮下組織に限局している．一般的に，手術後30日以内に発生し，特に皮膚切開部位の周囲に生じることがほとんどである．深部切開創SSI

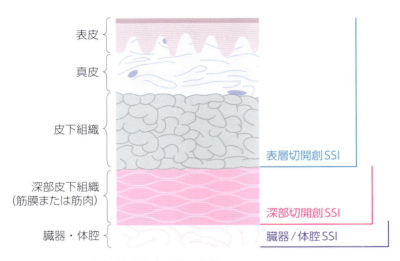

図3.15.1 手術部位感染（SSI）の分類

(deep incisional SSI)では，筋層よりも深い部分にまで感染が波及している状態を指す．これも術後30日以内に多く，特に切開部位が筋肉や筋膜の層に達している場合にみられる．最も深い感染が，臓器／体腔SSI(organ/space SSI)である．これは，手術中に操作される臓器や切除された組織の除去された後の死腔などに生じる．このタイプの感染は，手術後早期に生じることもあるが，人工物の植え込みを伴う手術の場合は，1年近く経過してから発生することもある．臓器／体腔SSIは感染組織の除去（デブリードマン）や空洞（死腔）に貯留した膿汁の排出（ドレナージ），また挿入した人工物の除去など大規模な介入が必要になることもある．

診断

SSIの診断は，感染の深さと発生時期に基づいて行われる．診断基準は共通して，特定の期間内（通常30日以内，埋入物がある場合は1年以内）に感染が発生し，感染部位の特定，そして以下のいずれかの症状や所見が認められることである．

- 感染部位からの膿性排液
- 無菌的に採取した検体からの病原体の分離
- 感染徴候（疼痛，腫脹，発赤，熱感など）を伴う創の離開や開放
- 膿瘍や他の感染証拠の直接的または画像診断による確認
- 手術医または主治医によるSSIの診断

特に培養検査は重要で，陽性結果が診断の決め手となることが多い．ただし，培養結果が陰性であっても臨床症状と合わせて総合的にSSIと判断することもある．

治療

SSIの治療の最も一般的な方法は抗菌薬による加療である．原因菌が膿汁の培養などの方法で同定され，感受性も判明すれば，有効な抗菌薬の投与を行う．治療期間については決まったものはないが，菌血症を伴う症例では一般的には14日間以上，そうでない場合は創部の状況をみて治療期間が決定される．しかし，抗菌薬の投与だけですべての症例が改善するとは限らない．特に膿瘍が残存している場合には抗菌薬が膿瘍まで到達しないほか，菌の量が多すぎることで見かけ上抗菌薬に対する菌の最小発育阻止濃度(minimum inhibitory concentration：MIC)が上昇する接種効果(inoculum effect)と呼ばれる現象も生じる．また，人工物が挿入されている部位に感染が波及している場合，人工物の表面にバイオフィルムが形成され，抗菌薬が十分に効果を発揮できないことも多い．この場合，膿汁を排出させるためにドレナージを実施し，人工物については最悪の場合，抜去を行う必要がある．

初期治療としては，MRSAを念頭にバンコマイシン(VCM)などの抗MRSA薬が投与されることがほとんどである．抗MRSA薬単剤で治療できるかは手術の汚染度により，下部消化管手術であればセフメタゾール(CMZ) 1g，8時間毎やスルバクタム／アンピシリン(SBT/ABPC) 3g，8時間毎などが併用されることがある．一方，脳外科手術や多くの整形外科手術など汚染度が低い手術の場合は抗MRSA薬に加え，セファゾリン(CEZ)

1g, 8時間毎などのスペクトラムの狭い β-ラクタム系抗菌薬が併用されることが多い.

予防
　SSIの予防には多職種の連携が必要である. 手術を実施する術者の清潔操作の徹底は当然であるが, 術後の創部の管理には看護師の協力が必要である. 薬剤師としては, 適切な術前抗菌薬の選択と予防的抗菌薬を術中に適切な間隔で再投与できる体制を整えることが重要である. 例えば, 汚染度の低い手術であれば CEZ などでよいと思われる. 消化管手術であるにもかかわらず, 術前抗菌薬が CEZ であれば消化管内の腸内細菌目細菌や嫌気性菌のカバーが外れるため, この場合には CMZ などが適切である. また, 心臓外科手術前に鼻腔への MRSA 保菌が確認されている患者に対しては, ムピロシンの鼻腔への塗布による MRSA 除菌が SSI 防止に有効とされている. 手術時間が3時間を超える手術の場合, 予防的抗菌薬を術中に再投与する必要があるが, この点については薬剤師として関わっていくことが大切な部分である. 最後に, SSI のサーベイランスを行い, 発生状況を常にモニターすることにより, SSI の増加があった際に速やかにその原因を明らかにし, 改善を求めることができる. このようにサーベイランスを実施することも SSI 予防には有用である.

法 律
　SSI 自体に感染症法上の取り決めはなく, カルバペネム耐性腸内細菌目細菌など, 原因菌によっては届出が必要となることがある.

症 例

症例1　開心術後に発症した縦隔炎

　85歳, 男性. 僧帽弁閉鎖不全症のため胸骨正中切開の上, 人工弁への僧帽弁置換術を受けた. 経過は良好であったが, 術後4日目に発熱が認められ, 創部から膿汁が少量流出した. 主治医は創部培養を採取し, グラム染色の塗抹鏡検を行ったところ, ブドウ球菌のようなグラム陽性球菌が観察された. 胸部 CT を撮影したところ, 胸骨の裏側の縦隔内に液体貯留があり, 縦隔炎の可能性が示唆された.

解 説
　本症例は開心術後の SSI の症例であり, 創部の浅い部分のみならず, 体腔に至る感染症が生じてしまった臓器/体腔 SSI の症例である. 今後の主治医の取るべき処置としては, 血液培養の採取, 速やかな抗 MRSA 薬の開始, 縦隔にある膿瘍のドレナージである. 培養結果が判明次第, MSSA であれば CEZ などに変更を検討する.

2 カテーテル関連尿路感染（CAUTI）

CAUTIは尿路カテーテルの挿入によって引き起こされる尿路感染症である．尿路には尿道括約筋や膀胱括約筋，膀胱の尿管開口部に逆流防止弁があり，基本的に一方通行であるため，通常は逆流することはない．しかし，尿道カテーテルを中心とした尿路カテーテルを挿入すると，体外と尿路が交通し，容易に逆流が生じることがある．また，人工物が体外から尿路を直接接続するため，菌が尿路に容易に侵入することが可能になる．尿路カテーテルは精密な尿量の測定が必要な患者や，排尿障害患者など必要な患者に用いることはやむを得ないが，感染症のリスク因子になるため，漫然とした挿入を避けることが必要である．

ココをしっかりおさえよう！
▶無症候性細菌尿　▶尿道括約筋　▶膀胱括約筋　▶カテーテル留置期間

原因
CAUTIの原因菌の多くは大腸菌であり，これは通常の尿路感染の原因菌と同様である．しかし，一般的な尿路感染に比較して *Klebsiella pneumoniae* や *Proteus* 属などの大腸菌以外の腸内細菌目細菌，緑膿菌や腸球菌などの頻度が高いという特徴がある．カテーテル挿入中は尿の逆流が生じやすくなることから，尿培養でさまざまな病原性を発揮していない菌が検出されることもある．黄色ブドウ球菌や *Candida* 属などはCAUTIの原因菌になっていないことが多いとされている．

疫学
集中治療室（intensive care unit：ICU）におけるCAUTIの発生率は1,000カテーテル使用日あたり約1.5件であり，急性期一般病棟ではおよそ1.8件となっている．ICUの方が挿入されているカテーテルなどのデバイス類は多いはずであるが，CAUTIの発生率は急性期一般病棟の方が高い傾向にある．これは一般病棟での使用日数や滞在日数が長くなることが要因と考えられる．したがって，CAUTIのリスク因子として尿路カテーテルの長期留置が挙げられる．

症状
CAUTIの症状は多様で，軽度から重度まで幅広く現れる．最も一般的な症状は，発熱，悪寒，下腹部痛，側腹部痛である．尿に関する症状として，頻尿，排尿時痛，尿意切迫感，尿混濁，血尿がみられることがある．重症化すると，嘔吐，意識障害など非特異的な全身症状が出現することも多い．高齢者や免疫不全患者では，典型的な症状が現れにくいことがあり，非特異的な症状のみの場合もある．

診断
培養で菌が検出されたからといって，すべてが原因菌であると断定してはならない．

あくまで尿路感染を生じやすい菌が大量に検出され，尿路感染に矛盾しない発熱などの症状がある場合にCAUTIと診断する．

治療
CAUTIの治療については，まずは感受性のある抗菌薬投与が重要である．CAUTIを発症する患者は病院に入院していることがほとんどであり，尿路カテーテルが在宅で使用されている場合でも医療機関への曝露が多いため，同じ大腸菌であっても市中で検出されるものよりも薬剤感受性が悪い株が多くみられる．また，緑膿菌が原因となることもあるため，経験的治療はメロペネム（MEPM）1g，8時間毎，セフェピム（CFPM）1g，8時間毎など，比較的広域の抗菌薬が選択されることが多い．原因菌と薬剤感受性が判明後，より狭域な抗菌薬にde-escalationすることになる．De-escalation先としてはセフトリアキソン（CTRX）2g，24時間毎や，セフォタキシム（CTX）1g，8時間毎，CMZ 1g，8時間毎などが一般的である．β-ラクタム系抗菌薬に対するアレルギーなどの事情がある場合は，キノロン系抗菌薬のレボフロキサシン（LVFX）500mg，24時間毎などが使用されることもある．

予防
CAUTIの予防として重要なのは，不要な尿路カテーテルを抜去することである．漫然とした尿路カテーテルの挿入は，当然のことながらCAUTIのリスク因子である．尿路カテーテルの必要性は毎日評価し，必要がないと判断されれば早急に抜去することが必要である．また，尿路カテーテルに接続されている尿バッグを高い位置に設置すると，尿バッグ内の尿が膀胱に逆流することがある．尿バッグ内の尿は細菌が増殖するのに適した環境が揃っているため，その尿が膀胱内に逆流することはやはりリスク因子となりうる．

法律
CAUTI自体に感染症法上の取り決めはなく，カルバペネム耐性腸内細菌目細菌など，原因菌によっては届出が必要となることがある．

3 中心静脈カテーテル関連血流感染（CLABSI）

CLABSIは中心静脈カテーテルを使用する患者に生じる細菌感染症である．中心静脈カテーテルは皮膚から鎖骨下静脈，内頸静脈，大腿静脈などの太い静脈に直接血管内カテーテルを挿入することにより，中心静脈栄養や多数の薬剤の同時投与を行うことが可能になる．また，末梢静脈路の確保が難しい患者においても選択されることがある．太い静脈に直接カテーテルが挿入されるため，カテーテルという人工物を介して体外の細菌が静脈内に容易に到達し，多くの症例で菌血症を生じることになる（図3.15.2）．主な原因菌は黄色ブドウ球菌などのグラム陽性球菌である．

ココをしっかりおさえよう！
▶ マキシマルバリアプリコーション　▶ PICC　▶ 血液培養

原因

原因菌は圧倒的に黄色ブドウ球菌を中心としたグラム陽性球菌が多い．*Candida*属などの真菌や，頻度は低いものの腸内細菌目細菌や緑膿菌などのグラム陰性桿菌，*Bacillus cereus*などのグラム陽性桿菌が原因となることもある．

疫学

ICUにおけるCLABSIの発生率は近年減少傾向にあり，2023年ではICU入室患者1,000人・日あたり約0.8件となっている．原因菌としては，CNSが最も多く，次いで黄色ブドウ球菌，*Candida*属，グラム陰性桿菌などが挙げられる．薬剤耐性菌の問題も深刻で，特にMRSAや薬剤耐性緑膿菌（multidrug-resistant *Pseudomonas aeruginosa*：MDRP）の割合が高い．発生リスクは中心静脈カテーテルの長期留置，大腿静脈からの挿入（鼠径部からの挿入），患者の基礎疾患などである．ICUや血液腫瘍患者でリスクが高いと報告されている．

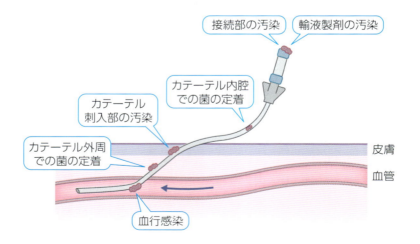

図3.15.2　中心静脈カテーテル関連血流感染が起きる原因

症 状

CLABSIの症状として最も一般的な症状は発熱で，多くの場合38℃以上の急激な体温上昇を伴う．悪寒戦慄も頻繁にみられる．重症化すると敗血症性ショックに進展し，意識障害，乏尿，多臓器不全などの症状が現れることがある．高齢者や免疫不全患者では非典型的な症状を呈することがあり，単なる意識変容や全身倦怠感のみの場合もある．中心静脈カテーテル周囲の感染徴候が存在する場合はCLABSIの診断に寄与するが，半分以上の症例ではそのような徴候はみられないとされており，感染徴候がないことでCLABSIを否定することはできない．

診 断

CLABSIの診断の第一歩は血液培養を実施することである．CLABSIでは菌血症がほぼ必ず生じるため，血液培養が診断に果たす役割は大きい．血液培養でCLABSIの原因菌になる可能性がある菌が検出され，肺炎や尿路感染，術後の創部感染など他の感染症が除外できればCLABSIによる菌血症である可能性が高くなり，診断に近づく．また，中心静脈カテーテルを逆流させた血液で実施した血液培養と，末梢静脈を直接穿刺して得た血液による血液培養とを比較して，陽性になるまでの所要時間が2時間以上の差があればCLABSIの可能性が高まるとする考え方もある．このように，CLABSIの診断は菌血症の存在をベースに状況証拠を積み重ねる必要がある．

治 療

CLABSIの治療の第一歩は有効な抗菌薬投与と中心静脈カテーテルの抜去である．CLABSIの原因菌はその多くがグラム陽性球菌であるため，MRSAを念頭に置き，VCMやダプトマイシン（DAP）6〜8mg/kg，24時間毎など抗MRSA薬の投与が必要になることがほとんどである．これに，他の原因菌のカバーを行うべく，CFPM 1g，8時間毎など抗緑膿菌活性を有するβ-ラクタム系抗菌薬の併用が行われることが多い．最終的にMRSAであればβ-ラクタム系抗菌薬は終了，MSSAであればCEZ 1g，8時間毎までde-escalationできる．血液培養検査にて原因菌が同定された後は標的治療にde-escalationされる．CLABSIの場合，基本的に菌血症を伴っているためEscalation療法が行われることはあまりない．ただし，*Candida*属などの酵母様真菌まで初期の経験的治療からカバーすることは少ないが，敗血症性ショックに陥っているなど重症例ではミカファンギン100mg，24時間毎などの抗真菌薬を併用することもある．血液培養の検査結果が判明し，菌種や感受性が判明した後にはde-escalationを行うことが必要である．CLABSIの治療においてもう一つ重要なことは中心静脈カテーテルを可能な限り抜去することである．

予 防

CLABSIの予防は主に3つのアプローチが存在する．まず1つ目は中心静脈カテーテルの挿入時におけるマキシマルバリアプリコーションである．かつては，中心静脈カテーテル挿入は滅菌手袋のみで行われることも多かったが，現在では滅菌ガウン，キャッ

プ，大きい清潔ドレープを用いて行うことが推奨されている．2つ目のアプローチとして，適切な中心静脈カテーテルの管理がある．定期的な挿入部位の観察のほか，定期的な輸液ラインの交換，ドレッシング材の定期的な交換が推奨されている．また，中心静脈カテーテルの挿入部位を内頸静脈や鎖骨下静脈にすることが有効である．大腿静脈は鼠径部から挿入することになり，最も感染が起きやすいため推奨されない．また，最近は末梢挿入型中心静脈カテーテル（peripherally inserted central venous catheter：PICC）と呼ばれる肘静脈から中心静脈にカテーテルを挿入する方法も広く使用されており，この方法も CLABSI を起こしにくい方法であると認識されている．最後に CLABSI の発生状況のサーベイランスを実施し，増加がみられた場合にはどのような予防策に問題が生じているのかを明らかにし，現場にフィードバックすることが重要である．

法律
CLABSI 自体は感染症法上の取り扱いに決まりはないが，原因菌の種類により届出が必要になる場合がある．

症例

症例2　化学療法後の発熱性好中球減少症患者に発症した CLABSI

75歳，男性．悪性リンパ腫に対する化学療法目的のため，14日前に大腿静脈から中心静脈カテーテルが挿入されている．化学療法後，好中球数が 200/μL まで下がり，発熱を認めたため発熱性好中球減少症として血液培養採取の上，CFPM が投与されいったん解熱した．その時の血液培養は陰性だった．しかしその後，再度発熱があり，血液培養が採取され，CFPM が再開された．2日後に血液培養が陽性となり，結果は MRSA であった．詳細に観察すると中心静脈カテーテルの挿入部位に発赤があり，膿汁が認められた．

解説
本症例は検出された菌が MRSA であることや，2週間の中心静脈カテーテル挿入歴があること，挿入部位に明らかな感染徴候があるため，CLABSI であると推定される．なお，挿入部位の感染徴候がなくても CLABSI は否定できない．主治医が今後行う対応として必要なことは，抗 MRSA 薬の開始，中心静脈カテーテルの抜去，感染性心内膜炎や腸腰筋膿瘍などの合併症を除外することである．また，大腿静脈からの中心静脈カテーテルの挿入は CLABSI のリスクが高いことから，現在では推奨されていない．

4 人工呼吸器関連肺炎（VAP）

VAPは気管挿管から48時間以降に発生する細菌性肺炎である．通常の細菌性肺炎では原因菌となりにくい腸内細菌目細菌や，黄色ブドウ球菌（*S. aureus*）が原因菌となることが多く，さらに薬剤耐性菌が占める割合も高いという特徴がある．また，一般的な肺炎に比較して菌血症に移行する頻度も高いとされている．診断は，臨床像と胸部X線所見から疑われ，血液培養で呼吸器分泌物から同じ病原体が同定されたり，気管支鏡で下気道から無菌的に採取した検体の培養検査により確定されたりする．治療は同定された原因菌に感受性のある抗菌薬投与によって行われる．多くの患者には人工呼吸管理を要する基礎疾患があり，菌血症の合併も多く，全体的な予後は悪く死亡率が30%程度に達する疾患である．

ココをしっかりおさえよう！

▶早期/晩期VAP　▶不顕性誤嚥　▶嫌気性菌　▶血液培養

原因

VAPの原因菌は市中肺炎に比べて緑膿菌や黄色ブドウ球菌，*K. pneumoniae*などの腸内細菌目細菌の頻度が高くなっており，インフルエンザ菌（*Haemophilus influenzae*）や肺炎球菌（*Streptococcus pneumoniae*）に頻度は大幅に下がる．図3.15.3に原因菌の頻度を示す．なお，人工呼吸管理の開始から48～96時間後に発症する早期のVAPの原因菌は比較的市中肺炎に近いとされ，上記のインフルエンザ菌や肺炎球菌の頻度もそれなりにあるとされている．このように96時間までを早期VAP，それ以降を晩期VAPと呼ぶことがあり，原因菌の種類が異なる．

VAPの発症リスクは人工呼吸管理が行われている期間と比例する．また，一度気管

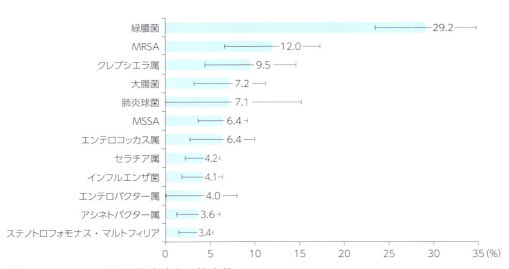

図3.15.3　人工呼吸器関連肺炎の検出菌

（出典：Moro H, et al : Respir Investig, 62 : 365-368, 2024 ; 日本呼吸器学会：成人肺炎診療ガイドライン2024, p.72, 2024

チューブを抜去した後に何らかの原因で再挿管されていること，熱傷・外傷・中枢神経疾患・呼吸器疾患・心疾患といった基礎疾患，不顕性誤嚥の傾向，筋弛緩薬の使用，気管チューブ管理の不徹底，仰臥位などがリスク因子として挙げられる．

VAPが発症する原因として，消化管内容物の逆流，咽頭や口腔内から気管への微生物の侵入，気管チューブ内への菌の定着が考えられる（図3.15.4）．これらの要因の管理がうまく行われていないとVAPは容易に発症する．

疫 学

VAPの発生率は，ICUにおいては人工呼吸器1,000使用日あたり約2.6件と報告されている．発症リスクは人工呼吸期間が長くなるほど上昇し，特に最初の5日間が最も高くなる．高齢者，基礎疾患があること，免疫抑制状態などの要因がVAP発症リスクを押し上げ，医療ケアの質，予防策の実施状況も重要な要因である．VAPの死亡率は20〜50％程度と高く，入院期間の延長（平均4〜13日）や医療費の増加につながるため，その予防と早期発見・治療が重要視されている．

症 状

症状は人工呼吸管理下の患者において，発熱，酸素化の低下（一定の末梢血酸素飽和度を維持するために気道内圧を上昇させたり酸素濃度を上げたりする必要がある状態），気管分泌物の増加として現れる．

診 断

VAPにはゴールドスタンダードになる診断基準が存在しないため，臨床的症状と微生物学的証拠によって診断される．臨床的な診断としては，発熱などの全身症状に加え，

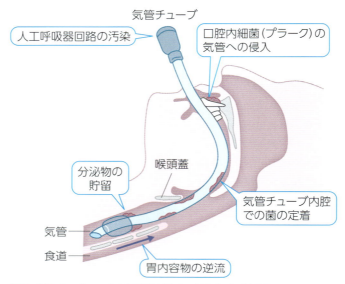

図3.15.4　人工呼吸器関連肺炎が発症する原因

酸素化の低下，胸部 X 線や CT で肺野における異常陰影の出現，膿性気道分泌物の存在などの肺に特異的な症状が重要視される．

微生物学的な診断アプローチとしては，喀痰の培養検査が最も一般的である．すでに気管内挿管されているため，気管支肺胞洗浄液など，本来無菌であるはずの下気道検体が比較的容易に採取でき，それらの培養も有効である．その結果，VAP に矛盾しない菌が多量に検出されれば診断根拠とすることができる．また，市中肺炎では血液培養陽性率は高くないが，VAP では血液培養陽性になる症例が多い．そのため，VAP の診断にあたっては血液培養の実施が有効である．

治療

VAP は致死率の高い疾患であり，原因菌が判明する前の抗菌薬治療は広域スペクトルになることが多く，De-escalation 療法が採用されることが多い．緑膿菌をスペクトラムに含み，かつ嫌気性菌のカバーもできる抗菌薬が好ましい．また，MRSA 検出歴のある患者や下気道検体からグラム染色で多数のグラム陽性球菌が観察される患者では，MRSA に対する抗菌薬も併用することとなる．したがって，タゾバクタム／ピペラシリン（TAZ／PIPC）4.5 g，6〜8 時間毎や MEPM 1 g，8 時間毎などの広域抗菌薬に加えて，VCM やテイコプラニン（TEIC）などの抗 MRSA 薬が併用されることも多い．なお，DAP は肺胞サーファクタントの存在下では無効であるため，VAP の治療には使用できない．原因菌が同定されれば，菌種や感受性に応じたより狭域スペクトラムの抗菌薬に変更する．これは抗菌薬適正使用の観点から重要であり，*Clostridioides difficile* 腸炎やカンジダ感染症など菌交代現象によって生じる感染症の発症の可能性を下げる．緑膿菌などのブドウ糖非発酵グラム陰性桿菌では治療期間は 2 週間程度に設定されることが多い．

予防

第一に，医療従事者の手洗い・手指衛生の徹底が最も重要である．次に，誤嚥防止のため，定期的な口腔内・咽頭の清拭，側孔付き気管内チューブの使用，適正なカフ圧の保持，半座位での管理が有効である．吸入防止には，回路の適切な管理，清潔な吸引操作，閉鎖式吸引システムの使用が推奨される．人工鼻の使用も有効だが，小児例では加温加湿器が第一選択となる．また，口腔ケアチームによる定期的な口腔ケアも重要である．これらの対策を総合的に実施することで，VAP のリスクを軽減し，患者の予後改善につながる．

法律

VAP 自体は感染症法上の取り扱いに決まりはないが，原因菌の種類により届出が必要になる場合がある．

章末問題

解答と解説 ▸ p.510

3.1.1 **感染症法で発生届の提出が必要なのはどれか. 1つ選べ.**

1） 肺結核　　　**2）** マイコプラズマ肺炎　　　**3）** 肺炎球菌性肺炎

4） COVID-19　　　**5）** インフルエンザ A 型

3.1.2 **市中肺炎のうち，特に若年者で多くみられる原因菌はどれか. 1つ選べ.**

1） 肺炎球菌 (*Streptococcus pneumoniae*)

2） 肺炎マイコプラズマ (*Mycoplasmoides pneumoniae*)

3） 緑膿菌 (*Pseudomonas aeruginosa*)

4） MRSA (methicillin-resistant *Staphylococcus aureus*)

5） 肺炎クラミジア (*Chlamydia pneumoniae*)

3.1.3 **肺結核の標準治療に含まれない抗結核薬はどれか. 1つ選べ.**

1） イソニアジド　　　**2）** レボフロキサシン　　　**3）** リファンピシン

4） ピラジナミド　　　**5）** ストレプトマイシン

3.2.1 ***Helicobacter pylori* について誤っている記述はどれか. 1つ選べ.**

1） 一次除菌後に血清 *H. pylori* 抗体検査が陽性であったことから，除菌不成功と判断した.

2） *H. pylori* 感染は，特発性血小板減少性紫斑病の原因となる.

3） *H. pylori* に対する除菌治療の成功率は 90 % 程度である.

4） *H. pylori* は，約 40 年前に発見された.

5） *H. pylori* はウレアーゼを産生し，胃内で生存する.

3.2.2 **虫垂炎について誤っている記述はどれか. 1つ選べ.**

1） Lanz 点の腹痛は，虫垂炎に特徴的な所見である.

2） 虫垂炎の原因菌は，腸内の常在菌が多い.

3） 造影 CT にて，虫垂周囲炎症を認め，虫垂の壁構造が保たれていないことから，蜂窩織炎性（化膿性）虫垂炎と診断した.

4） 虫垂炎の好発年齢は，20 〜 30 代である.

5） 虫垂炎は症状が進展することが多い.

3.2.3 **腸炎について誤っている記述はどれか. 1つ選べ.**

1） 細菌性の毒素型の代表的な原因菌は黄色ブドウ球菌である.

2） ウイルス性腸炎は冬季に多く，夏季には細菌性腸炎が多い.

3） ノロウイルス，ロタウイルスの感染してからの潜伏期間は数時間から数日である.

4） 初期治療として，抗菌薬の投与が必要である.

5） 腸炎は経口感染が多い.

3.2.4 細菌性赤痢について誤っている記述はどれか．１つ選べ．

1）細菌性赤痢は，生活環境が不良な地域に多い．

2）近年は，海外からの輸入症例はまれである．

3）下痢と血便を認める．

4）治療はキノロン系の抗菌薬で行うことが多いが，近年は耐性化も報告されている．

5）便培養にて確定診断を行う．

3.2.5 サルモネラ腸炎について誤っている記述はどれか．１つ選べ．

1）*Salmonella* 属は細胞内寄生体であり，腸管上皮細胞に感染する．

2）サルモネラ腸炎に対する治療は対症療法が中心となるが，重症時には抗菌薬による治療を行う．

3）サルモネラ腸炎は迅速診断法で確定診断がつく．

4）日本における *Salmonella* 属による食中毒は，鶏卵を用いた料理，菓子が多い．

5）サルモネラ腸炎では，症状が改善されても排菌が続くことがある．

3.2.6 腸炎ビブリオ感染症について誤っている記述はどれか．１つ選べ．

1）腸炎ビブリオ感染症の原因となる *Vibrio parahaemolyticus* は，好塩性のグラム陰性桿菌である．

2）腸炎ビブリオ感染症の治療の基本は対症療法である．

3）腸炎ビブリオ感染症は夏季に多い．

4）腸炎ビブリオ感染症の潜伏期間は半日程度である．

5）腸炎ビブリオ感染症による下痢に対して，止瀉薬を使用すべきである．

3.2.7 カンピロバクター腸炎について誤っている記述はどれか．１つ選べ．

1）カンピロバクター腸炎の潜伏期間は 2〜7 日間である．

2）ギラン・バレー症候群を合併することがある．

3）カンピロバクター腸炎は，汚染された水や食物，家畜，特に鶏肉の経口摂取が原因となる．

4）カンピロバクター腸炎に対してセフェム系の抗菌薬を使用する．

5）カンピロバクター腸炎は下痢だけでなく，高頻度に血便を引き起こす．

3.2.8 腸管出血性大腸菌（EHEC）感染症について誤っている記述はどれか．1つ選べ．

1）EHEC は Vero 毒素を産生することにより，腹痛，下痢，血便を引き起こす．

2）EHEC 感染症は発展途上国に多く，わが国ではほとんど認められない．

3）EHEC 感染症は，溶血性尿毒症症候群の原因となる．

4）EHEC の産生する Vero 毒素は大きく分けて2種類存在する．

5）EHEC 感染症は三類感染症であり，届出が必要である．

3.2.9 ウェルシュ菌について正しい記述はどれか．1つ選べ．

1）エンドトキシンを産生するウェルシュ菌は，食中毒の原因となる．

2）嫌気性グラム陰性桿菌ウェルシュ菌の芽胞は熱抵抗性が高い．

3）ウェルシュ菌は，動物の大腸にも存在する．

4）ウェルシュ菌による食中毒は嘔気を認めやすい．

5）ウェルシュ菌による食中毒の潜伏期は，2〜3日である．

3.2.10 アメーバ赤痢について誤っている記述はどれか．1つ選べ．

1）アメーバ赤痢は細菌性感染である．

2）アメーバ赤痢は性行為感染症の一つである．

3）アメーバ赤痢に対して，メトロニダゾールにより治療を行う．

4）赤痢アメーバは，肝膿瘍の原因となる．

5）アメーバ赤痢は栄養型の存在により確定診断される．

3.2.11 偽膜性腸炎について誤っている記述はどれか．1つ選べ．

1）*Clostridioides difficile* には毒素産生株が30％程度存在し，毒素産生株が増殖した際に偽膜性腸炎が発症する．

2）治療には，まず菌交代現象を引き起こした抗菌薬の中止が重要である．

3）内視鏡では直腸やS状結腸に偽膜を認めることにより偽膜性腸炎を疑う．

4）強力な胃酸分泌阻害薬であるヒスタミン H_2 受容体拮抗薬やプロトンポンプ阻害薬の長期使用患者における偽膜性腸炎の発症率や再燃率の増加が報告されている．

5）抗菌薬投与直後から発熱，腹痛，下痢（時に血性）が発現する．

3.2.12 ウイルス性腸炎について誤っている記述はどれか．1つ選べ．

1）ウイルス性腸炎は，経口感染により広がる．

2）ウイルス性腸炎の原因ウイルスを同定する方法はない．

3）ウイルス性腸炎は，自然軽快することが多い．

4）ロタウイルスにはワクチンが存在する．

5）ウイルス性腸炎の症状は，嘔吐，下痢が多い．

3.3.1 ウイルス性肝炎について誤っている記述はどれか．1つ選べ．

1）B 型肝炎ウイルスは DNA ウイルスである．

2）C 型肝炎ウイルス感染の潜伏期は 2 週間程度である．

3）ウイルス性肝炎は劇症化することもある．

4）初期の肝炎の症状は，発熱，嘔気，食思不振，全身倦怠感が多い．

5）A 型肝炎には，流行時期がある．

3.3.2 A 型肝炎について誤っている記述はどれか．1つ選べ．

1）A 型肝炎ウイルスは経口感染する．

2）A 型肝炎ウイルスは，潜伏期から症状改善後まで長期にわたり，糞便排泄されている．

3）A 型肝炎に対する治療は，安静と食事療法となる．

4）A 型肝炎予防にはワクチンが存在する．

5）A 型肝炎は乳幼児に多い．

3.3.3 *Epstein-Barr* ウイルス（EBV）感染症について誤っている記述はどれか．1つ選べ．

1）伝染性単核球症の原因となる．

2）EBV 感染時には異型リンパ球が増加する．

3）EBV による伝染性単核球症では咽頭痛を伴うことがある．

4）EBV 感染においてアンピシリンの使用が推奨される．

5）若年における肝障害の原因となる．

3.3.4 サイトメガロウイルス（CMV）肝炎について誤っている記述はどれか．1つ選べ．

1）健常人における CMV の初感染時には，肝炎，伝染性単核球症として発症することが多い．

2）健常人に発症した CMV による肝炎に対し，レテルモビルを使用する．

3）CMV は，免疫抑制状態にある患者に発症しやすい．

4）CMV-IgM が高いことから，初感染と判断した．

5）CMV は一度感染すると，その後，宿主に潜伏感染を起こす．

3.3.5 B 型肝炎ウイルス（HBV）感染について誤っている記述はどれか．1つ選べ．

1）現在 HBV 感染予防に対して，母子感染予防およびワクチンの定期接種が行われている．

2）HBV 感染の長期目標は HBe 抗原消失である．

3）HBV 感染の治療薬には，核酸アナログ製剤とインターフェロンが存在する．

4）HBV の遺伝子型について，近年の若年ではゲノタイプ A が増加傾向にある．

5）HBV 感染は時に劇症化することがある．

3.3.6 C型肝炎ウイルス（HCV）感染について誤っている記述はどれか．1つ選べ．
1）HCVにもさまざまなゲノタイプがあり，わが国ではゲノタイプ1bが70％を占めている．
2）インターフェロンフリー治療効果には，HCVのNS5A遺伝子におけるP32の変異が影響する．
3）HCVは，輸血，刺青，薬物など血液を介して感染する．
4）HCVキャリアは，わが国で200万人程度存在する．
5）代償性肝硬変は，意識障害，黄疸，腹水を伴う．

3.3.7 急性胆嚢炎について誤っている記述はどれか．1つ選べ．
1）Murphy徴候は，急性胆嚢炎に特徴的である．
2）急性胆嚢炎の原因の多くは胆石によるものである．
3）Mirizzi症候群とは，胆嚢頸部に嵌頓した結石により黄疸をきたすことである．
4）Murphy徴候と白血球数上昇を認め，急性胆嚢炎を確診とした．
5）急性胆嚢炎における原因菌で最も多いものは，*Escherichia coli*である．

3.3.8 急性胆管炎について誤っている記述はどれか．1つ選べ．
1）胆管空腸吻合は急性胆管炎の原因となる．
2）急性胆管炎は，抗菌薬投与のみで対応する．
3）胆道ドレナージには，内視鏡を用いることがある．
4）急性胆管炎の原因菌は，腸内細菌が多い．
5）感染が増悪すると意識障害をきたすこともある．

3.4.1 急性単純性膀胱炎において，誤っているのはどれか．1つ選べ．
1）男性より女性に多い．　　2）頻尿を呈する．　　3）発熱を呈する．
4）排尿時痛を呈する．　　5）大腸菌が原因菌となる．

3.4.2 腎盂腎炎に関する記述として正しいのはどれか．1つ選べ．
1）病原体は腸管から腎盂に到達して発症する．
2）発熱はほとんど認めない．
3）肋骨背柱角の叩打痛を認めることが多い．
4）治療の第一選択はセファクロルである．
5）慢性に移行すると腎機能低下は認めない．

3.4.3 カテーテル関連尿路感染（CAUTI）のリスク因子として誤っているのはどれか. 1つ選べ.

1）高齢者　　2）長期の尿道カテーテル留置　　3）不適正な尿道カテーテル管理

4）男性　　　5）免疫不全患者

3.5.1 性感染症に関する記述のうち，正しいものはどれか. 2つ選べ.

1）梅毒は感染症法上，五類感染症で全数把握が必要である.

2）わが国における HIV 感染症の新規発生数は近年増加傾向にある.

3）性器クラミジア感染症は女性より男性で症状が重篤になりやすい.

4）淋菌感染症では近年，薬剤耐性菌の頻度が増加している.

5）HIV 感染症と後天性免疫不全症候群は同じ意味である.

3.5.2 次の性感染症のうち，マクロライド系抗菌薬が無効であるものはどれか. 2つ選べ.

1）梅毒　　　　　2）尖圭コンジローマ　　　3）性器クラミジア感染症

4）淋菌感染症　　5）HIV 感染症

3.5.3 後天性免疫不全症候群を診断するにあたっての基準となる指標疾患に含まれていないものはどれか. 1つ選べ.

1）サイトメガロウイルス大腸炎　　2）肺結核　　3）ニューモシスチス肺炎

4）マイコプラズマ肺炎　　　　　　5）クリプトコックス髄膜炎

3.6.1 伝染性膿痂疹について正しい記述はどれか. 1つ選べ.

1）皮膚アレルギー性疾患である.　　2）クラミジアが表皮から感染する.

3）皮疹が次々と全身に広がる.　　　4）治療はステロイド外用剤を使用する.

5）かゆみを伴うことはない.

3.6.2 蜂窩織炎より病巣が深い疾患はどれか. 1つ選べ.

1）丹毒　　2）せつ　　3）毛包炎　　4）壊死性筋膜炎　　5）伝染性膿痂疹

3.6.3 丹毒の典型的な症状として誤っているのはどれか. 1つ選べ.

1）局所熱感　　2）浮腫性紅斑　　3）疼痛　　4）筋肉壊死　　5）発熱

3.6.4 壊死性筋膜炎の治療に直接関与しない薬剤はどれか. 1つ選べ.

1）タゾバクタム / ピペラシリン　　2）メロペネム　　3）ニカルジピン

4）トロンボモデュリンアルファ　　5）ベンジルペニシリン

3.6.5 尋常性ざ瘡の発症に直接関与しないのはどれか. 1つ選べ.

1) 月経周期　　2) 角化異常　　3) オイリースキン　　4) アクネ桿菌　　5) 高齢者

3.6.6 腎機能低下患者でも，減量の必要がない帯状疱疹治療薬はどれか. 1つ選べ.

1) アシクロビル　　2) アメナメビル　　3) バラシクロビル
4) ガンシクロビル　　5) ファムシクロビル

3.6.7 足白癬に関する記述として誤っているのはどれか. 1つ選べ.

1) ケラチンを栄養源としている.　　2) 小児は高い頻度で罹患しやすい.
3) 小水疱を生じる.　　4) かゆみがないこともある.
5) 主な治療薬は外用抗真菌薬である.

3.6.8 疥癬が寄生する部位はどれか. 1つ選べ.

1) 角層　　2) 顆粒層　　3) 有棘層　　4) 基底層　　5) 表皮基底膜

3.7.1 細菌性髄膜炎に関する次の記述のうち誤っているものを1つ選べ.

1) 発熱，嘔吐，意識障害が三徴候である.
2) 髄膜刺激徴候に，項部硬直，Kernig徴候，Brudzinski徴候がある.
3) 新生児の原因微生物のほとんどはB群溶血性レンサ球菌と大腸菌である.
4) 乳児，幼児，小児では肺炎球菌によるものが多い.
5) インフルエンザ菌b型 (Hib) ワクチンにより，Hibによる髄膜炎はほぼなくなった.

3.7.2 細菌性髄膜炎の治療に関する次の記述のうち誤っているものを1つ選べ.

1) *Streptococcus pneumoniae* (ベンジルペニシリンの MIC = 1μg/mL，セフォタキシム／セフトリアキソンの MIC = 0.1μg/mL) に対する第一選択薬はセフトリアキソンである.
2) *Neisseria meningitidis* (ベンジルペニシリンの MIC = 0.5μg/mL) に対する第一選択薬はベンジルペニシリンである.
3) *Listeria monocytogenes* に対する第一選択薬はアンピシリンである.
4) *Haemophilus influenzae* に対する第一選択薬はセフォタキシムである.
5) 基質特異性拡張型 β-ラクタマーゼ (ESBL) 産生 *Escherichia coli* に対する第一選択薬はメロペネムである.

3.7.3 中枢神経系感染症の治療に関する次の記述のうち誤っているものを1つ選べ.

1) クリプトコックス髄膜炎の治療にイトラコナゾールを投与した.

2) 結核性髄膜炎の治療をイソニアジド, リファンピシン, ピラジナミド, エタンブトールの4剤併用で開始した.

3) メチシリン感性黄色ブドウ球菌 (MSSA) による脳膿瘍にセフェピムを投与した.

4) *Nocardia* 属による脳膿瘍にスルファメトキサゾール / トリメトプリム (ST 合剤) を投与した.

5) 単純ヘルペスウイルス脳炎にアシクロビルを投与した.

3.8.1 深在性カンジダ症の原因として, 最も可能性が低いものはどれか. 1つ選べ.

1) カテーテル関連血流感染　　**2)** S状結腸穿孔　　**3)** 院内肺炎

4) HIV 感染症　　　　　　　　**5)** 免疫抑制薬の長期内服

3.8.2 発熱性好中球減少症の経験的治療では緑膿菌をカバーする抗菌薬を使用するが, 緑膿菌に無効なものはどれか. 1つ選べ.

1) セファゾリン (CEZ)　　　　　　　**2)** セフェピム (CFPM)

3) タゾバクタム / ピペラシリン (TAZ/PIPC)　　**4)** セフォゾプラン (CZOP)

5) セフタジジム (CAZ)

3.8.3 敗血症の初期治療におけるモニタリング指標はどれか. 2つ選べ.

1) 血清プロカルシトニン値　　**2)** 尿量　　**3)** 血清アルブミン値

4) 血清乳酸値　　　　　　　　**5)** 血小板数

3.9.1 感染性心内膜炎について述べた文章のうち, 正しいものはどれか. 1つ選べ.

1) 広域スペクトルの抗菌薬を用いて治療を行う.

2) 原因菌を同定するために血液培養は1セットで十分である.

3) 大動脈弁にある疣腫は大きさによらず外科手術の適応である.

4) 緑膿菌は主要な原因菌の一つである.

5) 弁膜症がある患者において発生しやすい.

3.9.2 次の微生物の中で, 感染性心内膜炎の原因菌として典型的ではないものはどれか. 1つ選べ.

1) *Candida albicans*　　**2)** *Streptococcus oralis*　　**3)** *Staphylococcus aureus*

4) *Enterococcus faecalis*　　**5)** *Pseudomonas aeruginosa*

361

3.9.3 60歳の女性．かねてから僧帽弁閉鎖不全症を指摘されている．この患者の抜歯を行うことになった場合，感染性心内膜炎の予防のための処置として適切なものはどれか．1つ選べ．

1）抗菌薬の予防投与は行う必要がないことを説明する．
2）抜歯の1時間前に経口のアモキシシリンを投与する．
3）抜歯後にセファゾリン1gの点滴投与を行う．
4）処置の1週間前からメトロニダゾールを投与する．
5）抜歯に先行して僧帽弁閉鎖不全症の外科的治療を行う．

3.10.1 急性化膿性骨髄炎について正しい記述はどれか．1つ選べ．

1）原因菌はインフルエンザ菌が多い．
2）長管骨骨幹端部に好発する．
3）MRI検査は，発症後1週間以内では異常を認めない．
4）リンパ性感染が多い．
5）腐骨を形成することはまれである．

3.11.1 流行性角結膜炎について正しい記述はどれか．1つ選べ．

1）インフルエンザ菌によるものが多い．
2）一般的にプール熱として知られている．
3）学校への通学は許可できる．
4）流水による手洗いの励行を勧める．
5）家族より先の入浴を勧める．

3.11.2 中耳炎について正しい記述はどれか．1つ選べ．

1）急性中耳炎の主な原因菌は，黄色ブドウ球菌，緑膿菌や真菌などである．
2）急性中耳炎の軽症の場合は，初期から抗菌薬を投与する．
3）急性中耳炎は成人に好発する．
4）かぜなどの上気道炎に引き続いて症状がみられることがある．
5）慢性中耳炎の主な原因菌は，肺炎球菌やインフルエンザ菌，*Moraxella catarrhalis* などである．

3.12.1 齲蝕の原因菌として最も重要なのはどれか．1つ選べ．

1）*Enterococcus* 属菌（腸球菌）　　2）*Staphylococcus aureus*（黄色ブドウ球菌）
3）*Candida albicans*　　4）ミュータンスレンサ球菌
5）*Porphyromonas gingivalis*

3.12.2 薬剤師による歯科受診勧奨に関する記述について**誤っている**のはどれか．1つ選べ．

1） 糖尿病患者への歯周病検査の受診勧奨は重要である．

2） 顎の腫れを伴う歯痛の場合は，一般用医薬品にて経過観察後，受診勧奨する．

3） オーラルフレイル予防と定期歯科健診のための歯科受診勧奨は重要である．

4） 歯肉から膿が出る症状の場合，直ちに受診勧奨をすべきである．

5） 高齢者では口腔ケアによる誤嚥性肺炎予防のための受診勧奨は重要である．

3.12.3 口腔カンジダ症の治療に用いられるのはどれか．1つ選べ．

1） アシクロビル **2）** アムホテリシン B **3）** クラリスロマイシン

4） セフトリアキソン **5）** ダプトマイシン

3.12.4 誤嚥性肺炎のリスク低減策として**不適切な**記述はどれか．1つ選べ．

1） 喫煙者に対して禁煙治療を行う．

2） インフルエンザワクチンを接種する．

3） 通常食が食べられるよう嚥下機能訓練を行う．

4） 胃瘻造設術により経口での栄養摂取をやめる．

5） 睡眠薬を中止または減量し，意識レベルを高める．

3.12.5 心内膜炎患者の血液培養から分離された細菌をグラム染色して鏡検したところ，連鎖状に連なったグラム陽性球菌が多数観察された．分離菌は次のどれか．1つ選べ．

1） *Escherichia coli* **2）** *Haemophilus influenzae* **3）** *Staphylococcus aureus*

4） *Streptococcus mitis* **5）** *Streptococcus pneumoniae*

3.13.1 *Ascaris lumbricoides*（回虫）の細胞が**有していない**ものはどれか．1つ選べ．

1） ゴルジ体 **2）** 小胞体 **3）** 60S リボソーム大サブユニット

4） 16S rRNA **5）** 核膜

3.13.2 食中毒を起こす病原体のうち，線虫に分類されるのはどれか．1つ選べ．

1） アニサキス **2）** サルコシスティス **3）** クドア

4） カンピロバクター **5）** 腸炎ビブリオ

3.13.3 原虫により起こる AIDS の指標疾患はどれか．1つ選べ．

1） ジアルジア症（1ヵ月以上続く下痢を伴ったもの）

2） マラリア脳症（生後1ヵ月以後）

3） カンジダ症（食道，気管，気管支，肺）

4） 活動性結核（肺結核または肺外結核）

5） クリプトスポリジウム症（1ヵ月以上続く下痢を伴ったもの）

3.14.1 メタロβ-ラクタマーゼ産生大腸菌において，薬剤感受性がある可能性が最も高いβ-ラクタム系抗菌薬はどれか．1つ選べ．

1）セフメタゾール　　**2**）アズトレオナム　　**3**）メロペネム

4）セフェピム　　**5**）スルバクタム / アンピシリン

3.14.2 ESBL 産生肺炎桿菌による敗血症性ショックの患者に対して使用が推奨される薬剤はどれか．1つ選べ．

1）セフメタゾール　　**2**）フロモキセフ　　**3**）タゾバクタム / ピペラシリン

4）メロペネム　　**5**）セフェピム

3.14.3 MRSA が以下の検体から検出されたと仮定する場合，最も抗 MRSA 薬の投与が必要になる可能性が低い患者はどれか．1つ選べ．

1）インフルエンザ A 型罹患後に市中肺炎に罹患した 25 歳男性の喀痰検体

2）急性腎盂腎炎に罹患した 25 歳女性の尿検体

3）格闘技の部活動に参加している 20 歳男性の繰り返す蜂窩織炎の創部滲出液検体

4）人工股関節感染を起こした 80 歳女性の股関節穿刺液検体

5）広範囲熱傷のため入院しており人工呼吸器関連肺炎が疑われる 35 歳男性の喀痰検体

3.15.1 多剤耐性緑膿菌（MDRP）と判断するために耐性であることを証明する必要がある抗菌薬の種類を 3 つ選べ．

1）キノロン系　　**2**）カルバペネム系　　**3**）第四世代セファロスポリン系

4）セファマイシン系　　**5**）アミノグリコシド系

3.15.2 人工呼吸器関連肺炎（VAP）の原因微生物としてふさわしいものはどれか．すべて選べ．

1）MRSA　　**2**）緑膿菌　　**3**）肺炎桿菌　　**4**）肺炎球菌　　**5**）*Enterobacter* 属菌

3.15.3 中心静脈カテーテル関連血流感染（CLABSI）の原因菌の中で，感染性心内膜炎を合併することが多いものはどれか．3 つ選べ．

1）MRSA　　**2**）*Candida albicans*　　**3**）*Enterococcus faecalis*

4）*Escherichia coli*　　**5**）*Pseudomonas aeruginosa*

4章 抗微生物薬の適正使用

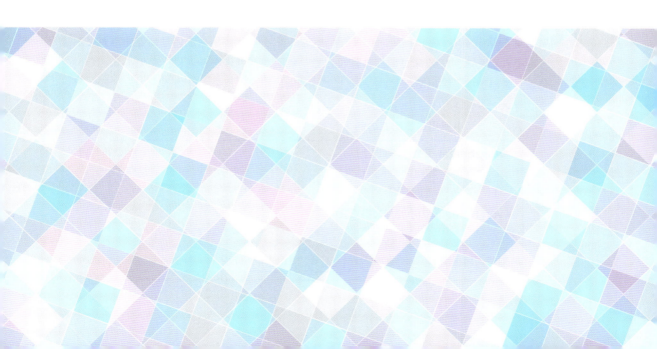

1 感染症治療薬を投与する際の留意点

ココをしっかりおさえよう！

▶年齢　▶体重　▶肝・腎機能　▶アレルギー歴　▶薬物相互作用

　医師の診断した患者の感染症名から感染症の原因（細菌，真菌，ウイルスなど）を把握し，医師が処方した感染症治療薬の選択が適切であるかを抗菌スペクトルや薬剤感受性試験の結果などを考慮して判断する．さらに，個々の患者の特性（年齢，体重，肝・腎機能，妊婦・授乳婦，アレルギー歴，副作用歴）や併用薬の薬物相互作用の有無を正確に評価した上で，医師が選択した感染症治療薬の用法・用量の評価や感染症治療薬または併用薬の代替薬の提案も，感染症治療を行う際に薬剤師が留意する点である．

1 年齢，体重

　年齢（成長，加齢）や体重は薬物動態に影響する個々の患者の因子である．そのため，年齢や体重に基づく適切な感染症治療薬の選択と投与量の調整は，感染症治療の効果を最大化し，副作用や有害事象のリスクを最小限に抑えるために重要である．

▶▶ 小児患者

　小児において薬物動態が十分に検討された感染症治療薬は限られているため，感染症治療薬を小児に使用する際には，添付文書に小児用量が記載されていないことが多い．医薬品添付文書では，小児患者の年齢区分の目安として，新生児が出生後4週間未満，乳児が1歳未満，幼児が7歳未満，小児が15歳未満である．小児用量が確立されていない感染症治療薬の用量は，Augsberger-Ⅱ式やvon Harnack換算表などを用いて，成人用量から小児用量を算出する（**表4.1.1**）．ただし，年齢によっては投与量が過量に算出されてしまうおそれがある．実臨床では，書籍などで一般的な推奨量を参考に，患児の状態（年齢，体重，臓器機能，併用薬など）を確認して，個別に用法・用量を評価することが多い．

表4.1.1　小児用量算出式の例

● Augsberger-Ⅱ式（1歳以上）

$$小児用量 = \frac{年齢 \times 4 + 20}{100} \times 成人用量$$

● von Harnackの小児用量換算表

年　齢	3ヵ月	6ヵ月	1歳	3歳	7.5歳	12歳	成人
対成人用量比	1/6	1/5	1/4	1/3	1/2	2/3	1

1 感染症治療薬を投与する際の留意点

表4.1.2　日本人小児（2〜18歳）の GFR 推算式

性別毎に身長 Ht (m) から算出する血清クレアチニン基準値である ref Cr を算出する．

[男児] ref Cr $= -1.259Ht^5 + 7.815Ht^4 - 18.57Ht^3 + 21.39Ht^2 - 11.71Ht + 2.628$

[女児] ref Cr $= -4.536Ht^5 + 27.16Ht^4 - 63.47Ht^3 + 72.43Ht^2 - 40.06Ht + 8.778$

上記で算出した ref Cr と患児の血清クレアチニン値 (sCr) を用いて，eGFR を算出する．

　eGFR (mL/min/1.73 m^2) $= 110.2 \times$ (ref Cr/sCr) $+ 2.93$

（出典：Uemura O, et al：Clin Exp Nephrol, 18：626-633, 2014；小児慢性腎臓病（小児 CKD）小児の「腎機能障害の診断」と「腎機能評価」の手引き）

腎排泄型の感染症治療薬を用いる際には，腎機能による用法・用量の調整が必要となる．その際には，血清クレアチニン値を日本人小児の糸球体ろ過量（glomerular filtration rate：GFR）推算式を用いて算出する（表4.1.2）．

　小児への使用が禁忌となっている感染症治療薬には，ノルフロキサシンとトスフロキサシン以外のニューキノロン系抗菌薬やクロラムフェニコール系抗菌薬がある．また，低出生体重児と新生児では，スルファメトキサゾール／トリメトプリム（ST 合剤）が使用禁忌となっている．

　外来における小児の経口感染症治療薬の処方や静注製剤から経口製剤への切り替えの際には，確実に小児が服用できるような製剤を提案することが重要である．経口製剤は適切な量を確実に服用しなければ，期待する感染症の治療効果を得ることはできない．そのため，経口感染症治療薬の味や服薬を補助するための方法（服薬ゼリーなど）についても，患児の保護者に情報提供することが重要である．

▶ 高齢者

　高齢者では，加齢に伴う生理的な変化として臓器や身体的な機能の低下がみられ，複数の併存疾患に対して使用されている薬物との薬物相互作用にも注意が必要となる（⇒「6. 薬物相互作用」［p.376］を参照）．高齢者が若年者と比べて，最も変動する生理機能は，腎機能の低下である．腎排泄型の感染症治療薬を用いる際には，腎機能に合わせた投与量の減量や投与方法の調整を行う（⇒「腎機能低下症例に対する感染症薬物治療」［p.369］を参照）．高齢者では筋肉量の減少に伴い，クレアチニン生成が減少するため，見かけ上，腎機能が良くみえてしまう．血清クレアチニン値が 1mg/dL 未満でも，高齢者の場合には腎排泄型の感染症治療薬の過量投与となる場合があり，注意が必要である．また，加齢に伴い，薬物代謝酵素の活性減弱や肝血流量の減少にて肝代謝型の感染症治療薬の代謝遅延が生じるが，肝代謝能は個人差が大きく関与するため，投与量を推奨しているガイドライン等がなく，患者の状態をみながら通常量を用いることが多い（⇒「肝機能低下症例に対する感染症薬物治療」［p.368］を参照）．そのため，高齢者に有効かつ安全な感染症治療を実施するためには，加齢や併用により変化する薬物動態を理解した上で薬物の選択や用法・用量の設定を行う．さらに，経口感染症治療薬を用いる際には，嚥下機能や認知機能などの服薬上の問題も確認することが必要である．

4

抗微生物薬の適正使用

▶▶ 体重

　バンコマイシン，テイコプラニン，アミカシン，ゲンタマイシン，ボリコナゾールなどは，適切な投与量を患者の体重に基づいて調整する感染症治療薬である．体重を身長の二乗で割った値である体格指数（BMI）が 25 kg/m² 以上の患者は肥満と定義されている．肥満患者の場合，実測の体重で用量を設定すると過量投与になる可能性があるため，標準体重を用いて用量を設定することがある．標準体重は，BMI 22 kg/m² を用いて算出する．肥満患者に対する用法・用量の指針は存在せず，初回投与の際には承認最大用量で投与し，安全性をモニタリングしていく．

　これらの年齢と体重を考慮した感染症薬物治療は，患者の個別の特性に合わせて適切な治療を提供し，治療の成功と安全性を確保するために不可欠である．医師や薬剤師は患者の情報を適切に収集し，適切な薬物選択と投与量の調整を実施する．

2 肝・腎機能

　肝・腎機能の低下は，薬物の代謝，分布，および排泄に影響を及ぼし，感染症治療薬の治療効果や副作用の発生リスクに関連する可能性がある．肝代謝型と腎排泄型の主な感染症治療薬を表4.1.3 に示す．肝機能低下患者では Child-Pugh 分類を用いて，腎機能低下患者では腎機能を評価する際に用いる推算式の特徴を理解した上で，感染症治療薬の投与設計を検討する．一方で，薬物動態学 / 薬力学（pharmacokinetics / pharmacodynamics：PK/PD）に基づいて適切な用法・用量で投与しなければ十分な治療効果を発揮することができないため，感染症治療薬の過少投与や不適切な投与回数を回避するために薬物動態の知識も必要となる．

▶▶ 肝機能低下症例に対する感染症薬物治療

　肝機能低下症例に感染症治療薬を使用する際には，肝障害の重症度を把握する．肝臓の薬物代謝能を定量的に評価する信頼性の高い指標はないため，AST，ALT，ALP，γ-GTP，

表4.1.3　主な感染症治療薬の代謝・排泄型の例

肝代謝型	腎排泄型
セフォペラゾン	ペニシリン系抗菌薬
ボリコナゾール	セファロスポリン系抗菌薬
イトラコナゾール	カルバペネム系抗菌薬
ミカファンギン	アミノグリコシド系抗菌薬
カスポファンギン	バンコマイシン
クリンダマイシン	クラリスロマイシン
ミノサイクリン	レボフロキサシン
アジスロマイシン	ダプトマイシン
リファンピシン	アシクロビル
	フルコナゾール

1 感染症治療薬を投与する際の留意点

表4.1.4 Child-Pugh 分類

	1点	2点	3点
脳 症	なし	軽度	時々昏睡
腹 水	なし	少量	中等量
血清総ビリルビン値 (mg/dL)	<2.0	2.0〜3.0	>3.0
血清アルブミン値 (g/dL)	>3.5	2.8〜3.5	<2.8
プロトロンビン活性値 (%)	>70	40〜70	<40

合計ポイントが5〜6点は軽度 (Grade A)，7〜9点は中等度 (Grade B)，10〜15点は高度 (Grade C) 肝機能障害

ビリルビン，アルブミンなどの検査値に基づいて，肝機能を評価する．ただし，肝機能検査値の異常を示すすべての患者が肝機能低下を有する患者ではないことを理解しておく必要がある．また，肝機能低下症例は臨床試験から除外されることが多く，投与量調整に用いることができる検査値もないために，感染症治療薬の至適投与量に関する情報は少ない．

慢性的な肝障害にて肝固有クリアランスが低下する肝硬変では，肝代謝型薬物を投与する際に，適切な減量が必要となる．その際に，肝機能障害の重症度を評価する指標として，Child-Pugh 分類（**表4.1.4**）が肝代謝型薬物の投与設計に用いられる．Child-Pugh 分類の中等度および高度に該当する非代償性肝硬変症例の場合は，肝代謝型薬物の減量や投与間隔の延長などを検討する．イトラコナゾールは重篤な肝疾患者に投与禁忌となっており，ボリコナゾールでは Child-Pugh 分類の軽度および中等度肝機能障害の患者では，投与2日目以降の投与量を半分にすることが推奨されている．そのほかに，チゲサイクリン，カスポファンギンなどでは肝機能障害の患者に対する用量調整が医薬品添付文書に記載されている．

ウイルス性や薬剤性による急性肝障害は，肝逸脱酵素の上昇のみで黄疸を認めない軽症から，肝不全を生じる劇症肝炎まで幅広い病態を示す．劇症化しない急性肝炎では，治療域が狭い薬物でない限り，通常の用量で使用し，劇症化した場合には減量が考慮される．また，敗血症性ショックに伴う臓器低灌流による急性の肝機能検査値異常を示す虚血性肝炎では，肝代謝型薬物を通常の用量で使用する．ただし，腎機能低下を伴うことが多く，腎排泄型薬物は腎機能に応じた投与量調整が必要となる．

肝機能低下症例に肝代謝型の感染症治療薬を使用する際には，薬効と有害事象のモニタリングを注意深く実施する．また，肝機能低下症例に使用されたデータや報告がある代替薬を検討する．

▶▶ 腎機能低下症例に対する感染症薬物治療

感染症治療薬の多くの抗菌薬，抗ウイルス薬は腎排泄型であり，患者の腎機能を評価して投与設計を行う必要がある．また，薬剤性腎障害を引き起こす感染症治療薬も多い．さらに，非ステロイド性抗炎症薬（NSAIDs）のように臨床現場での使用頻度が高い薬剤性腎障害の原因薬物（**表4.1.5**）の併用時には，腎機能をさらに低下させるリスクが高まる．そ

表4.1.5 薬剤性腎障害の原因薬物の例

> NSAIDs, アンジオテンシン変換酵素 (ACE) 阻害薬, アンジオテンシンⅡ受容体拮抗薬 (ARB), シクロスポリン, 造影剤, β-ラクタム系抗菌薬, アミノグリコシド系抗菌薬, バンコマイシン, アムホテリシン B, シスプラチン, メトトレキサート, アシクロビル

のため, 患者の併用薬をしっかり確認し, 薬剤性腎障害の原因薬物を使用している際には中止や休薬または代替薬の提案を医師に提案する.

　腎障害時の薬物投与を設計する際は, 正確な腎機能評価が必要不可欠である. 腎機能はGFRを薬物投与設計時の指標として用いる. GFRは, 医療現場で簡易にCockcroft-Gault式にて算出できるクレアチニンクリアランス (Ccr) と推算糸球体ろ過量 (eGFR) が用いられる.

- **Cockcroft-Gault 式**

$$Ccr\,(mL/min) = \frac{(140 - 年齢) \times 体重\,(kg)}{72 \times sCr\,(mg/dL)}\quad(男性)$$

　※女性の場合は男性の値の 0.85 倍

- **日本人向け eGFR 推算式**

$$eGFR\,(mL/min/1.73\,m^2) = 194 \times sCr^{-1.094} \times 年齢^{-0.287}\,(男性)$$

　※女性の場合は男性の値の 0.739 倍

$$eGFR\,(mL/min) = \frac{eGFR\,(mL/min/1.73\,m^2) \times 標準体表面積}{1.73}$$

　※標準体表面積 = 体重 $(kg)^{0.425} \times$ 身長 $(cm)^{0.725} \times 0.007184$

　血清クレアチニン値 (sCr) は筋肉量の影響を受けるため, 筋肉量が少ない患者ではGFRを過大評価してしまうおそれがある. eGFRは体内のクレアチニンが標準量である前提のもとで, 極端な低栄養状態, 高齢者, 腎機能が急激に低下している場合 (急性腎障害 (acute kidney injury:AKI)) などでは過大評価になる可能性がある. また, eGFRは標準の体表面積で補正をしている eGFR $(mL/min/1.73\,m^2)$ と体表面積非補正の eGFR (mL/min) がある. 慢性腎臓病 (chronic kidney disease:CKD) の重症度を評価する場合には, 「mL/min/1.73 m^2」の eGFR を用いる. 「mL/min/1.73 m^2」と「mL/min」では数値が乖離し, 実際の腎機能を過大評価してしまう可能性ある. そのため, 感染症治療薬の投与量を調整する場合には「mL/min」の eGFR を用いる.

　医薬品添付文書に腎機能に応じた用法・用量が記載されている感染症治療薬があるものの, 記載のない感染症治療薬も存在する. 投与量や投与間隔を調整する際には, 半減期, 感染原因菌の最小発育阻止濃度 (minimum inhibitory concentration:MIC) や Time above MIC, 濃度依存など, 投与する感染症治療薬の特性を確認する. アミノグリコシド系抗菌薬は1回用量を減らさずに, 投与間隔を延長する. 一方, β-ラクタム系抗菌薬, カルバペネム系抗菌薬は1回投与量を減量し, 投与回数はそのままの方が効果的である. ただ

し，初回投与量のみは減量せずに，腎機能が正常な患者と同じ投与量を投与し，有効な血中濃度に早期に到達が可能となる．

AKI 患者では腎機能障害の進行が急激であり，実際の腎機能の悪化に対して，血清クレアチニン値が追いつかずに，血清クレアチニン値の上昇に数日のタイムラグが生じる．そのために，血清クレアチニン値から算出する Ccr を用いた場合に実際の Ccr を過大評価する可能性がある．一方で，腎機能が回復している経過では，実際の Ccr を過小評価してしまうため，感染症治療薬の過少投与に注意する．治療薬物モニタリング（therapeutic drug monitoring：TDM）対象薬剤に関しては TDM を実施しながら，投与量の調整を綿密に実施していく．また，腎不全患者では腎機能を代替するために，腎代替療法（持続的血液透析および血液ろ過，腹膜透析など）があり，感染症治療薬の透析膜からの除去率や吸着率なども考慮した投与設計が必要となる．

3 妊娠・授乳

妊婦や授乳中の女性への感染症治療では，感染症治療薬を必要とする女性だけではなく，胎児や新生児に対する影響を考慮する．胎児への薬物の影響や母乳中の薬物の分泌による乳児への影響を検討し，リスクと利益を十分に評価する．

妊婦や妊娠する可能性がある女性への感染症治療として，感染症治療薬の投与が必須であるかを十分評価し，安易な投与を避ける．感染症治療薬の投与が必須となれば，薬剤選択において，母体と共に胎児へのリスクを慎重に判断し，医薬品添付文書上（「9.4 生殖能を有する者」と「9.5 妊婦」の項）で妊婦への投与が可能であるかを確認する．さらに，さまざまな情報から安全で胎児に害を及ぼさない感染症治療薬を選択する．また，新薬よりも使用実績の多い感染症治療薬を選択することも考慮する．しかし，母体の感染症の種類や重症度に応じて，感染症の治療が母体の健康にとって不可欠である場合，胎児へのリスクを最小限にとどめ，感染症を適切に治療する感染症治療薬の選択を医師と慎重に検討する．

妊娠期間によって胎児への薬物の影響は異なる．妊娠における薬物の影響として，妊娠の時期を「全か無か（All or None）」の時期（受精〜妊娠 3 週），「催奇形性」の時期（妊娠 4〜15 週），「胎児毒性」の時期（妊娠 16 週〜分娩）の大きく 3 つに分類して理解しておく（図4.1.1）．薬物の胎児への影響は妊娠前期（妊娠 14 週未満）に最も大きいため，特にこの時期に慎重な選択が必要である．胎児毒性が知られている感染症治療薬として，アミノグリコシド系抗菌薬（新生児に第 8 脳神経障害）やテトラサイクリン系抗菌薬（胎児に一過性の骨発育不全，歯牙の着色・エナメル質形成不全）がある．ニューキノロン系抗菌薬は汎用されているが，妊婦または妊娠している可能性のある女性には使用が禁忌である．妊婦への感染症治療薬として，ペニシリン系抗菌薬，セファロスポリン系抗菌薬およびマクロライド系抗菌薬は比較的安全に使用することができる．

医薬品添付文書には，「授乳婦」の項に注意事項として，「授乳を避けさせること」「授乳しないことが望ましい」「治療上の有益性及び母乳栄養の有益性を考慮し，授乳の継続又は中止を検討すること」が記載されている．授乳婦に感染症治療薬を使用する際に，国内

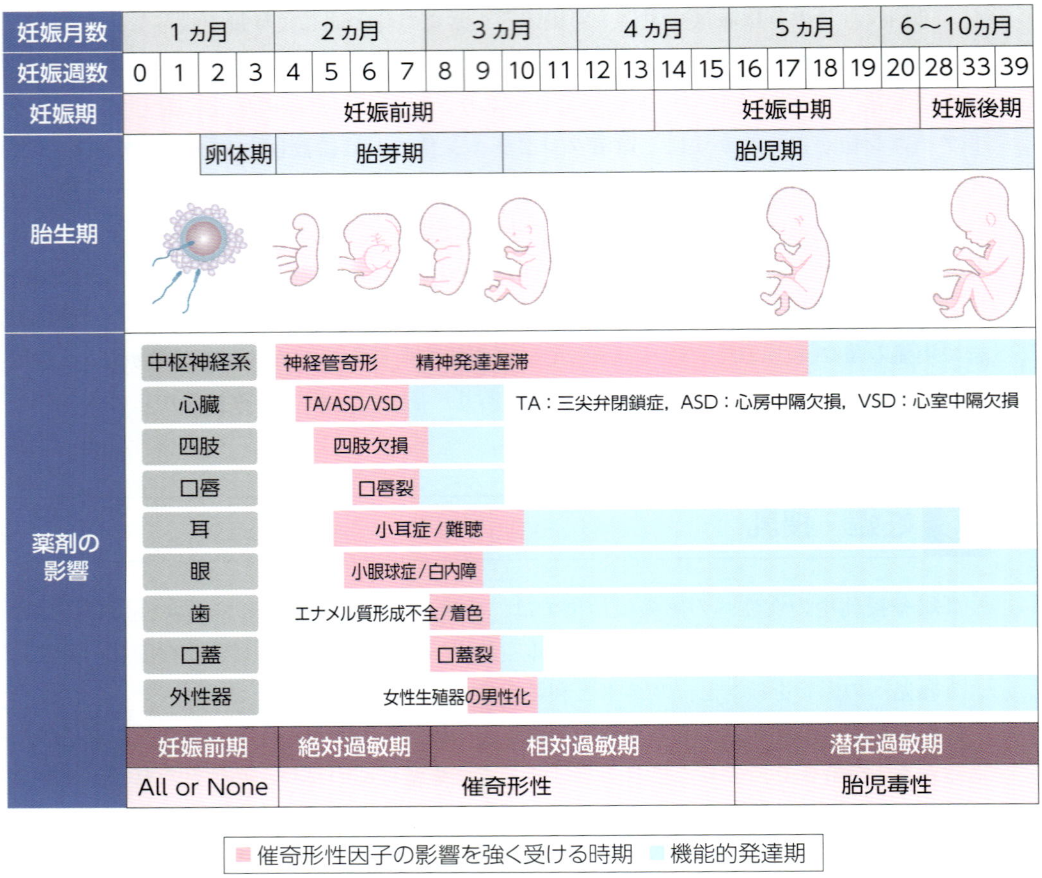

妊娠月数	1ヵ月	2ヵ月	3ヵ月	4ヵ月	5ヵ月	6〜10ヵ月
妊娠週数	0 1 2 3	4 5 6 7	8 9 10 11	12 13 14 15	16 17 18 19	20 28 33 39
妊娠期	妊娠前期				妊娠中期	妊娠後期
胎生期	卵体期	胎芽期	胎児期			

薬剤の影響

- 中枢神経系：神経管奇形　精神発達遅滞
- 心臓：TA/ASD/VSD（TA：三尖弁閉鎖症，ASD：心房中隔欠損，VSD：心室中隔欠損）
- 四肢：四肢欠損
- 口唇：口唇裂
- 耳：小耳症／難聴
- 眼：小眼球症／白内障
- 歯：エナメル質形成不全／着色
- 口蓋：口蓋裂
- 外性器：女性生殖器の男性化

妊娠前期	絶対過敏期	相対過敏期	潜在過敏期
All or None	催奇形性		胎児毒性

催奇形性因子の影響を強く受ける時期　　機能的発達期

図4.1.1　妊娠の経過と薬物の影響

の医薬品添付文書では，ほとんどの感染症治療薬で乳汁移行性を根拠に授乳の継続が推奨されていない．そのため，感染症治療薬による治療期間中に授乳を継続するかの判断に悩むことが多い．一般的に，分子量が大きく，タンパク結合率が高く，半減期が短く，脂溶性が低い薬物は，乳汁に移行しにくいと考えられている．乳汁移行の指標として，母乳／血漿薬物濃度（M/P）比が用いられ，M/P 比が高いと乳汁中に薬物が濃縮されていることを意味する．M/P 比は，母乳中の薬物濃度と母体の血漿薬物濃度を用いており，乳児の血中薬物濃度を評価していない．そのため，M/P 比が高値であって乳児の血中薬物濃度が高値ではないことを理解しておく．

　また，薬物の安全性評価では相対的乳児投与量（relative infant dose：RID）（％）が使用され，経母乳的に摂取される総薬物量（mg/kg/日）を薬物の乳児への投与常用量（mg/kg/日）で除して求められる．薬物の種類にもよるが，RID が 10％ を大きく下回る場合には，乳児への影響は少ないと見積もられている．

　感染症として，母親がヒト免疫不全ウイルス（human immunodeficiency virus：HIV）感染症やヒト T 細胞白血病ウイルス 1 型（human T-cell leukemia virus type 1：HTLV-1）キャリアの場合には授乳の中止が推奨されている．

1 感染症治療薬を投与する際の留意点

　妊娠中および授乳中の感染症の薬物治療では，感染症の種類，重症度，感染症治療薬の特性，および母体と胎児または授乳中の乳児へのリスクと利益を総合的に評価し，最適な治療計画を医師と協議する．妊婦や授乳婦に対する薬剤の情報源として，国内外の書籍や国立成育医療研究センターの「妊娠と薬情報センター」などを参考に，母子の安全性を最優先に考え，個別のケースに合わせた治療計画を立案する．

4 アレルギー歴

　感染症の薬物治療に限らず，薬物治療を開始する前に薬剤師は，安全な薬物療法を提供するために患者のアレルギー歴を必ず収集する．この際に医薬品のアレルギーのみではなく，食物のアレルギーに関する情報も含む．抗菌薬に対するアレルギー歴があると診療録に記載されているが，ウイルスや細菌感染による症状や有害事象による症状をアレルギー歴として記載されている場合もある．患者はアレルギー情報を正しく理解していない場合や勘違いしている場合もあるため，具体的な症状（蕁麻疹，呼吸困難，花粉症など）を例に出して，感染症治療薬の投与開始から症状発現までの時間，具体的な症状，重症度や感染症治療薬以外の使用していた薬剤に関する情報を詳細に引き出す．
　薬物アレルギーの分類は，免疫反応による組織障害の機序から Gell & Coombs の分類にて，Ⅰ型が即時型反応，Ⅱ～Ⅳ型が遅延型反応の4つに分類される．Ⅰ型反応は IgE を介する反応で，感染症治療薬の投与開始後1時間以内に生じ，蕁麻疹様の発疹，瘙痒，紅潮，血管浮腫，喘鳴，血圧低下などが典型的な症状であり，重篤で生命の危険性がある．臨床で汎用される β-ラクタム系抗菌薬のペニシリン系やセファロスポリン系抗菌薬は，Ⅰ型反応を引き起こす．Ⅱ～Ⅳ型の遅延型反応は感染症治療薬の投与開始後1時間以上の経過後に生じる．薬物アレルギーの症状は多彩であり，分類が困難な場合が多い．また，被疑薬を特定するための検査として，皮膚試験（プリックテストやパッチテスト）などを実施しても，被疑薬を特定することが困難な場合もある．詳細な聴取の結果，アレルギー歴と記載されていたがアレルギーではなく副作用であった場合には，お薬手帳や電子カルテの情報を修正して，医師や看護師との情報共有が必要である．
　医薬品の添加物，充填剤，着色料などが，患者によってアレルギー反応を引き起こす可能性もあり，先発医薬品ではアレルギーが出現しないにもかかわらず，ジェネリック医薬品でアレルギー症状が出現する場合もある．そのため，アレルギーが出現した医薬品は一般名のみではなく，販売名も確認しておく．
　ペニシリンアレルギーの既往を有する患者では，ペニシリン系抗菌薬と同様に β-ラクタム環構造を持つセファロスポリン系抗菌薬に対するアレルギー反応のリスクがある．ペニシリン系抗菌薬とカルバペネム系抗菌薬との交差反応はまれであるため，ペニシリンアレルギーの患者にカルバペネム系抗菌薬を選択しやすい．その他に，ST 合剤やリファンピシン，イソニアジドなどの抗結核薬もアレルギーの報告が多い薬剤である．
　手術部位感染（surgical site infection：SSI）発生率の減少目的に用いる予防抗菌薬は，整形外科，一般外科や上部消化管手術などではセファゾリンなど，婦人科や下部消化管

4

抗微生物薬の適正使用

373

表4.1.6 *β*-ラクタム系抗菌薬アレルギーがある場合の周術期の抗菌薬選択

手術の創クラス	グラム陽性菌	グラム陰性菌	嫌気性菌
清潔創	CLDM，VCM	—	—
準清潔創	アミノグリコシド系抗菌薬 キノロン系抗菌薬 AZT + CLDM/VCM		—
準清潔創（下部消化管，婦人科手術，口腔・咽頭手術）	アミノグリコシド系抗菌薬 キノロン系抗菌薬		MNZ（下部消化管，婦人科） CLDM（口腔・咽頭）

VCM，アミノグリコシド系抗菌薬使用時は腎機能障害を考慮．アミノグリコシド系抗菌薬で48時間を超える投与が予定されている場合はTDM実施
CLDM：クリンダマイシン，VCM：バンコマイシン，AZT：アズトレオナム，MNZ：メトロニダゾール

（出典：日本化学療法学会・日本外科感染症学会：術後感染予防抗菌薬適正使用のための実践ガイドライン，2016）

手術などではセフメタゾールなどが用いられている．しかし，*β*-ラクタム系抗菌薬に対するアレルギーがある場合には，表4.1.6に記載されている代替薬を用いることが推奨されている．

アレルギー反応が認められた医薬品，アレルギー物質を含む医薬品や化学構造の類似した医薬品を避け，代替医薬品を選択することで，アレルギーによるリスクを最小限に抑える．感染症治療薬として，アレルギー症状を有する治療薬以外に代替薬がなく，アレルギーの原因薬の使用が必須な場合（結核治療に用いるリファンピシンやニューモシスチス肺炎治療に用いるST合剤など）には，微量の投与から開始して徐々に増量する脱感作療法が行われる．

5 副作用歴

副作用は，薬理作用に関連するものと，アレルギーのように体質が影響するものに大きく分けられる．副作用を評価する際に，副作用症状が薬理作用または個人の体質によるものかを判断し，薬物の用量依存または非依存であるかどうかも確認することが重要となる．アレルギー歴の確認と同様に，副作用歴は副作用が発生した薬剤と使用期間，副作用が発現した時期，副作用の症状や重症度，副作用の治療や対応に関する情報を患者から詳細に聴取する．病院であれば，過去の副作用を評価するために診療記録と治療歴も確認する．

副作用が発現しやすい感染症治療薬を使用する際には，使用前の患者の状態（特に発現しやすい副作用の症状の有無や検査値）を正確に把握し，定期的な患者の症状確認と定期的な検査を医師と計画しておく．特に臨床で遭遇することが多い副作用である薬剤性腎障害と薬剤性肝障害を取り上げる．

1 感染症治療薬を投与する際の留意点

▶ 薬剤性腎障害

抗菌薬は腎障害を引き起こす薬剤として報告が多く，アレルギーが関与する腎障害を発症した場合には，再発を防ぐために類似した構造を持つ抗菌薬の投与は避ける必要がある．アミノグリコシド系抗菌薬やバンコマイシンなどを使用する際には，過量投与による急性尿細管壊死を未然に防ぐために，TDMにて目標血中濃度を管理するスケジュールを医師と計画しておく．腎障害の発症は，患者の罹患している疾患や併用薬剤も影響する．そのため，感染症治療薬による薬剤性腎障害を回避するために，腎機能が低下している慢性腎臓病患者，高齢者，嘔吐・下痢などの脱水や心不全などによる全身循環・腎血流の低下した患者，高血圧や糖尿病などの患者，手術後の患者，アレルギー体質の患者や腎毒性を有する薬剤との併用などを，感染症治療薬を投与する前に把握しておくことが重要である．

腎障害の副作用歴がある患者に対して感染症治療薬を開始する際には，タンパク尿や血尿などの尿異常，sCr値や尿素窒素（BUN）値，電解質異常などを評価し，感染症治療薬を選択する．

▶ 薬剤性肝障害

薬剤性肝障害は，用量依存的な中毒性肝障害と特異体質性肝障害に分類される．特異体質性肝障害の中で，抗結核薬のイソニアジドは N-アセチル化転移酵素2の遺伝子多型に起因する薬物の代表例である．薬剤性肝障害の可能性を評価する診断指針として，RECAM-J 2023のスコアリングシステムがある．RECAM-J 2023では，ALTが基準値上限の5倍以上，ALPが基準値上限の2倍以上，ALTが基準値上限の3倍超かつ総ビリルビン（T-Bil）が基準値上限の2倍超に該当する薬剤性肝障害を対象としている．5つのカテゴリー［①発症までの期間（被疑薬の投与開始から発症までの日数と投与中止から発症までの日数），②肝障害発症後の経過，③被疑薬の過去の肝障害の報告，④他の原因（他の疾患による肝障害）の除外，⑤その他（既往歴（被疑薬の服用歴と肝障害の有無），偶然の再投与によるAST，ALT，ALPの変化，肝生検の結果，薬剤性過敏症症候群（DIHS）やスティーヴンス・ジョンソン症候群（SJS）の有無）］より点数を付け，薬物性肝障害の可能性を評価する．

薬剤性肝障害を誘発する代表的な感染症治療薬として，抗真菌薬のボリコナゾールや抗結核薬のリファンピシン，イソニアジド，ピラジナミドなどがある．『抗菌薬TDM臨床実践ガイドライン2022』では，ボリコナゾールは肝障害を予防するためにトラフ血中濃度4μg/mL未満が推奨されており，投与開始前にTDMにて血中濃度を管理するスケジュールを医師と計画する．他の治療目的に使用される薬物でも，薬剤性肝障害が発生する場合があり，薬物治療の期間中は代表的な肝機能を示す検査値（T-Bil，AST，ALT，ALP，γ-GTPなど）の経時的な推移を確認する必要がある．

副作用の原因となった感染症治療薬を再度使用した場合に，より重篤な副作用が発現する可能性があるため，副作用の既往の有無については，詳細に聴取することが重要である．また，過去の副作用が特定の薬物や薬物クラスに関連している場合，その薬物の使用を避け，代替薬を検討し，医師に提案する．副作用やアレルギーの原因となった薬物名

は，電子カルテに記録して医療従事者間で共有する以外に，患者のお薬手帳に記載するなどして，患者自身にも覚えてもらうように教育することも重要となる．

6 薬物相互作用

薬物相互作用は薬物動態学的相互作用と薬力学的相互作用の大きく2つに分けられる．薬物動態学的相互作用は吸収，分布，代謝，排泄のそれぞれの過程で，薬物の血中濃度の変化を伴う．感染症を発症する患者は併存疾患を患っている場合が多く，感染症治療薬と他剤を併用することが多い．そのため，多剤併用時の薬物相互作用は予測困難な部分が多く，投与後の臨床経過に注意しながら，感染症治療薬や他の疾患に対する治療薬の代替薬の有無などを個々の患者で検討しておく．また，医薬品添付文書に記載されている薬物相互作用の情報に加えて，治療の必要性や相互作用の影響を受ける薬物の安全域および副作用の重症度なども確認する．

感染症の薬物治療を開始する前に，患者が現在使用しているすべての処方薬や市販薬，サプリメントおよび飲食物，喫煙やアルコール摂取状況などに関する情報を収集する．薬物相互作用に関する情報は薬剤師の専門領域であり，医師，看護師，栄養士などの医療チームと緊密に情報を共有する．患者に対しては，薬物相互作用に関する適切な教育が重要であり，患者が自身の薬物管理に注意を払い，相互作用を最小限に抑えるための協力も不可欠である．

臨床で遭遇する頻度が高い薬物相互作用としては，シトクロム P450（CYP）が関与する相互作用やキノロン系抗菌薬と金属カチオンなどがある（**表4.1.7**）．薬物相互作用の約40％が代謝活性の変化による相互作用であり，その90％以上が CYP を介している．CYP の中でも CYP3A の阻害による相互作用は多く，臨床で問題になることが多い．CYP3A 阻害作用は，それぞれの薬剤で強度が異なることや CYP 阻害作用を有する薬物を併用してから阻害作用が最大に達するまで，あるいは中止後に消失するまでに，数日要することを理解しておく必要がある．リファンピシンは CYP3A の強力な誘導薬であり，併用されている CYP3A や CYP2C9 などの基質薬の血中濃度の低下に注意する．また，CYP3A は肝臓だけではなく，消化管などにも発現しており，投与経路によって相互作用の影響が異なる場合があることも理解しておく．

患者の個別の状況によって異なるが，感染症治療薬による代表的な薬物相互作用の事例を以下に示す．

- **シクロスポリンとアゾール系抗真菌薬**：免疫抑制薬であるシクロスポリンは，アゾール系抗真菌薬によって CYP3A を介して代謝が阻害され，シクロスポリンの血中濃度が上昇し，毒性が増加する．シクロスポリン血中濃度をモニタリングしながら，シクロスポリンの用量を調整する．または，アゾール系抗真菌薬をキャンディン系抗真菌薬に代替することを検討する．
- **CYP3A 阻害作用を有する感染症治療薬とレンボレキサント**：レンボレキサントは不眠症治療薬であり，CYP3A 阻害作用を有する薬剤との併用でレンボレキサント血中濃度

1 感染症治療薬を投与する際の留意点

表4.1.7　感染症治療薬の代表的な被相互作用薬（基質薬）と CYP 阻害・誘導作用

消化管吸収	被相互作用薬	相互作用薬
pH 上昇による吸収阻害	〈抗 HIV 薬〉 リルピビリン 〈アゾール系抗真菌薬〉 イトラコナゾール	プロトンポンプ阻害薬 ヒスタミン H_2 受容体拮抗薬 制酸薬
キレート形成による吸収阻害	〈セフェム系抗菌薬〉 セフジニル 〈キノロン系抗菌薬〉 シプロフロキサシン，シタフロキサシン，ガレノキサシン，トスフロキサシン，モキシフロキサシン 〈テトラサイクリン系抗菌薬〉 ドキシサイクリン，ミノサイクリン 〈抗 HIV 薬〉 ドルテグラビル	金属カチオン含有製剤（鉄剤，カルシウム製剤，マグネシウム製剤など）

代謝（CYP）	基質薬	阻害薬	誘導薬
CYP1A2	―	〈キノロン系抗菌薬〉 シプロフロキサシン	〈抗結核薬〉 リファンピシン 〈抗 HIV 薬〉 リトナビル
CYP2C8	―	―	〈抗結核薬〉 リファンピシン
CYP2C9	―	〈アゾール系抗真菌薬〉 ミコナゾール，フルコナゾール	〈抗結核薬〉 リファンピシン 〈抗 HIV 薬〉 リトナビル
CYP2C19	〈アゾール系抗真菌薬〉 ボリコナゾール	〈アゾール系抗真菌薬〉 フルコナゾール	〈抗結核薬〉 リファンピシン 〈抗 HIV 薬〉 リトナビル
CYP2D6	―	〈抗真菌薬〉 テルビナフィン	―
CYP3A	〈抗 HIV 薬〉 ダルナビル，ロピナビル，マラビロク，リルピビリン	〈マクロライド系抗菌薬〉 クラリスロマイシン，エリスロマイシン 〈キノロン系抗菌薬〉 シプロフロキサシン 〈アゾール系抗真菌薬〉 イトラコナゾール，ボリコナゾール，ポサコナゾール，ミコナゾール，フルコナゾール，ホスラブコナゾール 〈抗 HIV 薬〉 リトナビル，コビシスタット	〈抗結核薬〉 リファンピシン，リファブチン

赤字：相互作用の影響が高度であるもの（AUC が 5 倍以上に上昇あるいは 1/5 以下に減少）
黒字：相互作用の影響が中等度であるもの（AUC が 2 倍以上に上昇あるいは 1/2 以下に減少）

4

抗微生物薬の適正使用

が上昇し，傾眠などの副作用が増強されるおそれがある．ボリコナゾール，ポサコナゾール，フルコナゾールなどのアゾール系抗真菌薬やクラリスロマイシン，エリスロマイシンと併用する場合には1回2.5 mgに減量する．

- **キノロン系抗菌薬やテトラサイクリン系抗菌薬と金属カチオン含有製剤（鉄剤，カルシウム製剤，マグネシウム製剤など）**：金属イオンを含む薬物と併用薬が消化管内で吸着またはキレートを形成することで，キノロン系抗菌薬やテトラサイクリン系抗菌薬の吸収が低下する．この場合には，キノロン系抗菌薬やテトラサイクリン系抗菌薬の服用後から少なくとも1〜2時間以上空けてから，金属カチオン含有製剤を服用するように患者に指導する．
- **カルバペネム系抗菌薬とバルプロ酸**：カルバペネム系抗菌薬はバルプロ酸の血中濃度を著しく低下させるため，併用禁忌となっている．バルプロ酸を服用している患者にカルバペネム系抗菌薬を使用する際は，バルプロ酸を他の抗てんかん薬に変更する．

そのほかに，メトロニダゾールとアルコールの併用によるジスルフィラム様反応，ST合剤とレニン-アンジオテンシン系阻害薬（アンジオテンシン変換酵素（ACE）阻害薬，アンジオテンシンⅡ受容体拮抗薬（ARB））の併用時による高カリウム血症，マクロライド系抗菌薬と直接作用型経口抗凝固薬（DOAC）の併用によるDOACの作用増強などがある．さらに，医薬品と食品の相互作用として，グレープフルーツジュースは小腸のCYP3A4を阻害するが，肝臓のCYP3A4は阻害しないため，経口剤のみで注意が必要であり，注射剤では問題とならない．薬剤師と医師は，患者の使用薬物を詳細に確認し，薬物相互作用を最小限に抑えながら最適な治療計画を策定する役割を果たす．

薬剤師の関わり

　腎機能や肝機能は年齢に応じて変化するため，個々の患者の特徴に合わせた感染症治療薬の投与設計が重要である．薬剤師は感染症治療薬が使用開始となる前に患者の腎機能，肝機能を正確に評価し，年齢，病態や感染症治療の標的（細菌，ウイルス，真菌など）なども確認した上で，感染症治療薬の選択や投与量の提案や確認が求められる．実臨床においては，腎機能を正確に評価し，書籍やガイドラインなどを参照して，具体的な感染症治療薬の用法・用量を決定することが多い．しかし，海外における投与量が記載してある書籍や文献もあるため，国内における承認用量や用法と異なる場合があることを理解しておく．また，感染症治療薬を投与する前に，医師とTDMについて，臨床検査やTDMの採血ポイント，薬物相互作用などを協議する．

　医療現場では，医師から腎機能低下，肝機能低下時における感染症治療薬の投与量やアレルギー・副作用歴を有する患者への代替薬について，看護師から感染症治療薬の注射剤の配合変化に関する情報を求められることが多い．

2 フォローすべき副作用と発現時の対応

ココをしっかりおさえよう！

▶原因薬剤 ▶副作用発見のポイント ▶対策と対応

　抗微生物薬の副作用は，軽症なものから，発現頻度は低いが致死的なものまで多岐にわたる．抗微生物薬の副作用を把握する上で基本となるのは，添付文書に記載されている「重要な基本的注意」「特定の背景を有する患者に関する注意」そして「副作用」である．また，厚生労働省が作成している『重篤副作用疾患別対応マニュアル』には，副作用の症状，判別方法，対応法および典型的症例についての詳細が記載されている．本項では，重要な副作用をピックアップし，その原因薬剤や副作用発見のためのポイント，未然に回避するための対策や発現時の対応について解説する．

1 アナフィラキシー

　アナフィラキシーは重篤な全身性の過敏反応であり，通常は急速に発現し，死に至ることもある．抗微生物薬によるアナフィラキシーは，IgE を介した機序によって生じる即時型（I型）アレルギーであり，投与開始直後から 30 分以内に症状が発現することが多い．注射剤では症状発現が早く，経口剤の場合は吸収されてからアレルギー反応が生じるため症状発現がやや遅れることがある．

▶ 注意を要する薬剤

　すべての抗微生物薬でアナフィラキシーが起きる可能性がある．β-ラクタム系抗菌薬（ペニシリン系，セフェム系，カルバペネム系）が最多であり，キノロン系抗菌薬の症例も報告されている．β-ラクタム系抗菌薬の中でもペニシリン系抗菌薬は発現頻度が高いとされており，セフェム系抗菌薬はペニシリン系抗菌薬と比較すれば発現頻度は低いとされる．一方，ペニシリン系抗菌薬でアレルギー歴のある患者では，2～5％でセフェム系抗菌薬との交差反応を示すといわれている．したがって，ペニシリン系抗菌薬に対して過敏症の既往歴のある患者では，他の β-ラクタム系抗菌薬の使用は避けることが望ましい．

▶ 副作用発見のポイント

[症状] 蕁麻疹や瘙痒感，皮膚の紅潮・発赤などの皮膚・粘膜症状が発現することが多い．一方，皮膚・粘膜症状の発現がなく，消化器症状（腹部疼痛，嘔吐），呼吸器症状（呼吸困難，気道狭窄，喘鳴，低酸素血症），循環器症状（血圧低下，意識障害）が出現することがあるため注意が必要である．

4

抗微生物薬の適正使用

▶ 対策・対応

抗微生物薬によるアナフィラキシーの発現を確実に予測できる方法はない．抗微生物薬投与に伴うショックおよびアナフィラキシー様症状の発現に対し，下記の措置を講じる．

> ① 事前に既往歴等の問診を十分に行う．抗菌薬によるアレルギー歴を必ず確認する．
> ② 投与に際しては，必ずショック等に対して適切な救急処置を実施できる準備をしておく．
> ③ 投与開始から投与終了後まで，患者を安静の状態に保たせ，十分な観察を行う．特に，投与開始直後は注意深く観察する．
>
> (出典：日本化学療法学会：抗菌薬投与に関連するアナフィラキシー対策のガイドライン，2004)

アナフィラキシー発現時は，抗微生物薬を静脈内投与している場合は速やかに中止する．初期対応のフローチャートを図4.2.1に示す．重症例では，アドレナリン筋肉内注射の適応となる．

2 腎障害

薬剤性腎障害は，「薬剤の投与により，新たに発現した腎障害，あるいは既存の腎障害のさらなる悪化を認める場合」と定義されている．抗微生物薬による腎障害は発現率の高い副作用であり，国内における薬剤性腎障害の原因薬剤の17.5%が抗菌薬であったとの報告がある．抗微生物薬投与時は，投与前の腎機能の把握と投与開始後の評価が非常に重要である．

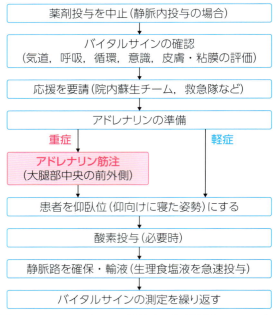

図4.2.1 アナフィラキシー発現時の初期対応フローチャート

2 フォローすべき副作用と発現時の対応

▶▶ 注意を要する薬剤

　急性尿細管障害を起こす抗微生物薬として，アミノグリコシド系抗菌薬や抗真菌薬であるアムホテリシン B などが挙げられる．また，集中治療室（intensive care unit：ICU）入室患者では，グリコペプチド系抗菌薬，スルファメトキサゾール／トリメトプリム，アミノグリコシド系抗菌薬，アムホテリシン B，ペニシリン系抗菌薬が急性腎障害を発現するリスクが高いとされている．そのほか，腎障害の発現頻度が高い薬剤として，ポリペプチド系抗菌薬のコリスチンや抗ウイルス薬のホスカルネットなどが知られている．

▶▶ 副作用発見のポイント

[症状] 腎臓の障害部位や発現機序などにより症状は異なるが，乏尿・無尿，浮腫，倦怠感などが共通してみられる症状である．ただし，急性腎障害の初期は自覚症状に乏しく，尿量も変わらない場合があるため注意を要する．横紋筋融解症が原因で二次的に急性腎不全が発現した場合，筋肉痛や手足に力が入らないなどの筋力低下や尿の色が赤褐色になるなどの症状が出現する．

[フォローする検査値] 血清クレアチニン，尿素窒素，尿検査，薬物血中濃度（アミノグリコシド系抗菌薬，バンコマイシン）

▶▶ 対策・対応

　腎障害の発現リスクが特に高い薬剤，ならびにその特徴と対策を表4.2.1 に示す．腎障害のリスクが高い薬剤の併用は，発現頻度がさらに高まる可能性があるため避けることが望ましい．薬剤性腎障害が疑われる場合は速やかに投与を中止し，腎機能の推移ならびに患者の症状を慎重にモニタリングする必要がある．

3 肝障害

　薬剤性肝障害は，肝酵素検査値を基に「肝細胞障害型」「胆汁うっ滞型」および両者の「混合型」に分類される．「肝細胞障害型」では劇症化することもあるため，重症例ではできるだけ速やかに専門医に相談することが重要である．わが国における薬剤性肝障害の全国調査結果（2010 年〜2018 年）では，肝障害が発現した 307 例のうち抗菌薬による肝障害が 11 % を占めており，その半数以上が「肝細胞障害型」であったとされている．

▶▶ 注意を要する薬剤

　薬剤性肝障害の頻度や障害の程度は抗微生物薬によって異なる．すべての抗微生物薬において発現する可能性があるが，特に注意を要する薬剤とその特徴を下記に示す．

1）抗菌薬

- ペニシリン系抗菌薬：開始後 1〜8 週間，特に 2 週間以上の使用例での発現率が高く，アレルギー症状を伴って発現することが多い．
- マクロライド系抗菌薬：開始後数日〜3 週間で発現する．腹痛，発熱，黄疸などの急性

表4.2.1　腎障害の発現リスクが高い抗微生物薬とその特徴・対策

抗微生物薬	腎障害の特徴	対策
アミノグリコシド系抗菌薬	10〜14日間の連続投与で5〜10%に発現 血中濃度が安全域を超える時間に比例して発現率が高い リスク因子：高齢，脱水，低栄養，腎機能低下例	長期間投与の回避（2週間を超えないことが望ましい） 通常は1日1回での投与を推奨 治療薬物モニタリング（TDM）に基づいた投与量調整
バンコマイシン	リスク因子：腎機能低下例，利尿薬使用，タゾバクタム/ピペラシリンとの併用，ICU入院	TDMに基づいた投与量調整 （血中濃度-時間曲線下面積（AUC）600μg・h/mL未満での投与設計）
スルファメトキサゾール/トリメトプリム	血清クレアチニン値の上昇は，真の腎障害と尿細管分泌阻害による見かけの上昇（偽性上昇）がある 両者の区別には，シスタチンCの測定が有用	腎機能に応じた用量調整
コリスチン	投与開始数日後から発症する可能性があるため，投与初期から腎機能のモニタリングが必要	3日毎を目安にした腎機能のモニタリング
アムホテリシンB	他の抗真菌薬と比べて副作用の発現頻度は高い アムホテリシンBのリポソーマル製剤は，腎毒性の副作用が軽減されている	定期的な腎機能，血清電解質（特にカリウム，マグネシウム）のモニタリング
ホスカルネット	添付文書において，「警告」として腎障害が注意喚起されている	頻回な血清クレアチニン値などの腎機能検査 腎機能に応じた用量調整 初回投与前および毎回の点滴静注時の適切な水分補給

胆嚢炎様の初発症状がみられる場合がある.

- **テトラサイクリン系抗菌薬**：開始後1週間以内に発現する場合がある．妊婦に対する高用量の静脈内投与が，急性妊娠脂肪肝の発現に関与することが知られている.

2）抗結核薬

- **リファンピシン，リファブチン**：開始後1〜8週間までに発現することが多い．イソニアジドとの併用療法時は，開始後2週間頃までに発現するケースが多い.

- **イソニアジド**：開始後数日〜3ヵ月頃までに，10〜20%の症例でアスパラギン酸アミノトランスフェラーゼ（AST），アラニンアミノトランスフェラーゼ（ALT）が一過性に軽度上昇するが，大部分の症例は無症状である．投与継続により肝機能検査値異常は軽快し，正常化する場合が多い．一部の症例では，投与開始後2ヵ月〜1年に肝障害が顕性となり，重症化する場合があるため注意を要する.

- **ピラジナミド**：リファンピシン，イソニアジドとの併用時に肝障害が起こりやすい.

3）抗真菌薬

- **アゾール系抗真菌薬**：主な副作用として肝機能障害（黄疸，肝機能検査異常，胆汁うっ滞）が知られている．特にボリコナゾールは，血中濃度の上昇に伴う肝障害の発現に注

意が必要である.

- **テルビナフィン（錠剤）**：開始後2ヵ月以内に重篤な肝障害が発現する場合がある．皮膚真菌症の治療に十分な経験を持つ医師のもとで，投与が適切と判断される患者のみで使用する.

4) 抗ウイルス薬

肝炎ウイルスに対して使用する抗ウイルス薬は，治療開始前から肝障害を有する症例に投与される．治療中は，薬剤性による肝障害も考慮し，肝機能検査値の変化に注意する必要がある.

▶ 副作用発見のポイント

[症状] 自覚症状として頻度が高いのは，全身倦怠感，食欲低下，嘔気，黄疸などである．薬剤性肝障害はアレルギー性によることが多く，発熱，瘙痒感，発疹などの皮膚症状が早期に出現することがある.

[フォローする検査値] AST，ALT，アルカリフォスファターゼ（ALP），γ-グルタミルトランスペプチダーゼ（γ-GTP），ビリルビン，アルブミン，プロトロンビン時間

肝障害の発現初期は，無症状の場合もあるため定期的な肝機能検査が推奨される．添付文書に具体的な肝機能検査や測定頻度について記載されている薬剤があるため，投与前に必ず添付文書を確認する.

▶ 対策・対応

定期的な肝機能検査を行うとともに，肝障害に伴う症状に気づいた場合には，直ちに医師・薬剤師に相談するよう指導する．原因薬剤を中止することで軽度の肝障害は自然緩解するが，全身倦怠感や食欲不振などの症状が強い場合，黄疸やALT高値，プロトロンビン時間延長例では入院加療が望ましい．肝障害との因果関係が疑われた抗微生物薬は，その可能性を明確に否定できない限り，再度使用しないことが原則である．肝障害の治療として，グリチルリチン製剤の静注やウルソデオキシコール酸の内服が行われる場合があるが，十分なエビデンスは確立していない.

薬剤リンパ球刺激試験（drug-induced lymphocyte stimulation test：DLST）は，アレルギー性肝障害の場合に陽性となるが，偽陰性の症例も多いこと，薬物の代謝物が要因となる場合には陽性にならないことから，陰性であっても原因薬として否定はできない.

4 心室頻拍

薬剤投与に伴い，心室頻拍が新たに出現した場合，あるいは既存の心室頻拍が悪化する徴候が観察された場合は，薬剤の催不整脈作用による心室頻拍の可能性を考慮する．トルサード・ド・ポワンツ（*torsades de pointes*）は，QT延長に伴う多形性の心室頻拍である．突然死の危険性が高いため，早期発見および対策と対応が極めて重要である.

表4.2.2　添付文書の「重大な副作用」の項に心室頻拍または QT 延長が記載されている抗微生物薬

系統名	薬剤名
マクロライド系抗菌薬	アジスロマイシン，エリスロマイシン，クラリスロマイシン，ロキシスロマイシン
キノロン系抗菌薬	オフロキサシン，ガレノキサシン，シタフロキサシン，シプロフロキサシン，プルリフロキサシン，モキシフロキサシン，ラスクフロキサシン，レボフロキサシン，ロメフロキサシン
ニトロイミダゾール系抗菌薬	メトロニダゾール
アゾール系抗真菌薬	フルコナゾール，ポサコナゾール，ホスフルコナゾール，ボリコナゾール，ミコナゾール
ポリエン系抗真菌薬	アムホテリシン B
抗結核薬	デラマニド，ベダキリン
ニューモシスチス肺炎治療薬	ペンタミジン

▶▶ 注意を要する薬剤
　添付文書において，重大な副作用の項に「QT 延長」または「心室頻拍」が記載されている抗微生物薬を**表4.2.2**に示す．QT 延長を発現する抗菌薬として，マクロライド系抗菌薬やキノロン系抗菌薬が知られている．またアゾール系抗真菌薬も QT 延長をきたすことが報告されている．なお，キノロン系抗菌薬のモキシフロキサシン（経口剤）とラスクフロキサシン（注射剤）は，QT 延長のある患者には禁忌である．

▶▶ 副作用発見のポイント
　副作用発見のポイントは，症状と開始後の心電図検査である．症状としては，頻脈に基づくめまい，動悸，胸痛，意識消失などがある．ただし，症状が出現してからでは手遅れとなる可能性もあるため，心室頻拍が発現する前に対応する必要がある．

▶▶ 対策・対応
　QT 延長を発現するリスクが高い患者には，QT 延長を引き起こす可能性のある抗微生物薬の投与は避けるべきである．薬剤の投与中に新たに心室頻拍が発現した場合は，薬剤を直ちに中止する．また，マクロライド系抗菌薬やアゾール系抗真菌薬は，複数の薬剤と相互作用を有するため，併用薬の血中濃度上昇に伴う QT 延長作用の増強にも注意を要する．

5　血液障害

　薬剤による血液障害は多岐にわたるが，抗微生物薬が引き起こす重大な副作用として特にフォローが必要な疾患は，無顆粒球症（顆粒球減少症，好中球減少症），血小板減少症，再生不良性貧血（汎血球減少症），溶血性貧血である．また，これらの副作用は，同時に発現する場合があることを念頭に置く必要がある．

▶ 注意を要する薬剤

多くの抗微生物薬で発現する可能性があるが，特に注意を要する薬剤とその特徴を下記に示す．

1）無顆粒球症

• スルファメトキサゾール / トリメトプリム：14日を超えるような長期投与では，好中球減少症や血小板減少症などの骨髄抑制を起こすことがある．

2）血小板減少症

• リネゾリド：血小板減少などの骨髄抑制は長期投与により発現するため，一般的には14日を超えて投与することは推奨されない．また，腎機能低下例では，より早期に骨髄抑制が発現することが知られている．血小板減少は可逆的であり，投与中止により回復する．

3）再生不良性貧血

• クロラムフェニコール：可逆的な用量依存性と非可逆的な特異体質によるものが知られている．用量依存性の場合は，多くは投与開始から6〜10週以内に発現する．特異体質による場合は，投与開始直後から起こりうるが，3週〜5ヵ月で発現した報告が多い．近年，クロラムフェニコールは使用頻度が極めて少なくなっており，医療現場においてクロラムフェニコールによる再生不良性貧血に遭遇する機会はほとんどない．

4）汎血球減少症

• ガンシクロビル，バルガンシクロビル：重大な副作用として骨髄抑制が知られており，開始後3週間以降に発現頻度が高くなる．著しい骨髄抑制を認める患者には禁忌である．

5）溶血性貧血

• β-ラクタム系抗菌薬：セフェム系抗菌薬の発現頻度が特に高く，開始後数日〜週単位で発現する場合が多い．

▶ 副作用発見のポイント

[症状]

• 無顆粒球症：自覚症状はほとんどみられず，感染症状が出て受診した時に血液検査で初めて指摘されることが多い．重症感染の併発により，突然発現する高熱，悪寒，戦慄，咽頭痛などの症状が起こる．

• 血小板減少症：鼻出血，歯肉出血，眼球結膜下出血，消化管出血，血尿，生理が止まりにくい，あるいは軽度の機械的刺激により皮下出血や粘膜出血を起こしやすくなる．

• 再生不良性貧血（汎血球減少症）：貧血症状は遅れて観察されることが多い．貧血が進行すると，顔面蒼白，動悸，めまい，全身倦怠感，労作時息切れなどの貧血症状を認める．

• 溶血性貧血：顔面蒼白，動悸，めまい，全身倦怠感，労作時息切れなどの貧血症状を認める．

[フォローする検査値] 白血球（白血球分画を含む），赤血球，血小板，ヘモグロビン，ヘマトクリット

▶▶ 対策・対応

1)無顆粒球症

開始後2～3ヵ月間は定期的に血液検査を実施する．白血球数の減少が認められた場合は投与を中止する．顆粒球コロニー刺激因子の有効性に関するエビデンスは十分ではないが，好中球の早期回復，抗菌薬使用量の減少，入院期間の短縮などの効果が報告されている．

2)血小板減少症

疑われる薬剤を速やかに中止する．中止後5～8日で血小板数は回復する場合が多い．出血や血小板減少が重篤の場合は，ステロイド，γ-グロブリン大量療法，血小板輸血などを行う．

3)再生不良性貧血

疑われる薬剤を速やかに中止する．ヘモグロビン値，血小板数，好中球数に応じて，それぞれ赤血球輸血，血小板輸血，顆粒球コロニー刺激因子製剤の投与を行う．

4)溶血性貧血

疑われる薬剤を速やかに中止する．通常，薬剤の中止により溶血は消失し貧血は改善する．

6 抗菌薬関連下痢症（*Clostridioides difficile* 感染症，偽膜性大腸炎）

抗菌薬開始後の軟便や下痢症状は，発現頻度が高い副作用である．これらは，抗菌薬関連下痢症と呼ばれており，大部分が腸内細菌叢の変化や菌交代現象によるものである．原因菌は多様であり軽症例も多いが，腸内細菌の一種で多くの抗菌薬に耐性を有する *C. difficile* に起因する下痢症は，イレウスや大腸炎，消化管穿孔など重篤な合併症や院内伝播を引き起こす場合があるため，早期発見とその後の対策・対応が非常に重要である．

C. difficile による腸管感染症（*C. difficile* infection：CDI）は，2歳以上でブリストル便形状スケール（**図4.2.2**）でType 5（半固形の軟らかい便）以上の下痢を認め，便中のトキシンが陽性またはトキシン産生性の *C. difficile* を分離する，もしくは下部消化管内視鏡や大腸病理組織にて偽膜性大腸炎を呈するものと定義される．

▶▶ 注意を要する薬剤

すべての抗菌薬において発現する可能性があるが，クリンダマイシン，第二・第三世代セファロスポリン系抗菌薬，カルバペネム系抗菌薬使用時や複数の抗菌薬を併用している場合はCDIのリスクが高い．一方，テトラサイクリン系抗菌薬，マクロライド系抗菌薬，キノロン系抗菌薬では中等度，アミノグリコシド系抗菌薬，メトロニダゾール，バンコマイシンでは発現リスクは低いとされている．

▶▶ 副作用発見のポイント

[症状]CDI患者では，抗菌薬開始後1～2週間で下痢（時に血性），発熱，腹痛などの症

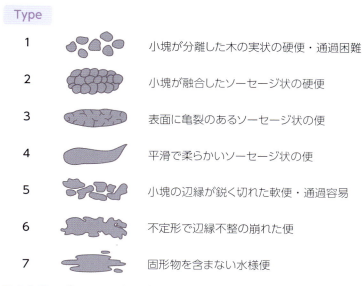

図4.2.2 ブリストル便形状スケール

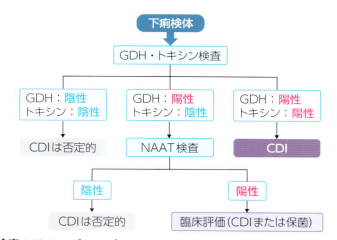

図4.2.3 CDI検査のフローチャート

CDI：*C. difficile*による腸管感染症，GDH：グルタミン酸脱水素酵素，NAAT：核酸増幅検査
（日本化学療法学会・日本感染症学会：*Clostridioides difficile*感染症診療ガイドライン 2022, S3, 2023 より作成）

状がみられる．抗菌薬開始後1～2ヵ月でCDIが認められることもあるため注意を要する．

[フォローする検査] グルタミン酸脱水素酵素（glutamate dehydrogenase：GDH）・トキシン検査，核酸増幅検査（nucleic acid amplification test：NAAT），便培養

CDI検査のフローチャート例を図4.2.3に示す．GDHは，下痢検体中に*C. difficile*を認める場合に陽性となる（毒素産生の有無によらない）．トキシン検査は，*C. difficile*が産生する病原毒素（トキシンA/B）の有無を検出する検査である．GDH陽性かつトキシン陰性の場合は，トキシン偽陰性の可能性を考え，毒素遺伝子検査であるNAAT検査を考慮する．検査法は，地域や施設における現状に基づいて選択されることに留意が必要である．

▶▶ 対策・対応

CDIは抗菌薬関連下痢症の20〜30％を占めており，入院患者の感染性下痢症の原因として最多である．したがって，抗菌薬使用歴のある入院患者において，1日3回以上の下痢があった場合はCDI検査が推奨される．CDIの診断が確定するか疑われる場合は，可能な限り原因と考えられる抗菌薬を中止する．

CDIの治療薬は，初発・非重症例ではメトロニダゾール，初発・重症例ではバンコマイシン散，再発・難治例ではフィダキソマイシンでの加療が推奨される．通常，投与期間は，初発例では10日間，再発例では10〜14日間である．治療終了後もトキシン陽性となる場合があるため，治療効果の判定にトキシン検査は行わない．

*C. difficile*の院内伝播を予防するため，CDI患者と接触後は流水と石けんによる手洗いを行う．*C. difficile*は芽胞を形成するため，アルコール製剤は無効である．環境の清掃には，0.1％次亜塩素酸ナトリウムを使用する．

7 中枢神経障害（抗菌薬関連脳症，痙攣）

抗菌薬関連脳症とは，抗菌薬投与後に発現する意識障害，痙攣，ミオクローヌス，精神変化，小脳失調などの中枢神経障害である．発現頻度は低いが，抗菌薬投与中の意識障害の鑑別として考慮する必要がある．

▶▶ 注意を要する薬剤

1）抗菌薬関連脳症

セフェピム（セフェム系抗菌薬）およびメトロニダゾールは，抗菌薬関連脳症の代表的な原因薬剤である．そのほかに，ペニシリン系抗菌薬，キノロン系抗菌薬，マクロライド系抗菌薬，スルファメトキサゾール／トリメトプリムなどがある．多くの薬剤は，開始後数日以内に発現するが，メトロニダゾールは開始数週間で発現する例が多いため注意を要する．

2）痙攣

キノロン系抗菌薬は，非ステロイド性抗炎症薬（NSAIDs）と併用することで，γ-アミノ酪酸（GABA）受容体応答抑制作用により閾値が低下し，痙攣を誘発することが報告されている．また，イミペネム／シラスタチンは，痙攣発作を引き起こす可能性があるため，髄膜炎などの中枢神経系の感染症に対する使用は避ける．

▶▶ 対策・対応

抗菌薬関連脳症は，投与中止により比較的早期に改善するが，重篤な神経学的後遺症が残った例も報告されている．症状の早期発見と速やかな原因薬剤の中止が必要である．セフェム系抗菌薬による抗菌薬関連脳症は，その多くが腎障害患者で発現していることから，腎機能に応じた用量調整が発現を回避する上でも重要である．

2 フォローすべき副作用と発現時の対応

8 視神経障害

　薬剤性視神経障害は，発現頻度が高い副作用ではないが，増悪すると両眼性の重篤な視力低下をきたす．

▶ 注意を要する薬剤
- エタンブトール：視神経炎（視力低下，中心暗点，赤緑色弱，視野狭窄など）
- ボリコナゾール：視覚障害（羞明，霧視など）

▶ 副作用発見のポイント
[症状] 視力低下，視野の異常，霧視，色覚変化など

▶ 対策・対応
　エタンブトールによる視神経炎は，用量依存的に生じると考えられている．投与開始直後には起こらず，早いものでも2ヵ月前後から発現する．発現時は投与を中止する必要がある．通常は可逆的で回復する場合が多いが，予後不良例も報告されている．早期発見のために，服薬前に視神経炎の症候を説明しておき，該当する症状がみられた際には速やかに申し出るように指導する．また，エタンブトールを使用する場合は，定期的に眼科医による視神経炎の評価が望ましい．

9 聴覚障害

　薬剤性聴覚障害の多くは，内耳が障害を受けた結果生じる．薬剤により症状や機序に特徴があるが，投与開始後に耳鳴，難聴，めまいを訴えた場合は薬剤性を疑う．

▶ 注意を要する薬剤
- アミノグリコシド系抗菌薬：めまいを訴え，難聴の前に耳鳴が先行することが多い．発現要因として，長期投与，高い血中濃度，腎機能障害，遺伝的背景（ミトコンドリア遺伝子の変異）などが挙げられる．アミノグリコシド系抗菌薬による聴覚障害は不可逆性である．
- グリコペプチド系抗菌薬：めまい，耳鳴，聴力低下などの第8脳神経障害が現れることがある．

▶▶ 副作用発見のポイント

[症状] 難聴, 耳鳴, 耳閉感, めまい

▶▶ 対策・対応

定期的に聴力検査を実施することで, 聴覚障害を予防することが重要である. アミノグリコシド系抗菌薬の聴力障害は, 高周波音に始まり低周波音へと波及するので, 早期発見のために聴力検査の最高周波数である 8kHz での検査が有用である. 聴覚障害の症状が現れた場合は, 投与を中止することが望ましい.

10 末梢神経障害, ギラン・バレー症候群

薬剤性末梢神経障害は, 手や足のしびれ感や痛みなどの感覚症状を発現することが多い. 原因薬剤の投与を続けると神経症状が進行し, 投与中止後も症状の回復が不十分なこともあるため注意を要する.

ギラン・バレー症候群は, 急性炎症性脱髄性多発神経根ニューロパチーや急性炎症性脱髄性多発根神経炎とも呼ばれる末梢神経系の炎症性脱髄性疾患である. ウイルスや細菌感染が原因で発現する自己免疫性疾患であるが, 薬剤や予防接種が原因で同様(または類似)の病態が発現することがある.

▶▶ 注意を要する薬剤

添付文書の「重大な副作用」の項に記載されている薬剤を下記に示す.

1) 末梢神経障害・末梢神経炎

- キノロン系抗菌薬：オフロキサシン, トスフロキサシン, ガレノキサシン, レボフロキサシン
- ST 合剤：スルファメトキサゾール / トリメトプリム
- ニトロイミダゾール系抗菌薬：メトロニダゾール
- 抗結核薬：イソニアジド

2) ギラン・バレー症候群

- キノロン系抗菌薬：ノルフロキサシン
- アゾール系抗真菌薬：ボリコナゾール

▶▶ 副作用発見のポイント

[症状]

- 末梢神経障害：手足のしびれ感, 痛みなどの感覚異常で始まることが多い. 通常, 発現までに数週から数ヵ月以上を要する.
- ギラン・バレー症候群：初期症状として, 両足の筋力低下や歩行障害, 両手・腕の筋力低下, 両側の顔面筋の筋力低下, 物が二重に見える, 食べ物が飲み込みにくいなどの症状が発現する. 発現後 1 日〜2 週間の経過で比較的急速に進行する.

2 フォローすべき副作用と発現時の対応

▶▶ **対策・対応**

イソニアジドによる末梢神経障害は，ピリドキシン（ビタミン B$_6$）10～50 mg/日を併用することで発現リスクを低減することができる．発現時は薬剤の中止が望ましいが，原疾患の治療に影響を与えるため，症状に応じた対応が必要である．

キノロン系抗菌薬によるギラン・バレー症候群は，2週間以内で発現することが多いとされる．発現初期には軽症であった場合でも急速に悪化することがあるため，速やかに薬剤を中止し，入院管理下での早期診断・早期治療が必要である．

11 横紋筋融解症

横紋筋融解症は，骨格筋の細胞が融解，壊死することにより，筋肉の痛みや脱力などを生じる病態である．血液中に流出した大量のミオグロビンにより，腎臓の尿細管が障害され急性腎不全を併発することが多い．

▶▶ **注意を要する薬剤**

添付文書において，重大な副作用の項に「横紋筋融解症」が記載されている抗微生物薬を**表4.2.3**に示す．キノロン系抗菌薬やダプトマイシンが代表的な薬剤であるが，多くの薬剤で起こり得ることを念頭に置く必要がある．

▶▶ **副作用発見のポイント**

[症状] 筋力低下，筋肉痛，疲労感，脱力感，赤褐色尿（ミオグロビン尿）など

表4.2.3 添付文書の「重大な副作用」の項に横紋筋融解症が記載されている薬剤

系統名	薬剤名
ペニシリン系抗菌薬	ピペラシリン，タゾバクタム / ピペラシリン
セフェム系抗菌薬	セフカペン ピボキシル
ペネム系抗菌薬	ファロペネム
マクロライド系抗菌薬	アジスロマイシン，クラリスロマイシン
キノロン系抗菌薬	すべてのキノロン系抗菌薬が該当
環状リポペプチド系抗菌薬	ダプトマイシン
アゾール系抗真菌薬	ボリコナゾール
ポリエン系抗真菌薬	アムホテリシン B
アリルアミン系抗真菌薬	テルビナフィン
ニューモシスチス肺炎治療薬	スルファメトキサゾール / トリメトプリム
抗ウイルス薬	ファムシクロビル，ホスカルネット
抗 HIV 薬	ラミブジン，ラルテグラビル

HIV : human immunodeficiency virus（ヒト免疫不全ウイルス）

[フォローする検査] クレアチンキナーゼ（creatine kinase：CK），乳酸脱水素酵素（lactate dehydrogenase：LDH），血中および尿中ミオグロビン，AST，ALT，血清クレアチニン

▶▶ 対策・対応

　筋肉痛，脱力感，CK値上昇，血中および尿中ミオグロビン上昇が認められた場合は，速やかに投与を中止する．横紋筋融解症の発現リスクが高い薬剤を使用する場合は，CK値を定期的にモニタリングすることが推奨される．また，症状に気づいた場合は，直ちに医師・薬剤師に相談するように指導する．

　ダプトマイシンは，HMG-CoA還元酵素阻害薬を併用した場合，CK値が上昇するおそれがあることから併用注意とされている．ダプトマイシン投与中は，これらの薬剤の休薬を考慮することが望ましい．また，これらの薬剤を前治療または併用した患者では，CK値を通常（週1回以上）よりもさらに頻回にモニタリングする必要がある．

---

12 皮膚障害（スティーヴンス・ジョンソン症候群，中毒性表皮壊死融解症，急性汎発性発疹性膿疱症，薬剤性過敏症症候群）

　スティーヴンス・ジョンソン症候群（Stevens-Johnson syndrome：SJS）は，発熱（38℃以上）を伴う口唇，眼結膜，外陰部などの皮膚粘膜移行部における重症の粘膜疹および皮膚の紅斑で，しばしば水疱，表皮剥離などの表皮の壊死性障害を認める．中毒性表皮壊死融解症（toxic epidermal necrolysis：TEN，別名：ライエル症候群）は，SJSの進展型と考えられており，医薬品による薬剤性皮膚障害の中で最も重篤とされている．

　急性汎発性発疹性膿疱症（acute generalized exanthematous pustulosis：AGEP）および薬剤性過敏症症候群（drug-induced hypersensitivity syndrome：DIHS）は，SJSやTENと並ぶ重症型の薬疹である．

▶▶ 注意を要する薬剤

　すべての抗微生物薬で発現する可能性がある．抗微生物薬の報告件数は，他の薬剤と比較して多いため注意を要する．

▶▶ 副作用発見のポイント

[症状]

- **SJS，TEN**：発熱（38℃以上），粘膜症状（結膜充血，口唇びらん，咽頭痛，陰部びらん，排尿排便時痛），多発する紅斑（進行すると水疱・びらんを形成）を伴う皮疹
- **AGEP**：39〜40℃の高熱，全身性に急速に出現する多数の5mm大以下の小膿疱を有する浮腫性紅斑，あるいは小膿疱を有するびまん性の紅斑
- **DIHS**：全身性の丘疹や多形紅斑がみられ，進行すると紅皮症となる．発熱（38℃以上），肝機能障害，咽頭痛，全身倦怠感，食欲不振などの感冒様症状，リンパ節の腫れを伴う．

2 フォローすべき副作用と発現時の対応

▶ 対策・対応

薬剤投与後に突然の高熱，水疱，粘膜病変が出現した場合は，SJS や TEN を疑う．これらは予後不良の重篤な疾患であることから，薬剤の中止および速やかに皮膚科の専門医へ紹介することが重要である．服用後2週間以内に発現することが多いが，数日以内あるいは1ヵ月以上のこともある．

AGEP は，服用後数時間〜数日以内に発現する場合（すでに薬剤に対して感作されている場合）と服用後1〜2週間後に発現する場合（初めて服用した場合）がある．薬剤の中止により2週間程度で軽快する．

DIHS は，服用後2週間以上経過してから発現する場合が多い．薬剤中止後も症状は遷延し，経過中にヒトヘルペスウイルス-6（HHV-6）の再活性化を認める．

13 光線過敏症

薬剤性光線過敏症とは，薬剤投与後に日光の照射部にかゆみを伴う紅斑と丘疹が出現する疾患である．発現頻度は低いが，浮腫や水疱を伴うなど重症化する場合がある．

▶ 注意を要する薬剤

キノロン系抗菌薬，テトラサイクリン系抗菌薬，スルファメトキサゾール / トリメトプリム

▶ 対策・対応

原因薬剤の中止が望ましい．発現時は，外用ステロイドの塗布，または症状が強い場合には抗アレルギー薬，副腎皮質ステロイドを内服する場合がある．

14 血糖値異常（低血糖，高血糖）

糖尿病治療薬でない薬剤でも，一部の薬剤では低血糖を引き起こすことが知られている．特に高齢者，腎機能低下患者，糖尿病治療薬使用患者では低血糖が生じるリスクが高いため注意を要する．一方で，高血糖をきたす薬剤も複数報告されている．キノロン系抗菌薬のガチフロキサシン錠は，関連性が否定できない重篤な低血糖および高血糖例が複数報告され，2003年に緊急安全性情報が発出された．なお，内服薬は2008年に販売中止となっている．

▶ 注意を要する薬剤

1）低血糖

- キノロン系抗菌薬：スルホニル尿素系経口血糖降下薬と同様の作用機序（膵 β 細胞 ATP 感受性 K^+ チャネルを閉鎖しインスリン分泌を促進する）で低血糖を引き起こす．また，末梢組織でのインスリン感受性亢進作用も低血糖の要因と考えられている．

4

抗微生物薬の適正使用

- **ピボキシル基を有する薬剤**：第三世代セファロスポリン系抗菌薬のセフカペン ピボキシル，セフジトレン ピボキシル，セフテラム ピボキシル，ならびにカルバペネム系抗菌薬のテビペネム ピボキシルは，代謝物であるピバリン酸の代謝・排泄に伴う血清カルニチン低下が報告されている．小児（特に乳幼児）に対してピボキシル基を有する薬剤を投与した場合，低カルニチン血症に伴う低血糖が発現することがある．
- **ボリコナゾール，ペンタミジン，スルファメトキサゾール / トリメトプリム**：添付文書において，重大な副作用の項に「低血糖」が記載されている．

2）高血糖

- **ヒト免疫不全ウイルス（human immunodeficiency virus：HIV）プロテアーゼ阻害薬（リトナビル，ロピナビル）**：糖尿病の発症や悪化および高血糖が発現し，その中には糖尿病性ケトアシドーシスを伴っていた症例が市販後調査で報告されている．
- **ペンタミジン**：膵 β 細胞崩壊作用を有するため，投与初期はインスリンが逸脱し低血糖が誘発される．一方，膵 β 細胞数の減少により，その後は高血糖が誘発されると考えられている．

▶▶ 副作用発見のポイント

[症状]

- **低血糖**：ふらつき，めまい，空腹感，無気力，脱力感，倦怠感，生あくび，興奮，錯乱，振戦，動悸，眼のかすみ，複視，頭痛，集中力低下
- **高血糖**：高血糖が出現した直後に症状が発現することはまれであり，早期発見には血糖値を測定することが必須である．高血糖が増悪した場合は，口渇，多飲，多尿，体重減少などの症状が生じる．

▶▶ 対策・対応

- **低血糖**：原因薬剤の中止が望ましい．低血糖が起きた場合は，直ちに対応する必要がある（通常の低血糖時の対応に準ずる）．
- **高血糖**：原因薬剤の中止が望ましい．中止できない場合は，糖尿病の専門医と連携して血糖値の管理を行う．

15 小児・新生児に特有の副作用

　小児・新生児の薬物動態や薬力学には，体格の成長に加えて生理機能の発達が大きく関わっている．したがって，薬効や副作用の発現は大人と異なっていること，年齢によって違いがあることに留意が必要である．小児・新生児に特有の副作用および禁忌とされる抗微生物薬を**表4.2.4** に示す．

　キノロン系抗菌薬の中で禁忌に「小児」の記載がない薬剤は，ノルフロキサシンとトスフロキサシンのみである．シプロフロキサシンは，注射剤のみ「他の抗菌剤にアレルギーの既往を有する患者，重症あるいは他の抗菌剤を使用しても十分な臨床効果が得られない

2 フォローすべき副作用と発現時の対応

表4.2.4　小児特有の副作用が懸念される抗微生物薬

抗微生物薬	懸念事項
スルファメトキサゾール／トリメトプリム	低出生体重児，新生児（生後 28 日未満）は核黄疸のリスクがあり禁忌（一般的に生後 2 ヵ月以内は投与を避ける）
セフトリアキソン	高ビリルビン血症のある早産児・新生児は核黄疸のリスクがあり禁忌
マクロライド系抗菌薬	新生児期における内服で肥厚性幽門狭窄症のリスクが上がる（特にエリスロマイシンだが，アジスロマイシンでも報告あり）
テトラサイクリン系抗菌薬	8 歳未満の小児では歯牙着色のリスクがあるため，8 歳未満では他に代替薬がない場合を除き使用しない（テトラサイクリン，ミノサイクリン，ドキシサイクリン）
ピボキシル基を有する抗菌薬	低カルニチン血症に伴って低血糖症，痙攣，脳症などを起こし，後遺症に至る症例も報告されている（セフカペン ピボキシル，セフジトレン ピボキシル，セフテラム ピボキシル，テビペネム ピボキシル）
キノロン系抗菌薬	幼若動物への投与により関節障害が報告され，小児には投与禁忌となっている薬剤がある（シプロフロキサシン，レボフロキサシン，ガレノキサシンなど）

（出典：厚生労働省：抗微生物薬適正使用の手引き 第三版，2023）

患者」に限定して小児の適応が承認されている．

　クロラムフェニコールは使用頻度が極めて少ないため**表4.2.4** には含まれていないが，過量投与によりグレイ症候群（腹部膨張に始まる嘔吐，下痢，皮膚蒼白，虚脱，呼吸停止など）が発現し，その予後が重篤であるため，低出生体重児，新生児には禁忌である．

16　レッドネック（レッドマン）症候群

　アレルギー反応とは異なる非特異的なヒスタミン遊離作用により，顔，頸，躯幹の紅斑性充血，瘙痒などを呈するレッドネック症候群が発現する場合がある．

▶ 注意を要する薬剤

- **グリコペプチド系抗菌薬**：バンコマイシン，テイコプラニン

▶ 対策・対応

　バンコマイシンは，レッドネック症候群を回避するために 60 分以上かけて点滴静注する必要がある．1 回量として 1g 以上使用する場合は，0.5g あたり 30 分以上を目安に点滴時間を延長することが推奨される（例：1 回 1.5g 投与する場合は，90 分以上かけて点滴静注）．

　テイコプラニンは，ヒスタミン遊離作用はバンコマイシンより弱く，レッドネック症候群の発現頻度は低い．投与時は，30 分以上かけて点滴静注することが推奨されている．

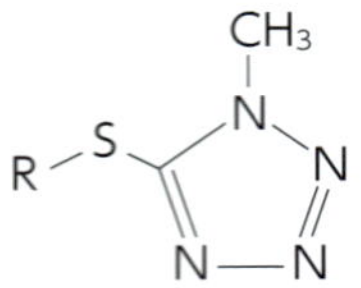

図4.2.4 *N*-メチルチオテトラゾール（NMTT）基

17 ジスルフィラム様作用

N-メチルチオテトラゾール（NMTT）基（**図4.2.4**）を有するセフェム系抗菌薬は，アルコール摂取により顔面紅潮，心悸亢進，めまい，頭痛，嘔気などのジスルフィラム様作用が発現することがある．アルコールやアルコール含有製剤との併用には注意が必要である．

▶▶ 注意を要する薬剤
....
- **NMTT 基を有するセフェム系抗菌薬**：セフォペラゾン，セフメタゾール，セフミノクス，セフメノキシム，ラタモキセフ

18 出血傾向

NMTT 基を有するセフェム系抗菌薬は，NMTT 基がビタミン K 依存性の凝固因子の活性化を阻害することにより，出血傾向を起こす可能性がある．

▶▶ 注意を要する薬剤
....
- **NMTT 基を有するセフェム系抗菌薬**：セフォペラゾン，セフメタゾール，セフミノクス，セフメノキシム，ラタモキセフ

19 体液着色

服薬開始後に尿や便，体液がオレンジ～茶色に着色する場合がある．体液の着色は重篤な副作用ではないが，アドヒアランスを低下させる一因になるため，事前に患者に説明し不安軽減に努めることが望ましい．

▶▶ 注意を要する薬剤
....
リファンピシン，リファブチン

20 キノロン系抗菌薬によるアキレス腱炎，大動脈瘤，大動脈解離

　キノロン系抗菌薬は，重大な副作用としてアキレス腱炎，腱断裂などの腱障害を引き起こすことが報告されている．特に，60歳以上の高齢者，副腎皮質ステロイドを服用している患者，臓器移植後の患者では発現リスクが高まるため，腱周辺の痛み，浮腫，発赤などの症状が認められた場合は中止することが推奨される．

　一方，2019年には，すべてのキノロン系抗菌薬（経口剤・注射剤）について，添付文書の重大な副作用の項に「大動脈瘤，大動脈解離」を追記するよう，添付文書の改訂指示が出された．発現頻度は3日間以上のキノロン系抗菌薬の投与を受けた9,747人につき1人であると推定されており，発現頻度は低いが，処方患者数が多いこと，致死的な合併症であることから注意が必要である．

薬剤師の関わり

　抗微生物薬による副作用は，軽症から重症なものまで多岐にわたる．また，抗微生物薬は，原疾患の治療薬と併用して使用される例が多く，副作用の評価や原因薬剤の推定が困難な事例にも遭遇する．有効かつ安全な感染症治療に貢献するために，薬剤師は，薬剤毎の副作用の特徴や発現機序を把握し，適切な回避策を提案する必要がある．また，副作用の早期発見のための患者モニタリングや服薬指導の実施も薬剤師としての重要な役割である．

3 血中薬物濃度に基づく用法・用量の最適化

ココをしっかりおさえよう！

▶ TDM ▶ 特定薬剤治療管理料 ▶ バンコマイシン ▶ テイコプラニン ▶ アミノグリコシド系抗菌薬
▶ ボリコナゾール

　薬物療法の中でも感染症に対するそれは，治療薬物モニタリング（therapeutic drug monitoring：TDM）に基づく用法・用量の最適化が古くから実施されてきた領域の一つである．TDM を実施して患者個々に最適な投与設計を行うことにより，診療報酬として特定薬剤治療管理料を算定できる感染症治療薬として，グリコペプチド系抗菌薬のバンコマイシンの点滴静注製剤とテイコプラニンのほか，アミノグリコシド系抗菌薬のアミカシン，ゲンタマイシン，トブラマイシンおよびアルベカシン，アゾール系抗真菌薬のボリコナゾールが挙げられる（2024 年 11 月現在）．

　TDM は有効安全血中濃度域が極めて狭い薬物を対象として実施されてきたことから，旧来，毒性（副作用）発現を回避すること，すなわち安全性の確保がその主要な目的としてイメージされがちであったが，上記感染症治療薬の場合は安全性の確保もさることながら，抗菌（真菌）力を発揮できる濃度を確保することで有効性を確実なものとするための有用なツールとして位置づけられ，さらには近年世界的に注目される薬剤耐性菌の蔓延を抑止する観点をも意識して実施されている．

1 感染症治療薬の薬物動態学と薬力学（PK/PD）理論

　感染症治療薬の TDM を適切に実施するためには，それらの薬物動態（pharmacokinetics：PK）と薬力学（pharmacodynamics：PD）とを関係づけた概念である PK/PD 理論を理解しておく必要がある．

　PK/PD 理論を臨床応用する際に，PK 側の変動を捉えるべく実施されるものが TDM である．従来，TDM は PD パラメータが一定であるという前提のもとに実施されてきたが，近年，感染症治療薬の領域では，最小発育阻止濃度（minimum inhibitory concentration：MIC）を PD パラメータとして設定し，その変動に応じて目標血中濃度域を設定する TDM が展開され PK/PD 理論の実践がなされている．

　一般に感染症治療薬は PK/PD の特性から次の 3 つに大別される（**図4.3.1**）．

▶▶ C_{max}（C_{peak}）/MIC タイプ

　点滴静注終了時の最高血中濃度（maximum concentration：C_{max}）もしくは組織への分布が完了し血液と組織間の分布が平衡になった時点の濃度（peak concentration：C_{peak}）と MIC との比である C_{max}/MIC もしくは C_{peak}/MIC を一定水準以上に高めること，すなわ

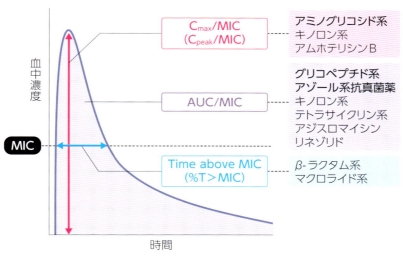

図4.3.1 PK/PD理論に基づく感染症治療薬の分類

ち1回に高用量を投与することが有効性を保つ上で重要となる.

▶▶ AUC/MIC タイプ

薬物投与後の曝露量，すなわち薬物血中濃度-時間曲線下面積（area under the concentration-time curve：AUC）とMICとの比（AUC/MIC）がある一定水準を超えていることが有効性を保つ上で重要となる．通常，24時間あたりのAUCが用いられ，用量と血中濃度とが直線的な比例関係にある場合であれば，分割投与しても時間あたりのAUCは変わらない．

▶▶ Time above MIC（%T > MIC, %TAM）タイプ

抗菌作用が菌との接触時間依存的に発揮され，薬物濃度が原因菌のMICを超えている時間が投与間隔に占める割合（%T > MIC）の大きさが有効性を保つ上で重要となる．このタイプの薬物は1回の投与量を高めてC_{max}を上げるよりも，比較的低用量でも頻回に投与することや点滴時間を延長することにより，MICを上回る血中濃度をより長く保つようにすべきである．

TDM対象薬では，アミノグリコシド系抗菌薬がC_{max}（C_{peak}）/MICタイプに，グリコペプチド系抗菌薬およびボリコナゾールがAUC/MICタイプに分類される．

PK/PD理論はTDM対象薬のみならず，他の感染症治療薬にも応用されており，有効性の向上や薬剤耐性菌の蔓延阻止に貢献している．

2 感染症治療薬のTDM

従来，感染症治療薬のTDMは腎機能障害などの毒性を回避することを主眼として実施されてきたが，近年では，先述のPK/PD理論に基づき有効性を高めることも着目され，

安全性と有効性の双方の確保を目指した TDM が展開されている.

▶▶ グリコペプチド系抗菌薬の TDM

メチシリン耐性黄色ブドウ球菌(methicillin-resistant *Staphylococcus aureus*:MRSA)感染症治療薬として汎用されているグリコペプチド系抗菌薬のバンコマイシンおよびテイコプラニンの抗菌作用は,菌との接触時間依存的に発揮されることから,薬物濃度が原因菌の MIC を超えている時間の長さが有効性を保つ上で重要である %T > MIC タイプに分類されてきた.しかし,比較的長い消失半減期ゆえに通常の投与間隔では血中濃度が MIC 値を下回ることがなくパラメータとして数値化することが困難であるため,臨床上は経験則として AUC/MIC タイプに分類されるのが一般的である.

1) バンコマイシン

TDM 対象となるのは静注製剤のみであり,感染性腸炎などに使用される経口製剤は消化管からの吸収率が極めて低いため,通常は血中濃度としてほとんど検出されず,その対象にはならない.

先述のように,バンコマイシンは AUC/MIC タイプに分類される.そのため TDM の際には AUC をモニタリングすべきであるが,正確な AUC の算出のためには,多ポイントでの採血が必要であることから,従来,次回投与直前のトラフ血中濃度が AUC の代替指標としてモニタリングされてきた(目標トラフ血中濃度:10〜20 µg/mL).しかし,重症感染症例などに対しトラフ血中濃度として 15〜20 µg/mL を目標値とした場合では,急性腎障害のリスクが高まることから,近年では,AUC を指標とした投与設計が推奨されている.AUC は次回投与前 30 分以内のトラフ血中濃度と点滴終了 1〜2 時間程度経過した時点でのピーク血中濃度での 2 ポイントの血中濃度データを解析ソフトウェアに入力し,ベイズ推定により算出する手法が現在主流となっている.トラフ血中濃度の 1 ポイントのみで推定された AUC は,多ポイントでの濃度測定により算出された実際の AUC との相関性がやや劣ると報告されている.

バンコマシン投与症例の MRSA の消長は AUC/MIC 値が 400 を境として顕著に分かれることが報告されており,MIC = 1 µg/mL を想定し AUC ≧ 400 µg・h/mL が有効性を高めるための目標値とされている.一方,AUC が 600 µg・h/mL を超えると腎機能障害の発現率が高まる.これらのことより,AUC を指標としたバンコマイシンの投与設計では 400〜600 µg・h/mL が目標値とされている(表4.3.1).

初回の TDM のための採血は,定常状態に達していると考えられる 4〜5 回目の投与直前(3 日目)に実施されるべきであるが,薬物動態解析ソフトウェアを用いると定常状態到達以前の採血でも定常状態での血中濃度を予測することが可能である.

2) テイコプラニン

バンコマイシンと比較して腎機能障害をはじめとする副作用のリスクが低いことから,有効性を高めることが TDM の主目的となる.高度腎機能低下例にはバンコマイシンよりもテイコプラニンが選択される場合が多い.

AUC/MIC が有効性との相関性が高い PK/PD パラメータであるが,バンコマイシンと

3 血中薬物濃度に基づく用法・用量の最適化

表4.3.1 TDM 対象感染症治療薬の臨床効果と相関する PK/PD パラメータと TDM の目標値

薬 物		PK/PD パラメータ	TDM の際の目標値[1]		
			ピーク血中濃度	トラフ血中濃度	AUC
グリコペプチド系抗菌薬	バンコマイシン	AUC/MIC	—	10〜20 μg/mL[2]	400〜600 μg·h/mL
	テイコプラニン		—	15〜30 μg/mL（非複雑性 MRSA 感染症）20〜40 μg/mL（複雑性感染症, 重症例）	—
アミノグリコシド系抗菌薬	アミカシン	Cpeak/MIC	≧50〜60（MIC＝8）μg/mL ≧41〜49（MIC≦4）μg/mL	＜4 μg/mL	—
	ゲンタマイシン/トブラマイシン		≧15〜20（MIC＝2）μg/mL ≧8〜10（MIC≦1）μg/mL	＜1 μg/mL	—
	アルベカシン		≧15 μg/mL	＜1〜2 μg/mL	—
アゾール系抗真菌薬	ボリコナゾール	AUC/MIC	—	1〜4 μg/mL	—

※1：一般的な目標値を示しており，小児や特殊病態下にある患者等には当てはまらないものがあることに留意し，最新のガイドラインなどを確認する.

※2：急性腎障害を回避するために，トラフ血中濃度より AUC を指標とした TDM が推奨されている.

は異なりトラフ血中濃度を代替指標とした TDM が実施されている．消失半減期が長いため定常状態に達するまで長時間を要する．実臨床では定常状態を待つことなく投与4日目のトラフ血中濃度が目標値として設定されているため，3日目以前の採血では，定常状態に到達していないことを考慮しながら投与設計を行う必要がある．また，早期に血中濃度を定常状態まで到達させ，初期の有効性を高めるべく負荷投与（ローディングドーズ）が行われる.

　非複雑性の MRSA 感染症では目標トラフ血中濃度は 15〜30 μg/mL，複雑性感染症や重症例では 20〜40 μg/mL が推奨されている（**表4.3.1**）.

　バンコマイシンやアミノグリコシド系抗菌薬に比べ腎毒性のリスクが低いことから，高度腎機能低下例にはテイコプラニンが選択される場合が多いが，腎排泄型薬物であるため腎機能に応じた用量調整が必要である．しかし，腎機能低下例であっても早期に血中濃度を目標値まで上昇させるべく投与開始3日間の負荷投与は必要とされる.

▶ アミノグリコシド系抗菌薬の TDM

　濃度依存的に抗菌作用を発揮する C_{max}（C_{peak}）/MIC タイプの抗菌薬であるため，C_{peak} を高めるべく1回に高用量を投与することが有効性を高める上で重要になる．一方，

401

post-antibiotic effect（PAE）を示すことから，濃度が MIC 以下になった後もある程度の時間は抗菌作用が持続するため，必ずしもトラフ血中濃度を MIC 以上に保つ必要はなく，むしろ，腎機能障害の副作用発現を回避するためにもトラフ血中濃度はできる限り下げるべきである．すなわち，アミノグリコシド系抗菌薬の TDM では，有効性の指標として点滴終了後に薬物の組織への分布が完了し血液 - 組織間濃度が平衡状態となった点滴開始 1 時間後（30 分点滴の場合は，点滴終了 30 分後）の C_{peak} と，安全性の指標としてトラフ血中濃度との 2 ポイントを測定する必要がある（目標値は表4.3.1 を参照）．

初回 TDM のための採血は，2 回目投与時に実施する．1 回目投与から少なくとも 16 時間，アルベカシンの場合は 18 時間経過していることが必要である．

腎排泄型薬物であるため，腎機能に応じて用量調整もしくは投与間隔の延長を行うが，投与間隔の延長は 48 時間を上限とする．

血中濃度測定のための採血の際，ヘパリン添加の採血管で採取された血漿試料を用いると，アミノグリコシド系抗菌薬自身の陽性荷電とヘパリンの陰性荷電とが反応して複合体を形成して測定が妨害されるおそれがあるため，ヘパリン以外の抗凝固薬を用いた血漿か血清試料を用いる．

▶▶ ボリコナゾールの TDM

AUC/MIC タイプの薬物であるが，トラフ血中濃度が代替指標としてモニタリングされている．

主たる代謝酵素は日本人の約 20％ に遺伝子変異の発現が知られる CYP2C19 であり，poor metabolizer では血中濃度が高値になり副作用発現が懸念されることから，抗真菌薬で唯一 TDM 対象薬に指定されている．しかし，近年では，むしろ血中濃度が十分に上昇しない症例が少なくないことが注目されており，その原因の究明や，有効性の確保に向けて血中濃度を上昇させる手法の開発が求められている．また，非線形な薬物動態を示すことから，用量を変更した際には再度血中濃度を確認する必要がある．

初回 TDM のための採血は 3 日目以降に行うことが推奨されているが，さまざまな見解が混在しており，今後，明確化されることが期待される．

有効性の観点から目標トラフ血中濃度を $1\,\mu g/mL$ 以上（アスペルギルス症の場合は $2\,\mu g/mL$ 以上を考慮）に，肝機能障害発現防止などの安全性の観点からは $4\,\mu g/mL$ 未満に設定することが推奨されている（表4.3.1）．静注製剤のみならず経口製剤もあるため，特に経口投与時は服薬アドヒアランスや採血前の服用タイミングなどを考慮して血中濃度を評価する．経口製剤は外来通院患者でも使用されるが，現時点では，TDM の診療報酬算定対象は入院患者に限定され，外来患者は算定対象外となっている．

ボリコナゾールによる肝機能障害は TDM による用量調整で予防もしくは軽減することが認められているが，色覚異常や幻視などの視覚症状は，治療の比較的早期に発症し，多くが用量調整の有無に関わらず自然寛解するため，視覚障害に対する TDM の有用性は確立されていない．

抗真菌薬は予防投与されることが多く，治療的投与であっても抗菌薬に比べ長期間投

与となるケースが多いため，長期連用により生じる副作用にも注意が必要である．その典型例として，ボリコナゾールの長期間投与によるフッ素蓄積の副作用が挙げられる．ボリコナゾールはフッ素を構造中に含むことから，長期投与例では体内のフッ素濃度が上昇し，骨に異常をきたすことがある．この副作用を取り扱った論文では，ボリコナゾール血中濃度は平均 1.52 μg/mL であったとされ，血中濃度としては高値ではないため，血中薬物濃度と副作用発現との関連性は低く，長期間のボリコナゾール投与がフッ素蓄積のリスク因子となっている．このように，TDM によりすべての副作用の回避が可能となるわけではないことも理解しておく必要がある．

3 TDM のための採血のタイミング

一般的に，TDM のための採血は，血液中に入っていく薬物の量と出ていく量が等しくなり，一定の幅で濃度が推移する定常状態到達以後に実施される．定常状態到達時間は薬物により異なり，通常，消失半減期の 4〜5 倍程度を要するとされている（図4.3.2）．一方，テイコプラニンなどの消失半減期が長い感染症治療薬の場合は定常状態に到達するまで待っていたのでは遅きに失するケースもあり，負荷投与を行い早期に定常状態に到達させることに加え，定常状態到達以前に採血を行い，定常状態到達時の血中濃度を予測し評価する対応も求められる．

定常状態到達以後の採血であっても，最終投与から採血までの時間によって血中濃度の解釈が変わってくる．TDM において評価対象となる血中濃度は，組織中濃度と血液中濃度が平衡に達した際のものである．TDM は薬物血中濃度が作用部位（感染組織）中濃度とパラレルであるという前提で評価され，平衡に達していない時間帯では，血中濃度が組織中濃度を反映していないためである（図4.3.3）．

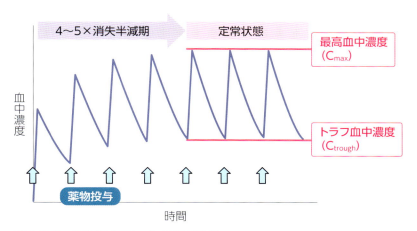

図4.3.2　反復投与時の血中濃度推移

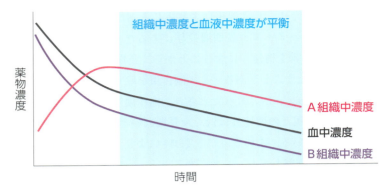

図4.3.3 薬物濃度推移と平衡のイメージ

4 腎機能低下患者における感染症治療薬の投与設計

　感染症治療薬の多くが腎排泄型薬物である．TDM対象薬でも，ボリコナゾールが唯一肝代謝型であり，その他のアミノグリコシド系抗菌薬，グリコペプチド系抗菌薬は腎排泄型に分類される．腎排泄型薬物は腎機能に応じた投与設計（減量や投与間隔の延長）が必要であり，肝代謝型薬物は原則として腎機能低下時にも用量調整の必要性はない．

　腎機能低下例に腎排泄型薬物を投与する場合，定常状態到達時間が延長するため，速やかに濃度を上昇させ初期殺菌能を保つために，負荷投与は減量することなく実施されることがあり，維持投与量や投与間隔を腎機能に応じて調整する．

　投与設計時の腎機能の指標としては一般的にクレアチニンクリアランス（Ccr：mL/min）が用いられる．Ccrは，血清クレアチニン（sCr：mg/dL），年齢，体重（kg）と性別からCockcroft-Gault式を用いた推算値が多く活用されている．

Cockcroft-Gault式による推算Ccr

$$Ccr = \frac{(140 - 年齢) \times 体重}{72 \times sCr} \quad (女性の場合 \times 0.85)$$

　sCrをCockcroft-Gault式に用いる際，クレアチニンは筋肉での代謝産物であるため，痩せや寝たきりの患者のように極端に筋肉量が少ない場合，腎機能が低下しているにもかかわらずsCrが上昇しないことがあり，そのままsCrを代入すると腎機能の過大評価につながる．そのため，sCrが0.6 mg/dL未満の場合，一律に0.6 mg/dLに補正しCockcroft-Gault式に代入するラウンドアップ法がしばしば用いられている．

　腎機能評価に用いられる推算糸球体ろ過量（estimated glomerular filtration rate：eGFR）をCcrに代わる腎機能の指標とする場合には，eGFR値（単位はmL/min/1.73 m^2）に患者自身の体表面積/1.73を乗じ，体表面積補正をしない値（単位はmL/min）に変換する．

　腎代替療法として血液透析が施行されている場合，各薬物の透析性の違いを考慮して個々に投与設計する必要がある．透析性が低い薬物の条件として，分布容積が大きく，

タンパク結合率が高く，分子量が大きいものが挙げられる．目安として，分布容積が1～2 L/kg以上，タンパク結合率が80％以上，分子量が500以上では透析で除去されにくいとされている．

　透析日の薬物投与は，初回を除き透析終了後に行うことが推奨される．TDMの際，トラフ血中濃度評価のための採血は原則として透析前に行う．透析終了直後の血中濃度は，リバウンド現象（透析後に組織中の薬物が血液側に移動し，血中濃度が再上昇する現象）が観察されることがあり，正確に体内薬物濃度を反映しないためである．

薬剤師の関わり

　血中薬物濃度測定は外注や検査部門で対応している施設が大多数であるため，薬剤師がまったく関わらないままTDMが行われているケースもある．しかし，血中濃度測定に至るまでの過程を把握せず，薬物投与，採血，検体の取り扱いなどに不備があったにもかかわらず，単に血中濃度データだけをみて用法・用量の調整がなされると，誤った解釈に陥ってしまう．さらには，TDM対象薬の投与設計にばかり気を取られて，その他の治療のことをなおざりにしてしまうと，最終的に治療に失敗してしまうこともある．薬剤師は，薬物の投与（服用）が指示通りに正しく行われたか，採血のタイミング，採血管の選択や検体の取り扱いに不備がなかったか，測定法に問題はなかったか，併用薬は適切に投与されていたかなどを十分に確認した上で解析を行い，結果をフィードバックしなければならない．薬物の選択や投与から採血，測定，解析，フィードバックに至るまでのTDMに関わる全行程の管理や医療スタッフや患者への指導も薬剤師に求められる役割となる．

4 薬剤耐性（AMR）の重要性と抗菌薬適正使用支援

ココをしっかりおさえよう！

▶薬剤耐性（AMR）　▶抗菌薬適正使用支援（AS）　▶AMR アクションプラン

　薬剤耐性菌とは，治療に使用する特定の種類の抗菌薬が効きにくい，または効かなくなった細菌を指す．複数の抗菌薬に耐性を示す「多剤耐性菌」や「広域スペクトラムを有する抗菌薬」であるカルバペネム系抗菌薬に耐性を示す腸内細菌目細菌（carbapenem-resistant Enterobacterales：CRE）の出現・増加など，世界中で大きな問題となっている．

　「薬剤耐性菌に起因する死亡者は約 70 万人（2013 年），このまま，何も対策を取らない場合，2050 年には癌による死亡者を超えて 1,000 万人に達する」（2014 年に発表されたオニール・レポート：図4.4.1）とされ，その薬剤耐性菌の蔓延を防止する目的で，薬剤耐性（antimicrobial resistance：AMR）に関するグローバル・アクション・プランが 2015 年に世界保健機関（World Health Organization：WHO）総会で採択された．

　日本では 2016 年に最初の『薬剤耐性（AMR）対策アクションプラン（2016-2020）』が発表され，国を挙げての対策が開始された．同時に，ヒト・動物・環境の多分野で取り組む，包括的な対策「ワンヘルス・アプローチ」（図4.4.2；ヒトの健康を守るためには動物や環境にも目を配って取り組む必要があるという概念）が提唱された．さらに，2023 年には新たな『薬剤耐性（AMR）対策アクションプラン（2023-2027）』が発表され，継続してAMR 対策が日本の重要課題として取り組まれている．

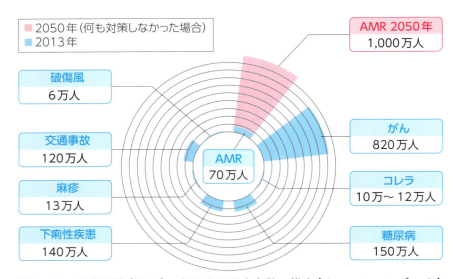

図4.4.1　薬剤耐性（AMR）に起因する死亡者数の推定（オニール・レポート）

（出典：O'Neill J：Antimicrobial resistance：tackling a crisis for the health and wealth of nations. Rev Antimicrob Resist, 2014）

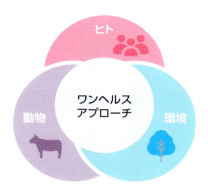

図4.4.2　ワンヘルス・アプローチの概念図

1 薬剤耐性（AMR）とは

　抗微生物薬のうち，特定の抗菌薬に耐性を獲得した細菌を「薬剤耐性菌」として説明する．抗菌薬は微生物の増殖を抑えたり，壊したりする薬剤であるが，微生物もさまざまな手段を使って，薬剤から逃げ延びようとする．このように，微生物に対して薬剤が効かなくなることを「薬剤耐性」と称される．「薬剤耐性」は "antimicrobial resistance" といい，AMRと略され，世界共通の表現である．AMRの問題は細菌，ウイルス，寄生虫など幅広い範囲でみられるが，近年，細菌のAMRが問題視され，効果的な対策を講じることが求められている．

　薬剤耐性菌は近年になって誕生したわけでなく，400万年以上前から存在している．北極の永久凍土からも薬剤耐性菌が発見されており，これは一部の菌が生来の特徴としてAMRを有していることを示している．一方，人類においては，抗菌薬が普及し始めた1940年代から薬剤耐性菌が発見されるようになった．ペニシリンを発見し，世界初の抗生物質を世に送り出したアレクサンダー・フレミングは，1945年にノーベル生理学・医学賞を受賞した際に薬剤耐性菌の問題を指摘している．彼の指摘の通りに，薬剤耐性菌は，その後急速に世界中に拡散している．これには，抗菌薬の使用が大きく関わっていると考えられており，抗菌薬に感受性のある細菌が抗菌薬に曝露されることにより死滅する一方で，もともと薬剤耐性であった細菌が選択，すなわち生き残ってしまい，また，時には抗菌薬への曝露そのものから細菌が変化して耐性化し増殖，伝播・拡散していく場合もあり，ヒトや動物，環境を通じて世界中に広がっていった．

　このままでは，細菌感染症に使用できる抗菌薬がなくなってしまうおそれがあり，これに対し，WHOは2011年に "No action today, no cure tomorrow（今，何もしなければ，明日の治療法はない）" として，AMR問題を世界中で取り組むべき問題として取り上げた．これをきっかけに，現在，世界各国でAMRへの対策への取り組みが推進されている．

2 薬剤耐性（AMR）対策アクションプランとは

　2015年5月のWHO総会では，AMRに関するグローバル・アクション・プラン（表4.4.1）

表4.4.1　WHO 薬剤耐性（AMR）に関するグローバル・アクション・プラン

啓発・教育
市民全体への啓発 ヒト，動物，農業，環境などのすべての分野の関係者への啓発・教育・トレーニング

サーベイランス・モニタリング
ヒト・動物，農業などに対する薬剤耐性微生物，抗微生物薬使用量に関するサーベイランス・モニタリング 検査室の機能強化と連携

感染予防・管理
効果的な衛生状況の改善や感染防止策の強化による感染症の罹患の減少

抗微生物薬の適正使用
ヒトや動物などへの抗微生物薬適正使用 薬剤の質の担保，国内での管理（処方外使用の禁止など），動物へのリスクアナリシスがなされない場合の成長促進目的での使用の段階的削減など

研究開発
対策のための持続的資金の確保と維持 新規抗菌薬，治療薬や予防薬の開発のための国際協力

加盟国に対し，上記の項目を対象にした2年以内の行動計画の立案とその履行を求める
行動計画の実行と達成度の評価を行う：2年毎に各国は達成状況をWHOに報告
G7はWHOのグローバル・アクション・プランを支持

が採択され，加盟各国は2年以内に自国の行動計画を策定するよう要請された．具体的には，加盟国に対し，**表4.4.1** の項目を対象にした2年以内の行動計画の立案とその履行を求めた．さらに，行動計画の実行と達成度の評価を行い，2年毎に各国は達成状況をWHOに報告することが求められた．また，同年6月のエルマウ・サミットではWHOの国際行動計画の策定をG7（先進7ヵ国首脳会議）は支持するとともに，ヒトと動物などの保健衛生の一体的な推進（ワンヘルス・アプローチ）の強化と新薬などの研究開発に取り組むことを確認した．

これを受け，日本でもAMR対策についての議論が進められ，2016年4月5日，日本で最初の「薬剤耐性（AMR）対策アクションプラン」が決定された．

さらに，2016年9月に開催された国連ハイレベル会合では，世界の指導者らによる，多剤耐性感染症の拡大を抑制するためのこれまでにないレベルの注意喚起が行われた．具体的には，①各国は，AMRに関する国家行動計画を策定するコミットメントを再確認すること，②各国首脳陣は，AMRの感染症やヒト，動物および作物に使用される抗菌薬の量を監視するための，より強固なシステムの必要性，ならびに，国際協力と資金獲得の強化が必要であることを認識すること，③各国首脳陣は，より効果的で，経済的にも受容可能な新規医薬品の研究開発，迅速な診断検査，およびその他の重要な治療への投資に対して，新たなインセンティブを付与することなどが要求された．

4 薬剤耐性（AMR）の重要性と抗菌薬適正使用支援

3 『薬剤耐性（AMR）対策アクションプラン（2016-2020）』の取り組みと成果

　AMR対策を推進するため，『薬剤耐性（AMR）対策アクションプラン（2016-2020）』では，以下の6つの分野に関する目標が設定された．

① 普及啓発・教育　　④ 抗微生物薬の適正使用
② 動向調査・監視　　⑤ 研究開発
③ 感染予防・管理　　⑥ 国際協力

　2020年までの具体的な数値目標を成果指標として設定し，医療関係者だけでなく関係機関等の関係者が「ワンヘルス・アプローチ」というヒト・動物などの垣根を越えた世界規模の取り組みの視点から，協働して集中的にAMR対策が進められてきた．以下に①〜④について，具体的な活動と成果について概説する．

▶ 普及啓発・教育

　AMR対策の普及啓発と教育・研修を推進するために，AMR臨床リファレンスセンター（AMRCRC）が設立された．AMRCRCでは，全国規模での普及啓発活動を展開しており，医療関係者や自治体職員等に向けて情報提供や研修などを行っている．さらに，保健医療，介護福祉，食品，獣医療，畜水産，農業などの各分野の教育課程や資格試験，卒後研修，生涯教育などにおいて，AMRに関する内容の追加・充実を図るなど，AMRの教育・研修を推進している．

▶ 動向調査・監視

　医療・介護分野における動向調査を強化するため，国立感染症研究所に「薬剤耐性研究センター」が設置された．ここでは「感染対策連携共通プラットフォーム（Japan Surveillance for Infection Prevention and Healthcare Epidemiology：J-SIPHE）」が運用され，全国の参加施設を対象に医療関連感染（healthcare-associated infection：HAI）および薬剤耐性菌の発生状況，抗菌薬の使用状況に関する情報を集約している．また，外来・高齢者施設における薬剤耐性率に関する情報収集なども行われている．畜水産分野では，動物医薬品検査所のAMR基幹検査機関としての機能・体制が充実化され，家畜，養殖水産動物および愛玩動物における薬剤耐性菌に関する情報収集の拡充などが推進されている．これらに加え，ワンヘルス・アプローチ（図4.4.2）に基づき，ヒト医療の分野に限らず獣医療，畜水産，農業，食品衛生，環境など広範な分野のデータを含む全国的な動向調査・監視が実施されている．

▶ 感染予防・管理

　医療機関における感染症対策については，2022（令和4）年度診療報酬改定では，従来の「感染防止対策加算」を踏まえつつ，個々の医療機関や地域の連携による感染症対策の

取り組みを推進するため,「感染対策向上加算」が新設された.また,J-SIPHE による感染予防・管理に関する比較・評価も実施されている.しかし,現在の院内感染対策は医療機関を主な対象としており,高齢者施設等でのさらなる取り組みの推進・強化が求められている.

畜水産分野では,抗菌薬に頼らない生産体制を推進するため,ワクチン,免疫賦活薬,体外診断薬および試薬の開発・実用化を支援し,飼養衛生管理基準の遵守の徹底が図られている.さらに,各畜種の飼養衛生管理基準ガイドブックの普及も進められている.

▶ **抗微生物薬(抗菌薬,抗真菌薬,抗ウイルス薬,寄生虫治療薬を含む)の適正使用**

日本では抗微生物薬のうち,抗菌薬の使用量自体は他国と比較して多くはないが,全国調査により,幅広い細菌に有効であるものが多いセファロスポリン系,キノロン系,マクロライド系抗菌薬の使用割合が極めて高いことが判明した(図4.4.3).そのため,適正使

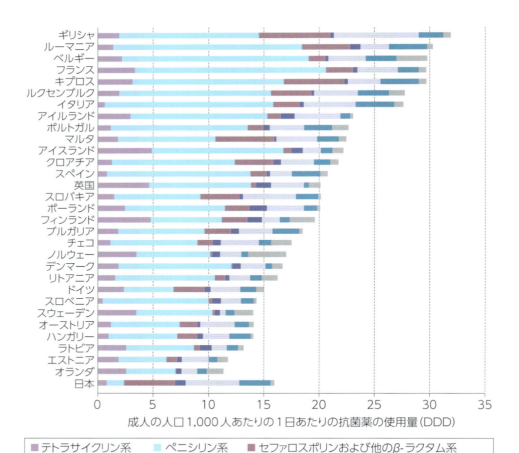

図4.4.3　医療分野における抗菌薬使用量（欧州：2010年,日本：2013年）

(出典：Muraki Y, et al：Infection, 41：415-423, 2013；国際的に脅威となる感染症対策関係閣僚会議：薬剤耐性(AMR)対策アクションプラン 2016-2020, 2016)

用の推進により，これらの使用量および使用割合を減らすことが重要であることから，抗菌薬の適正使用が推進された．また，日本で使用される抗菌薬のうち約90％は外来診療で処方される経口抗菌薬であることが判明したため，厚生労働省において，外来診療で活用できる『抗微生物薬適正使用の手引き 第一版』が策定され，周知が図られてきた．また，2018（平成30）年度診療報酬改定においては，適正使用を進める取り組みの支援のため，「抗菌薬適正使用支援加算」および「小児抗菌薬適正使用支援加算」が創設された．特に，「抗菌薬適正使用支援加算」の新設により，多くの医療施設で，抗菌薬適正使用支援チーム（antimicrobial stewardship team：AST）が組織され，活動するようになり，抗菌薬適正使用に貢献している．また，「小児抗菌薬適正使用支援加算」の導入により，外来における小児への抗菌薬投与は約2割減少した．

これらの『薬剤耐性（AMR）対策アクションプラン（2016-2020）』に基づく取り組みの結果，日本における2020年の薬剤耐性率では，大腸菌や肺炎桿菌のカルバペネム耐性率が2013年の水準を維持またはそれ以下となった（**表4.4.2**）．これは，世界各国で近年増加が問題となっている状況とは対照的である．また，緑膿菌のカルバペネム耐性率は減少傾向が認められ，2022年のメロペネム耐性率は目標値を達成した．しかし，髄液検体の肺炎球菌のペニシリン非感受性率，大腸菌のフルオロキノロン耐性率や黄色ブドウ球菌の

表4.4.2　耐性菌の分離率の推移

耐性菌	2013年	2014年	2015年	2016年	2017年	2018年	2019年	2020年	2021年	2022年	2020年（目標値）
肺炎球菌のペニシリン非感受性率［髄液検体］	47.4	47.0	40.5	36.4	29.1	38.3	32.0	33.3	59.5	50.9	15%以下
肺炎球菌のペニシリン非感受性率［髄液検体以外］	3.2	2.5	2.7	2.1	2.1	2.2	2.2	3.5	3.4	3.8	
大腸菌のフルオロキノロン耐性率	35.5	36.1	38.0	39.3	40.1	40.9	41.4	41.5	40.4	39.6	25%以下
黄色ブドウ球菌のメチシリン耐性率	51.1	49.1	48.5	47.7	47.7	47.5	47.7	47.5	46.0	45.5	20%以下
緑膿菌のカルバペネム耐性率（イミペネム）	17.1	19.9	18.8	17.9	16.9	16.2	16.2	15.9	15.8	14.8	10%以下
緑膿菌のカルバペネム耐性率（メロペネム）	10.7	14.4	13.1	12.3	11.4	10.9	10.6	10.5	10.3	9.5	
大腸菌のカルバペネム耐性率（イミペネム）	0.1	0.1	0.1	0.1	0.1	0.1	0.1	0.1	0.1	0.04	0.2%以下（同水準）
大腸菌のカルバペネム耐性率（メロペネム）	0.1	0.2	0.2	0.2	0.1	0.1	0.1	0.1	0.1	0.1	
肺炎桿菌のカルバペネム耐性率（イミペネム）	0.3	0.3	0.3	0.2	0.2	0.3	0.2	0.2	0.2	0.1	0.2%以下（同水準）
肺炎桿菌のカルバペネム耐性率（メロペネム）	0.6	0.6	0.6	0.5	0.5	0.4	0.4	0.4	0.4	0.4	

（出典：薬剤耐性ワンヘルス動向調査検討会：薬剤耐性ワンヘルス動向調査年次報告書 2023, 2024）

メチシリン耐性率は依然として高い水準にある.

また, 2021年の抗菌薬の使用量(人口1,000人あたりの1日使用量:defined daily dose per 1,000 inhabitants per day [DID])は9.77DIDであり, 2013年から32.7%減少した[2020年目標値(対2013年比):33%減]. 注射用抗菌薬については, 2013年と比較して1.1%減少した[同:20%減]. 経口抗菌薬については, セファロスポリン系, マクロライド系, フルオロキノロン系抗菌薬で2013年から46.1%減, 47.5%減, 43.7%減であった[同:50%減]. しかし, いずれも目標値を達成しておらず, 継続した取り組みが必要である.

畜水産分野では, 抗菌薬の慎重使用を推進するためのガイドラインが策定されている. また, 国内で指定されているすべての抗菌性飼料添加物について, 薬剤耐性菌の食品健康影響評価を行い, ヒトの健康に悪影響を及ぼす可能性があると判断された5種類の抗菌性飼料添加物の指定を取り消した. しかし, 生産現場での抗菌薬の使用実態を把握することが課題となっており, そのための仕組みを構築する必要がある.

4 薬剤耐性(AMR)対策アクションプラン(2023-2027)

新型コロナウイルス感染症(COVID-19)の全世界でのパンデミックにより, 『薬剤耐性(AMR)対策アクションプラン(2016-2020)』の計画期間が2022年度末まで延長されていたが, 2023年4月には, 今後5年間で実施すべき事項をまとめた新たな『薬剤耐性(AMR)対策アクションプラン(2023-2027)』が発表された.

この新たなアクションプランは, これまでの取り組みを基に, 政府機関や医療機関, 畜産業関係者, 研修者等が協働で進めてきたAMR対策をさらに強化するものである. これまでの取り組みにより, 一部の成果指標は改善傾向にはあるものの, 改善が乏しいあるいは不十分な成果指標や新たに生じた問題点もあり, 継続的にAMR対策に取り組んでいく必要がある. 新たなアクションプランでは, 引き続き, ①普及啓発・教育, ②動向調査・監視, ③感染予防・管理, ④抗微生物薬の適正使用, ⑤研究開発・創薬および⑥国際協力の6つの分野に関する目標を設定し, 目標の達成に向けてAMR対策を進めることとされた. 具体的には, これらの6つの分野について目標(大項目)を設定し, 目標を実現するための戦略(中項目)および戦略を実行するための具体的な取り組み(小項目)が設定されている. また, 計画全体の数値目標が成果指標として設定されており, ヒトに関する微生物の薬剤耐性率および抗微生物薬の使用量の成果指標を**表4.4.3**に示す. この数値目標を達成するために, 抗菌薬適正使用支援の強化に取り組むことが重要であり, 抗菌薬適正使用支援プログラムを活用した取り組みが必要である.

また, 厚生労働省は2023年11月に『抗微生物薬適正使用の手引き 第三版(本編, 別冊, 追補)』(厚生労働省ホームページ参照)を公表した. 第一版, 第二版においては, 主に外来診療を行う医療従事者を対象として作成されていたが, 第三版では入院患者における抗微生物薬適正使用に関する項が追加され, より幅広い感染症患者を対象としたものとなり, 内容のさらなる充実が図られている. この手引き策定の目的は, 適正な感染症診療が広がることで, 患者に有害事象をもたらすことなく, 抗微生物薬の不適正使用を減少させ

4 薬剤耐性（AMR）の重要性と抗菌薬適正使用支援

表4.4.3　薬剤耐性（AMR）対策アクションプラン（2023-2027）成果指標（ヒトに関して）

	指　標	2020 年	2027 年（目標値）
微生物の薬剤耐性率	バンコマイシン耐性腸球菌感染症の罹患数	135 人	80 人以下（2019 年時点に維持）
	黄色ブドウ球菌のメチシリン耐性率	50%	20% 以下
	大腸菌のフルオロキノロン耐性率	35%	30% 以下（維持）
	緑膿菌のカルバペネム耐性率	11%	3% 以下
	大腸菌・肺炎桿菌のカルバペネム耐性率	0.1〜0.2%	0.2% 以下（維持）

	指　標	2020 年使用量※	2027 年（目標値）（対 2020 年比）
抗微生物薬の使用量	人口 1,000 人あたりの 1 日抗菌薬使用量	10.4	15% 減
	経口第三世代セファロスポリン系抗菌薬の人口 1,000 人あたりの 1 日使用量	1.93	40% 減
	経口フルオロキノロン系抗菌薬の人口 1,000 人あたりの 1 日使用量	1.76	30% 減
	経口マクロライド系抗菌薬の人口 1,000 人あたりの 1 日使用量	3.30	25% 減
	静注カルバペネム系抗菌薬の人口 1,000 人あたりの 1 日使用量	0.058	20% 減

※人口 1,000 人あたりの 1 日抗菌薬使用量

ることにある．さらに，「薬剤耐性（AMR）対策アクションプラン（2023-2027）」の成果指標を達成するための一助となることが期待されている．

5　抗菌薬適正使用支援（antimicrobial stewardship：AS）

▶ 抗菌薬適正使用支援（AS）とは

　ASとは，「主治医が抗菌薬を使用する際，個々の患者に対して最大限の治療効果を導くと同時に，有害事象をできるだけ最小限にとどめ，いち早く感染症治療が完了できる（最適化する）ようにする目的で，感染症専門の医師や薬剤師，臨床検査技師，看護師が主治医の支援を行うこと」とされている．不適正な抗菌薬の使用は薬剤耐性菌の発生や蔓延の原因となるが，ASは薬剤耐性菌の出現を防ぎ，あるいは遅らせることができ，医療コストの削減にもつながることが示されている．ASは，感染症治療において薬剤耐性菌の発生抑制と予後向上を両立させるための中心的役割を担っている．

▶ 日本における現状

　AMR 対策には，「薬剤耐性菌を拡げないための対策」と「抗菌薬の適切な使用を管理す

る対策」が必要である．「薬剤耐性菌を拡げないための対策」を実践するために感染制御チーム（infection control team：ICT）が組織され，施設内の感染防止対策や施設間の情報共有が進められている．診療報酬改定において，1996年度に「院内感染防止対策加算」が新設され病院内の感染対策とサーベイランスが求められるようになり，2012年度の「感染防止対策地域連携加算」では，さらに地域の医療機関連携が求められるようになった．さらに2022年度の「外来感染対策向上加算」では，300床未満の医療機関や診療所も含めた地域における感染対策や医療体制の維持が求められるようになっている．

「薬剤耐性菌を拡げないための対策」にはASが必要であり，これを実践する抗菌薬適正使用支援チーム（AST）やその指針である抗菌薬適正使用支援プログラム（antimicrobial stewardship program：ASP）の整備など，ASを目的とした組織体制づくりが求められるようになっている．欧米各国と比べるとわが国のASの取り組みの歴史は浅く，専門スタッフの育成や環境整備などは十分でないとされている．ASを推進するために診療報酬改定では，2018年度に「抗菌薬適正使用支援加算」が新設され，さらに2022年度の「感染対策向上加算」（「感染防止対策加算」の見直しに伴い名称変更）では，その算定の一部にASTなどの抗菌薬の適正使用を監視するための組織体制の整備が求められるようになっている．

▶ 抗菌薬適正使用支援チーム（AST）の構成

ASTは感染症や感染制御の専門知識を持つ医師（感染症内科医）や薬剤師を中心に，臨床微生物検査技師や感染管理認定看護師等を含むメンバーで構成される（図4.4.4）．医師は抗菌薬を処方する各診療科の担当医師に対して感染症診断・治療の支援を行い，薬剤師は抗菌薬の薬物動態学／薬力学（pharmacokinetics/pharmacodynamics：PK/PD）特性などから感染症治療の最適化を支援する．ASTは独立した院内組織として設立されることが望ましいが，日本では「感染防止対策加算」の普及によりすでにICTの整備が進んでいるため，ICT構成メンバーが一部兼任する形でASTを組織する医療機関が多い．ICTとASTを両立させるために，医師，薬剤師はAST活動に，看護師はICT活動により多

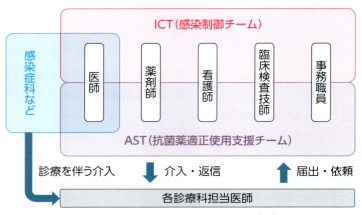

図4.4.4　院内におけるICTとASTの関係性（例）

くの活動時間をかけるなど，職種によりそれぞれの活動内容および活動時間の重点を調整する必要があり，施設毎に取り組まれているのが現状である．兼任による活動が主体となっているため，十分な人材と時間を確保し専任化することが望まれる．

▶ 抗菌薬適正使用支援（AS）の戦略

ASによる介入にはさまざまな戦略があるが，欧米では「早期モニタリングとフィードバック」と「抗菌薬の事前承認」の2つが推奨され，わが国でも欠かすことのできない戦略として検討すべきとされている．

「早期モニタリングとフィードバック」は，抗菌薬の使用状況や感染症の検査結果などを前向きにモニタリングし，必要に応じて推奨やコメントなどのフィードバックをすることで，感染症治療の最適化を図る手法である．図4.4.5に示すように，介入の対象，タイミング，間隔，フィードバック方法にはさまざまな組み合わせが考えられるが，この手法は各施設の実情に応じて実行可能なバリエーションをとることができる上，処方医（主治医）の自立性を侵害することがないため，介入される側にとっても受け入れやすい手法である．そのため，多くの施設でAS戦略として採用され，成果が出ている．

「抗菌薬の事前承認」は，各施設で定めた特定の抗菌薬を対象として，抗菌薬の処方前にASTによる承認を得ることを必須とすることにより，抗菌薬の使用制限と使用適正化を図る手法である．この手法では，ASTが抗菌薬の初回投与開始前から介入できるため，必要以上に広域な抗菌スペクトルの抗菌薬を用いた経験的治療などに対して，初期段階から抗菌薬選択の適正化を行うことができる．しかし，申請および許可に時間を要すると処方開始が遅れる場合があり，また，常に許可を出す医師または薬剤師が院内に配置される必要があり，多くの施設では人材確保が困難であることから，日本では実施施設は少ない状況である．

▶ 今後の課題

ASの課題として，人材の確保と育成，管理システムの強化，実施体制・環境の整備などが挙げられる．ASを実施するためには感染症を専門とする医師や薬剤師が不足してお

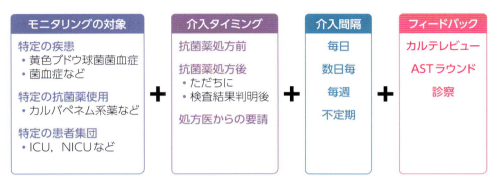

図4.4.5　早期モニタリングとフィードバックにおける各種組み合わせ

（出典：千酌浩樹：日内会誌, 111：303-314, 2022）

表4.4.4 特に薬剤師が関わるASプロセス

患者把握		モニタリングとフィードバック	
監視対象	把握方法	検討項目	検討手段・内容
特定抗菌薬の使用動向	使用届出制 使用許可制	抗菌薬選択	アンチバイオグラム 各種感染症検査結果
感染徴候	微生物検査陽性 感染症バイオマーカー陽性	抗菌薬の用法・用量	TDM PK/PD理論の活用
特殊患者集団	妊婦，新生児，高齢者 発熱性好中球減少症 免疫抑制薬使用 集中治療 臓器移植　など	抗菌薬の中止・変更	長期投与（2週間超） 投与経路（静脈内／経口）

TDM：治療薬物モニタリング，PK/PD：pharmacokinetics/pharmacodynamics
（8学会合同抗微生物薬適正使用推進検討委員会：抗菌薬適正使用支援プログラム実践のためのガイダンス，2017より作成）

り，人材の確保と人材育成を行う体制を整備する必要がある．また，電子カルテと連動した感染管理システムの構築・強化，薬剤感受性試験や治療薬物モニタリング（therapeutic drug monitoring：TDM）などの実施体制の整備も不可欠である．さらに，このような人材確保・育成，環境整備・維持などにかかる費用について，病院経営者は資金を確保する必要があり，その支援体制の整備も求められる．

また，ASの継続的な評価と改善も必要である．ASの手法やプロトコル，アウトカムを継続的に評価し，ASの実践が効果的であるかどうかを客観的に判断することが重要である．必要に応じて改善策を講じることで，ASをより良いものに発展させていく必要がある．

薬剤師の関わり

AMRは，現代の医療において深刻な脅威となっている．AMR対策における薬剤師の役割は多岐にわたるが，抗菌薬の適正使用を推進する中心的な存在として，抗菌薬の選択や投与量，投与期間の最適化を支援する．表4.4.4に示すように，特にPK/PD理論に基づいた抗菌薬の投与設計やTDMに基づいた個々の患者における最適化投与の実施などにおいて重要な役割を担っている．ASTの一員として抗菌薬の適正使用を推進し，ICTの一員として感染症の予防策の策定・実施，抗菌薬の使用状況や薬剤耐性菌の監視と対策にも従事している．このように，薬剤師は多岐にわたる役割を通じて抗菌薬の適正使用を推進し，AMRの拡大を防ぐために重要な貢献をしている．

解答と解説 p.515

章末問題

4.1.1 クレアチニンクリアランスを算出する際に用いる Cockcroft-Gault 式で用いるパラメーターとして，正しいパラメーターを 1 つ選べ.

1） 体表面積　**2）** 血清アルブミン値　**3）** 尿素窒素（BUN）　**4）** 体重　**5）** 身長

4.1.2 感染症治療薬と特に注意が必要な項目の正しい組み合わせを 1 つ選べ.

1） イトラコナゾール　─　薬剤性腎障害

2） バンコマイシン　─　薬剤性肝障害

3） イソニアジド　─　薬物相互作用

4） テトラサイクリン系抗菌薬　─　胎児毒性

5） アモキシシリン　─　妊婦に使用禁忌

4.1.3 CYP3A の誘導作用を有しており，薬物相互作用に注意が必要な感染症治療薬を 1 つ選べ.

1） リファンピシン　　**2）** ボリコナゾール　　**3）** メトロニダゾール

4） クラリスロマイシン　　**5）** セファゾリン

4.2.1 QT 延長のある患者に対して禁忌とされている抗菌薬はどれか．1 つ選べ.

1） アミカシン　　**2）** モキシフロキサシン　　**3）** セフメタゾール

4） ドリペネム　　**5）** リネゾリド

4.2.2 腎障害の発現リスクが最も高い抗真菌薬はどれか．1 つ選べ.

1） フルコナゾール　　**2）** フルシトシン　　**3）** カスポファンギン

4） アムホテリシン B　　**5）** ポサコナゾール

4.2.3 小児（5 歳）に対して，通常，使用すべきではない抗菌薬はどれか．1 つ選べ.

1） バンコマイシン　　**2）** セファゾリン　　**3）** メロペネム

4） レボフロキサシン　　**5）** アンピシリン

4.3.1 血中薬物濃度に基づく治療薬物モニタリング（TDM）において，有効性と安全性の双方の確保を目的として，トラフ値とピーク値の血中濃度モニタリングが推奨されている薬物はどれか．1 つ選べ.

1） ボリコナゾール錠　　**2）** テイコプラニン点滴静注用

3） バンコマイシン塩酸塩散　　**4）** アミカシン硫酸塩注射液　　**5）** リネゾリド錠

4.3.2 原則として，腎機能に応じた用量調整が必要ない薬物はどれか．1つ選べ．

1) ボリコナゾール　　　2) バンコマイシン　　　3) テイコプラニン
4) アミカシン　　　　　5) トブラマイシン

4.3.3 次の感染症治療薬について，TDMの際の採血タイミングと，そのポイントでの血液中の濃度を指標とした毒性（副作用）回避が実施されているものの組み合わせとして，適切なのはどれか．1つ選べ．

	薬 物	採血タイミング	副作用
1	ボリコナゾール	ピーク	視覚障害
2	ゲンタマイシン	ピーク	腎障害
3	テイコプラニン	ピーク	腎障害
4	バンコマイシン	トラフ	肝障害
5	アルベカシン	トラフ	腎障害

4.4.1 次の薬剤耐性に関する記述のうち，誤っているものはどれか．1つ選べ．

1) 微生物に対して薬が効かなくなることを，「薬剤耐性」と称される．
2) 薬剤耐性の問題は細菌，ウイルス，寄生虫など幅広い範囲でみられる．
3) 特定の抗微生物薬のうち，抗菌薬に耐性を獲得した細菌を「薬剤耐性菌」という．
4) 抗菌薬への曝露そのものから細菌が変化して耐性化する．
5) 薬剤耐性菌は動物のウイルス感染を介して世界中に拡散される．

4.4.2 次の抗菌薬適正使用支援に関する記述のうち，誤っているものはどれか．1つ選べ．

1) TDMを活用し，患者個々に最適な抗菌薬治療を行う．
2) 医師と臨床微生物検査技師のみの介入が有効である．
3) PK/PD理論に従った抗菌薬投与方法が有用である．
4) 早期のモニタリングとフィードバックが有用である．
5) 抗菌薬投与が必要な場合，ASTによる事前承認が有用である．

4.4.3 次のAMR対策アクションプランに関する記述のうち，正しいものはどれか．1つ選べ．

1) 抗菌薬の使用動向については，ヒトに投与されたものだけを監視する．
2) 主として感染症専門医が達成すべき数値目標が成果指標として設定されている．
3) 薬剤師は抗菌薬の在庫管理が主な役割である．
4) 国民へのAMR対策に関する情報提供，周知が必要とされる．
5) 薬剤耐性の発生は制御不能のため，薬剤耐性菌による感染症の蔓延防止が必要とされる．

5章 医療現場での感染管理

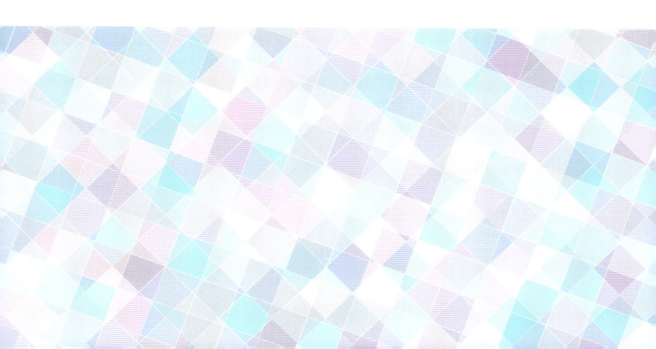

1

消毒薬と滅菌法

ココをしっかりおさえよう！

▶生体消毒薬　▶非生体消毒薬　▶滅菌

1 消毒，滅菌，無菌

　消毒（disinfection），滅菌（sterilization），無菌（sterile）は異なる意味を持つ．滅菌には明確な定義があり，『2020年版 消毒と滅菌のガイドライン』によれば，滅菌は「無菌性を達成するプロセス，すなわち，すべての微生物を殺滅または除去する行為を意味し，確率的な概念」とされる．ここで無菌とは，すべての微生物が存在しない状態を意味し，絶対的な概念である．また滅菌は，『第十八改正日本薬局方』の「通則〜一般試験法」の最終滅菌法中において，「滅菌後の微生物の死滅を定量的に測定または推測し，通例，適切な滅菌指標体を用いるなどして，10^{-6}以下の無菌性保証水準を担保する条件において行う」と定量化されている．

　しかし，消毒については，『第十八改正日本薬局方』において「生存する微生物の数を減らすために用いられる処置法で，必ずしも微生物をすべて殺滅したり除去したりするものではない」とされており，消毒する病原微生物を対象として，何をもって消毒を行ったか，と定量する規定がない方法論である．この消毒という方法を可能な限り確実に実施するために以下に挙げる注意が必要である．

2 消毒薬を適正使用するためのポイント

▶▶消毒の3要素

　消毒薬の効果に影響を与える重要な要素として「濃度」「温度」「時間」の3つが知られている．消毒薬の濃度は低濃度では効果がないが，高濃度過ぎた場合でも十分な効果が発揮できない．エタノールの作用は，80〜99vol％の濃度では微生物の死滅までの時間が60〜80vol％の濃度に比較して長くなる．また，消毒薬は高温で使用することにより，ベンザルコニウム塩化物やクロルヘキシジングルコン酸塩，次亜塩素酸ナトリウムの消毒効果が高くなるとされるが，消毒薬の成分が気化することによる使用者への曝露，さらにアルコール類では引火が懸念されるため常温（15〜25℃）での使用が推奨される．

　コロナ禍が始まった際に消防庁危険物保安室長から『消毒用アルコールの安全な取扱い等について』が発出され，火災に対する注意喚起がなされている．時間については，細菌と消毒薬の接触時間が得られなければ消毒効果が得られないため，一般的には作用時間が長いほど効果は高くなるが，ヒトに対しては副作用および器具に対しては材質の劣化が

生じることがあり，適切な接触時間が必要となる．その他の注意点を**表5.1.1**にまとめた．

3 消毒薬の分類

▶ Spauldingの分類

Earle H. Spaulding は1939年に，再使用可能な医療機器を使用目的に応じて滅菌・消毒のレベルを3段階に単純化し実用的な基準として示した（**図5.1.1**）．感染症の有無ではなく，医療器具を使用目的に応じて適切な処理ができるように，「クリティカル」「セミクリティカル」「ノンクリティカル」に分類した．またSpauldingは，この分類に応じて消

表5.1.1　消毒薬使用時の注意点

注意点	対応
予備洗浄	消毒を行う対象物に血液，膿など有機物が付着している場合や目視できる菌量の存在は消毒薬の効果が落ちるので，あらかじめ水や洗剤を用いて有機物をできるだけ除去しておく．また，用いた洗剤は残留しないよう流水で十分洗い流す．
消毒薬に使用する容器	容器は常に清潔に保たれているものを使用する． 容器を再利用する場合は，定期的に滅菌，または滅菌精製水で十分洗浄し，乾燥したものを用いる． 浸漬して消毒する際の容器はステンレス製，ガラス製，ポリエチレン製を使用する．
消毒薬を希釈する水	希釈する場合，原則として滅菌精製水を用いる． 例外：高水準消毒薬と次亜塩素酸ナトリウムは水道水で可
微生物の種類	芽胞形成菌は消毒薬に最も抵抗性を示す． 結核菌，エンベロープを持たないウイルスも消毒薬に抵抗性を示す．
pH	pHの影響を受けやすい消毒薬にグルタラールがある．使用時に緩衝化剤を添加することに注意（本文参照）

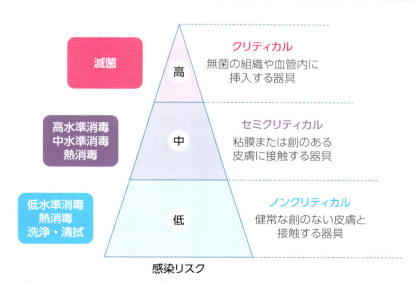

図5.1.1　Spauldingの分類

毒・滅菌法を示した.

クリティカルに分類される器具は，無菌の組織や血管内に挿入する器具であり，具体的には手術用器具，循環器カテーテルや尿路カテーテル，移植埋め込み器具などが挙げられる．クリティカル器具が微生物に汚染されている場合，感染の危険性が高まることから，基本は高圧蒸気滅菌法などによる物理的滅菌を行い再利用する．もしくは滅菌済みの単回使用医療機器（医療用具）（single use device：SUD）を使用する.

セミクリティカルに分類される器具は，粘膜または創のある皮膚に接触する器具であり，内視鏡などを使用する無菌領域に準じる部位に使用される器具が挙げられる．セミクリティカル器具に関しては，耐熱性であれば熱消毒を行うが，内視鏡などは非耐熱性であるため，高水準消毒薬を用いて消毒後に十分にすすぎを行ってから再利用する．口腔体温計などは中水準消毒薬を用いることが必要である.

ノンクリティカルに分類される器具は，健常な創のない皮膚と接触する器具であり，粘膜とは接触しないものとされる．ノンクリティカル器具に関しては低水準消毒薬または熱消毒もしくは洗浄・清拭を行う.

▶▶ 生体消毒薬と非生体消毒薬

消毒薬を2つに大別すると生体消毒薬（antiseptics）と非生体（器具・環境用）消毒薬（disinfectants）に分けられる．米国では生体を消毒する消毒薬と非生体を消毒する消毒薬が区別されており，人体に適用する生体消毒薬は米国食品医薬品局（FDA）による承認，器具や環境に使用する非生体消毒薬（中水準・低水準消毒薬）は米国環境保護局（EPA）による承認となっており，両消毒薬を承認する機関が異なっている（ただし，高水準消毒薬はFDAが承認している）．生体消毒薬としてはクロルヘキシジングルコン酸塩やポビドンヨードが用いられ，非生体消毒薬としてはベンザルコニウム塩化物や次亜塩素酸ナトリウムが使用されている．しかし，日本においては分け隔てなく承認が行われ，同じ消毒薬が生体，非生体ともに適応を有していることが多く，同一消毒薬を生体にも非生体にも使用している現状がある.

4 消毒対象となるもの

消毒を行う生体や非生体といった対象物に血液，膿など有機物が付着している場合，消毒薬の効果が減弱するため，あらかじめ水や洗剤を用いて有機物をできるだけ除去する必要がある．また，用いた対象物の表面などに洗剤が残留しないよう流水で十分洗い流す．表面が粗であったり構造が細管であったり盲端となっている対象物は予備洗浄が十分に行えず，消毒薬との接触が不十分となり効果を得にくい.

器械・器具などは用いる消毒薬により，腐蝕・変質・変色などの影響を受ける．材質に影響を与えにくい消毒薬にはグルタラールおよびフタラールがあり，各材質に対する影響が少なく，かつ殺菌力が強いので医療器具専用の処理に汎用されている．金属器具を腐蝕する消毒薬としては次亜塩素酸ナトリウム，ポビドンヨード，過酢酸，リネン類など

1 消毒薬と滅菌法

を腐蝕・脱色する消毒薬として次亜塩素酸ナトリウムがある．また繊維，布，ガーゼなどに消毒薬が吸着され殺菌力の低下が生じる消毒薬には，ベンザルコニウム塩化物，ベンゼトニウム塩化物，クロルヘキシジングルコン酸塩，アルキルジアミノエチルグリシン塩酸塩がある．

5 各消毒薬の特徴（表5.1.2，表5.1.3）

▶ 高水準消毒薬

高水準消毒薬は非生体に用いる消毒薬である．いずれの薬剤も添付文書やガイドラインで使用期限が規定されているが，経時的に分解されるため，使用前に実用下限濃度以上であることを確認することが望ましい．高水準消毒薬で消毒した器材のすすぎが不十分だと，残留した消毒薬により副作用が生じるおそれがあるため注意が必要である．気体での比重はグルタラール 3.4，フタラール 4.6，過酢酸 2.5 と空気より重いため，強制排気口の設置は低い位置に設置する．

1）アルデヒド系（グルタラール，フタラール，ホルマリン）

グルタラール（グルタルアルデヒド）は微生物中の DNA，RNA やタンパク質合成に影響を与えることなどで効果を示す．一部の非定型抗酸菌は抵抗性を示し長時間の作用を必要とするが，殺菌スペクトルは消毒薬の中でも極めて広い．医療器具の消毒に適し，カテーテルなどに付着している細菌を短時間で殺菌するため，内視鏡の消毒や歯科領域での印象材の消毒に使用される．製品は安定な pH である酸性で保管されており，使用時に pH 調整用緩衝化剤を添加してアルカリ性（pH 7.5〜8.5）にして用いる．また，材質を劣化させにくく，有機物による効力低下も小さい．ただし，グルタラールは細胞毒性が強く，前述のごとく生体には適応がない．また，皮膚への付着は皮膚炎を生じ，刺激臭が強く，2005 年に厚生労働省により使用現場の空気中濃度を 0.05 ppm 以下とする努力基準が定められており，適切な換気が必須である．使用時のゴム手袋，マスク，ゴーグル，防水エプロンも必須である．

フタラール（オルトフタルアルデヒド）は，グルタラールと同等かそれ以上の殺菌効果を有している．また刺激臭が少なく蒸発もしにくい．材質を劣化させにくいことに加え，緩衝化剤の添加が不要というメリットもある．しかし，タンパクを含む汚染物と結合すると固化するためすすぎが行いにくく，皮膚に付着すると着色することに注意が必要である．また，フタラールで消毒した超音波白内障手術器具や膀胱鏡の繰り返し使用による有害事象が報告されており，これらの器具に対して使用できない．グルタラールより刺激臭は少ないが，使用時のゴム手袋，マスク，ゴーグル，防水エプロンは必要である．

ホルマリン（ホルムアルデヒド）は，以前は浸漬消毒や燻蒸消毒に使用されていたが，強い細胞毒性や変異原性，発がん性の報告があり消毒に使用される機会は少ない．

2）過酢酸

強力な酸化作用を示すことでアルデヒド類よりも殺菌力が強く，短時間で芽胞も減少させる．また，酢酸，過酸化水素，水，酸素に分解するため環境への影響も少ない．しか

5

医療現場での感染管理

423

表5.1.2 消毒薬の分類

水準	分 類	消毒薬	使用濃度と対象
高水準	アルデヒド系	グルタラール	3w/v%（内視鏡） 2w/v%〜3.5w/w%（医療器具） 0.5w/v%（麻酔装置類，人工透析装置類）
		フタラール	0.55w/v%（医療器具）
	酸化剤系	過酢酸	0.3w/v%（医療器具）
中水準	アルコール系	消毒用エタノール	76.9〜81.4vol%（手指・皮膚，手術部位の皮膚，医療機器（金属，非金属））
		イソプロパノール	50〜70vol%（手指・皮膚，医療機器（金属，非金属））
	次亜塩素酸系	次亜塩素酸ナトリウム	10,000ppm（B型肝炎ウイルスに汚染された医療器具［汚染がはっきりしないものの場合は 1,000〜5,000ppm］） 1,000〜10,000ppm（排泄物） 200〜500ppm（医療機器（非金属），手術室，病室，家具，器具，物品） 100〜500ppm（手指，皮膚） 50〜100ppm（手術部位の皮膚・粘膜） 1ppm（患者用プール水）
	ヨードホール系	ポビドンヨード	10w/v% 液（手術部位の皮膚・粘膜，皮膚・粘膜の創傷部位，熱傷皮膚面，感染皮膚面） 10w/v% エタノール液（手術部位の皮膚） 10w/v% ゲル（皮膚・粘膜の創傷部位，熱傷皮膚面） 7.5w/v% スクラブ（手指・皮膚，手術部位の皮膚） 7w/v% ガーグル（口腔創傷，口腔内） 5w/v% クリーム（外陰，外陰周辺，腟） 0.5w/v% エタノール擦式製剤（手指）
低水準	第四級アンモニウム塩	ベンザルコニウム塩化物	0.05〜0.2w/v%（手術室，病室，家具，器具，物品，医療機器，手術部位の皮膚，手指・皮膚） 0.02〜0.05w/v%（腟［ベンゼトニウム塩化物は 0.025w/v%］） 0.01〜0.05w/v%（結膜嚢［ベンゼトニウム塩化物は 0.02w/v%］） 0.01〜0.025w/v%（手術部位の粘膜，皮膚・粘膜の創傷部位）
		ベンゼトニウム塩化物	
	ビグアナイド系	クロルヘキシジングルコン酸塩	4w/v% スクラブ（手指） 1w/v% エタノール液／エタノール擦式製剤（手指，皮膚） 0.5w/v% エタノール液（手術部位の皮膚，医療機器（金属，非金属）） 0.2〜0.5w/v% エタノール擦式製剤（手指） 0.1〜0.5w/v% 液（手指・皮膚，手術部位の皮膚，医療機器） 0.05w/v% 液（皮膚の創傷部位，手術室・家具・器具・物品） ≦ 0.05w/v% 液（結膜嚢） 0.02w/v% 液（外陰・外陰部の皮膚）
	両性界面活性剤	アルキルジアミノエチルグリシン塩酸塩	0.05〜0.2w/w%（手術室，病室，家具，器具，物品，医療機器［結核の場合は 0.2〜0.5w/w%］，手指・皮膚） 0.1〜0.2w/w%（手術部位の皮膚） 0.01〜0.05w/w%（手術部位の粘膜，皮膚・粘膜の創傷部位）

w/w%は溶液 100g 中の消毒薬の g 数，vol%（v/v%）は溶液 100mL 中の消毒薬の mL 数の割合を表す．ppm は"parts per million"の略で百万分率を表し，1w/v%=10,000ppm，0.1w/v%=1,000ppm に相当する．

1 消毒薬と滅菌法

表5.1.3　消毒薬の抗微生物スペクトル

	消毒薬	一般細菌	抗酸菌	酵母様真菌	糸状菌（真菌）	ウイルス（エンベロープ有）	ウイルス（エンベロープ無）	芽胞
高水準	グルタラール	○	○	○	○	○	○	○
	フタラール	○	○	○	○	○	○	○
	過酢酸	○	○	○	○	○	○	○
中水準	消毒用エタノール	○	○	○	▲	○	▲	×
	イソプロパノール	○	○	○	▲	○	▲	×
	次亜塩素酸ナトリウム	○	○	○	○	○	○	▲
	ポビドンヨード	○	○	○	○	○	○	▲
低水準	ベンザルコニウム塩化物	○	×	○	▲	▲	×	×
	ベンゼトニウム塩化物	○	×	○	▲	▲	×	×
	クロルヘキシジングルコン酸塩	○	×	○	▲	▲	×	×
	アルキルジアミノエチルグリシン塩酸塩	○	○	○	▲	▲	×	×

○：有効　▲：一部有効　×：無効

し，目や皮膚を刺激する上，金属の劣化や変色などを起こす点に注意を要する．過酢酸の蒸気が粘膜を刺激するため，換気装置を設置し，使用時は手袋，ガウン，マスク，ゴーグル，防水エプロンなどの個人防護具を身に着けることが必須である．

▶ 中水準消毒薬

1）アルコール

　至適濃度で用いることによりタンパク変性作用などにより殺菌作用を示し，抗菌スペクトルが広く，芽胞，一部のエンベロープのないウイルスや糸状菌を除く微生物に有効である．エタノールは70w/w％（76.9〜81.4vol％）の濃度で最も作用が強い．殺菌作用は即効性で速やかに乾燥し残留性がないことから，手指，注射部位，カテーテル刺入部，手術野といった生体，非生体に使用される．エタノールは酒税相当の価格を含むため高価になるが，そのために添加物（ユーカリ油や医療用香料）を加えた消毒用エタノールが汎用されている．注意点として，引火性，粘膜への使用，プラスチック劣化が挙げられる．特に手術の術野消毒時，覆布の下でエタノールが十分乾燥していない状態で電気メスを使用することによる引火の報告があり，市販されているエタノール含有消毒薬について，医薬品医療機器総合機構（PMDA）から医療安全情報が発出されている．

　イソプロパノールもエタノールと同様の効果・注意点を有しているが酒税はかからないため，エタノールにイソプロパノールを添加した製品が市販されている．しかし，イソプロパノール単剤は脱脂作用が強く特異な臭気を有するため，消毒薬として用いるこ

5

医療現場での感染管理

とはまれである.

2）次亜塩素酸ナトリウム

　遊離有効塩素が細胞内の酵素反応の阻害などを起こし殺菌作用を示す．大量の芽胞や結核菌を除くすべての微生物に有効であるが，結核菌に対しては 1,000 ppm（0.1w/v％）以上の濃度で用いる．短時間で成分が揮発し残留性がほとんどないという点で安全であり食品衛生や哺乳びんの消毒に 200 ～ 500 ppm（0.02 ～ 0.05w/v％）の低濃度で用いられる．生体（手術野や手指）に使用されることがあるがまれである．血清，血液，膿汁などの有機物が付着する状態下では効果が低下するため，これらが付着している場合は十分な予備洗浄を行って使用する．また金属腐食性，脱色，塩素ガス発生が挙げられる．

　近年，次亜塩素酸水が用いられる場面を散見するが，2024 年 10 月時点で医薬品（医療用，要指示・一般用）として承認された次亜塩素酸水はない．次亜塩素酸を水酸化ナトリウムに溶解したものが次亜塩素酸ナトリウムであり，水に溶解したものもが次亜塩素酸水であり両者は異なる.

3）ポビドンヨード

　水に極めて溶けにくいヨウ素の水溶性を高めるためキャリアとしてポリビニルピロリドンを用いた製剤で，キャリアから遊離するヨウ素が殺菌作用を示す．芽胞を除く広範囲の微生物に効果を示し，生体消毒薬として手指消毒や術野の皮膚消毒，カテーテル刺入部の消毒，熱傷皮膚面，口腔や腟，外陰部などの粘膜面に対して使用されている．注意点として，ヨウ素が遊離するまでの時間を要し，さらにヨウ素による酸化作用が消毒効果を発揮するために効果発現に時間を要する．また，製剤が乾燥しない状態での長時間の皮膚との接触は皮膚炎（化学熱傷）を生じ，うがいによる長期連用によって生じる甲状腺機能異常にも留意する．*Burkholderia cepacia* や *Serratia* 属などが抵抗性を示す場合があり，市販されていた製剤中に製造過程で混入した *B. cepacia* が生存していた事例がある.

▶▶ 低水準消毒薬

1）ビグアナイド系（クロルヘキシジングルコン酸塩，オラネキシジングルコン酸塩）

　クロルヘキシジングルコン酸塩は，実用濃度（0.01w/v％ 以上）で細胞内に侵入しアデノシン三リン酸（adenosine triphosphate：ATP）や核酸を凝固沈殿させるなどして殺菌的に効果を示す．この効果は持続性があり，皮膚に残留することで，手指消毒や術野の消毒に用いられる．グラム陽性菌，グラム陰性菌，一部の真菌，エンベロープを有する一部のウイルスに有効であるが，結核菌や芽胞，多くのウイルスには無効である．国内では高濃度で膀胱，口腔などの粘膜や創傷部位に使用したことによるショックが報告されているため粘膜への使用は禁忌であり，1％ を超える製剤は手指消毒用のスクラブ剤（4w/v％）以外は承認されていない．しかし，海外では 1w/v％ を超える製剤が使用されており，このため国内の許容濃度を超える製剤での効果や各種消毒薬の効果を比較した報告がみられるが，海外と国内の使用できる濃度に差あることに注意する．*B. cepacia* や *Achromobacter xylosoxidans*，*Serratia* 属などが抵抗性を示す場合がある．また，メチシリン耐性黄色ブドウ球菌（methicillin-resistant *Staphylococcus aureus*：MRSA）を含む黄色ブドウ球菌に

対する試験管内での検討において，作用するためにはクロルヘキシジングルコン酸塩と長時間の接触が必要であったとされることに注意が必要である．

オラネキシジングルコン酸塩は，クロルヘキシジングルコン酸塩と構造が類似しているが，クロルヘキシジングルコン酸塩と異なり適用が手術部位（手術野）のみの消毒薬である．非臨床試験において，クロルヘキシジングルコン酸塩では効果が期待できなかったMRSAさらには *B. cepacia* や *Serratia* 属に対して効果を示す．消化器領域の術野消毒にオラネキシジングルコン酸塩を使用することで，ヨウ素系の消毒薬と比較して術後感染が半減したとする報告がある．

2）第四級アンモニウム塩

陽イオン性界面活性剤（逆性石けん）とも呼ばれ，エンベロープを有する一部のウイルスに有効であるが，結核菌や芽胞，多くのウイルスには無効である．第四級アンモニウム塩は主に医療物品，環境など非生体用の消毒薬であるが，国内ではクロルヘキシジングルコン酸塩が粘膜に禁忌のため，粘膜や創傷部位，手術部位，皮膚と手指などに使用される．*B. cepacia* や *A. xylosoxidans*，*Serratia* 属などが抵抗性を示す場合があり，*B. cepacia* に汚染された綿球を皮膚消毒に使用し敗血症に至ったことがある．

3）両性界面活性剤

分子構造中に洗浄力を有する陰イオンと殺菌力を有する陽イオンの両方を有しており，陰イオンによるタンパクの変性や膜の透過性障害などで消毒効果を示す．グラム陽性菌，グラム陰性菌，一部の真菌に有効であるだけでなく，高濃度（$0.2 \sim 0.5\mathrm{w/w}\%$）で用いることにより結核菌などの抗酸菌にも効果を示す．このような広いスペクトルを有するため，主に非生体消毒薬として環境への使用が一般的であり，生体に対して低毒性ではあるものの脱脂作用があることから，生体に用いられることはまれである．*A. xylosoxidans* や *Serratia* 属などが抵抗性を示すとされる．

6　消毒薬に対する耐性

抗菌薬は，細菌のみに選択毒性を示し，その作用機序は特定の部位に作用することで細胞壁の合成・代謝系を阻害するため，増殖中の細菌に対して強い抗菌作用を示す．よって，作用機序に薬剤の分解酵素の存在，標的部位の変異，薬剤の細胞外への排出といった耐性機構が1つでも生じると容易に抗菌力が低下する．

しかし，消毒薬は抗菌薬と異なり，非特異的な作用機序による殺菌作用を示し，細胞構成成分を破壊する．そのため，休止期の細菌にも殺菌作用を示し，消毒薬の作用機序のすべてを耐性化することは困難である．また，使用方法においても抗菌薬は感受性検査の結果に基づいて選択され，薬剤ごとに用法・用量が規定されているが，消毒薬は対象となる微生物を十分に曝露できる濃度で浸漬や清拭という用法で用いられるため，消毒薬耐性は生じにくいとされる．とはいえ，これまでの報告で消毒薬低感受性が問題となった微生物がいることは事実であり，その報告の多くは手指や皮膚消毒に汎用される低水準の生体系消毒薬（第四級アンモニウム塩やクロルヘキシジングルコン酸塩など）である．**表5.1.4**

表5.1.4　微生物の消毒薬への抵抗性

消毒薬	遺伝子	存在部位	耐性機序	微生物
第四級アンモニウム塩 クロルヘキシジングルコン酸塩	*qacA*，*qacB*，*smr*	プラスミド	薬剤の排出	ブドウ球菌
第四級アンモニウム塩	*norA*	染色体		黄色ブドウ球菌
	acrAB			大腸菌，サルモネラ
	qacE，*qacEΔ1*	インテグロン		緑膿菌，肺炎桿菌，大腸菌

に低感受性菌で問題となる細菌と低感受性に関わる遺伝子などの因子をまとめた．低感受性で問題となる微生物は，院内感染の主要な原因菌であることを念頭に，消毒薬も適正使用が必要である．

7　消毒薬の管理と保管・廃棄法

▶ 保管方法

　消毒薬は，直射日光や高温により分解が促進されるため，直射日光のあたる場所や高温な場所を避けて保管する．また，消毒薬を点滴に混入させた医療事故の判例もあり，消毒薬といえども他の医薬品と同様に取り扱いには注意を要し，適正な在庫を保持して管理すべきである．

▶ 保管期限

　未開封の消毒薬は，各製薬会社が定める使用期限が記載されているが，開封後の消毒薬については施設ごとの期限に準じることとなり，開封後の使用期限を守るためには開封日が必要になるため，消毒薬を開封時にその日付の記載をルールにする施設が多い．開封後の消毒薬は，消毒薬の種類，濃度，保管状況などの要因で細菌汚染や効果の低下を招く場合があるため，施設内で使用する消毒薬の使用量に基づいて妥当な期限を決めることが推奨される．

▶ 消毒薬の廃棄

　消毒薬は廃棄に注意が必要なものがある．高水準消毒薬は水道水などで希釈しながら廃棄する．この際，高水準消毒薬による曝露防止に注意を払う．クロルヘキシジングルコン酸塩やベンザルコニウム塩化物などの低水準消毒薬は，継ぎ足し使用により微生物汚染が生じた事例があり，可能な限り個別包装品を採用し，作り置きは推奨されない．消毒薬を希釈後に保存する容器は使い切りで廃棄か滅菌を検討する．

　クレゾール石けん，フェノールを消毒薬として使用する施設は少ないと考えられるが，両消毒薬は共にフェノール類であり分解されにくく，流しなどに廃棄してしまうと環境

面への問題が生じる．よって排水規制があり（病床数300以上の病院では，公共用下水への排出濃度がフェノール類として5ppm以下），廃棄時に規制値以上になる場合，回収業者への廃棄を要する．300床以上の病院では水質汚濁防止法に基づいて特定事業場として都道府県知事の監視と取り締まりを受ける．ただし，排水規制を受けない他の消毒薬でも十分な希釈の後に廃棄することや，大量に廃棄しないことが求められる．

8 滅菌法

『第十八改正日本薬局方』の参考情報「滅菌法及び滅菌指標体〈G4-10-162〉」および『医療現場における滅菌保証のガイドライン2021』に記載のある滅菌法の中から，本項では，加熱法（湿熱滅菌法，乾熱滅菌法），ガス滅菌（酸化エチレン（EO）ガス滅菌法，過酸化水素低温ガスプラズマ滅菌法，低温蒸気ホルムアルデヒド滅菌），ろ過滅菌法について概説する．

▶ 滅菌対象器具

医療機関における滅菌対象器具は，Spauldingの分類によるクリティカル器具である．これは人体の無菌の組織や血管系に使用する器具で，芽胞を含む，いずれの微生物によって汚染されていても感染リスクが高いものが該当する．具体的には，手術器具，循環器や尿路カテーテル，移植埋め込み器具，針などが含まれる．

クリティカル器具には無菌性が求められるため，単回使用医療機器（SUD）の使用が原則であるが，近年，医療機器製造販売業者が医療機関から使用済みSUDを回収し，検査・洗浄・滅菌などの処理（再製造）を行い，再び使用できるよう制度が整えられた．この回収したSUDのことを再製造単回使用医療機器（reprocessed SUD：R-SUD）と呼ぶ．

▶ 湿熱滅菌法

湿熱滅菌法は，わが国では「高圧蒸気滅菌法」と呼ばれている．この方法では，空気を飽和水蒸気に置き換え，適切な温度と圧力の下で一定時間加熱することで微生物のタンパク質を変性させ，死滅させる．滅菌物が飽和水蒸気中で所定の温度に達し，一定の時間を保持する必要がある．圧力を高めることにより，水蒸気温度を100℃以上に上昇させることができる．高圧蒸気滅菌器は一般的にオートクレーブと呼ばれ，医療機関では121〜124℃で15分，126〜129℃で10分，134℃で3分間〜3分30秒間の滅菌条件で使用される．

耐熱性・耐水性のない器材・材料，粉末物などは高圧蒸気滅菌法の適応外である．

▶ 乾熱滅菌法

乾熱滅菌法は，加熱乾燥空気で微生物を死滅させる滅菌法である．乾燥状態では高圧蒸気滅菌法に比べ，熱の浸透性が悪いため菌体タンパク質が熱凝固を起こしにくく，高温・長時間での滅菌が必要となる．条件によっては，エンドトキシンの不活化も可能である．また，高圧蒸気滅菌法に比べて殺滅効果は劣るが，大規模な装置を必要としない利点がある．

耐熱性のない器材・材料，ゴム製品などは乾熱滅菌法の適応外である．

▶▶ EO ガス滅菌法

EO ガス滅菌法は，酸化エチレン（ethylene oxide：EO）ガスで微生物のタンパク質や核酸をアルキル化させて死滅させる滅菌法である．この方法は比較的低温で滅菌できるため，耐熱性の少ないゴム製品，プラスチック類，光学機械類などの滅菌に適している．滅菌時の温度は 50〜60℃であり，この温度に耐えられない器材などは使用できない．

EO ガスは，『特定化学物質障害予防規則』で規制されている化学物質である．人体に対する毒性が高く，残留毒性があるため，滅菌後はエアレーション工程を行う必要がある．EO ガスは空気と混合すると引火性・爆発性が高まるため，二酸化炭素で 10〜30％に希釈して用いる必要があり，残留毒性や滅菌時間に 10〜16 時間程度（エアレーションを含む）要する．このような制約やコストなどから，医療現場では減少傾向にある．

▶▶ 過酸化水素低温ガスプラズマ滅菌法

過酸化水素低温ガスプラズマ滅菌法は，過酸化水素ガスに高真空下で高周波やマイクロ波を照射することにより生じた高エネルギーのプラズマ（反応性の高いラジカル）によって，微生物を死滅させる滅菌法である．

この方法は低温，低湿度条件下（50℃以下，50％RH（相対湿度）以下）で滅菌することができ，またガスの最終生成物は水と酸素であるためエアレーションの必要がない．非耐熱性器材の滅菌に適しており，樹脂製品，金属製品にはほとんど影響を及ぼさない．ただし，過酸化水素を吸着するセルロースや液体，粉末，真空条件に耐えられないものについては適応外となる．

▶▶ 低温蒸気ホルムアルデヒド滅菌法

低温蒸気ホルムアルデヒド滅菌法は，国内において最も新しい滅菌法であり，医療スタッフや患者の安全性の確保を考慮して，『特定化学物質障害予防規則』の対象とはならない低温蒸気ホルムアルデヒドを用いた滅菌法である．滅菌のための密閉スペース（チェンバー）内の空気を除去して大気圧よりも低い圧力にした後，55〜80℃の低温飽和蒸気とホルムアルデヒドの殺菌力を利用して，微生物をアルキル化により死滅させる．残留ホルムアルデヒドは，飽和蒸気中の蒸気が洗い流し，無毒化工程で除去される．このため，短時間滅菌が可能であり，例えば 60℃の滅菌では約 190 分で終了する．適応範囲は EO ガス滅菌法とほぼ同様であり，複雑な形状の器材の滅菌も可能である．

▶▶ ろ過滅菌法

ろ過滅菌法は，被滅菌物に存在する微生物をろ過により除去する方法である．他の滅菌法が微生物を死滅させるのに対し，この方法は微生物を物理的に除去する点で基本的に異なっている．通常，フィルター孔径 0.2μm のものが使用される．ただし，ろ過滅菌法は，完全な滅菌法ではない．

ろ過滅菌法は，液状医薬品や気体の滅菌に用いられ，特に熱に不安定な医薬品などの滅菌法に適している．医療機関では加熱滅菌できない薬液の無菌調製などに利用されてい

る．また，薬剤部門では，無菌操作法による注射剤や点眼剤などの無菌製剤の調製に汎用されている．

薬剤師の関わり

　消毒薬は，同一成分であってもさまざまな販売名と濃度で承認され流通している．また，適応菌種が限られる内服や点滴の抗菌薬と比較して，抗微生物スペクトルが広い外用剤であるため，使用や管理において軽んじられる場合がある．しかし，過去には消毒薬の誤投与による医療事故が相次ぎ，死亡事故に至る事例も存在する．薬剤師は，消毒薬が医療機関全域で扱われ汎用される薬剤であることを認識し，目的に応じた適正な使用に加えて，安全な管理ができるように啓発しなければならない．

2 標準予防策と隔離予防策（接触感染予防策，飛沫感染予防策，空気感染予防策）

ココをしっかりおさえよう！

▶標準予防策　▶接触感染予防策　▶飛沫感染予防策　▶空気感染予防策

　医療現場における感染防止の基本として，血液をはじめ生体に関わるすべての湿性物質を感染性とみなして対応する「標準予防策（standard precaution）」の概念がある．これは，すでに明らかになっている感染症はもとより，未知の病原体に対しても共通の対策を行うことにより感染を防止しようとするものである．これに加えて，標準予防策以上の予防策が必要となる病原体に感染している患者，およびその感染が疑われる患者には「感染経路別予防策」が追加される．医療関連感染の主な伝播経路は，接触感染，飛沫感染，空気感染であるため，それぞれに応じた感染経路別予防策を講じる必要がある．

1 標準予防策

　標準予防策は「すべての血液，汗を除く体液，分泌物，排泄物，健常ではない皮膚，粘膜には，感染性があるものとして対応する」という原則に基づいている．これは，すべての医療現場ですべての患者のケアに適用されることを意図している．医療現場では，発熱，咳，くしゃみ，鼻水などの感染症の症状を呈しているが，まだ診断されていない患者や，さまざまな検査を行っても診断がついていない患者は少なくない．このような患者に対して，接触感染，飛沫感染，空気感染のどの感染経路別予防策を実施すべきかの判断は難しく，すべての対策を実施することは過剰であり，かつ非現実的である．したがって，感染症と診断されているかどうかにかかわらず，また病原体の存在の有無にかかわらず，すべての患者や関連する医療器具・環境などに対して実施すべき最低限の感染対策が必要であり，これを標準予防策という．

　この標準予防策に含まれる項目として，米国疾病予防管理センター（CDC）『医療現場における隔離予防策ガイドライン（2007 年）』では**表5.2.1** のように9つの要素を挙げている．これらの項目は，患者と医療従事者の双方における感染リスクを減少させる予防策であるため，適切かつ確実に実施することが求められる．本項では，日常診療で特に重要な①手指衛生，②個人防護具の使用，⑨血液媒介病原体曝露防止について概説する．

▶▶ 手指衛生

　手指衛生は，医療現場で手指を清潔に保つための行為であり，すべての予防策の基本となる．実施方法は2種類あり，消毒薬（または石けん）と流水による手洗いと，アルコールによる手指消毒に分けられる．手洗いの方が手指消毒よりも手荒れにつながりやすく，実施できる場所も限定される（手洗い場がないと行えない）ため，簡便さに優れたアルコー

2 標準予防策と隔離予防策（接触感染予防策，飛沫感染予防策，空気感染予防策）

表5.2.1　標準予防策の9つの要素

① 手指衛生
② 個人防護具の使用
③ 呼吸器衛生・咳エチケット
④ 患者ケアに使用した器材・器具・機器の取り扱い
⑤ 周辺環境整備およびリネンの取り扱い
⑥ 患者配置
⑦ 安全な注射手技
⑧ 腰椎穿刺時の感染予防策
⑨ 血液媒介病原体曝露防止

(出典：Centers for Disease Control and Prevention：Guideline for isolation precautions：preventing transmission of infectious agents in healthcare settings，2007)

ル手指消毒が医療現場での主要な手指衛生の方法となる．一方，血液・体液などの目に見える汚れが手に付着した場合は，それを物理的に洗い流すために手洗いを実施する．また，アルコールに抵抗性があるノロウイルス，ロタウイルス，*Clostridioides difficile* などの病原体の汚染が想定される場合にも消毒薬と流水による手洗いが必要となる．

さらに，手指衛生は医療現場で手指が汚染されるタイミングを意識し，患者や環境にその汚染を持ち込まない，広げないように実施しなければならない．そのため，手指衛生を行う主なタイミングは，患者に接する（診察・処置・ケアなど）前と，患者に接した後になる．患者ケア時に異なる部位の接触を生じる際にも手指衛生は必要となる．この手指衛生のタイミングについて，世界保健機関（World Health Organization：WHO）の手指衛生ガイドラインでは以下の5つ（**図5.2.1**）を推奨しているため参照されたい．要約すると，医療環境への感染拡大を防ぐために**図5.2.1**の患者エリアを跨ぐタイミング①④⑤で手指衛生を実施するとともに，②③のように患者自身が保有する病原体で感染症が発生するのを防ぐ手指衛生が必要とされている．

① 患者に触れる前

　例）病室への入室前・診察前，検温や血圧の測定前など

② 清潔／無菌操作の前

　例）侵襲的処置の前，カテーテル挿入，創傷処置，注射手技の前など

③ 体液に曝露された可能性がある場合

　例）検体採取時，ドレーン排液の廃棄後，粘膜や創傷部位に触れた後，嘔吐物の処理後，気管吸引後など

④ 患者に触れた後

　例）検温や血圧などの測定後，胸腹部の触診後，移動や介助の後など

⑤ 患者周辺の環境や物品に触れた後

　例）リネン交換の後，ベッドサイドの清掃後，モニターアラームの確認後など

▶ 個人防護具の使用

個人防護具とは，一般に手袋，サージカルマスク，ゴーグルやフェイスシールド，ガ

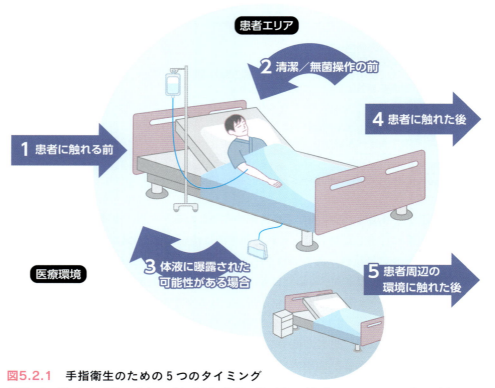

図5.2.1　手指衛生のための5つのタイミング
(出典：Sax H, et al：J Hosp Infect, 67：9-21, 2007；World Health Organization：WHO guidelines on hand hygiene in health care, 2009)

ウンやエプロンなどを指す（図5.2.2）．後述する感染経路別予防策においても，例えば，接触感染予防策では手袋とガウンを着用する，飛沫感染予防策ではサージカルマスクを着用する，といった個人防護具の使用が規定されている．しかし，標準予防策で使用する個人防護具の適応はそれらとは異なり，感染リスクのあるものが顔に飛散し，鼻や口から吸い込むことによる感染リスクがあるためサージカルマスクを着用する，という考えである（表5.2.2）．

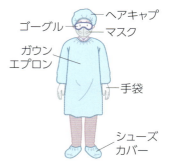

図5.2.2　個人防護具（例）

ここでいう感染リスクがあるものとは，血液や体液，分泌物，排泄物，粘膜，健常ではない皮膚など，病原体を含む可能性のある生体物質である．そのため，これらに接触する際には手袋，これらが顔に飛散してくる場合にはサージカルマスクやゴーグル，フェイスシールド，これらが体に飛散してくる場合にはガウンやエプロンで着衣を防護することが，標準予防策に基づく個人防護具の適切な使用方法となる．当然ながら，これらの生体物質にどのような病原体が含まれているかは問わないのが原則である．

なお，個人防護具に関連する注意事項として，手袋を外した後の手指衛生が挙げられる．手袋には目視で確認できない破損があり，気づかぬうちに手指が汚染されていることがしばしばある．そのため，手袋の着用は手指衛生にとって代わるものではないことを

2 標準予防策と隔離予防策（接触感染予防策，飛沫感染予防策，空気感染予防策）

表5.2.2　個人防護具の着用場面と注意点

防護具の種類	着用目的	注意点
手袋	手指の汚染を防ぐ	**交換のタイミング** • ある患者の処置から別の患者の処置に移る前 • 同じ患者でも各処置ごとに **手袋を外した後に必ず手指衛生を行う** • 手袋を外す時に手を汚染することがある • 手袋には微小の穴が空いていることや使用中に破れることもある
サージカルマスク ゴーグル フェイスシールド	目や鼻，口の粘膜を防護する	マスクは顔と顎下にフィットさせる 外すときに，汚染している表面に触れない
エプロン ガウン	血液や体液の曝露から皮膚・着衣を守る	防水性のものを使用する 使用後，病室を離れる前に脱いで廃棄する

常に意識し，手袋着用により結果的に手指衛生の遵守率が低下することのないよう留意すべきである．

▶ 血液媒介病原体への曝露防止

　血液は無菌のようにみえるが，さまざまな病原体を含んでいる可能性がある．無症候性のウイルスキャリアや，検査をしておらず感染が不明の血液なども存在し，たとえ健常人の血液であっても安心することはできない．また，患者の体液にはリンパ液や微小の血液が混入していることがあり，血液と同様に感染性の病原体を含む可能性がある．

　血液や体液が接触することにより伝播する病原体は，主にB型肝炎ウイルス（hepatitis B virus：HBV），C型肝炎ウイルス（hepatitis C virus：HCV），ヒト免疫不全ウイルス（human immunodeficiency virus：HIV）の3つが挙げられる．針刺し切創の場合，この3つの病原体の中ではHBVによる感染率が高いが，感染の確率は体内に侵入した血液量（ウイルス量）にも依存する．このほか，梅毒トレポネーマやヒトT細胞白血病ウイルス1型（human T-cell leukemia virus type 1：HTLV-1），クロイツフェルト・ヤコブ病やウシ海綿状脳症（bovine spongiform encephalopathy：BSE）などの原因となるプリオン，マラリアなども，医療現場における血液曝露により感染する可能性があるとされており，これらは総称して血液媒介病原体と呼ばれる．

　血液媒介病原体への対策の主眼は，鋭利物による皮膚損傷と血液などの飛散による粘膜曝露の防止となる．注射針のような鋭利な器材の使用は医療には不可欠，かつ使用しないという選択はできないため，いかにこれらの器材を安全に使用するかが曝露防止のカギとなる．代表的な対策としては，針は絶対にリキャップしないこと，使用後の鋭利物はすぐに耐貫通性容器に捨てること，血管などへの穿刺後すぐに針が引っ込むなどの配慮がなされた安全器材を積極的に活用すること，などである．粘膜曝露の防止に関しては，ゴーグルやフェイスシールドなどを着用し，目の防護をしておくことが大切である．また，もし血液や体液への曝露が起きた場合には，直ちに接触部位を洗浄して有機物を除去

し，血液媒介病原体に関する検査にてフォローアップすることが望ましい．抗ウイルス薬の予防内服により感染リスクを低下させることもできるため，必要に応じて検討を行う．

2 感染経路別予防策

　感染症の病原体は多数存在するが，それらが引き起こすそれぞれの感染症で伝播経路は決まっている．そのため，患者が罹患している感染症がすでに診断されており，病原体の種類が判明している場合には，その感染症・病原体固有の伝播経路を遮断することにより，効果的な感染防止を図ることができる（表5.2.3）．これを「感染経路別予防策」と呼び，上述した標準予防策に加えて実施する．

▶▶ 接触感染予防策

　接触感染は，感染性病原体が物理的な接触を介して伝播する感染様式である．接触の形態により，病原体が感染者から非感染者に直接伝播する直接接触感染と，汚染された第三者の手指あるいは医療器具などを介し，感染者から病原体が伝播する間接接触感染の2つに分けられる．この接触感染は，医療関連感染では最も頻度の高い伝播経路となっている．

　このような物理的な接触を介して伝播する感染症を予防するためには，以下のような対策を講じる必要がある．

[接触感染する病原体・感染症] 薬剤耐性菌 ［メチシリン耐性黄色ブドウ球菌（methicillin-resistant *Staphylococcus aureus*：MRSA），バンコマイシン耐性腸球菌（vancomycin-resistant enterococci：VRE），薬剤耐性グラム陰性桿菌など］，腸管感染症 ［*C. difficile*，ロタウイルス，ノロウイルスなど］，ウイルス感染症 ［単純ヘルペスウイルス（herpes simplex virus：HSV），RSウイルス，エンテロウイルスなど］，疥癬，流行性角結膜炎など

[個人防護具] 手袋，ガウン

表5.2.3　病原体の感染経路と対策

	接触感染	飛沫感染	空気感染
感染媒体	感染者に直接的または間接的に接触して伝播する	感染者の咳やくしゃみを介して伝播する	病原体を含む飛沫核が空気中に拡散し，それを吸入して伝播する
病原体	MRSA，VRE，CD，HSV，ロタウイルス，ノロウイルスなど	インフルエンザウイルス，マイコプラズマ，風疹ウイルス，百日咳菌など	結核菌，水痘・帯状疱疹ウイルス，麻疹ウイルスなど
隔離措置	• 個室に収容 • 個室が足りない場合は同じ疾患患者を集団隔離（コホーティング）	• 個室に収容 • 個室が足りない場合は同じ疾患患者を集団隔離（コホーティング）	• 陰圧個室に収容
その他の注意	入室時には手洗い，手指消毒，手袋を着用	入室時にはサージカルマスクを着用	入室時にはN95マスクを着用

MRSA：メチシリン耐性黄色ブドウ球菌，VRE：バンコマイシン耐性腸球菌，CD：*Clostridioides difficile*，HSV：単純ヘルペスウイルス

2 標準予防策と隔離予防策（接触感染予防策，飛沫感染予防策，空気感染予防策）

[患者の隔離措置] 個室への収容が望ましいが，困難な場合には同じ病原体の保菌者または感染者を同一の病室に隔離（コホーティング）することも可能である．定期的な環境消毒が必要となる．

　なお，接触感染予防策の基本は医療従事者の手指を清潔に保つことである．標準予防策においても手洗いと手袋の着用は重要であるが，さらに当該患者のケアの後はアルコール手指消毒を行うか，目に見える汚れが手に付着した場合は消毒薬と流水による手洗いは必須となる．何よりも医療従事者の手指が患者間での病原体の媒介にならないよう注意しなければならない．また，接触感染予防策を実施することにより，医療従事者の訪室頻度や介入の低下，投薬ミス，褥瘡，転倒，入退院の遅れなどの増加の可能性が示唆されている．そのため，患者の治療経過と状態を常に把握し，接触感染予防策の必要がなくなれば，速やかに解除するよう心がけるべきである．

▶ 飛沫感染予防策

　飛沫感染は，感染者が咳やくしゃみをすることで発生した飛沫が，非感染者の鼻粘膜や口腔粘膜，結膜などに付着して，感染が伝播する感染様式である．発生する飛沫の大きさは，一般に $5\sim100\,\mu\mathrm{m}$ で，発生後は空中に漂うことなく感染者から通常は $1\sim2\,\mathrm{m}$ 以内の距離に落下する．また，飛沫感染は接触感染の一形態と捉えることもでき，飛沫感染経路で感染する病原体は，直接・間接接触経路でも感染する場合がある．

[飛沫感染する病原体・感染症] 百日咳菌，ジフテリア菌，髄膜炎菌，インフルエンザ菌，マイコプラズマ，RS ウイルス，エンテロウイルス，アデノウイルス，インフルエンザウイルス，コロナウイルス，風疹ウイルス，流行性耳下腺炎など

[個人防護具] サージカルマスク

[患者の隔離措置] 個室への収容が望ましいが，困難な場合には同じ病原体の保菌者または感染者をコホーティングすることも可能である．また，ベッド間距離は $1\,\mathrm{m}$ 以上に保ち，カーテンなどによる障壁を設けることが望ましい．特殊な空調や換気システムは用いなくてよい．

　なお，飛沫感染が成立する感染者からの最大距離については今のところよくわかっていない．しかし，空気感染する病原体とは異なり，飛沫経路で感染する病原体は感染者との距離を十分に取っておけば感染が伝播することはない．そのため，着用するマスクはN95マスクではなくサージカルマスクで十分である．

▶ 空気感染予防策

　空気感染は，病原体を含む直径 $5\,\mu\mathrm{m}$ 以下の微小飛沫核が，長時間空中を浮遊し空気の流れによって広範囲に拡散して，非感染者が吸入することで伝播する感染様式である．飛沫核とは，感染者の咳やくしゃみ，会話などで放出した飛沫から水分が蒸発したものである（図5.2.3）．この飛沫核はとても微小であるため，地面に落下することなく長時間にわたって空中を漂う．そのため，気流に乗って長距離に拡散し，感染者と直接接触していない人にも感染が伝播する可能性がある．

5

医療現場での感染管理

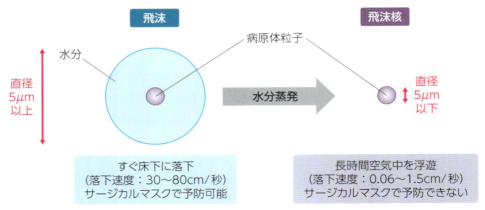

図5.2.3 飛沫と飛沫核の違い

表5.2.4 サージカルマスクとN95マスクの違い

	サージカルマスク	N95マスク
定　義	米国食品医薬品局(FDA)の規定：細菌を含む粒子（平均粒子径：4.0〜5.0μm）が除去される割合が95％以上	米国労働安全衛生研究所(NIOSH)の規定：塩化ナトリウムエアロゾル（粒子径：0.3μm）を試験粒子とした捕集効率が95％以上
目　的	着用者の呼気中の飛沫から周囲の人や環境への汚染を防ぐ（マスクの中から外への汚染を防ぐ）	マスクによって空気感染を起こしうる病原体粒子をろ過し，取り除く（マスクの外から中への汚染を防ぐ）
材　質	ガーゼまたは不織布	不織布
形状と密着性	平面的なものと立体的なものがある　密着性が低い	立体的で，鼻と口の周りに密着するように設計されている
通気性	通気性が高く，長時間装着できる	目が細かく，長時間装着すると息苦しい
形　状		

[空気感染する病原体・感染症] 結核菌，水痘・帯状疱疹ウイルス（免疫不全者または播種性の帯状疱疹を含む），麻疹ウイルスなど

[個人防護具] N95マスク

[患者の隔離措置] 個室隔離とする．病室は周囲の区域に対して陰圧に設定し，病室のドアは常時閉めておく．病室の空気は，屋外へ排出する前や再循環の前にHEPAフィルター（直径0.3μm以上の粒子を99.97％以上捕集できるエアフィルター）を通さなければならない．

　なお，空気感染が疑われる患者の病室に入る際はN95マスクの着用が求められるため，サージカルマスクとの違いを正しく理解しておかなければならない（**表5.2.4**）．また，N95マスクを使用する際はあらかじめフィットテスト（顔面との密着性の適否を評価する）を行って正しい着用方法を習得しておくとともに，使用直前ごとにユーザーシールチェック（両手でマスクを完全に覆って息を吐き，マスク周囲からの息漏れの有無を点検

する）を行う必要がある．ただし，麻疹や水痘に関してすでに免疫を獲得している医療従事者は，病室入室時のN95マスクの着用は不要である．

薬剤師の関わり

　標準予防策と感染経路別予防策の遵守は，医療関連感染を予防する上で重要な対策である．昨今，さまざまな医療関連感染，多剤耐性菌の発生が問題になっている中で，多くの感染対策が拡張する方向性があるが，標準予防策と感染経路別予防策はその中でも変わらない最も重要かつ基本的な対策と言える．

　以前の薬剤師は，調剤室での薬剤の取り揃えや注射剤の調製など，薬剤部内・薬局内での業務が多くを占めていた．しかし，現在では患者への面談や服薬指導をはじめ，病院内での病棟業務，在宅医療での居宅療養管理指導業務などの充実化により，直接患者と接する機会が増えている．それに伴い，薬剤師自らが感染症のリスクにさらされる危険性，また，薬剤師も感染伝播の媒体となる可能性が増加している．そのため，自分自身を守るため，自らが感染媒体にならないために，薬剤師も他の医療従事者と同様に標準予防策と感染経路別予防策に関する適切な知識や手技の習得，実践が要求される．このような予防策を実施する上で，やはり肝となるのが手指衛生と個人防護具の正しい活用ではないかと思う．なぜなら，医療従事者の多くは手指衛生の重要性を理解しながらも，その遵守率は約40％との報告があり，近年の報告でも遵守率は医師45％，看護師52％と十分とは言えない．また，個人防護具についても着用すれば安全，と過信するのは禁物である．患者ケア後に手袋とガウンが汚染される確率は21％との報告があり，かつ，手袋を脱ぐ際に手指を汚染する確率は53％，ガウンを脱ぐ際に着衣を汚染する確率は38％との報告もみられる．そのため，薬剤師はすべての医療従事者が正しい手指衛生の手技や個人防護具の着脱手技を身につけられるよう，教育や動機づけなど継続して介入する必要がある．この介入について，病院内で中心的な役割を果たしているのは感染制御チーム（infection control team：ICT）であり，当然ながら薬剤師もその一員として従事している．ICTの具体的な活動については他項に委ねるが，本項に関連するものとして手指消毒遵守率のモニタリング，アルコールなどの手指消毒薬の使用量調査/使用期限チェック，医療関連感染サーベイランス，院内マニュアルの整備や教育啓発の機会の提供などは薬剤師の関与が必須と思われる．もちろん医療関連感染自体はこれらの介入によってのみ改善するわけではないし，介入の効果がすぐに現れるわけでもない．しかし，医療関連感染の対策として手指衛生や個人防護具を含む標準予防策，そして各々の伝播経路に応じた感染経路別予防策が遵守されるよう多面的かつ継続的に働きかけていくことが大切である．

3 血液・体液曝露事故（針刺し事故）の対応

ココをしっかりおさえよう！

▶針刺し事故　▶リキャップ　▶標準予防策（standard precaution）　▶B型肝炎　▶C型肝炎
▶ヒト免疫不全ウイルス（HIV）

　医療従事者は業務中にさまざまな感染症に罹患する可能性があり，特に血液を介する感染症は重要である．B型肝炎ウイルス（hepatitis B virus：HBV）に対してはワクチンによる予防が最も効果的である．C型肝炎ウイルス（hepatitis C virus：HCV）に対しては経過観察を継続し，発症した場合に治療する．ヒト免疫不全ウイルス（human immunodeficiency virus：HIV）への対応は，曝露後の早急な予防投薬により発症を防ぐことが可能である．

1 血液・体液からの感染と対応

　血液・体液は，さまざまな病原体を含んでいる可能性がある．血液・体液曝露により，30種類以上の病原体による職業感染が報告されているが，いまだに明らかにされていない病原体の存在も否定できない．そのため，標準予防策（standard precaution）[※1]を徹底する必要がある．しかし，誤って針刺し[※2]をしたり粘膜に血液が触れたりする事例は絶えない．日本の針刺し・切創事故の情報収集を行っている「エピネット」によると，2018年4月から2020年3月の2年間で6,843件の針刺し・切創事例と1,136件の皮膚・粘膜曝露事例が報告されている．

　血液・体液からの感染で一番感染率が高いと考えられるのは，針刺しである．細い針であっても内腔に血液が溜まっており，多量のウイルスが存在する．基本的な針刺し予防策を**図5.3.1**に示す．

　どのような感染症であっても，曝露後はまず患部を十分な流水と石けんで洗い流す．ポビドンヨードや消毒用エタノールによる消毒については，各施設のマニュアルに従う（HIVにおいては予防内服が優先されるため，あえて書かれていないことがある）．同時に，曝露後対応の責任者に連絡する．曝露した医療従事者および曝露源患者（特定できる場合）の同意を得て，HBs抗原・抗体，HCV抗体，HIV抗体検査などを行う．HBe抗原やウイルス量をチェックする場合もある．

　病原体が判明している感染症については，その予防，曝露時の対応，治療法が明確になっている．最も重要なのは，HBV，HCV，HIV感染症である（**表5.3.1**）．被曝露者に抗体がない（免疫がない）場合，それぞれの感染率は大まかに30％，3％，0.3％であり，

[※1] **標準予防策**：感染症の有無に関わらず，すべての人に対して，血液，体液，汗を除く分泌物，排泄物，損傷した皮膚，粘膜などの湿性生体物質は，感染の可能性があるとみなして対応する予防策
[※2] **針刺し事故**：医療従事者が業務中に，患者血液が付着した器具によって被る外傷の代表例

3 血液・体液曝露事故(針刺し事故)の対応

特に HBV の感染率が高い．HBV に対しては効果的なワクチン（B 型肝炎ワクチン）が存在し，曝露前に接種が完了していることが重要である．日本環境感染学会『医療関係者のためのワクチンガイドライン第 3 版』では，「医療機関では，患者や患者の血液・体液に

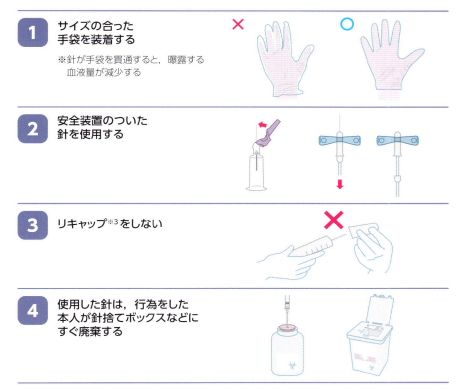

図5.3.1 基本的な針刺し予防策

表5.3.1 B 型肝炎，C 型肝炎，HIV 感染症に対する予防策

感染症	針刺しの感染率	曝露前予防	曝露時の状況 曝露源患者	曝露時の状況 被曝露者	曝露後予防
B 型肝炎	約 30%	◯（ワクチン）	HBs 抗原（＋）	ワクチン未接種	◯：抗 HBs 人免疫グロブリン，ワクチン
B 型肝炎	約 30%	◯（ワクチン）	HBs 抗原（＋）	HBs 抗体（−）	◯：抗 HBs 人免疫グロブリン，ワクチン
B 型肝炎	約 30%	◯（ワクチン）	HBs 抗原（＋）	HBs 抗体（＋）	×
C 型肝炎	約 3%	×	HCV 抗体（＋）	HCV 抗体（−）	×
C 型肝炎	約 3%	×	HCV 抗体（＋）	HCV 抗体（＋）	×
HIV 感染症	約 0.3%	×	HIV 抗体（＋）	HIV 抗体（−）	◯：抗 HIV 薬（1〜2 時間以内）
HIV 感染症	約 0.3%	×	HIV 抗体（＋）	HIV 抗体（＋）	×

※3 **リキャップ**：注射器から一度外したキャップ（蓋）を，使用後の針先に再び装着すること．針刺し事故の発生が起こりやすいため，原則禁止されている．

接する可能性のある場合は，B型肝炎に対して感受性のあるすべての医療関係者に対してB型肝炎ワクチン接種を実施しなければならない」としている．

2 各論

▶▶ B型肝炎ウイルス（HBV）

HBVは血液媒介病原体の中で最も強い感染力を有している．感染者の血液中には多量のウイルスが存在し，乾燥した環境表面でも7日以上感染性を保持する．成人での水平感染では，1～2週間の潜伏期の後に20～30％の患者が急性肝炎を発症する．1ヵ月程度で症状は落ち着くが，1～2％は劇症肝炎となり致死的転帰をたどるとされる［⇒ p.166］．

B型肝炎患者（HBs抗原陽性）の血液・体液に曝露したときの対応を図5.3.2に示す．医療従事者（被曝露者）がワクチン未接種またはHBs抗体が陰性あるいは10mIU/mL未満の場合には，遅くとも48時間以内に抗HBs人免疫グロブリン（HBIG）の筋注とB型肝炎ワクチン接種を行う．ワクチン未接種の被曝露者では0，1，6ヵ月後の3回接種（1シリーズ），抗HBs抗体が陰性あるいは10mIU/mL未満の被曝露者では1回接種を行い，最終の接種から1～2ヵ月後にHBs抗体検査を行う．抗体価が10mIU/mL以上であれば免疫獲得と判定し，その後の抗体検査や追加のワクチン接種は行わない．10mIU/mL未

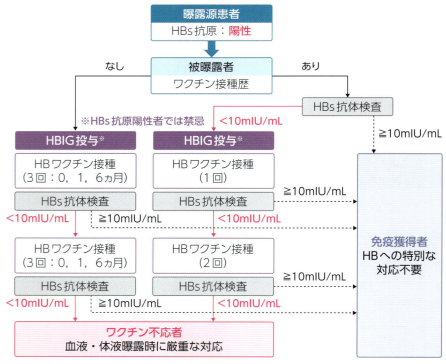

図5.3.2 B型肝炎患者の血液・体液曝露後の対応

HBIG：抗HBs人免疫グロブリン，HB：B型肝炎
(Schillie S, et al：MMWR Recomm Rep, 62：1-19, 2013；日本環境感染学会：医療関係者のためのワクチンガイドライン 第3版, 2020 より作成)

満であれば前者ではもう1シリーズ（3回接種）の再接種，後者では2回のワクチン接種を行う．それでも抗体価の上昇を認めない場合は，「ワクチン不応者」として血液・体液曝露に際しては厳重な対応と経過観察を行う．このようなワクチン不応者がHBVに曝露した場合，曝露直後と1ヵ月後にHBIGを2回接種することが米国ガイドラインでは推奨されている．なお，HBIGはHBs抗原陽性者への投与は禁忌である．被曝露者がHBs抗原陽性の場合はHBIG投与やワクチン接種は行わず，肝臓診療科を受診させる．

B型肝炎ワクチンには，現在2種類の製品が存在する．両剤とも組換え沈降B型肝炎ワクチン（酵母由来）であり，ヘプタバックス®-IIは0.25 mLと0.5 mLのプレフィルドシリンジ製剤，ビームゲン®注は0.25 mLと0.5 mLのバイアル製剤である．本ワクチンは沈降型ワクチンであるため，十分撹拌し，沈殿している有効成分がきちんと接種されるようにしなければならない．

▶ C型肝炎ウイルス（HCV）

HCVは主に血液を介して感染し，約70％が慢性肝炎となり，肝硬変や肝細胞癌へと進展する．1年あたり肝硬変患者の5〜8％に肝細胞癌が発生する．HCV陽性の感染源に曝露した医療従事者の感染は約3％で起こるとされる．

HBVのようにワクチンなどの曝露後予防法はないため，フォローアップが中心となる（図5.3.3）．医療従事者がHCV感染源に曝露した場合，その時点でのHCV感染状況を把握するため，48時間以内にHCV抗体を測定する．HCV抗体が陽性の場合は既感染（持続感染（キャリア）を含むHCV感染者あるいは治癒した感染既往者）であり，HCV RNA

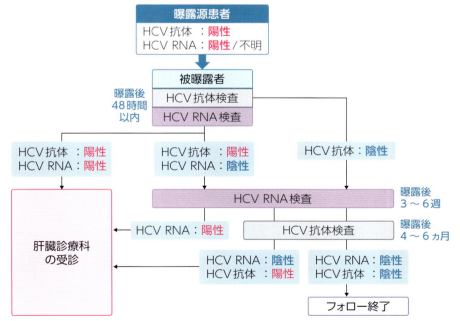

図5.3.3　C型肝炎患者の血液・体液曝露後の対応
(Moorman AC, et al：MMWR Recomm Rep, 69：1-8, 2020；日本環境感染学会：医療機関におけるC型肝炎ウイルス曝露後検査の進め方, 2022より作成)

検査を行う．HCV RNA が陽性の場合は HCV 感染者として早期に肝臓診療科を受診させる．HCV 抗体陽性・HCV RNA 陰性，または HCV 抗体陰性のときは，曝露 3～6 週後に HCV RNA 検査を，4～6 ヵ月後に HCV 抗体検査を行う．どちらかが陽性になった場合は，肝臓診療科を受診させる．また，アラニンアミノトランスフェラーゼ（ALT）などの肝機能検査も必要時に検査する．

▶▶ ヒト免疫不全ウイルス（HIV）

　HIV 感染症は急性感染期，無症候期を経て後天性免疫不全症候群（acquired immuno deficiency syndrome：AIDS）を発症する．抗レトロウイルス療法（antiretroviral therapy：ART）と呼ばれる多剤併用療法で AIDS への進行を抑制できるようになったが，未治療の場合では AIDS 発症から約 2 年で死亡するとされる．HIV 感染血液の曝露により HIV 感染が成立するリスクは低く，ART が行われる以前の報告では，針刺しによる経皮的曝露後の感染率は約 0.3％，経粘膜曝露では約 0.1％にすぎず，HBV や HCV に比べるとはるかに低い．

　図5.3.4 に HIV 感染患者の血液・体液曝露後の対応を示す．曝露源患者が HIV 抗体陽性など，感染リスクが高い場合には曝露後 72 時間以内（可能であれば 1～2 時間以内）に抗 HIV 薬の予防的内服を開始する．予防内服の期間は 28 日（4 週間）である．曝露後 72 時間以上が経過した場合には予防効果はあまり期待できないとされるが，曝露源の病態・疫学状況などからみた感染リスクや被曝露者の希望に応じて投与開始を考慮する．また，曝露源患者の HIV ステータス（HIV 抗体陽性／陰性など）が不明な場合には，曝露源患者への説明と同意を得た上で，HIV スクリーニング検査（可能であれば迅速検査）を実施する．同意が得られない場合は，感染リスクを考慮した上で個別に予防内服を判断する．

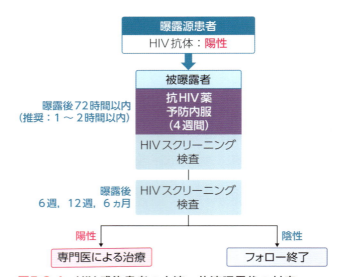

図5.3.4　HIV 感染患者の血液・体液曝露後の対応
（厚生労働行政推進調査事業費補助金エイズ対策政策研究事業「HIV 感染症および血友病におけるチーム医療の構築と医療水準の向上を目指した研究」班：抗 HIV 治療ガイドライン，2024 より作成）

『抗HIV治療ガイドライン（2024年3月版）』では，HIV曝露後予防のレジメンの第一推奨として下記の2つが挙げられている．

1) アイセントレス®（RAL）錠 400 mg　　　　1回1錠　1日2回
　 デシコビ®配合錠 HT（TAF/FTC）　　　　　1回1錠　1日1回　28日間
2) アイセントレス®（RAL）錠 400 mg　　　　1回1錠　1日2回
　 ツルバダ®配合錠（TDF/FTC）　　　　　　1回1錠　1日1回　28日間

RAL：ラルテグラビル，TAF：テノホビルアラフェナミド，FTC：エムトリシタビン，TDF：テノホビルジソプロキシル

　抗HIV薬の内服開始前には，被曝露者について，①妊娠または妊娠の可能性，②慢性B型肝炎の有無，③腎機能障害の有無を確認する．『HIV感染妊娠に関する診療ガイドライン（2021年版）』では，未治療のHIV感染妊婦に推奨されるレジメンとしてRALとTDF/FTCが挙げられており，①がある場合にはレジメン2を検討する．TAFは妊婦での安全性データが乏しいとして，現時点では妊婦には推奨されていない．また，予防失敗により急性HIV感染症を発症した場合には胎児への感染リスクも高くなること，一定期間の避妊が必要であることを指導する．一方，TAFはTDFよりも腎機能や骨密度への影響が少なく，③がある場合にはレジメン1を検討する．②がある場合には，予防内服終了後にHBVのリバウンドを生じる可能性があるため，専門医に相談が必要である．

　曝露後のHIVスクリーニング検査は，曝露時（ベースライン），曝露後6，12週，6ヵ月に行い，結果が陰性であればフォローアップを中止する．陽性であれば専門医による治療を行う．第四世代HIV抗原／抗体（Ag/Ab）検査であれば，曝露時，曝露後6週，4ヵ月でよいとされている．また，有害事象の評価のために，抗HIV薬内服開始後2週時点での血液検査を症例に応じて考慮する．

　HIVのみでなくHBVやHCVの感染リスクも考慮し，あわせて曝露後対応を行う必要がある．HBV，HCV対応はHIVと比較して対応には時間的猶予があるため，医師と相談しながら曝露後対応が可能である．

 薬剤師の関わり

　針刺し事故が起きた場合に，薬剤師はその対応に必要な薬品を購入し管理する必要がある．特にHIV予防内服に関しては，薬剤毎の禁忌や副作用などを把握し，説明できるようにしておく．誰でも対応できるよう説明文書を作成しておくとよい．針刺し事故については，特に個人情報が漏れることがないよう注意する．

　また，病院外においても針刺し事故は発生する．患者の自己注射が認められている薬剤の中ではインスリン製剤が圧倒的に多く，使用済み注射針によるゴミ回収作業員の針刺し事故が発生している．この針刺し事故をなくすため，薬局が患者から針を回収し適正に廃棄処理することも重要である．

4 感染制御管理体制と感染症法に基づく届出

ココをしっかりおさえよう！

▶感染制御の組織と役割 　▶感染症法に基づく分類 　▶感染症の届出システム

感染制御は病院における最重要リスクマネジメントの一つである．特に薬剤耐性（antimicrobial resistance：AMR）対策の推進は，院内の感染制御部門の軸となる活動である．ひとたび院内で多剤耐性菌のアウトブレイクが起これば，患者の基礎疾患に対する治療が困難になるだけでなく，感染症自体が致命的な結果を引き起こす可能性もある．そのため，院内での感染症の発生を未然に防ぎ，その伝播を抑制するための組織的な取り組みが極めて重要である．また，わが国における感染症法に基づく届出は，感染症の発生や流行を探知し，蔓延を防ぐための重要なシステムの一つである．感染症の動向を正確に捉えることにより，迅速かつ適切な対策を講じることが可能になる．本項では，病院における感染制御管理体制と感染症法に基づく届出について，法的な位置づけと共に解説し，その中で薬剤師が果たすべき役割について考えていきたい．なお，本項は 2024 年 9 月の情報に基づいているため，最新の情報は厚生労働省や地方自治体のホームページをご確認いただきたい．

1 病院における感染制御の組織とその役割

病院感染対策の組織図の例を**図5.4.1**に示す．院内において適切な感染対策を実施するためには，病院長を含めた病院執行部の支援が不可欠である．病院の規模に応じて構成や位置づけには差異があるが，一般的に院内感染対策委員会（infection control committee：ICC）が病院長の諮問機関として機能し，感染制御チーム（infection control team：ICT）と抗菌薬適正使用支援チーム（antimicrobial stewardship team：AST）が実働部隊として活動する．

特に，大規模な医療機関では個々の医療スタッフへの感染対策に関する情報伝達が困難になるため，一般的に各診療科や部署に感染対策担当者（リンクドクター，リンクナース，リンクスタッフなど）が配置される．これらの担当者は ICT や AST の指示に基づき，各部署での標準予防策，感染経路別予防策，その他の医療関連感染対策，抗菌薬適正使用の周知徹底と実行を担う．以下に，ICC，ICT，AST の各組織の概要と役割について説明する．

▶▶ 院内感染対策委員会（ICC）

2014 年 12 月に発出された医政地発 1219 第 1 号『医療機関における院内感染対策について』において，ICC の設置に関する具体的な体制整備の指針が示されている．ICC のメン

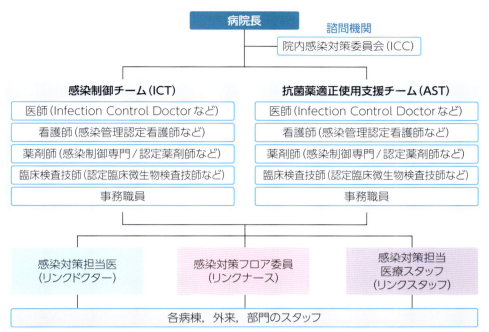

図5.4.1　病院感染対策の組織図の例
ICTとASTの構成員は兼任することが可能である.

バーは，診療部門，看護部門，薬剤部門，臨床検査部門，洗浄・滅菌消毒部門，給食部門，事務部門などの各部門を代表する職員により構成されている．また，指針では病院長をはじめとする医療機関の管理者が，感染制御に積極的に関与することが求められている．ICCの設置は次の基準を満たす必要がある．

① 委員会の管理および運営に関する規程が定められていること
② 重要な検討内容について，院内感染発生時および発生が疑われる際の患者への対応状況を含め，管理者へ報告すること
③ 院内感染が発生した場合は，速やかに発生の原因を分析し，改善策の立案および実施ならびに従業者への周知を図ること
④ ICCで立案された改善策の実施状況を必要に応じて調査し，見直しを行うこと
⑤ ICCを月1回程度開催するとともに，重大な問題が発生した場合は適宜開催すること
⑥ ICCの委員は職種横断的に構成されること

また，ICCでは院内感染対策のための指針の策定および変更について議論し，従業者へ周知を図ることが求められる．ただし，入院施設を有しない診療所や助産所ではICCの議を経る必要はない．指針には次の事項を文書化する必要がある．

> **院内感染対策に関する基本的考え方**
> ① 院内感染対策のための委員会（委員会を設ける場合を対象とする）その他の当該病院等の組織に関する基本的事項
> ② 院内感染対策のための従業者に対する研修に関する基本方針
> ③ 感染症の発生状況の報告に関する基本方針
> ④ 院内感染発生時の対応に関する基本方針
> ⑤ 患者等に対する当該指針の閲覧に関する基本方針
> ⑥ その他の当該病院等における院内感染対策の推進のために必要な基本方針

　感染対策を専門とする薬剤師は，ICC において抗菌薬使用量調査や消毒薬使用量，抗菌薬適正使用活動に関する報告を行う．また，特定の感染症が院内で流行した際は，その疫学的知見を基に薬の観点からその感染症の予防・治療について助言を行う．

▶▶ 感染制御チーム（ICT）

　ICT の位置づけは医政地発 1219 第 1 号『医療機関における院内感染対策について』（平成 26 年 12 月）が基盤となる．この通知によると，大規模な医療機関（目安として病床が 300 床以上）においては，医師，看護師，薬剤師および検査技師から構成される ICT の設置が求められている．一方，複数の職種による病棟ラウンドが困難な中小規模の医療機関（目安として病床が 300 床未満）では，必要に応じて地域の専門家への相談体制を整備することが必要とされている．

　ICT の主な役割の一つとして病棟ラウンドがある．病棟ラウンドには ICT のうち少なくとも 2 人以上が参加し，医療機関全体または特定の部署を可能な限り週 1 回程度巡回し，必要に応じてそれぞれの部署に対して指導・介入などを行う．また，微生物検査室からの感染症に関する報告などを活用し，感染症患者の発生状況などを確認するとともに標準予防策および感染経路別予防策の実施状況などを定期的に評価し，各病棟の感染対策担当者にフィードバックすることが求められている．さらに，ICT は医療機関内の抗菌薬の使用状況を把握し，必要に応じて指導・介入をすることが求められているが，施設によっては後述する AST がその役割を担っている．2022 年度の診療報酬改定では，新型コロナウイルス感染症（COVID-19）対応を含む質の高い医療提供の体制構築が重点課題とされ，感染対策体制の構築に関する加算も 3 段階の「感染対策向上加算」に改編された．そのいずれにおいても ICT の設置が施設基準として要求されている．ICT は自施設内での感染対策に加えて，他病院とのカンファレンス実施や，新興感染症発生時の対応を想定した訓練，サーベイランスへの参加なども行う．

　全国規模の感染症サーベイランスには，院内感染対策サーベイランス（Japan Nosocomial Infections Surveillance：JANIS）や感染対策連携共通プラットフォーム（Japan Surveillance for Infection Prevention and Healthcare Epidemiology：J-SIPHE）などが挙げられる．JANIS は参加医療機関における院内感染の発生状況や，薬剤耐性菌の分離状況および薬剤耐性菌による感染症の発生状況を調査し，わが国の院内感染の概況を把握し，医療現場

への院内感染対策に有用な情報の還元などを行うことを目的としている．一方で，AMR臨床リファレンスセンターが主体となって運用されているJ-SIPHEは，参加医療機関における感染症の診療状況，感染対策への取り組みや構造，医療関連感染の発生状況，主要な細菌や薬剤耐性菌の発生状況および血流感染の発生状況，抗菌薬の使用状況などに関する情報を集約させること，さらに，集約された各種情報を参加医療機関や参加医療機関の地域などが活用していくことを目的としている．J-SIPHEはシステム内で登録データを自動集計・計算し，図表として出力することができるため，自施設のサーベイランスの補助的役割を果たす．また，J-SIPHE内で複数施設が参加するグループを作成できるため，地域連携カンファレンスなどでデータを施設間で比較する際にも活用可能である．さらに，J-SIPHEには日本全国の多くの施設が参加しているため，自施設のデータをJ-SIPHEに登録されている施設の全国平均値などとも比較することができるため，感染症の発生状況の把握や抗菌薬適正使用に係る評価に大きく役立つ．なお，J-SIPHEでは抗菌薬の使用量や投与日数を各病院の病床数で補正した指標である抗菌薬使用密度（antimicrobial use density：AUD）や抗菌薬使用日数（days of therapy：DOT）などを算出するため，有床の保険医療機関のみを対象としている．そのため，無床の診療所はJ-SIPHEに参加できない．無床の診療所においては診療所版J-SIPHE（Online Monitoring System for Antimicrobial Stewardship at Clinics：OASCIS）が利用可能である．OASCISでは，レセプトデータを渡すために用いるレセプトチェック用UKEファイルを用いることで，診療所における抗菌薬の処方状況や傷病名の情報を可視化することができる．

▶ 抗菌薬適正使用支援チーム（AST）

2018年度の診療報酬改定にて，AMR対策の推進の観点から，抗菌薬の適正使用を進めようと，「抗菌薬適正使用支援加算」が新設された．また，2022年度の診療報酬改定では，「感染対策向上加算」の算定要件に抗菌薬の適正使用が組み込まれ，加算1，2の施設では抗菌薬適正使用を監視するための体制，すなわちASTの組織化が必要となった．ASTの主な役割を以下に挙げる．

1）感染症治療の早期モニタリングと主治医へのフィードバック（prospective audit and feedback：PAF）

PAFは，ASTが医師の処方を日常的にモニタリングし，必要時に適切な薬剤変更や投与方法の提案を行うための方策の一つである．日本では抗メチシリン耐性黄色ブドウ球菌（methicillin-resistant *Staphylococcus aureus*：MRSA）薬やカルバペネム系抗菌薬を対象としたPAFを実施している施設が多い．PAFの実施により，適切な抗菌薬選択が促進されることに加え，広域抗菌薬の使用量減少，薬剤耐性菌による感染症発生率減少，de-escalation[※1]までの期間短縮が得られることが報告されている．

※1 **De-escalation**：感染症治療は原因菌を推定して抗菌薬を投与する経験的治療の段階と，標的となる微生物が同定されより狭いスペクトラムの抗菌薬を投与する標的治療の段階に分かれる．この経験的治療から標的治療に抗菌薬を変更する戦略をDe-escalationと呼ぶ．

2）微生物検査・臨床検査の適正化・迅速化

　正確な微生物学的診断は抗菌薬適正使用の鍵であり，そのためには適切な検体採取と培養検査の体制を整える必要がある．例えば，質量分析装置やポリメラーゼ連鎖反応（polymerase chain reaction：PCR）法の導入によって微生物同定までの時間を短縮することで，早期に適切な抗菌薬選択が可能となる．また，各種細菌に対する抗菌薬感受性データをまとめたアンチバイオグラム[※2]を施設毎に作成することで，より正確な経験的治療が可能になる．

3）抗菌薬適正使用に係る評価

　抗菌薬適正使用に係る評価には抗菌薬使用量などのプロセス指標だけでなく，薬剤耐性菌発生率や副作用発生率，死亡率などのアウトカム指標の評価も重要である．各施設での抗菌薬適正使用に関する取り組みを振り返り，介入目的に応じた適切な指標を評価することが必要である．

4）抗菌薬適正使用に関する教育・普及啓発

　病院全体を対象とした処方医・医療スタッフへの抗菌薬適正使用に関する教育・普及啓発は，不要な抗菌薬の処方減少に効果があるとされている．また，抗菌薬使用量の多い特定の診療科に対して協働的なアプローチを用いた教育を行うことで，より効率的に不適正な抗菌薬使用を減少させることが可能であることが示されている．さらに，患者に対する抗菌薬適正使用に関する教育・啓発も，医師の処方行動に影響を与える可能性があるとされている．

5）院内で使用可能な抗菌薬の見直し

　院内で使用可能な抗菌薬の種類について定期的に見直し，必要性の低い抗菌薬について院内での使用中止を提案する．

　以上1）〜5）のすべてにおいて薬剤師は薬の専門家としてリーダーシップを発揮して積極的に関わる必要がある．なお，「感染対策向上加算1」の施設においてはこれらの院内での活動に加え，連携医療機関への指導的立場としての役割を果たすべく，他の医療機関から抗菌薬適正使用の推進に関する相談を受けることも求められている．

2　感染症法に基づく届出

▶▶ 疫学調査の重要性

　現代の感染症疫学の基礎を築いたのはジョン・スノー（John Snow）であるとされている．スノーは19世紀の英国の医師であり，特に1854年のロンドンにおけるコレラの大流行に際して顕著な貢献をした．スノーはコレラ流行の地域集積性や発生事例を詳細に記述し，患者の発生が特定の井戸周辺に発生していることを突き止め，コレラが水を介し

※2　**アンチバイオグラム**：ある施設，ある一定期間において分離された微生物の各種抗菌薬への感受性率を一覧に示したものである．治療初期の経験的治療薬を選択する際にアンチバイオグラムを用いることで，想定される原因菌の感受性率を予測し適切な抗菌薬選択を行うことが可能となる．

て伝播することを発見した．そして，原因となる井戸のポンプを停止することで，コレラの流行を劇的に減少させることに成功した．スノーの功績は現代の感染症流行調査の礎となるものであり，その後の感染症疫学が発展する端緒となった．感染症に対して迅速かつ正確な対策を講じるためには，感染症の発生情報を正確に把握し，感染源や伝播経路に関する仮説を立てて情報を分析し，それを証明することが重要である．

▶ 感染症発生動向調査の変遷

図5.4.2に感染症発生動向調査の変遷を示す．感染症発生動向調査は1981年から開始され，1999（平成11）年4月に『感染症の予防及び感染症の患者に対する医療に関する法律』（感染症法）が施行されたことに伴い，感染症法に基づく政策として位置づけられた．本調査では，感染症の発生状況を把握・分析し，情報提供することにより感染症の発生および蔓延を防止することを目的として，医師・獣医師の届出に基づき，国内の感染症に関する情報の収集，公表，発生状況の把握などを行っている．

2006年5月に，病原体検出報告のオンラインシステムと患者発生報告を収集していた感染症発生動向調査システムなどが統合改編され，感染症サーベイランスシステム（National Epidemiological Surveillance of Infectious Diseases：NESID）が構築され，NESIDによる一元的なデータ管理が行われるようになった．一方，2020年5月には，COVID-19等の情報を電子的に入力して一元的に管理することを目的に，NESIDとは別のシステムとして新型コロナウイルス感染者等情報把握・管理支援システム（Health Center Real-time Information-sharing System on COVID-19：HER-SYS）の運用が開始された．NESIDは医療機関がFAX送付した内容に基づき保健所が入力するシステムであったが，HER-

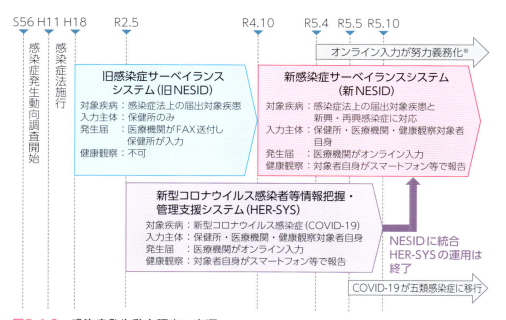

図5.4.2　感染症発生動向調査の変遷
※厚生労働省令で定める感染症指定医療機関は義務化

SYS は医療機関がオンラインで感染症発生届に関する情報を入力し，その情報を医療機関・保健所・都道府県などの関係者間で共有することが可能なシステムである．また，スマートフォンなどを通じて，患者が自分自身の健康情報を HER-SYS に入力することで，保健所が感染者の状態変化を迅速に把握し，適切な対応へつなげることが可能になった．

2022 年 10 月には，COVID-19 以外の感染症法で指定された感染症も医療機関でオンライン入力ができるように，NESID が改編され新しい NESID になった．2023 年 4 月には，この新しい NESID を用いたオンライン入力が努力義務化された（厚生労働省令で定める感染症指定医療機関は義務化）．2023 年 5 月には，COVID-19 の感染症法上の位置づけが五類感染症に移行し，さらに 2023 年 10 月には COVID-19 に対する診療報酬の見直し，治療薬の公費支援額の変更などが行われた．具体的には，入院医療体制については確保病床によらない形での患者の受け入れを進める一方，確保病床は原則として COVID-19 の重症・中等症 II の入院患者を受け入れるために必要な病床に重点化された．また，治療薬の自己負担の上限額は医療費の自己負担割合に応じて，1 割負担の人で 3,000 円，2 割負担で 6,000 円，3 割負担で 9,000 円に変更された．2024 年 4 月に公費負担は終了となり，COVID-19 治療薬は医療費の自己負担割合に応じた通常の窓口負担となった．このような医療提供体制の移行および公費支援の変更に伴い，HER-SYS の運用は終了し，NESID と統合され，新しい NESID は感染症法上の届出対象疾病に加え，新興・再興感染症の報告にも対応するシステムとなった．

▶ 感染症法に基づく感染症の分類と考え方

表5.4.1 に感染症法に基づく感染症の分類と考え方をまとめた．感染症法上，各感染症は感染力および罹患した場合の重篤性などを総合的に勘案して一〜五類感染症の類型に位置づけられており，感染症に対して講じることができる措置もあらかじめ規定されている．一方，現在，感染症法上のいずれの類型にも位置づけられていない感染症について，感染症法で規定された措置を講じる必要がある場合には，指定感染症として具体的な感染症名や講じることができる措置を個別に政令で指定することが可能である．また，指定感染症については，新しい知見などを踏まえて政令改正により講じることができる措置を変更することが可能である．「新型インフルエンザ等感染症」は 2008 年の改正において新たに設けられた類型であるが，2021 年の改正において，COVID-19 と再興型コロナウイルス感染症が「新型インフルエンザ等感染症」に追加された．なお，これら 2 つの感染症は 2023 年 5 月に五類感染症へ移行し定点把握の対象となっている．

感染症法で指定された感染症を診断した医師（医療機関）は，感染症法に基づき保健所を経由して都道府県知事に届け出ることが必要である．一〜四類感染症，新型インフルエンザ等感染症，指定感染症は全数把握の対象であり，すべての医師がすべての患者の発生に対して直ちに届出を行うことが義務づけられている．一方，五類感染症は全数把握と定点把握に分けられる．全数把握の中でも，侵襲性髄膜炎菌感染症，風疹および麻疹は直ちに，その他の感染症は 7 日以内に届出を行う必要がある．定点把握の感染症（鳥インフルエンザおよび新型インフルエンザ等感染症を除くインフルエンザなど）については，定

4 感染制御管理体制と感染症法に基づく届出

表5.4.1　感染症法に基づく感染症の分類と考え方（2024 年 9 月現在）

分　類	対象の感染症疾患	分類の考え方
一類感染症	エボラ出血熱，クリミア・コンゴ出血熱，痘そう，南米出血熱など	感染力および罹患した場合の重篤性からみた危険性が極めて高い感染症
二類感染症	結核，SARS，MERS，鳥インフルエンザ（H5N1，H7N9）など	感染力および罹患した場合の重篤性からみた危険性が高い感染症
三類感染症	コレラ，細菌性赤痢，腸チフスなど	特定の職業への就業によって感染症の集団発生を起こしうる感染症
四類感染症	狂犬病，マラリア，デング熱など	動物，飲食物などの物件を介してヒトに感染する感染症
五類感染症	インフルエンザ，性器クラミジア感染症，新型コロナウイルス感染症など	国が感染症発生動向調査を行い，その結果などに基づいて必要な情報を国民一般や医療関係者に提供・公開していくことによって，発生・蔓延を防止すべき感染症
新型インフルエンザ等感染症	新型インフルエンザ	インフルエンザのうち新たにヒトからヒトに伝染する能力を有することとなったもの
	再興型インフルエンザ	かつて世界的規模で流行したインフルエンザであってその後流行することなく長期間が経過しているもの
指定感染症	該当なし	現在感染症法に位置づけられていない感染症について，一〜三類，新型インフルエンザ等感染症と同等の危険性があり，措置を講ずる必要があるもの
新感染症	該当なし	ヒトからヒトに伝染する未知の感染症であって，罹患した場合の症状が重篤であり，かつ，蔓延により国民の生命および健康に重大な影響を与えるおそれがあるもの

SARS：重症急性呼吸器症候群，MERS：中東呼吸器症候群

点として指定された医療機関が対象の感染症の発生状況を指定の期間（週または月）ごとに取りまとめて，保健所に届け出る必要がある．

▶▶ 感染症法に基づく患者情報の報告の流れ

　感染症法に基づく患者情報の報告の流れを図5.4.3 に示す．指定された感染症を診断した医師（定点把握疾患については指定届出機関の管理者）は，規定の届出様式に必要事項を記入し，最寄りの保健所に届け出る必要がある．各疾患の定義や届出基準・届出様式・疾患情報などは最寄りの保健所のホームページに掲載されている．都道府県により届出様式が異なる場合があるので注意する．NESID を利用する場合は，各保健所や自治体窓口から通知された利用者 ID などを用いてログインし報告を行う．保健所へ届出のあった感染症に関する情報は，オンラインシステムにより都道府県を通じて厚生労働省に報告される．厚生労働省に収集された感染症に関する情報は，専門家により分析され，患者の発生状況（報告数，推移など）については感染症発生動向調査週報（Infectious Diseases Weekly Report：IDWR）として週 1 回，病原体検出の情報は病原微生物検出情報（Infectious

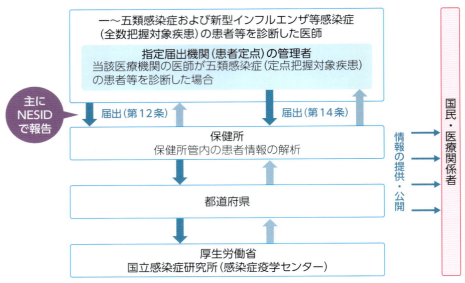

図5.4.3 感染症法に基づく患者情報の報告の流れ

(厚生労働省ホームページ『感染症発生動向調査について』より改変引用)

Agents Surveillance Report：IASR) として月1回，国立感染症研究所のホームページに掲載される．

> ### 薬剤師の関わり
>
> 　感染制御における薬剤師の役割は多岐にわたる．医療機関において，医師から感染症法で定める感染症の届出が行われた際の対応は感染法上の類型により異なる．薬剤師は，ICT の一員として各感染症の疫学，感染経路，感染性，検査，治療などの基本的事項を理解した上で，まずは該当の感染症の発生状況を注視し，アウトブレイクの可能性をいち早く察知することが重要である．その上で，薬剤師の専門性を活かして積極的に関わることが求められる．特に，感染制御の観点では消毒薬の適正使用，感染症治療の観点では抗微生物薬の適正使用に薬剤師は主体的に関わることが重要である．消毒薬の不適切な使用により，取扱者やその周囲の者に有害作用を起こした事例や，不十分な消毒によりかえって感染源となった事例がいまだ報告されている現状があり，薬剤師は消毒薬の適切な管理・使用に関して，全医療従事者への教育・周知を徹底することが求められている．また，感染症に罹患した患者の治療では，薬剤の効果を最大限に引き出し，かつ副作用を最小限に抑えるような薬剤の選択，投与量設計を行うことが薬剤師の責務である．これらの基本的な業務に加え，感染対策を専門とする薬剤師は平時から薬剤部内の環境整備や薬剤師の健康管理，標準予防策および感染経路別予防策の教育・周知などの活動が求められている．

5 新興・再興感染症に対する対応

ココをしっかりおさえよう！

▶新興・再興感染症の定義　▶出現の要因　▶感染経路　▶医療現場における薬剤師の役割

1 新興・再興感染症とは

　新興・再興感染症とは，新たに出現した，あるいはすでに存在していたが急速に頻度が増加または地域的に拡大した感染症を指す．新興・再興感染症の定義としては，世界保健機関（World Health Organization：WHO）が定めた定義が有名であり，新興感染症（emerging infectious disease）とは「かつて知られていなかった，ここ20年間に新しく認識された感染症で，局地的あるいは国際的に公衆衛生上問題となる感染症」であり，再興感染症（re-emerging infectious disease）は「かつて存在した感染症で，公衆衛生上問題とならないほどに患者数が減少したものの，再び患者数が増加して流行の傾向が出ている感染症」とされている．2000年以降に確認された主な新興・再興感染症は表5.5.1に示す通りである．

　新興・再興感染症が出現する要因としては，2003年の米国医学研究所によるレポートに記載の13の要因が主として考えられている（表5.5.2）．これらのうち，「微生物の適応と変化」を除く残り12種の要因のすべてが人間の活動に関連している．すなわち，人間の活動そのものが新規あるいは過去の感染症の発生に大きく関連していると考えられる．

　新興・再興感染症の対策を考えるとき，各感染症の感染経路を知ることは感染予防上重要である．主な新興・再興感染症の感染経路としては，蚊やマダニによる媒介，動物によ

表5.5.1　新興・再興感染症の例（2000年以降）

流行年	分類	病原微生物	感染症名
2002	新興感染症	SARSコロナウイルス	重症急性呼吸器症候群（SARS）
2004	再興感染症	デングウイルス	デング熱
2006	再興感染症	コレラ菌	コレラ
2009	新興感染症	新型インフルエンザ（A/H1N1）	新型インフルエンザ
2010	再興感染症	麻疹ウイルス	麻疹
2012	新興感染症	MERSコロナウイルス	中東呼吸器症候群（MERS）
2013	新興感染症	エボラウイルス	エボラ出血熱
2015	再興感染症	ジカウイルス	ジカウイルス感染症
2019	新興感染症	新型コロナウイルス（SARS-CoV-2）	新型コロナウイルス感染症（COVID-19）

（Baker RE, et al：Nat Rev Microbiol, 20：193-205, 2022 より作成）

5

医療現場での感染管理

表5.5.2 新興・再興感染症出現の要因

要 因	具体例
微生物の適応と変化	薬剤耐性など病原体の遺伝的変異
ヒトの感染に対する感受性	抗菌薬の使用に伴う正常細菌叢の変化，胃酸の減少，免疫力の低下
気候と天候	気候変動，温暖化，異常気象
生態系の変化	動植物種の絶滅など生態系の破壊
人口動態と行動	人口増加，都市化，ライフスタイルの変化
経済発展と土地利用	都市化，森林破壊，野生動物や昆虫との接触機会の増加
国際旅行と貿易	国際旅行の増加，世界的な貿易市場の拡大
技術と産業	集約的家畜飼育，食品加工技術の進展
公衆衛生の失敗	衛生管理の不備，予防接種率の低下，不十分な結核対策
貧困と社会的不平等	栄養不良，保健医療サービスの利用制限
戦争と飢餓	食糧不足，不衛生な環境
政治的意志の欠如	明確で理性的な政治的意志の欠如，政治的対応の不備
悪意による意図	バイオテロ，故意による感染拡大

(出典：Smolinski MS, et al：Microbial threats to health：emergence, detection, and response, National Academies Press, 2003)

る咬傷，食物や水などを通じた経口感染，ヒトからヒトへの飛沫または体液を介しての感染に分けることができる（表5.5.3）.

新興・再興感染症への対応は，感染症に罹患する前の感染予防と，感染症に罹患した後の感染症治療が主軸である．これらの感染症では，通常の感染症と比べて感染予防や治療における実務的な対応内容に違いがあるものの，感染予防では感染経路の把握とそれに基づく対策の実施，感染症治療では疾患や医薬品の情報収集とそれに基づく治療の実施といった通常の感染症対応でも重視される対応が求められる．したがって，新興・再興感染症に対する薬剤師の関わりとしては，公衆衛生や薬理，病態生理，薬物治療，臨床実務など感染症対応の基本を理解した上での行動が必須である．

以下，代表的な新興・再興感染症を概説するとともに，まとめを表5.5.4 に示す．

▶▶ 中東呼吸器症候群（MERS）

1) 病原体

コロナウイルス科の MERS-CoV による感染症であり，感染症法では二類感染症に分類される．ヒトの世界への侵入は，野生のコウモリからの侵入のほか，ヒトコブラクダを中間宿主とした侵入が推察されている．ヒトからヒトへの感染は医療施設内での感染伝播が主とされている．感染経路は飛沫感染，接触感染が主と考えられている．

2) 疫 学

2012 年にサウジアラビアで最初の報告例があった．現時点で MERS の発生はサウジア

5 新興・再興感染症に対する対応

表5.5.3 主な新興・再興感染症の感染経路

主要感染経路	主な新興・再興感染症
飛沫 / エアロゾル / 空気	新型コロナウイルス感染症 (COVID-19) 重症急性呼吸器症候群 (SARS) 新型インフルエンザ 結核
体 液	エボラ出血熱 後天性免疫不全症候群 (AIDS)
経 口	腸管出血性大腸菌感染症 コレラ
蚊	ウエストナイル熱 マラリア デング熱 黄熱病 ジカウイルス感染症
マダニ	クリミア・コンゴ出血熱 重症熱性血小板減少症候群 (SFTS) 日本紅斑熱
動 物	ラッサ熱 狂犬病 炭疽

表5.5.4 代表的な新興・再興感染症のまとめ

	中東呼吸器症候群 （MERS）	エボラ出血熱	デング熱	ジカウイルス感染症
分 類	新興感染症	新興感染症	再興感染症	再興感染症
原因微生物	MERS-CoV	エボラウイルス	デングウイルス	ジカウイルス
感染症法上の分類	二類感染症	一類感染症	四類感染症	四類感染症
感染源の動物	ヒトコブラクダ	オオコウモリ	ネッタイシマカ，ヒトスジシマカ	ネッタイシマカ，ヒトスジシマカなど
感染経路	飛沫感染，接触感染	感染者の体液	蚊媒介感染	蚊媒介感染，母子感染，性行為感染，血液媒介感染
症 状	発熱，急性気道症状，倦怠感，呼吸不全，下痢	発熱，倦怠感，筋肉・関節痛，下痢，嘔吐	発熱，筋肉・関節痛，後眼窩痛，皮疹	主に不顕性感染．軽度の発熱，頭痛，筋肉・関節痛，皮疹，結膜炎
診 断	RT-PCR，抗体検査	RT-PCR	RT-PCR，抗体検査	RT-PCR，抗体検査
治 療	対症療法	対症療法	対症療法	対症療法
感染対策	標準予防策，飛沫感染予防策，接触感染予防策	感染防護具	防蚊対策，標準予防策	防蚊対策，標準予防策

ラビアやアラブ首長国連邦などの中東地域に限定されており，他の地域へは輸入感染すると考えられている．今のところ，わが国での発生はない．死亡率は約35％と報告されているが，軽症例が見逃されている可能性があり，実際にはもっと低いと考えられている．

3）症 状

潜伏期間は数日〜約2週間で，主症状は発熱，急性気道症状，呼吸不全などである．下痢などの消化器症状も報告されている．一方で，感染者の25％程度は無症状とされている．血液検査所見では，血小板やリンパ球の減少，アスパラギン酸アミノトランスフェラーゼ（AST），アラニンアミノトランスフェラーゼ（ALT），血清乳酸脱水素酵素（LDH）の上昇などがみられる．

4）診 断

逆転写ポリメラーゼ連鎖反応（RT-PCR）や抗体検査で実施される．PCR検査は，わが国では国立感染症研究所，地方衛生研究所で行われ，一般医療機関では実施できない．

5）治 療

ロピナビル／リトナビルとインターフェロンとの併用，リバビリンとインターフェロンとの併用などの治療例が報告されているが，効果的な治療法は確立されていない．

6）感染対策

流行地以外では医療施設での感染が多く，院内感染対策が重要である．標準予防策を主体に，飛沫感染予防策と接触感染予防策を併用する．現時点で実用化されているワクチンはない．

▶▶ エボラ出血熱

1）病原体

フィロウイルス科のエボラウイルスによる感染症である．感染症法では一類感染症に分類される．宿主はオオコウモリと考えられている．ヒトからヒトへの感染は，感染者の血液，分泌物，排泄物などに直接接触することで生じる．なお，わが国の感染症法上の疾患名はエボラ出血熱であるが，全例で出血症状を認めるわけではないため，国際的にはエボラウイルス病と称されている．

2）疫 学

1976年にコンゴ民主共和国（当時はザイール）で初めてアウトブレイクを記録し，その後は2013〜2016年に西アフリカで過去最大規模のアウトブレイクが起こった．致死率は医療環境によって異なり，適切な治療が行われなかった地域では40〜80％，適切な治療が実施された地域では20％程度と報告されている．

3）症 状

潜伏期間は2〜21日である．典型的には，発症初期には発熱，倦怠感，筋肉痛，関節痛など一般的なウイルス感染症と同様の症状を認め，次第に下痢，嘔吐などの消化器症状をきたす．出血症状は発症から2週目頃に重症例の一部（約20％）に吐下血などを認める．発症した症例の多くが重症化する．

4）診 断

確定診断は RT-PCR 検査が標準とされ，わが国では国立感染症研究所に依頼する．流行地では迅速抗原検査が利用される場合もあるが，検査精度は十分ではない．

5）治 療

確立した治療法はなく，補液などの対症療法が治療の中心である．ウイルス特異的な治療法としては，抗体薬のカクテル製剤のほか，レムデシビルやファビピラビルなどの抗ウイルス薬が検討されている．

6）感染対策

感染者の嘔吐物，便，血液の扱いには注意が必要であり，診療にあたっては，手袋，マスク，ガウンなどが推奨されている．ワクチンは，米国などでは接種が推奨されている．

▶ デング熱

1）病原体

フラビウイルス科であるデングウイルスによる感染症であり，感染症法上の四類感染症に分類される．ヒトにはネッタイシマカやヒトスジシマカの吸血によって感染する．ヒトスジシマカはわが国にも生息している．

2）疫 学

蚊媒介性ウイルス感染症の中では世界で最も患者発生数が多く，流行地域は東南アジア，中南米が中心である．わが国では 2014 年に国内感染例が認められており，8 月からの 2 ヵ月余りで 160 例が報告された．

3）症 状

一般的な経過としては，蚊への曝露後，3〜7 日の潜伏期の後，突然の熱発で発症し，筋肉痛，関節痛，後眼窩痛を伴う．発疹はおよそ半数の症例で発熱後数日以内に認める．血液検査では白血球と血小板の減少が特徴的とされる．一方で，不顕性感染も 50〜80% 程の症例で認める．致死率は 1% 未満であり，通常，死に至る危険は少ないが，関節などの痛みは激しい．症状は通常は 1 週間程度で改善し，後遺症なく回復する．

4）診 断

診断法には，ウイルス検出と血清学的診断の 2 種類がある．ウイルス検出による診断では，RT-PCR による遺伝子検出とウイルス抗原（NS1 抗原）の検出がある．血清学的診断では，特異的 IgM 抗体や中和抗体の検出が挙げられる．

5）治 療

有効な治療薬はないが，多くは自然軽快するため，対症療法を行う．解熱，鎮痛の治療には，感染者は血小板の低下により出血を起こしやすくなっているため，非ステロイド性抗炎症薬（NSAIDs）の使用は控え，アセトアミノフェンを使用する．

6）感染対策

長袖衣服の着用や忌避剤の使用などの防蚊対策が重要となる．医療機関では，感染者の病室への蚊の侵入を防ぐ対策のほか，感染者が蚊に刺されないように指導を実施する．そのほか，特殊な感染対策は不要であり，標準予防策で対応する．ただし，医療従事者の針

刺し曝露による感染例が報告されており，感染者の血液の管理には十分に注意する必要がある．

▶▶ ジカウイルス感染症

1) 病原体

フラビウイルス科に属するジカウイルスによる蚊媒介感染症である．感染症法では四類感染症に分類される．感染経路は，蚊媒介感染のほかに，母子感染，性行為感染，輸血による感染が報告されている．

2) 疫学

1947年にウガンダのジカ森林のアカゲザルから初めて分離された．ヒトからは1968年にナイジェリアで分離された．現在では，東南アジア，アフリカ，中南米などを中心に感染例を認める．わが国では，2013年に輸入例が報告されて以降，20例以上の輸入感染例が報告されているが，日本国内で感染した症例はない．

3) 症状

デング熱と似ているが，デング熱よりも軽い．また，約80%は不顕性感染とされている．潜伏期間は3～12日で，通常は軽度の発熱，頭痛，筋肉痛，関節痛，皮疹，結膜炎などの症状が現れ，2～7日間続いた後軽快する．まれに，ギラン・バレー症候群，脳髄膜炎などを合併する．また，妊婦が感染すると，胎児が小頭症や網膜異常などの先天性障害をきたす可能性がある．

4) 診断

確定診断はRT-PCR法による血清からのウイルス遺伝子の検出，IgM抗体や中和抗体の検出によって行う．血清からのウイルス遺伝子消失後も尿からは検出されることがある．

5) 治療

有効な抗ウイルス薬はなく，痛みや発熱に対して解熱鎮痛薬を投与するといった対症療法が治療の主体である．一般に軽症例が多く，入院は必要ない．また，予後は良好である．

6) 感染対策

防蚊対策に加えて性行為感染対策も重要になる．性行為による感染を防ぐには，少なくとも帰国後6ヵ月は性行為を控えるか，コンドームを使用する．医療機関の感染対策としては，標準予防策を実施するほか，デング熱で述べた対策を実施する．

2 新興・再興感染症に対する薬剤師の関わり

新興感染症は病原微生物の性状や感染経路などが完全には解明されていないことから，対応マニュアルなどは存在しておらず，一方，再興感染症はいったんは制圧されていたが再び流行した感染症であり，現在進行形での流行感染症ではないために診断に遅れを生じる．したがって，新興・再興感染症に対して，薬剤師には感染の状況や日々更新される情報に基づく臨機応変な対応が求められる．また，新興・再興感染症への対応において，薬剤師以外の職種との連携は欠かせず，医療チームの一員として薬剤師の専門性を

5 新興・再興感染症に対する対応

発揮した活躍が期待される．本項では，新興感染症の一種である新型コロナウイルス感染症（COVID-19）に注目して，実際の医療機関や教育機関で行われた取り組みの公開情報を例示しながら，新興・再興感染症に対する薬剤師の関わりを具体的に解説する．

▶ COVID-19 の感染予防における関わり

標準的な感染対策は，感染症診療に関わるすべての医療従事者が共通して実施するべき感染管理策であり，新興感染症の感染管理上も極めて重要である．また，標準予防策に加えた感染経路別の予防策の実施も併せて必要とされる．ここでは，COVID-19 の標準予防策として特に重要となる手指衛生と個人防護具（personal protective equipment：PPE）の適切な活用と，COVID-19 の主要感染経路である飛沫およびエアロゾル感染予防における薬剤師の関わり，および薬剤師によるワクチン接種支援の実例を解説する．

1）手指衛生

手指衛生のタイミングは，WHO が推奨する 5 つのタイミング（①患者に触れる前，②清潔／無菌操作の前，③体液に曝露された可能性がある場合，④患者に触れた後，⑤患者周辺の環境に触れた後）が基本となる．薬剤師の場合は，患者へのインタビューや服薬指導前後が手指消毒のタイミングの主体になると考えられ，患者指導の前後に擦式アルコール（エタノール）製剤を用いた手指消毒を実施する．COVID-19 流行時には，薬剤師など感染対策に関わるスタッフ（感染制御チーム（infection control team：ICT））が手指衛生の実施時の要点や注意点について施設内関係者への直接指導することに加えて，写真付きのパンフレットや動画コンテンツなどの教育用資材の作成が行われた．

2）個人防護具（PPE）

手指衛生と同様，感染対策上の PPE は COVID-19 流行以前から重視されてきた．PPE の主なものとしては，手袋，ガウン，マスク，ゴーグルなどがあるが，COVID-19 の主要感染経路が飛沫およびエアロゾル感染であることから，コロナ禍では特にマスクとゴーグルの重要性が注目された．そこで，薬剤師らの活動として，医療機関の全職員を対象に PPE の正しい利用方法の周知活動が実施された．具体的には，食事や吸引時など患者がマスクを着用できないシーンは医療者にとって特に注意が必要な場面であるとし，医療者はマスクに加えてフェイスシールドやゴーグルを使用する必要があることが説明された．また，マスクの種類としては，布やウレタン製マスクではなく，不織布マスクの着用が必要であることも説明された．さらには，PPE の適正利用においては，装具の汚染箇所に直接触れないようにするため，適切な着脱方法や着脱の順番を守ることも感染対策上重要であり，PPE の着脱法を示した写真付きポスターや動画の作成に薬剤師が関わった．

3）飛沫およびエアロゾル感染対策

COVID-19 では，飛沫およびエアロゾル感染が主要な感染経路であり，感染対策としての換気の重要性があらためて見直された．そこで，薬剤師を含む専門スタッフにより，施設内各所の換気回数や換気時間の確認，CO_2 モニターを利用した換気状況のチェックなどが行われ，換気が不十分であると判断した場合には担当スタッフへの適切な換気方法の説明やサーキュレータの設置などが実施された．

4）ワクチン接種支援

　新興感染症であるCOVID-19には有効性や安全性が確立された治療方法が存在しなかったことから，流行当初はワクチン接種による感染予防が感染対策として最重要視された．COVID-19流行時に，ワクチンとしてわが国を含む世界で広く用いられたのがmRNAワクチンであった．mRNAワクチンは熱に弱い性質であることから冷凍保存が基本となるが，保存や解凍の際には厳重な温度管理が要求された．また，COVID-19ワクチン製剤は複数回接種分の薬液が充填されたバイアル製剤であるが，接種時には1回接種分ずつシリンジに採取する必要があった．

　このように，COVID-19ワクチンは保管も調製も条件や方法が複雑であったことから，COVID-19ワクチン接種対応時には医薬品の取り扱いに精通した専門家として薬剤師が重要な役割を果たした．具体例としては，ワクチンの保管においては，未使用品の保存時にはフリーザーの温度，調製前の解凍時には冷蔵庫の温度を定期的にチェックした．シリンジへの薬液の採取・調製においては，解凍後の薬液を混和する必要があったが，ワクチンの薬液は非常に泡立ちやすく泡が立ってしまうと正確な量を吸引できなくなることから，静かに混和する工夫を行った．さらに採取後は目視での異物混入のチェックを行った．また，保管から調製，接種に至る全行程でワクチンを適正に取り扱うためのマニュアルを作成した．このような薬剤師によるワクチン接種支援は，医療機関のみならず，大学などの集団接種会場でも実施され，医療現場の薬剤師に加えて，大学の薬剤師教員も関わった．

▶▶ COVID-19の治療における関わり

　COVID-19のような新興感染症では，流行の初期段階では特効薬が存在しないため，薬物治療に際しては既存の薬剤を例外的に用いることがある．すなわち，通常診療時とは異なる治療薬の使い方をすることになるため，薬物治療の専門家である薬剤師の果たす役割が極めて重要となる．ここでは，治療薬の承認手続きと医薬品情報業務を解説する．

1）治療薬の適応外使用の承認手続き

　現在はCOVID-19に対して複数の薬剤に保険適用が承認されているが，COVID-19流行当初は保険適用が認められていない薬剤を適応外使用として利用せざるを得ない状況であった．適応外使用とは，国内での製造および使用が承認されている医薬品を，承認内容の範囲外，つまり添付文書に記載されている効能・効果や用法・用量の範囲外で使用することを指す．また，コロナ禍においては既存薬剤のコンパッショネート・ユース（compassionate use）も実施された．コンパッショネート・ユースとは，生命に関わる重篤な疾患や緊急の医療ニーズがある患者の救済を目的として，代替療法がないなどの限定的な状況において未承認の治療薬や治療法を認める制度のことであり，承認された治療薬のないCOVID-19への対応策として世界中で実施された．このような医薬品の適応外使用を実行するためには，病院においては院内での治療薬の適応外使用の申請手続きが必要となる．

　薬剤師は，まず診療を行う医師と協議し，申請する薬剤を選定した．次に，院内の適応外使用を審議する委員会（倫理委員会）に，審議依頼のための申請書と，薬剤の使用対象

5 新興・再興感染症に対する対応

となる患者から得た同意書を提出した．なお，申請書や同意書，さらには同意を得るための患者用説明文書の作成に，医師と共に薬剤師が関わることもあった．また，委員会の承認後も，副作用などの安全性情報を継続的に収集し，必要に応じて委員会の再評価のための手続きを行うことも薬剤師の重要な役割であった．

2）医薬品情報（drug information：DI）業務

COVID-19 は新興感染症であったため，治療薬に関する情報が通常の感染症治療薬に比べて圧倒的に不足していた．そのため，DI の専門家である薬剤師の役割が一層重視された．以下，COVID-19 流行下での薬剤師による DI 業務の具体例を示した．

［治療薬の用法・用量に対する注意点］

COVID-19 治療薬として用いられた薬剤の中には，COVID-19 と COVID-19 以外の疾患とで用法・用量が異なるものが存在した（表5.5.5）．例えば，ファビピラビル（現在はCOVID-19 治療薬としての開発は中止されている）をインフルエンザウイルス感染症に用いる場合と COVID-19 に用いる場合とでは，1 回あたりの投与量および投与期間に違いがみられた．このような薬剤に対しては，薬剤師は処方監査や処方提案を通じて医師に適切な用法・用量の情報提供を行い，通常の使用方法とは使い方が異なる点を説明した．

［治療薬の添付文書改訂情報の周知］

COVID-19 の治療薬は，新規承認や適応追加のいずれにしても，それまでにはなかった使われ方が緊急的に認可されることになるため，治療薬としての承認後にも DI が頻繁にアップデートされることとなった．例えば，レムデシビルは 2020 年 5 月より COVID-19 治療薬として保険適用が承認されたが，2023 年 5 月までに 9 回の添付文書改訂が行われ

表5.5.5　COVID-19 治療薬の適応疾患による用法・用量の違い

薬剤名	適応疾患	用法・用量
ファビピラビル（アビガン®）	インフルエンザウイルス感染症	1 日目は 1 回 1,600 mg を 1 日 2 回，2 日目から 5 日目は 1 回 600 mg を 1 日 2 回経口投与 総投与期間は 5 日間
	COVID-19※	1 日目は 1,800 mg を 1 日 2 回，2 日目からは 800 mg を 1 日 2 回，最長 14 日間投与
バリシチニブ（オルミエント®）	関節リウマチなど	4 mg を 1 日 1 回経口投与 患者の状態に応じて 2 mg に減量
	SARS-CoV-2 による肺炎	レムデシビルとの併用において，4 mg を 1 日 1 回経口投与 総投与期間は 14 日間まで
トシリズマブ（アクテムラ®）	関節リウマチなど	1 回 8 mg/kg を 4 週間隔で点滴静注
	SARS-CoV-2 による肺炎	副腎皮質ステロイドとの併用において，1 回 8 mg/kg を点滴静注 症状が改善しない場合には，8 mg/kg を 1 回追加投与できる

正確な記載内容については医薬品添付文書を参照のこと．
※現在は COVID-19 治療薬としての開発は中止されている．

た．添付文書改訂時は，薬剤師，特に DI 担当の薬剤師が中心となって，これら改訂情報を病棟薬剤師を通じて医師や看護師に迅速に伝えることで，治療を必要とする患者にいち早く適切な薬物治療を提供できる体制を整えていった．

 薬剤師の関わり

> 新興・再興感染症は，平時に目にする機会が少なく，発生時の対応方法について標準的な手順が整備されていないことから，対処が難しい疾患である．一方で，本項で示したように，薬剤師は感染予防と治療および実務に必要な知識と技能を兼ね備えており，新興・再興感染症への対応において必要不可欠な存在である．

参考文献

中薗健一：薬剤師のICT（Infection Control Team）への参加－コロナ禍の状況で．ICU と CCU, 46：343-351, 2022.
丹羽 隆：コロナ禍で薬剤師が病棟業務を継続するための知識・工夫．Infection control, 32：522-524, 2023.
酒井義朗：COVID-19流行下での薬剤師の役割：治療薬を中心に．Infection control, 31：396-401, 2022.
赤沢 翼ほか：国立国際医療研究センター病院薬剤部の取り組み．日病薬誌, 57：159-161, 2021.
浜田幸宏ほか：東京女子医科大学病院薬剤部の取り組み．日病薬誌, 57：162-164, 2021.
明治薬科大学：新型コロナワクチン職域接種の取り組み．Available at：〈https://www.my-pharm.ac.jp/koho/sdgs/2023/02/28/002126.html〉

6 地域における感染症予防，拡大防止等の対策と発生時の対応

ココをしっかりおさえよう！

▶地域包括ケアシステム　▶かかりつけ薬局・薬剤師　▶抗微生物薬適正使用の手引き

　地域における薬剤師に求められる役割は大きい．地域住民の感染症を予防し，感染の拡大を防止するための薬剤師の関わりを概説する．

1 感染予防の啓発

▶ かかりつけ薬局，かかりつけ薬剤師

　厚生労働省の人口動態統計によると日本の人口は減少し，2060年には高齢化率が40％近い水準になると推計されている．人口の分布の中で高齢者が増加すると，年金，医療費，福祉その他の社会保障給付費が増加する．この増加に対応するため，『地域における医療及び介護の総合的な確保の促進に関する法律』第3条に基づき，『地域における医療及び介護を総合的に確保するための基本的な方針』(総合確保方針)が策定された．その中で，「地域の実情に応じて高齢者が可能な限り住み慣れた地域で，その有する能力に応じ自立した生活を営むことができるよう医療，介護，介護予防，住まいおよび自立した日常生活の支援が包括的に確保される体制」を構築することが求められている．この体制を地域包括ケアシステム (図5.6.1) という．

　地域包括ケアシステムでは，患者はどの医療機関を受診しても身近なところにある薬局 (かかりつけ薬局) に行くことを推奨している．「かかりつけ薬局」には，「服薬情報の一元的かつ継続的把握とそれに基づく薬学的管理・指導を行うこと」「医療機関等と連携すること」「24時間体制で患者対応や在宅対応を行うこと」という3つの役割がある．患者および地域住民は「かかりつけ薬局」を1つ決め，さらに顔見知りの「かかりつけ薬剤師」を決める．「かかりつけ薬剤師」は薬による治療のことだけでなく，健康や介護に関することなどに豊富な知識と経験を持ち，患者や生活者のニーズに沿った相談に応じることができる薬剤師である．2021年の内閣府『薬局の利用に関する世論調査』では「かかりつけ薬剤師・薬局」を決めている患者は約8％と少ない．今後，「かかりつけ薬剤師」を増加させるとともに，医師等と連携することで地域住民の薬物療法全体(外来，在宅医療)について，一義的な責任を持った活躍が期待されている．

▶ 地域における健康サポート機能

　健康サポート機能を有する薬局(健康サポート薬局)は，かかりつけ薬剤師・薬局の基本的な機能を備えた薬局のうち，地域住民による主体的な健康の維持・増進を積極的に支援する薬局である．健康サポート薬局には，安心して立ち寄りやすい身近な存在となり，

5

医療現場での感染管理

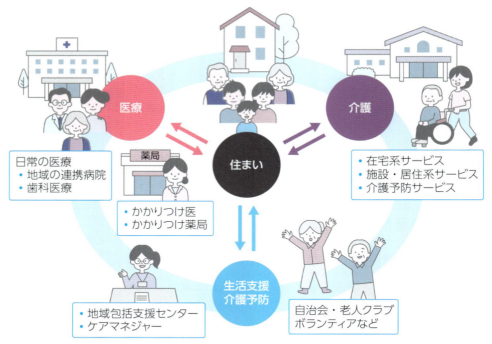

図5.6.1　地域包括ケアシステム

他職種と連携して，地域住民の相談役としての役割を果たすことが求められている．地域に根ざした医療・介護などの情報提供拠点として，地域住民が気軽に薬局に足を運んでもらえる機会を提供すべきである．健康サポート薬局と認定された場合，健康サポート機能を有する薬局であることや，一般用医薬品や健康食品などの安全かつ適正な使用に関する助言や健康の維持・増進に関する相談を積極的に行っている旨を薬局の外側の見えやすい場所に掲示することが求められている．一方で，その認知度は低く，2021年の内閣府『薬局の利用に関する世論調査』では9割の患者が健康サポート薬局を知らなかった．薬剤師法にも「国民の健康な生活を確保する」と記載されているように，地域住民の健康を維持するため，広報活動や社会貢献活動を進め認知度を上昇させる必要がある．感染対策に関する公開活動として地域住民に対して手指衛生の方法（流水や石けん，アルコールなど）や咳エチケット，マスクの予防効果など健康に関するイベントを開催する薬局もある．

「かかりつけ薬剤師」が機能を発揮しやすい体制を評価する加算として，地域支援体制加算が認められている．地域支援体制加算の算定要件には，「備蓄品目数1,200品目以上や，在宅患者への訪問指導体制，医療材料・衛生材料の供給体制の確保，疾病の予防に資する取り組み」など感染対策に貢献できる項目も盛り込まれている．

▶▶ 在宅医療における感染対策

地域における薬剤師の役割としてニーズが高まっているのが在宅医療への介入である．高齢社会となり，介護者と被介護者がどちらも高齢者となっている老老介護や独居の高齢者が増加してきている．これまで保険薬局薬剤師の主な業務は薬局内での調剤や在庫管

理など薬中心の業務（対物業務）であった．しかし，上記に示すような社会構造に合わせて対物業務を効率化し，在宅での薬学管理など患者中心の業務（対人業務）を充実するよう求められている．

　地域住民の感染を未然に防ぐには，薬剤師業務における衛生的管理と患者や地域住民への衛生指導が必要となる．身近なところでは，糖尿病患者などに対して，血糖測定・インスリンの使用時の手指衛生や清拭消毒，自宅における針やシリンジなどの衛生物品の適切な使用，使用後の医療廃棄物の管理について指導する．医療廃棄物の管理不足は家庭内での針刺しや切創だけでなく，清掃業者や地域住民もケガや感染のリスクとなるため，十分に周知する必要がある．薬剤師は在宅医療においては，中心静脈栄養（total parenteral nutrition：TPN）などの調製が求められる．TPNは無菌製剤であり，薬局にてクリーンベンチ内で無菌調製される．また，感染のリスクをできる限り減らすため，調製時だけでなく冷所で衛生的に保管し，投与時の適切な消毒を習慣づけることが大切である．

　患者自宅への薬剤の訪問配送は家庭環境や生活状況を知ることができる重要なチャンスである．かかりつけ薬剤師が薬の保管場所や投与・服用状況を確認し衛生的な管理ができているかを直接把握することで，効果的な衛生指導・服薬指導が可能となり，薬物治療の有効性・安全性の担保に貢献することができる．

▶ 学校薬剤師による感染対策教育

　学校保健安全法で大学以外の学校（幼稚園，小学校，中学校，義務教育学校，高等学校，中等教育学校，特別支援学校，高等専門学校）には学校薬剤師の設置が義務づけられている．学校薬剤師は薬事衛生（薬品類の使用・保管など）や環境衛生（換気，採光，照明など）の維持や管理に加えて健康相談・保健指導を行うことが求められている．小児・学童期に学校薬剤師からの授業として，手洗いやマスクの付け方など感染症の予防方法や薬の服用方法や効き方など抗菌薬適正使用について知ってもらうことも重要である．感染対策に関する基本事項を児童・生徒から知ってもらい，親や家族などを介して地域に普及させる努力が求められる．

▶ 薬局における結核患者の服薬支援

　結核患者の治療を成功させるためには服薬アドヒアランスの維持が重要とされている．しかし，結核治療の多くは多剤併用で長期間の内服が必要となるため，服薬方法を正しく守れず治療に失敗してしまう患者も存在する（3章1-6「肺結核症」[p.128]を参照）．そこで，厚生労働省は服薬アドヒアランスを維持するため直接服薬確認療法（directly observed treatment，short-course：DOTS）を推進しており，医療機関や保健所，保険薬局が協力するよう通知している．DOTSとは結核患者が用法・用量を守って薬を服用する状況を医療従事者が目の前で確認し，治癒するまでの経過を観察する治療法である．

▶ 抗微生物薬の適正使用

　薬剤耐性微生物による感染症を減らすべく，厚生労働省は『薬剤耐性（AMR）対策アク

ションプラン』を策定している（4章4「薬剤耐性（AMR）の重要性と抗菌薬適正使用支援［p.406］を参照）．この中で，薬剤耐性微生物を減少させるためのプロセスとして抗微生物薬の適正使用が推奨されている．特に外来処方で使用される頻度の高い薬剤であるマクロライド系，セファロスポリン系，フルオロキノロン系経口抗菌薬においては，2027年の使用量を2020年の水準から25～40％削減することが目標とされている．このような目標を達成するためには各医療機関が薬剤耐性微生物や抗微生物薬の使用状況を把握し監視していく必要がある．AMR臨床リファレンスセンターはこれらの監視を支援するために，病床のある保険医療機関に対するシステムとして感染対策連携共通プラットフォーム（Japan Surveillance for Infection Prevention and Healthcare Epidemiology：J-SIPHE）や，診療所における抗菌薬適正使用支援システム（Online Monitoring System for Antimicrobial Stewardship at Clinics：OASCIS）を無償提供している．また，厚生労働省から『抗微生物薬適正使用の手引き 第三版』が作成され，抗微生物薬の使用が適正な状況と不適正な状況が整理されている．調剤時や薬剤交付時に処方箋の内容と共に患者の症状をしっかり聴取し，処方監査と薬剤管理指導に役立てていただきたい．『抗微生物薬適正使用の手引き』の中には急性気道感染症や急性下痢症で受診した場合など具体的な状況が例示され，医師から患者への説明例や，薬剤師から患者への説明例も記載されている．厚生労働省は小児に対する診療において以前より抗菌薬処方が多いことを懸念しており，特に急性気道感染症や急性下痢症で受診するケースが多い．2018年の診療報酬改定で急性気道感染症や急性下痢症で受診した小児において，医師が抗菌薬の必要性がないと判断する場合，療養上必要な指導および検査結果の説明を行い，文書により説明内容を提供した場合に「小児抗菌薬適正使用支援加算」が算定できるようになった．この加算により，小児における抗菌薬使用量は減少しつつある．

　近年，院外処方箋に臨床検査値を表示する医療機関が増加し，「かかりつけ薬剤師」には臨床検査値が示す意味を理解し，処方支援につなげる能力が求められるようになった．臨床検査値に関連した疑義照会の中で腎機能検査値を活用し，抗菌薬の用法・用量を最適化する例が散見される．「かかりつけ薬剤師」は検査値を活用することで，日常業務の中で抗微生物薬適正使用を推進することがきる．

2　消毒薬・衛生用品の供給確保と使用方法の指導

　現在，地域の薬局・薬店でさまざまな消毒薬や衛生用品を購入することができる．一方，新型コロナウイルス感染症（COVID-19）の流行初期には，需要と供給のバランスが崩れ，日本国内の医療機関の多くはアルコール不足やマスク不足の中で診療せざるを得ない状況であった．さらに，地域への流通量も減り，価格の高騰や規格外製品の流通も起きていた．そのような状況においても薬剤師は感染対策や感染拡大防止のために，消毒薬や衛生用品の供給量を確保し，地域住民への適切な使用方法を指導することが求められる．

6 地域における感染症予防，拡大防止等の対策と発生時の対応

▶ 消毒薬の管理方法と指導

　消毒を目的として日常的に使用される製剤は『医薬品，医療機器等の品質，有効性及び安全性の確保等に関する法律』（薬機法）で承認を受けているものと，受けていないものに大別される（表5.6.1）．さらに，薬機法により承認されているものの中で審査事項のレベルにより医薬品（医療用医薬品，要指導医薬品，一般用医薬品），医薬部外品，化粧品に分けられている．また，消毒ではなく除菌を目的とした製品として薬機法では承認されていない雑品があり，これらが混在して陳列され，販売されている．ドラッグストアやコンビニエンスストアなどでも販売されている医薬部外品は，地域住民にとって最も入手しやすい．ただし，医薬部外品は副作用による重大な健康被害が生じた場合であっても医薬品副作用被害救済制度が適用されないため注意が必要である．

　消毒効果に影響を及ぼす因子に濃度，時間，温度が知られている（5章1「消毒薬と滅菌法」［p.420］を参照）．手指衛生で広く用いられるアルコールを例に挙げると濃度が高くなれば殺菌効果は高くなり，作用時間を確保するために一定の接触時間が必要である．消毒用エタノールは医療用医薬品・一般用医薬品いずれにおいてもエタノール濃度は76.9〜81.4vol％とされている．エタノールは揮発性が高いため，長期間使用されない状態であればその濃度は低下する．

　ヨード含有うがい薬（イソジン® ガーグルなど：1mL中ヨード7mg含有）や一般用医薬品（のどぬーるスプレー®：1mL中ヨード5mg含有など）などで，うがいや咽頭消毒などにヨード含有製剤が市販されている．ヨードは反応性が高いハロゲン化物である．医療用医薬品であるイソジン® ガーグルのインタビューフォームでは，30倍に希釈した場合，多剤耐性緑膿菌やメチシリン耐性黄色ブドウ球菌（MRSA）に対して15秒以内で殺菌効果を認めており，用法・用量通りの希釈で十分な効果が期待できる．吸収率も高く，高用量を恒常的に使用すると甲状腺ホルモン分泌を抑制するため，過剰な使用を避けなければならない．最近では周産期における母体や児の過剰なヨード曝露が新生児期の一過性の甲状腺機能低下症の原因となることが報告されている．先天性甲状腺機能低下症の新生児マススクリーニングにおける疑陽性の主な原因となっていることから，周産期に母体，新生児ともにヨード含有消毒剤を極力使用しないように勧められている．

表5.6.1　医薬品，医薬部外品，化粧品，雑品の相違点

	医薬品		医薬部外品	化粧品	雑 品
	医療用	一般用・要指導			
薬機法による承認	あり				なし
規格および試験法	承認規格			社内規格	
生物学的同等性の審査	あり	なし			
安全性の審査	あり		なし		
消毒の効能表示	可			不可	
医薬品副作用被害救済制度	対象		対象外		

▶▶ 衛生用品の管理方法と指導

　衛生用品は環境または人体などの衛生維持，疾病を予防するために使用する製品である．経済産業省の示す商品分類では消毒薬も含まれ，ほかに脱脂綿，ガーゼ類，ほう帯，マスク，体温計などが挙げられている．衛生用品にもさまざまな品質があるため，使用部位や用途によって使い分けることが望ましい．脱脂綿やガーゼ類などケガの処置などに使用するのであれば個包装かつディスポーザブル製品が衛生的である．一方，体温計など繰り返し使う製品であれば衛生的な管理方法（清拭方法や消毒方法）まで情報提供すべきである．

　最も身近な衛生用品にマスクがあり，個人防護具として多くの人の必需品になっている．COVID-19 の流行拡大により需要が急増し，マスク市場は多様化したが，日本に公的な規格・基準が整備されていなかった．そこで，一定の性能要件を維持したマスクを国内で流通させる観点から，2021 年に経済産業省は JIS 規格を制定した．マスクは一般用マスク，医療用マスク，感染対策医療用マスクの3つに分類される（**表5.6.2**）．JIS 規格としては2つあり，一般用および医療用マスクの規格として JIS T9001（**表5.6.3**），感染対策医療用マスクの規格として JIS T9002 がある．これらの規格により品質を確認することができるが，流通しているすべてのマスクが適合審査を受けているわけではない．JIS T9001 規格の一般用マスクが薬局・薬店などでは最も多く，さまざまな形が販売されている．マ

表5.6.2　マスクの分類

一般用マスク（不織布マスクなど）	PM2.5 のような微粒子状物質，バクテリアを含む飛沫，ウイルスを含む飛沫，花粉粒子のうち，対象とする物質の体内への侵入を防御するとともに，バクテリアなどを含む飛沫の空気中への飛散を防止する．薬機法に該当しない．
医療用マスク（サージカルマスク）	医療，介護などの従事者が使用するマスク．JIS 規格の制定により**表5.6.3** に示すクラス分類がある．
感染対策医療用マスク（N95マスク）	N95 マスクはウイルスの直径が 5 μm 以下で空気感染が懸念される感染症の際に使用する．マスクのフィルターは 0.3 μm の粒子を 95% 以上捕集する．

表5.6.3　医療用マスクの品質基準（JIS T9001）

項目	一般用マスク	医療用マスク 品質基準		
		クラスⅠ	クラスⅡ	クラスⅢ
微小粒子捕集効率（PFE）	≧95%	≧95%	≧98%	≧98%
バクテリア飛沫捕集効率（BFE）	≧95%	≧95%	≧98%	≧98%
ウイルス飛沫捕集効率（VFE）	≧95%	≧95%	≧98%	≧98%
花粉捕集効率試験	≧95%	—	—	—
圧力損失（通気性）	< 60Pa/cm^2	< 60Pa/cm^2	< 60Pa/cm^2	< 60Pa/cm^2
人工血液バリア性	—	10.6kPa	16kPa	21.3kPa
可燃性	—	区分 1	区分 1	区分 1

6 地域における感染症予防，拡大防止等の対策と発生時の対応

スクを効果的に使用するためにはサイズの選定や脱着方法，正しい装着方法に関して知っておく必要がある．

3 ワクチン接種への主体的参画・貢献

　ワクチンは感染を予防する一つの方法である（6章「予防接種」[p.480] 参照）．各種ワクチンごとに接種推奨時期や回数が異なるため，同時期に複数のワクチン接種を行う場合には接種日程の管理が難しい．かかりつけ薬局では，地域住民が混乱せず安心して接種できるように接種予約を代行したり，日記などに記載して接種予定日を忘れないよう工夫したり，予診票を地域住民と一緒に記載したりとさまざまなサービスが行われている．特に地域住民の COVID-19 ワクチン集団接種時には薬剤師がさまざまな活躍をみせた．COVID-19 ワクチン接種後の副反応で多くの被接種者が発熱し，国内全体で解熱薬の需要が高まった．薬局・薬店などでもさまざまな成分を含んだ解熱薬が陳列している．薬剤師は各種薬剤の成分や薬効を把握し，患者のニーズに合った情報を提供できる．ワクチンによっては助成対象となっているものも少なくない．接種希望者に対しては各自治体などのホームページなどを紹介する．

▶ 海外渡航前の感染対策

　地域住民との会話の中で「海外出張や海外旅行」することを知ったとする．旅行先によっては感染予防のためのワクチン接種が推奨される国があるため，相談を受け，適切な検索サイトなどを提供する（**表5.6.4**，**表5.6.5**）．

表5.6.4　主な検索サイト

検索サイト	URL	QR コード
厚生労働省検疫所 FORTH	https://www.forth.go.jp	
国立感染症研究所感染症疫学センター	https://www.niid.go.jp/niid/ja/from-idsc.html	
外務省・渡航関連情報	https://www.mofa.go.jp/mofaj/toko/index.html	
日本渡航医学会	https://plaza.umin.ac.jp/jstah/index2.html	

表5.6.5　渡航時に推奨されるワクチン

地域	短期旅行者		長期滞在者							
	A型肝炎	黄熱	A型肝炎	B型肝炎	ポリオ	狂犬病	日本脳炎	髄膜炎菌	破傷風	黄熱
東アジア（韓国、台湾、中国など）	○		○	○		▲	○		○	
東南アジア（タイ、シンガポール、フィリピンなど）	○		○	○	▲	▲	○		○	
南アジア（インド、スリランカ、ネパールなど）	○		○	○	▲	○	○		○	
南太平洋（グアム、サイパンなど）	○		○	○		▲			○	
オセアニア（オーストラリア、ニュージーランドなど）							▲		○	
中央アジア（カザフスタン、ウズベキスタンなど）	○		○	○		○			○	
中東（トルコ、アラブ首長国連邦など）	○		○	▲	▲	○		▲	○	
アフリカ（エジプト、南アフリカ、モロッコなど）	○	▲	○	○	▲	○		▲	○	▲
東ヨーロッパ（ロシア、ポーランド、チェコなど）	○		○	○		○	▲		○	
北・西ヨーロッパ（イギリス、フランス、ドイツなど）									○	
北米（アメリカ合衆国、カナダなど）	○		○			○			○	
中米・カリブ海（メキシコ、キューバなど）	○	▲	○	○		○			○	▲
南米（ブラジル、アルゼンチン、チリなど）	○	○	○	○		○			○	○

○：推奨，▲：一部の国 / 地域で推奨

（厚生労働省検疫所 FORTH：海外渡航のためのワクチン（予防接種）および国・地域別情報より作成）

薬剤師の関わり

　高齢化が進む中,地域医療をサポートする体制が大きな課題となっている.経済協力開発機構の調査によると,加盟国の中で人口 10 万人あたりの薬剤師数が最も多いのが日本とされ,保険薬局の薬剤師は医療施設の薬剤師の約 3 倍とされている.厚生労働省は保険薬局薬剤師に期待し 2016 年から「かかりつけ薬剤師制度」を開始し,診療報酬改定のたびにかかりつけ薬剤師に関連した項目を増加させ,十分に活躍できる体制の構築を進めている.

　感染対策の基本原則は地域においても医療施設内と同じである.保険薬局の薬剤師はまず,患者や地域住民に選ばれる「かかりつけ薬剤師」となることが求められている.さらに,患者や地域住民それぞれのライフスタイルに合わせた感染対策方法を的確に選択し,伝え,真に健康をサポートする拠点となるべきである.

章末問題

解答と解説 p.517

5.1.1 すべての微生物を殺滅または除去する行為はどれか．1つ選べ．

1） 抗菌　　**2）** 無菌　　**3）** 除菌　　**4）** 滅菌　　**5）** 殺菌

5.1.2 消毒薬に関する正しい記述はどれか．1つ選べ．

1） オルトフタルアルデヒドは中水準消毒薬である．

2） 次亜塩素酸ナトリウムは有機物の存在下でも効果が維持される．

3） ポビドンヨードの効果発現は速やかである．

4） エタノールの効果発現は速やかである．

5） クロルヘキシジングルコン酸塩を粘膜に使用する際は 2w/w％ 以上の濃度に調整する．

5.1.3 滅菌に関する正しい記述はどれか．1つ選べ．

1） セミクリティカル器具は Spaulding の分類に準じると滅菌が必要になる．

2） 高圧蒸気滅菌は医療機関では121℃，15分で施行される．

3） 酸化エチレン（EO）ガス滅菌では滅菌後にエアレーションを必要としない．

4） 過酸化水素低温ガスプラズマ滅菌法では滅菌後にエアレーションを必要とする．

5） ろ過滅菌法は，他の滅菌法と比較しても完全な滅菌法である．

5.2.1 医療関連感染を回避するための方法として<u>誤っている</u>のはどれか．1つ選べ．

1） 手袋を着用する．　　　　　　　**2）** 医療用サージカルマスクを着用する．

3） 医療用ガウンを着用する．　　　**4）** 手指をアルコールで消毒する．

5） 注射針はリキャップ後に廃棄する．

5.2.2 風疹の流行の原因となる主要な感染経路はどれか．1つ選べ．

1） 垂直感染　　**2）** 空気感染　　**3）** 飛沫感染　　**4）** 接触感染　　**5）** 血液感染

5.2.3 感染の有無に関わらず，医療が提供されるあらゆる環境においてすべての患者および医療従事者に適用される予防策はどれか．

1） 標準予防策　　　　　**2）** 接触感染予防策　　　**3）** 飛沫感染予防策

4） 空気感染予防策　　　**5）** 日和見感染予防策

5.3.1 針刺し事故による感染の予防にワクチン接種が有効なのはどれか．1つ選べ．

1） ヒト免疫不全ウイルス　　　　**2）** B 型肝炎ウイルス　　　**3）** C 型肝炎ウイルス

4） ヒト T 細胞白血病ウイルス　　**5）** 梅毒

5.3.2 針刺し事故対策で誤っているのはどれか. 1つ選べ.

1）針刺し部位をすぐに流水と石けんで洗浄する.

2）注射針のリキャップを習慣化する.

3）事故の当事者のみならず, 職員全員を対象にした研修を行う.

4）使用済みの針は専用容器に廃棄することを徹底する.

5）採血中に手袋を着用する.

5.3.3 病棟看護師が, 血中 HBs 抗原と HBe 抗原が共に陽性の患者の採血時に誤って針を自分の指に刺した. この看護師の血中 HBs 抗体価を調べたところ, 陽性であった. この看護師への対応として正しいのはどれか. 1つ選べ.

1）ポリエチレングリコール処理人免疫グロブリンの投与

2）ポリエチレングリコール処理抗 HBs 人免疫グロブリンの投与

3）組換え沈降 B 型肝炎ワクチンの投与

4）エンテカビルの投与

5）投与する薬剤はない

5.4.1 院内感染対策において病院長の諮問機関として位置づけられている組織は次のうちどれか. 1つ選べ.

1）院内感染対策委員会 (ICC)　　　**2**）感染制御チーム (ICT)

3）抗菌薬適正使用支援チーム (AST)　　**4**）感染対策担当医 (リンクドクター)

5）厚生労働省

5.4.2 感染症法で二類感染症に分類されるのはどれか. 1つ選べ.

1）マラリア　　**2**）南米出血熱　　**3**）新型コロナウイルス感染症

4）結核　　　　**5**）細菌性赤痢

5.4.3 感染症法に基づく届出について, 誤っている記述はどれか. 1つ選べ.

1）現在, 感染症法に基づく届出のシステムとして NESID がある.

2）感染症法に基づき, 対象の感染症を診断した医師 (医療機関) は保健所を経由して都道府県知事に届け出ることが必要である.

3）五類感染症はすべて 7 日以内に届出をする必要がある.

4）結核を診断した医師は直ちに届出を行う必要がある.

5）季節性インフルエンザ (鳥インフルエンザおよび新型インフルエンザ等感染症を除く) を診断した場合の届出は定点医療機関が行う.

5.5.1 新興・再興感染症とその病原体の主要感染経路の組み合わせとして<u>誤っているもの</u>はどれか．1つ選べ．

1）結核 − 空気感染　　2）狂犬病 − 動物　　3）マラリア − 蚊

4）エボラ出血熱 − 体液　　5）新型コロナウイルス感染症（COVID-19）− マダニ

5.5.2 重篤な疾患や既承認の代替薬がない患者に対する未承認薬利用を認める制度を指す用語はどれか．1つ選べ．

1）インフォームド・コンセント　　2）オーバー・ユース

3）グローバル・スタディ　　4）コンパッショネート・ユース

5）ドラッグ・ラグ

5.5.3 新型コロナウイルス感染症（COVID-19）が適応追加された薬物はどれか．1つ選べ．

1）トシリズマブ　　2）イベルメクチン　　3）オセルタミビル

4）トラスツズマブ　　5）ヒドロキシクロロキン

5.6.1 以下の記載のうち<u>誤っている</u>のはどれか．1つ選べ．

1）地域包括ケアシステムとは「地域の実情に応じて高齢者が可能な限り住み慣れた地域で，その有する能力に応じ自立した生活を営むことができるよう医療，介護，介護予防，住まいおよび自立した日常生活の支援が包括的に確保される体制」である．

2）かかりつけ薬局は，服薬情報の一元的かつ継続的把握とそれに基づく薬学的管理・指導を行う．

3）かかりつけ薬局は，医療機関等と連携する．

4）かかりつけ薬局は，平日のみ 24 時間体制で患者対応や在宅対応を行う．

5）健康サポート薬局は，かかりつけ薬剤師・薬局の基本的な機能を備えた薬局のうち，地域住民による主体的な健康の維持・増進を積極的に支援する薬局である．

5.6.2 以下の記載のうち**誤っている**のはどれか．1つ選べ．

1）『薬剤耐性（AMR）対策アクションプラン』では，薬剤耐性微生物を減少させるためのプロセスとして抗菌薬の適正使用を推進している．

2）『薬剤耐性（AMR）対策アクションプラン』では，2027年におけるマクロライド系，セファロスポリン系，フルオロキノロン系経口抗菌薬の使用量を2020年の水準から25〜40％削減することが目標とされている．

3）薬剤耐性微生物や抗微生物薬の使用状況を把握し監視するプラットフォームにJ-SIPHEやOASCISがある．

4）『抗微生物薬適正使用の手引き』の中には急性気道感染症や急性下痢症で受診した場合など具体的な状況が示されている．

5）急性気道感染症や急性下痢症で受診した小児において，医師が抗菌薬の必要性がないと判断する場合，療養上必要な指導および検査結果の口頭説明を行った場合に「小児抗菌薬適正使用支援加算」が算定できる．

5.6.3 以下の記載のうち**誤っている**のはどれか．1つ選べ．

1）医療用医薬品，一般用医薬品，要指導医薬品はいずれも医薬品副作用被害救済制度の対象薬である．

2）医薬部外品，化粧品はいずれも医薬品副作用被害救済制度の対象薬ではない．

3）マスクは一般用マスク，医療用マスク，感染対策医療用マスクの3つに分類される．

4）周産期における母体や児の過剰なヨード曝露が新生児期の一過性の甲状腺機能亢進症の原因となる．

5）海外渡航先によってはワクチン接種が推奨される地域がある．

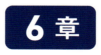

予防接種

1 ワクチンの意義と種類

ココをしっかりおさえよう！

▶ワクチンの種類　▶予防接種　▶予防接種被害救済制度

　ワクチンの歴史は約200年前に遡る．1796年に，英国の医師エドワード・ジェンナーは，牛痘に罹患した女性の皮疹部から内容物を採取し，健康な少年に繰り返し接種した．その後，その少年は天然痘に曝露されても発症せず，これがワクチンの歴史の始まりといわれている．1870年代にはルイ・パスツールが病原体を弱毒化してワクチンの原料とする考え方を始め，さまざまなワクチンの開発につながった．日本では，北里柴三郎がエミール・アドルフ・フォン・ベーリングと共に破傷風菌やジフテリア菌接種後の動物に抗毒素抗体が出現することを証明し，その後のトキソイドワクチンの開発につながった．ワクチンの開発が進むにつれ，リューベックBCG事件（1929年），京都ジフテリア事件（1948年）などのワクチン接種による死亡事故も生じた．このようにワクチンは副反応がある程度発生するために，注目されてきた経緯がある．しかし，近年では製品の安全性や均一性が十分に担保されており，安全なワクチン接種が行われている．

1 ワクチンとは

　ワクチンとは，感染症などの疾患を予防するために用いられる医薬品である．成分の主体は，病原体の構造の一部である抗原や，病原体特有のmRNAあるいはDNAの遺伝子配列を化学合成したものなどである．ワクチンをヒトに投与することを「予防接種」といい，予防接種によりその病原体に対する記憶細胞が産生されることで，速やかに多くの抗体が産生可能な獲得免疫が誘導される．

　現在用いられているワクチンは主に，生ワクチン，不活化ワクチン，トキソイドに分類される（**表6.1.1**）．生ワクチンは，病原体の病原性を大きく低下させたものを主成分とする．接種された生ワクチンの病原体は増殖することが可能であるため，実際の病原体感染と類似した状態となり，強力な免疫応答を引き起こすことができる．そのため，少ない接種回数で免疫を獲得できるが，副反応が比較的多い．不活化ワクチンは，病原体の病原性を完全になくし，必要な抗原のみを製剤化したものである．生ワクチンのように感染して増殖することができないため，免疫獲得には一般的に複数回の接種が必要となる．また，抗原と共に投与することで免疫原性を高めることができる物質の総称であるアジュバント[※1]が添加されていることもある．トキソイドとは，病原体が産生する毒素の病原性を

※1　**アジュバント**：宿主の自然免疫受容体に認識され，樹状細胞などの抗原提示細胞が活性化され，結果的にT細胞やB細胞などの抗原特異的な活性化を増強すると考えられている．最も一般的に普及しているアジュバントとして，アルミニウム塩があり，破傷風やトキソイドワクチンに添加されている．

1 ワクチンの意義と種類

表6.1.1 国内で使用されている主なワクチンの分類

生ワクチン	結核（BCG），麻疹，風疹，水痘，帯状疱疹，ロタウイルス，流行性耳下腺炎（おたふくかぜ）
不活化ワクチン	ポリオ，日本脳炎，インフルエンザ菌b型（Hib），B型肝炎，インフルエンザ，肺炎球菌，狂犬病，髄膜炎，新型コロナウイルス
トキソイド	百日咳※，ジフテリア，破傷風
mRNAワクチン ウイルスベクターワクチン	新型コロナウイルス

※百日咳毒素をホルマリンでトキソイド化した百日咳トキソイドと線維状赤血球凝集素を主抗原とする

なくし，製剤化したものであり，その仕組みは不活化ワクチンと類似している．近年，新型コロナウイルス感染症（COVID-19）に対するmRNAワクチンが発売された．mRNAワクチンは，病原体を構成するタンパク質を作る遺伝情報の一部（mRNA）を製剤化したものであり，接種により体内でそのタンパク質が産生されることで免疫を獲得する．接種されたmRNAは体内で複製されないが，これを可能にした次世代型mRNAワクチン（レプリコン）も登場している．そのほか，ウイルスベクター（運搬体）にスパイクタンパク質抗原をコードする遺伝子を組み込んだウイルスベクターワクチンや，不活化ワクチンの一種であるが，組換えスパイクタンパク質抗原を用いたCOVID-19ワクチンなどがある．

2 ワクチンを接種する意義

予防接種を行う意義は，個人が感染症に罹患しないように予防することだけでなく，集団免疫※2を通じて社会全体の感染拡大を阻止する役割を果たすことである．それは感染症だけに限らず，ヒトパピローマウイルス（human papillomavirus：HPV）などのように，感染症に伴う発がんも含まれる．また，妊娠早期の風疹ウイルスへの感染は，胎児の心疾患や難聴などのリスクとなるが，これは風疹ワクチンの接種で予防可能であり，ワクチン接種はヒトの健康のみならず，次世代の健康を守ることにもつながっている．これまで，天然痘などのようにワクチンにより世界中から根絶された感染症もあり，現在，世界保健機関（World Health Organization：WHO）は，ポリオの根絶や麻疹・風疹の撲滅を目指している．

3 予防接種法

予防接種法は，伝染のおそれが高い疾病の発生および蔓延を予防するために，予防接種の実施その他必要な措置を講じることにより，国民の健康の保持に寄与すると共に，予防接種による健康被害の迅速な救済を図ることを目的としている．1948年に制定後，社会

※2 **集団免疫**：集団の一定以上の割合が免疫を獲得することで，集団内の感染拡大が抑制される状態を指す．予防接種未接種者などの免疫を持たない個人の感染リスクを低下させる．

情勢や感染症の流行状況などに応じて法改正が行われてきた．これまでの主な改正点として，対象疾患を国民への流行状況に合わせて随時見直してきたことに加え，1976年には健康被害救済制度が創設，1994年にはそれまでの接種義務から努力義務へ改定，2013年には副反応疑い報告制度を医療機関に義務化したことが挙げられる．

　現行の予防接種法では，小児や高齢者に対して予防接種を推奨する疾病を定期接種として定めており，A類疾病（主に集団予防，重篤な疾患の予防目的に重点を置いており，接種の努力義務，接種勧奨がある）とB類疾病（主に個人予防に重点を置いており，接種の努力義務，接種勧奨がない）に分類されている．

> **A類疾病**：ジフテリア，百日咳，急性灰白髄炎（ポリオ），麻疹，風疹，日本脳炎，破傷風，結核，Hib感染症，肺炎球菌感染症（小児），HPV感染症，B型肝炎，水痘，ロタウイルス感染症
> **B類疾病**：インフルエンザ（高齢者），肺炎球菌感染症（高齢者），COVID-19（高齢者），帯状疱疹（高齢者）

　予防接種のスケジュールを**表6.1.2**に示す．A類疾病に関しては，予防接種の推奨期間内であれば接種費用は原則，市町村が負担する．一方，個人の希望による予防接種は任意接種といい，インフルエンザ（65歳未満）や流行性耳下腺炎などがこれに該当する．予防接種後，医療機関の開設者または医師が**表6.1.3**に示す予防接種法施行規則第5条に規定する症状を診断した場合は，副反応疑い[※3]として，独立行政法人医薬品医療機器総合機構（PMDA）に報告しなければならない．また，任意接種による健康被害についても，『医薬品，医療機器等の品質，有効性及び安全性の確保等に関する法律』（薬機法）に基づき，保健衛生上の危害の発生または拡大を防止する観点から報告の必要があると認める場合は，同様に報告しなければならない．予防接種により健康被害が生じたと厚生労働大臣が認定した場合には，予防接種健康被害救済制度に基づき，医療費や障害年金等が支払われるシステムになっている．

▶▶ 予防接種健康被害救済制度

　予防接種健康被害救済制度とは，予防接種の副反応が不可避的に生じるものであり，予防接種と健康被害との因果関係が認定された場合に救済するものである．予防接種健康被害救済制度による救済の流れを**図6.1.1**に示す．A類疾病あるいはB類疾病の定期接種により健康被害が生じた場合，当事者やその家族が住民票の登録してある市町村に対して書類にて申請を行う．申請された書類を基に，外部の専門家により構成される疾病・障害認定審査会により，健康被害と予防接種による因果関係が審査される．健康被害と予防接種による因果関係が認められた場合は，医療費，医療手当，障害児養育年金，障害年金，死亡一時金，葬祭料などが市町村より給付される．一方，任意接種で生じた健康被害に対しては，PMDAが実施する医薬品副作用被害救済制度が適用されることになる．

※3　**副反応疑い**：発生した症状と予防接種との因果関係が必ずしも明らかでない場合であっても，保健衛生上の危害の発生または拡大を防止する観点から報告の必要があると判断される場合には，報告対象となりうる．

1 ワクチンの意義と種類

表6.1.2 予防接種スケジュール

分類			ワクチン	生直後	6週	2ヵ月	3ヵ月	4ヵ月	5ヵ月	6ヵ月	7ヵ月	8ヵ月	9〜11ヵ月	12〜15ヵ月	16・17・18〜23ヵ月	2歳	3歳	4歳	5歳	6歳	7歳	8歳	9歳	10歳	11歳	12歳	13歳	14〜16歳	17〜19歳	20〜39歳	40〜59歳	60〜64歳	65歳	66歳〜
定期接種	A類	不活化	B型肝炎（水平感染予防）			①	②					③																						
		生	ロタウイルス　1価			①	②																											
		生	ロタウイルス　5価			①	②	③																									
		不活化	肺炎球菌（PCV15, 20）			①	②	③						④																			
		不活化トキソイド	5種混合（ジフテリア, 破傷風, 百日咳, ポリオ, インフルエンザ菌b型）1期			①	②	③						④		7.5歳まで																		
A類		トキソイド	2種混合（ジフテリア, 破傷風）2期																					①									
		生	BCG（結核）						①																									
		生	麻疹・風疹混合（MR）							①				①					②															
		生	水痘											①	②															※1				
		不活化	日本脳炎													①②	③	④	7.5歳まで					④				※2						
		不活化	ヒトパピローマウイルス（HPV）9価																							①②	①②							
			ヒトパピローマウイルス（HPV）2価, 4価																							①②③	①②③							
定期接種	B類	不活化	肺炎球菌（PPSV23）																											※3	① （②）		
		mRNA	COVID-19																													毎年①	毎年①
任意接種		生／不活化	帯状疱疹										①																		②	①	① （②）
		生	流行性耳下腺炎（おたふくかぜ, ムンプス）											①					②															
		不活化トキソイド	3種混合（ジフテリア, 百日咳, 破傷風）2期																①						②									
		不活化	インフルエンザ														毎年①②											毎年①						
		mRNA	COVID-19																															

凡例：
- A類定期接種推奨期間
- A類定期接種対象期間
- B類定期接種対象期間
- B類定期接種対象期間（一部の基礎疾患を有するもの）
- 任意接種推奨期間
- 任意接種の接種可能な期間

※1：風疹に対する特例措置（2025年3月末まで）：1962年4月2日から1979年4月1日までに生まれた男性が対象
※2：特例措置：1995年4月2日から2007年4月1日までに生まれた20歳未満が対象（不足回数分を定期予防接種）
※3：一定の心臓、腎臓もしくは呼吸器の機能またはヒト免疫不全ウイルスによる免疫の機能の障害を有する者が対象

（国立感染症研究所：日本の予防接種スケジュール；日本小児科学会：日本小児科学会が推奨する予防接種スケジュールより作成）

表6.1.3　予防接種法に基づく医師等による副反応疑い報告の基準

対象疾病	症状	発生までの時間
ジフテリア 百日咳 急性灰白髄炎 破傷風 Hib感染症（5種混合ワクチンを使用する場合に限る）	1 アナフィラキシー 2 脳炎・脳症 3 けいれん 4 血小板減少性紫斑病 5 その他の反応	4時間 28日 7日 28日 —
B型肝炎	1 アナフィラキシー 2 急性散在性脳脊髄炎（ADEM） 3 多発性硬化症 4 脊髄炎 5 ギラン・バレー症候群 6 視神経炎 7 末梢神経障害 8 その他の反応	4時間 28日 28日 28日 28日 28日 28日 —
麻疹 風疹	1 アナフィラキシー 2 急性散在性脳脊髄炎（ADEM） 3 脳炎・脳症 4 けいれん 5 血小板減少性紫斑病 6 その他の反応	4時間 28日 28日 21日 28日 —
ロタウイルス感染症	1 アナフィラキシー 2 腸重積症 3 その他の反応	4時間 21日 —
日本脳炎	1 アナフィラキシー 2 急性散在性脳脊髄炎（ADEM） 3 脳炎・脳症 4 けいれん 5 血小板減少性紫斑病 6 その他の反応	4時間 28日 28日 7日 28日 —

対象疾病	症状	発生までの時間
インフルエンザ	1 アナフィラキシー 2 急性散在性脳脊髄炎（ADEM） 3 脳炎・脳症 4 けいれん 5 脊髄炎 6 ギラン・バレー症候群 7 視神経炎 8 血小板減少性紫斑病 9 血管炎 10 肝機能障害 11 ネフローゼ症候群 12 喘息発作 13 間質性肺炎 14 皮膚粘膜眼症候群 15 急性汎発性発疹性膿疱症 16 その他の反応	4時間 28日 28日 7日 28日 28日 28日 28日 28日 28日 28日 24時間 28日 28日 28日 —
結核（BCG）	1 アナフィラキシー 2 全身播種性BCG感染症 3 BCG骨炎（骨髄炎、骨膜炎） 4 皮膚結核様病変 5 化膿性リンパ節炎 6 骨膜炎（BCGによるものに限る）	4時間 1年 2年 3ヵ月 4ヵ月 —
Hib感染症（Hib単独ワクチンを使用する場合に限る） 小児の肺炎球菌感染症	1 アナフィラキシー 2 けいれん 3 血小板減少性紫斑病 4 その他の反応	4時間 7日 28日 —

対象疾病	症状	発生までの時間
ヒトパピローマウイルス感染症	1 アナフィラキシー 2 急性散在性脳脊髄炎（ADEM） 3 ギラン・バレー症候群 4 血小板減少性紫斑病 5 血管迷走神経反射（失神を伴うもの） 6 疼痛または運動障害を中心とする多様な症状 7 その他の反応	4時間 28日 28日 28日 30分 — —
高齢者の肺炎球菌感染症	1 アナフィラキシー 2 ギラン・バレー症候群 3 血小板減少性紫斑病 4 注射部位壊死または注射部位膿瘍 5 蜂巣炎 6 その他の反応	4時間 28日 28日 7日 — —
水痘	1 アナフィラキシー 2 血小板減少性紫斑病 3 無菌性髄膜炎（帯状疱疹を伴うもの） 4 その他の反応	4時間 28日 — —
COVID-19	1 アナフィラキシー 2 血栓症（血小板減少症を伴うものに限る） 3 心筋炎 4 心膜炎 5 熱性けいれん 6 その他の反応	4時間 28日 28日 28日 7日 —

上記の「その他の反応」を選択した場合

a 無呼吸　b 気管支けいれん　c 急性散在性脳脊髄炎（ADEM）　d 多発性硬化症　e 脳炎・脳症　f 脊髄炎　g けいれん
h ギラン・バレー症候群　i 視神経炎　j 顔面神経炎　k 末梢神経障害　l 知覚異常　m 血小板減少性紫斑病　n 血管炎
o 肝機能障害　p ネフローゼ症候群　q 喘息発作　r 間質性肺炎　s 皮膚粘膜眼症候群　t ぶどう膜炎　u 関節炎
v 蜂巣炎　w 血管迷走神経反射　x a〜w以外の場合は「症状名」の記入欄に記載

（出典：厚生労働省：定期の予防接種等による副反応疑いの報告等の取扱いについて，令和6年3月29日）

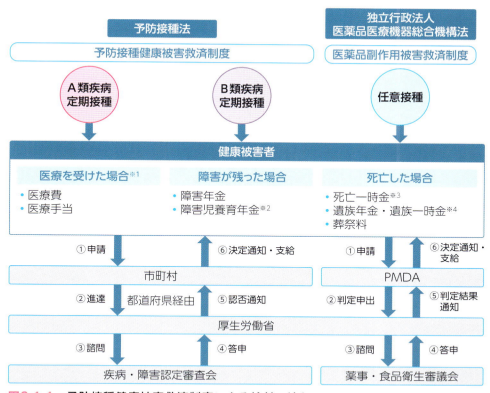

図6.1.1　予防接種健康被害救済制度による給付の流れ
※1：B類疾病定期接種・任意接種は入院相当に限定（A類疾病定期は入院相当に限定しない）
※2：B類疾病定期接種は対象外
※3：A類疾病定期接種のみ対象
※4：A類疾病定期接種は対象外

4　ワクチンの投与経路

　日本で投与されるワクチンの最も一般的な投与経路は，皮下投与である．その他に筋肉内投与や経口投与が用いられている．

皮下投与：インフルエンザ，ジフテリア，破傷風など
筋肉内投与：HPV，COVID-19 など
皮内投与：BCG（結核）
経口投与：ロタウイルス
経鼻投与：インフルエンザ（フルミスト®）

5 ワクチンで予防可能な主な疾患

▶ 細菌感染症
....

1）肺炎球菌感染症

[概要] 肺炎球菌により引き起こされる感染症であり，市中肺炎の原因菌として最も一般的である．飛沫感染や接触感染によりヒトからヒトへ感染する．時に血液内に侵入し，髄膜炎や敗血症を引き起こし，これらは侵襲性肺炎球菌感染症と呼ばれる．感染部位によりさまざまな症状を引き起こし，確定診断には細菌培養が必要である．

[治療] β-ラクタム系抗菌薬が有効であり，アモキシシリンやセフジトレン ピボキシルなどの抗菌薬が用いられる．髄膜炎に対してはメロペネムのようなカルバペネム系抗菌薬の投与が行われる．

[ワクチン] 15種類の血清型の肺炎球菌莢膜多糖体にキャリアタンパク質を結合した沈降15価肺炎球菌結合型ワクチン（PCV15），さらに5種類の血清型を追加した沈降20価肺炎球菌結合型ワクチン（PCV20），23種類の肺炎球菌莢膜多糖体含有ワクチン（PPSV23）が用いられている．これらはカバーできる肺炎球菌の型や接種対象年齢，公費負担可能な年齢などが異なる．

2）ジフテリア

[概要] ジフテリア菌による感染症であり，主な病型は上気道粘膜疾患であり，ほかに皮膚や眼粘膜に症状が出現する．最も多いのは，咽頭・扁桃ジフテリアであり，咽頭痛，倦怠感，食欲不振，発熱などの症状を認める．合併症として，ジフテリア毒素に起因する心筋炎や神経炎が報告されている．感染症法においては二類感染症に分類されており，法律に基づき届け出る必要がある．

[治療] ジフテリア抗毒素製剤の投与が推奨されている．抗菌薬療法としてはマクロライド系抗菌薬やベンジルペニシリンが有効とされている．

[ワクチン] ジフテリアワクチンの主成分はジフテリアトキソイドである．ジフテリア，百日咳，破傷風，不活化ポリオ4種混合ワクチン，およびHibを加えた5種混合ワクチンが定期接種として導入されている．

3）百日咳

[概要] 百日咳菌による急性呼吸器感染症の一種である．通常の鎮咳薬では治まらない咳嗽が主症状であり，吸気性笛声が認められる．咳嗽は夜間に増悪し，チアノーゼ，無呼吸，顔面紅潮，眼瞼浮腫などが認められる．1歳未満の場合は「吸気性笛声」「発作性の連続性の咳込み」「咳込み後の嘔吐」「チアノーゼの有無は問わない無呼吸発作」のうち1つ以上を伴う場合を臨床的百日咳として診断するが，それ以外の場合は，検体の培養や核酸増幅法，血清を用いた抗体検査などにより診断される．乳児や小児では重症化する場合も多く，注意が必要である．すべての医療従事者は百日咳ワクチンを接種すべきであり，患者を診察する際はマスクなど標準予防策を徹底する．

[治療] 主にマクロライド系抗菌薬を用いる．日本国内ではアジスロマイシンは保険適用外であり，クラリスロマイシン，エリスロマイシンは他剤との薬物動態学的相互作用に注

意が必要である.

[ワクチン]現在の国内では，これまでの全菌体ワクチンに代わり，無細胞ワクチンが用いられている．ジフテリア，百日咳，破傷風，不活化ポリオ4種混合ワクチン，およびHibを加えた5種混合ワクチンが定期接種として導入されている.

4）破傷風

[概要]破傷風菌による創傷感染を主とする感染症であり，破傷風菌の芽胞は土壌に広く分布しており，日常生活において感染リスクは常に存在する．皮膚や筋肉の裂傷時やイヌやネコによる咬傷時の感染が報告されている．局所に侵入した芽胞が産生する毒素の一つであるテタノスパスミンにより強直性けいれんや呼吸困難などの症状が認められる.

[治療]抗破傷風人免疫グロブリンの投与が推奨されている.

[ワクチン]破傷風ワクチンの主成分は破傷風トキソイドである．ジフテリア，百日咳，破傷風，不活化ポリオ4種混合ワクチン，およびHibを加えた5種混合ワクチンが定期接種として導入されている.

5）インフルエンザ菌b型（Hib）感染症

[概要]インフルエンザ菌のうち，莢膜型b型（Hib）による感染症であり，上気道から血液中に侵入し，菌血症や髄膜炎，急性喉頭蓋炎，化膿性関節炎などを引き起こす．診断は，血液培養，グラム染色，細菌培養検査，核酸増幅法などを用いて行う.

[治療]セフトリアキソン，メロペネム，タゾバクタム／ピペラシリンなどの抗菌薬が用いられる．髄膜炎に対しては，デキサメタゾンを併用することで，難聴などの後遺症を低減させる．感染拡大防止のために，リファンピシン（保険適用外）も考慮される.

[ワクチン]Hibワクチンは，インフルエンザ菌b型莢膜多糖体と破傷風トキソイドタンパクを結合したものである．定期接種として導入されていたが，2024年4月よりジフテリア，百日咳，破傷風，不活化ポリオ，Hibの5種混合ワクチンが定期接種となった．鼻腔に菌が定着することが感染のきっかけとなるため，保育所などで集団生活を行う前に接種をしておくことが望ましいとされている.

6）結核

[概要]結核菌は主にエアロゾル感染（空気感染や飛沫感染）であり，感染組織の多くが肺である．主要な臨床症状は呼吸器系の症状であり，2週間以上継続する咳嗽や喀痰，喀血，呼吸困難などである．全身症状としては，発熱や倦怠感などが挙げられる．診断は，画像診断，細菌学的診断，免疫学的診断により行われる．空気感染による感染の伝播に注意が必要であり，排菌中の患者に対しては陰圧室に入院の上，サージカルマスクを着用させる．医療従事者はN95レベル以上のマスクを着用して感染対策を行う．感染症法においては二類感染症に分類されており，法律に基づき届け出る必要がある.

[治療]薬物療法が主体であり，耐性菌防止などの観点から標準化された多剤併用療法を行う．主な治療薬は，イソニアジド，リファンピシンを中心として，エタンブトール，ピラジナミド，ストレプトマイシンなどが用いられる.

[ワクチン]BCGワクチンは弱毒生ワクチンであり，乱刺法（9針の管針）により経皮接種される．日本国内では生後1年以内に1回の接種が行われる.

7）髄膜炎菌感染症

[概要]髄膜炎菌が飛沫感染することにより起こる感染症であり，細菌が粘膜を通過すると菌血症や細菌性髄膜炎を引き起こす．臨床症状はさまざまであるが，敗血症は予後が非常に悪く，低血圧やショック，多臓器不全などの重篤な症状をきたす場合がある．診断は，臨床所見と培養検査により行われる．飛沫感染を予防するため，患者の個室管理や標準予防策が重要となる．

[治療]細菌性髄膜炎を疑う場合は，培養検査の結果を待たずに広域抗菌薬（セフトリアキソン，バンコマイシン）の投与を開始する．髄膜炎菌が同定された後は，ベンジルペニシリンなどの狭域抗菌薬に変更する．

[ワクチン]髄膜炎菌に対するワクチンには，4種類の血清型の髄膜炎菌ポリサッカライドを破傷風トキソイドタンパク質に結合した4価髄膜炎菌結合型ワクチンが存在するが，現在，国内の定期接種には含まれておらず，髄膜炎菌感染症の危険因子のある者や髄膜炎の流行地域に渡航する者などが接種対象者となる．

▶▶ ウイルス感染症

1）B型肝炎

[概要]B型肝炎ウイルスが血液中から肝細胞に感染する感染症である．肝炎はウイルスによるものではなく，ウイルスに対する免疫応答により肝細胞が破壊される．肝炎の持続により，肝硬変や肝細胞癌，肝不全に移行することがある．感染の診断はウイルス抗原検査により行われ，アスパラギン酸アミノトランスフェラーゼ（AST）やアラニンアミノトランスフェラーゼ（ALT）の上昇は，肝炎が引き起こされていることを確認する一助となる．

[治療]B型肝炎の急性肝炎は自然治癒も多く，原則治療は行わないが，肝不全への移行が危惧される場合は核酸アナログ製剤の投与を行う．慢性肝炎の治療に対してはインターフェロンαや核酸アナログ製剤が投与される．

[ワクチン]定期接種として不活化ワクチンが用いられている．抗がん薬の投与など，人為的な免疫抑制はB型肝炎ウイルスの再活性化や肝炎の再発の危険があり，ワクチンの投与には意義がある．

2）ロタウイルス感染症

[概要]ロタウイルスによる感染症であり，急性感染性胃腸炎の主要な原因である．感染力が非常に強いため，先進国でも感染予防は困難である．そのため，世界中のほぼすべての乳幼児がロタウイルスに感染し，胃腸炎を引き起こすとされている．主症状は下痢や嘔吐，発熱であり，成人にも発症する．糞便中の抗原検査などを行う．手洗いやおむつの管理，消毒が基本的な感染対策である．

[治療]特異的な抗ウイルス薬はなく，点滴や経口補液，整腸薬の投与が行われる．

[ワクチン]経口生ワクチンであり，接種後はヒトの小腸内で増殖し，便で排泄される．野生株より感染力は低いため，他のヒトに感染する頻度は極めて低い．

3）ポリオ

[概要]急性灰白髄炎とも呼ばれる感染症であり，特徴的な臨床症状として急性弛緩性麻

痺がある．流行期には小児が罹患することが多い．初期症状で発熱が数日間持続した後，筋力低下や左右非対称性で急速に進行する麻痺が出現する．患者の糞便などからポリオウイルスを分離し，確定診断する．

[治療]ポリオウイルスに対する特異的な抗ウイルス薬は開発されておらず，対症療法が主となる．機能障害などの後遺症に対してはリハビリテーションや外科手術が検討される．

[ワクチン]ポリオはワクチン接種による予防効果の高い疾患の代表例である．国内では，これまでの経口生ポリオウイルスワクチンに代わり，不活化ポリオウイルスワクチンが使用されている．ジフテリア，百日咳，破傷風，不活化ポリオ4種混合ワクチン，およびHibを加えた5種混合ワクチンが定期接種として使用されている．

4）麻疹

[概要]麻疹ウイルスによる急性熱性発疹性疾患であり，一般的に「はしか」と呼称されている．麻疹は空気感染，飛沫感染，接触感染とさまざまな感染経路で伝播し，ウイルスの感染力は強い．発症時には発熱や咳嗽，鼻汁などが出現し，感染力の強いカタル期には口腔粘膜の臼歯対面に粘膜疹が出現する．合併症の併発も多く，肺炎や中耳炎の合併率が高い．診断は，血液，咽頭ぬぐい液，尿からの麻疹ウイルスの検出により行われる．

[治療]麻疹ウイルスに対する特異的な抗ウイルス薬は開発されておらず，対症療法が主となる．細菌の二次感染を合併した場合はそれに応じた抗菌薬投与が行われる．

[ワクチン]麻疹はワクチンによる予防が最も重要な疾患の一つである．弱毒生ワクチンであり，麻疹単独のワクチンと，風疹ワクチンとの混合製剤（MRワクチン）が販売されている．原則としてMRワクチンが定期接種で用いられる．

5）風疹

[概要]風疹ウイルスの飛沫感染による感染症であり，発疹やリンパ節腫脹などの症状が出現する．発熱と発疹が3日程度で消失する急性熱性発疹性疾患である．妊婦に風疹ウイルスが感染すると，胎児に先天性風疹症候群を引き起こすことがある．診断は抗体検査などにより行われる．

[治療]風疹ウイルスに対する特異的な抗ウイルス薬は開発されておらず，対症療法が主となる．高熱を認めた場合はアセトアミノフェンや非ステロイド性抗炎症薬を用いる．

[ワクチン]弱毒生ワクチンであり，風疹単独のワクチンと，麻疹ワクチンとの混合製剤（MRワクチン）が販売されている．原則としてMRワクチンが定期接種で用いられる．1962（昭和37）年度から1989（平成元）年度以前に出生した男性や1979（昭和54）年度から1989年度に出生した女性は，風疹ワクチンを接種した割合が低く，風疹抗体の測定やワクチンを接種推奨すべきとされている．また，風疹抗体価が陰性あるいは低い妊婦に対しては風疹ワクチン接種が推奨されている．

6）水痘

[概要]水痘・帯状疱疹ウイルスが気道粘膜や眼粘膜から侵入し，水疱や皮疹，膿疱を引き起こす感染症であり，いわゆる「水ぼうそう」である．また，水疱・帯状疱疹ウイルスは空気感染する代表的なウイルスの一つである．感染力は非常に強く，家庭内などで高確率に感染が広がる．初感染は水ぼうそうを発症するが，その際に神経節内にウイルスが潜

伏し，免疫低下など何らかの原因でウイルスが再活性化すると帯状疱疹を発症するといわれている．帯状疱疹は発疹が初期症状であり，3日以内に治療することが望ましいとされている．放置しておくと，発熱や頭痛が生じ，後遺症として神経痛（帯状疱疹後神経痛）を発症することがある．

[治療] 抗ウイルス薬であるアシクロビルやバラシクロビルを用いる．帯状疱疹に対しては，左記に加え，ファムシクロビルも使用可能である．

[ワクチン] わが国では，生ワクチンが用いられている．定期接種に組み込まれており，2回の接種が推奨されている．

7）日本脳炎

[概要] 日本脳炎ウイルスによる感染症であり，多くは軽度の熱性疾患や不顕性感染で終わるが，まれに脳炎を発症する．主な急性の臨床症状は，発熱や頭痛，悪心，嘔吐，傾眠などである．その後，味覚異常やけいれん，意識障害へと進行する．死亡率は約30％であり，生存者の約半数に後遺症が認められる危険性の高い疾患である．抗体検査などで診断を行う．ウイルスはコガタアカイエカなどの蚊が媒介する．

[治療] 特異的な抗ウイルス薬はなく，救命目的で全身管理を行う．具体的には，脳浮腫対策や抗けいれん薬の投与，電解質維持，呼吸管理，二次感染予防などを行う．

[ワクチン] 日本では不活化ワクチンが定期接種として使用されている．

8）ヒトパピローマウイルス（HPV）感染症

[概要] 子宮頸部上皮でのHPVの持続感染が前駆病変を経て子宮頸癌へ移行する．子宮頸癌検診は，細胞診により行われる．不正性器出血を主訴に受診する患者が多く，がんの転移が認められる場合には，下腹部痛や腰痛，排泄痛，胸水貯留などが認められる場合がある．

[治療] 組織型や病期分類により異なるが，手術や放射線治療，薬物治療が行われる．

[ワクチン] 不活化ワクチンであり，わが国では2価，4価および9価のHPVワクチンが定期接種として用いられている．

9）インフルエンザ

[概要] インフルエンザウイルスによる感染症であり，発熱や咽頭痛，関節痛などを引き起こす．病原となるインフルエンザウイルスにはA型・B型・C型・D型の4種類があり，A型・B型は季節性インフルエンザの病原ウイルスである．日本では冬季に流行し，感染経路は主に飛沫感染である．

[治療] オセルタミビル，バロキサビル，ラニナミビルなどの抗インフルエンザ薬を用いる．小児の発熱にはアセトアミノフェンの使用が推奨されている．

[ワクチン] 不活化ワクチンであるインフルエンザワクチンが用いられており，ワクチンの株は流行ウイルスの変化に応じて毎年見直しが行われ，必要時に変更されている．

10）新型コロナウイルス感染症（COVID-19）

[概要] 2019年に発生した新型コロナウイルス（SARS-CoV-2）による気道感染症であり，COVID-19の名称で呼ばれている．2020年に入ってから世界的流行（パンデミック）をもたらした．無症状の感染者も存在するが，発症した場合の症状は，頭痛，嗅覚や味覚の消失，咳，筋肉痛，咽頭痛，発熱，下痢，呼吸困難などさまざまである．多くの場合は無症

状またはかぜ様症状を伴う軽症で自然治癒するが，重症では敗血症・多臓器不全を引き起こすことがある．日本においては，2020 年時点では感染症法に基づいて二類感染症相当に指定されていたが，2023 年 5 月 8 日に二類感染症相当から季節性インフルエンザと同等の五類感染症に移行された．感染疑い症例に対しては抗原検査や核酸増幅法を行う．

[治療] 抗ウイルス薬や抗体中和薬に加え，人工呼吸器を要する患者に対してはデキサメタゾンが用いられることがある．発熱に対しては主にアセトアミノフェンが用いられる．

[ワクチン] mRNA ワクチンや不活化ワクチン，ウイルスベクターワクチンが発売されている．臨床現場における副反応として，発熱や筋肉痛が確認されている．65 歳以上の高齢者では B 類疾病の定期接種，それ以外では任意接種となっている．

11）流行性耳下腺炎

[概要] 通称「おたふくかぜ」と呼ばれるウイルス感染症であり，ムンプスウイルスが飛沫感染することにより引き起こされる．主な臨床症状は急性耳下腺腫脹や発熱である．発熱が持続する場合は無菌性髄膜炎を合併していることがある．また，中枢神経系はムンプスウイルスに対する感受性が高く，感染すると頭痛や発熱，嘔吐を引き起こす．ムンプスウイルスの顕性感染率は年齢が高くなるにつれて上昇し，4 歳以降では約 90 ％ と高値である．感染予防策としては標準予防策を行う．

[治療] ムンプスウイルスに対する特異的な抗ウイルス薬は開発されておらず，対症療法が主となる．疼痛に対してはアセトアミノフェンなどが用いられる．

[ワクチン] 流行性耳下腺炎ワクチンは弱毒生ワクチンであり，任意接種である．好発年齢である 3〜6 歳までに流行性耳下腺炎ワクチンを接種しておくことが望ましい．また，成人以降に発症すると重篤になるため，既往歴や接種歴がなければ接種しておくべきである．

12）呼吸器合胞体ウイルス（RSV）感染症

[概要] 呼吸器合胞体（respiratory syncytial：RS）ウイルス（RSV）は，出生後から 2 歳頃までにほぼ全員が感染し，呼吸器感染症を引き起こすウイルスである．繰り返し感染することで免疫を獲得するため，初回感染がより重症化しやすいといわれている．主な感染経路は飛沫感染や接触感染である．鼻汁や鼻閉，咳嗽，発熱などの症状が発現し，細気管支炎や肺炎を引き起こす場合もある．また，心臓に持病がある場合や，早産で生まれた小児は重症化しやすいといわれている．成人にも感染し，心肺系に基礎疾患を有する高齢者などは重症化に注意を要する．

[治療] 特異的な抗ウイルス薬はなく，輸液や酸素投与などの対症療法を行う．

[ワクチン] 近年，遺伝子組換え RSV 融合前 F タンパク質抗原を用いた RSV ワクチンとして，アブリスボ® およびアレックスビー® が上市された．前者は妊婦および 60 歳以上の高齢成人，後者は 60 歳以上の高齢成人が対象であり，任意接種である．妊婦への単回投与で，妊婦でできた抗体が胎児に移行することで，出生後の発症や重症化を予防する．

2 ワクチンの接種禁忌と副反応

ココをしっかりおさえよう！

▶接種不適当者　▶接種要注意者　▶副反応と有害事象

　日本の予防接種は，予防接種法に基づき施行されるが，予防接種による重篤な副反応の発生を可能な限り防止するため，接種禁忌事項が定められている．1994年の予防接種法改正により，接種をしてはいけない者を「接種不適当者」，医師の判断により接種を行うことができる者を「接種要注意者」と区別されている．任意接種に関しては，予防接種法に基づいていないが，定期接種の基準に準じて判断されている．

1 接種不適当者

　予防接種を受けることが適当でない者を接種不適当者といい，**表6.2.1** に示す項目に該当する者は，接種を受けることができない．任意接種ワクチンについても同様に接種不適当者となる．さらに，ワクチンの添付文書において，予防接種法施行規則に示されたもの以外の接種不適当者も記載されており，該当する者は接種ができない．

2 接種要注意者

　予防接種可否の判断を行う際に注意を要する者を接種要注意者というが，注意を要するものの接種は可能である．主治医や接種を担当する医師が健康状態などを総合的に判断して接種の可否を決定する．**表6.2.2** に示すように，厚生労働省から発出されている定期接種実施要領や各ワクチンの添付文書にその項目が記載されている．罹患すると重篤化しやすく，特に予防接種を必要とする者や接種の実施にあたり特別な配慮が必要な者であるが，基本的には接種可能である．また，感染症に罹患しないためにも，積極的に予防接種を推奨すべきである．

3 基礎疾患と予防接種

　定期接種実施要領には，主な基礎疾患として心臓血管系疾患や腎臓疾患，肝臓疾患などが記載されているが，そのほかにも基礎疾患は多いため，個々の患者に応じた接種可否の判断が必要である．特に，基礎疾患の急性期や増悪期にある者は，「重篤な急性疾患にかかっていることが明らかな者」の項目に該当するため，接種は不可能である．一方で，基礎疾患が慢性期に該当する者に関しては，感染症の罹患による重篤な症状の発現や基礎疾患の悪化を認めることも少なくないため，予防接種を積極的に勧めるべきであるという

2 ワクチンの接種禁忌と副反応

表6.2.1 接種不適当者（予防接種の対象者から除かれる者）

共通
① 当該予防接種に相当する予防接種を受けたことのある者で当該予防接種を行う必要がないと認められるもの ② 明らかな発熱を呈している者 ③ 重篤な急性疾患にかかっていることが明らかな者 ④ 当該疾病に係る予防接種の接種液の成分によってアナフィラキシーを呈したことがあることが明らかな者 ⑤ 予防接種を行うことが不適当な状態にある者

上記以外の予防接種法施行規則・添付文書における記載
• 本剤の成分に対して（重度の）過敏症を呈したことがある者 ⇒ロタウイルス，ヒトパピローマウイルス（HPV），COVID-19 • 破傷風トキソイドによってアナフィラキシーを呈したことがあることが明らかな者 ⇒インフルエンザ菌 b 型（Hib），髄膜炎菌 • ジフテリアトキソイドによってアナフィラキシーを呈したことがあることが明らかな者 ⇒肺炎球菌（PCV15，20） • 乳幼児 ⇒（9ヵ月齢未満）黄熱，（2 歳未満）肺炎球菌（PPSV23） • 妊娠していることが明らかな者 ⇒生ワクチン（麻疹・風疹，水痘，流行性耳下腺炎，インフルエンザ（経鼻）） •（明らかに）免疫機能に異常のある疾患を有する者および免疫抑制をきたす治療を受けている者 ⇒結核（BCG），麻疹・風疹，流行性耳下腺炎，水痘［帯状疱疹予防］，黄熱 • HBs 抗原陽性の者の胎内または産道において B 型肝炎ウイルスに感染したおそれのある者であって，抗 HBs 人免疫グロブリンの投与に併せて組換え沈降 B 型肝炎ワクチンの投与を受けたことのある者 ⇒ B 型肝炎 • 腸重積症の既往歴のあることが明らかな者，先天性消化管障害を有する者（その治療が完了したものを除く）および重症複合免疫不全症の所見が認められる者 ⇒ロタウイルス •［高齢者肺炎球菌性肺炎の予防］当該疾病に係る定期の予防接種を受けたことのある者 ⇒肺炎球菌（PPSV23） • 結核の既往のある者および結核その他の疾病の予防接種，外傷等によるケロイドの認められる者 ⇒結核（BCG） • 胸腺に関連した疾患（重症筋無力症，胸腺腫）を有したことがある者および胸腺摘除術を受けた者（熱性多臓器不全の発現が報告されている） ⇒黄熱

考え方がある．そのため，基礎疾患を有する者は，接種不適当者ではなく，接種要注意者に分類される．

4 発熱と予防接種

　明らかな発熱を認める者は接種不適当者である．体温はバイタルサインの証であり，さまざまな疾患の初期症状となることが多い．発熱を認める者にワクチンの接種を行うことで，発熱の原因疾患とワクチン接種による副反応が重なることや，どちらによる発熱なのかについて区別がつきにくいことが推測される．一般的に，若年成人の発熱は 37.0℃ を指し，小児の場合は 37.5℃ 以上を指すが，接種不適当者の基準として 37.5℃ 以上とされることが多い．基本的に検温は接種直前に行う．体温は日内変動や外気温，接種直前の運動状

表6.2.2　接種要注意者（予防接種の判断を行うに際して注意を要する者）

定期接種実施要領における記載

①心臓血管系疾患，腎臓疾患，肝臓疾患，血液疾患，発育障害等の基礎疾患を有する者
②予防接種で接種後2日以内に発熱のみられた者および全身性発疹等のアレルギーを疑う症状を
　呈したことがある者（なお，インフルエンザの定期接種に際しては，接種不適当者となることに
　注意すること）
③過去にけいれんの既往のある者
④過去に免疫不全の診断がなされている者および近親者に先天性免疫不全症の者がいる者
⑤接種しようとする接種液の成分に対してアレルギーを呈するおそれのある者
⑥バイアルのゴム栓に乾燥天然ゴム（ラテックス）が含まれている製剤を使用する際の，ラテック
　ス過敏症のある者
⑦結核の予防接種にあっては，過去に結核患者との長期の接触がある者，その他の結核感染の疑い
　のある者
⑧ロタウイルス感染症の予防接種にあっては，活動性胃腸疾患や下痢等の胃腸障害のある者

上記以外の添付文書における記載

- 鶏卵，鶏肉，その他鶏由来のものに対してアレルギーを呈するおそれのある者
　　⇒インフルエンザ，黄熱
- ゼラチン含有製剤またはゼラチン含有の食品に対して過敏症の既往のある者
　　⇒黄熱，狂犬病，インフルエンザ（経鼻）
- 破傷風トキソイドに対してアレルギーを呈するおそれのある者
　　⇒インフルエンザ菌b型（Hib），髄膜炎菌
- ジフテリアトキソイドに対してアレルギーを呈するおそれのある者
　　⇒肺炎球菌（PCV15，20）
- テトラサイクリン，ネオマイシン，アムホテリシンBに対してアレルギーを呈するおそれのある者
　　⇒狂犬病
- 妊婦または妊娠している可能性のある女性
　　⇒B型肝炎，ヒトパピローマウイルス（HPV），肺炎球菌（PPSV23），黄熱
- 高齢者
　　⇒黄熱
- 抗凝固療法を受けている者，血小板減少症または凝固障害を有する者
　　⇒筋注ワクチン（肺炎球菌，HPV，COVID-19，A型肝炎，帯状疱疹，狂犬病）
- 間質性肺炎，気管支喘息等の呼吸器系疾患を有する者
　　⇒インフルエンザ
- 過去に，多価肺炎球菌莢膜ポリサッカライドワクチンを接種されたことのある者
　　⇒肺炎球菌（PPSV23）
- 免疫抑制療法を受けている者など，免疫能が低下している者
　　⇒髄膜炎菌

況などによって影響を受けやすいために，状況によっては時間を空けて再検温を行う．また，単に計測値のみにとらわれず，接種者の健康状態を総合的に判断した上で，接種の可否を決定することが重要である．

5 免疫不全と予防接種

　免疫不全状態にある者は，接種不適当者に該当することも少なくない．また，過去に免疫不全の診断がなされている者および近親者に先天性免疫不全症の者がいる場合は，接種要注意者となる．生ワクチンは基本的に接種不適当者であり，不活化ワクチンは接種要注意者となることが多い．近年，免疫抑制薬の進展が著しいために，免疫不全状態に陥っ

ている接種者も多く，そのような場合はワクチンの有益性に関して主治医や接種担当医と注意深く議論する必要がある．さらにミールビック®（MRワクチン）は，副腎皮質ステロイド剤や免疫抑制薬との併用が禁忌となっており，添付文書を確認することが重要である．

6 妊娠と予防接種

　妊婦への生ワクチン接種は，経胎盤感染による胎児への影響を考慮し，原則として接種禁忌である．麻疹，風疹，水痘，流行性耳下腺炎（おたふくかぜ），経鼻インフルエンザワクチンは妊娠していないことを確認した上で接種し，接種後約2ヵ月間は避妊するよう指導する必要がある．なお，風疹ワクチン接種直後に妊娠が判明した事例が報告されているが，胎内感染は証明されても，その出産による先天性風疹症候群を発症した事例は報告されていない．また，BCGワクチンは妊婦に接種しないことが原則であるが，有益性が危険性を上回る場合のみに投与が可能である．一方で，不活化ワクチンは接種不適当者ではないため，接種の有益性を見極めた上で接種は可能であるが，流産の危険性などを慎重に判断する必要がある．

　授乳婦へのワクチン接種に関しては，母乳中にワクチンの成分が移行し，乳汁中に分泌されたとしても極めて微量であり，基本的には乳児への影響はほとんどないと考えられている．したがって，生ワクチンおよび不活化ワクチンの両者共に，授乳婦への接種は可能とされている．

7 けいれんと予防接種

▶ 熱性けいれん

　熱性けいれんは，小児期によく認められる通常38℃以上の発熱時に起こる疾患である．日本小児神経学会『熱性けいれん（熱性発作）診療ガイドライン2023』では，ワクチンの有用性と起こりうる副反応，および具体的な対応策を十分説明し，保護者に同意を得た上で，熱性けいれんの既往のある小児に対して，現行のワクチンはすべて接種可能であり，熱性けいれんの最終発作からの期間に関わらず，当日の体調に留意すればすべてのワクチンを速やかに接種してよいとされている．

▶ てんかん

　てんかんは，乳幼児から高齢者まで幅広く発症する疾患であり，生涯罹患率は約3％とされている．発症の過半数は小児期であるため，てんかん既往のある者がワクチン接種をする機会も少なくない．接種可否の判断に関しては，日本小児神経学会推薦基準『てんかんをもつ小児に対する予防接種基準』に詳細に記載されているが，コントロール良好なてんかん患者では最終発作から2〜3ヵ月程度経過し，体調が安定していれば現行のワクチンはすべて接種可能であり，これ以外のてんかん患者でも発作状況がよく確認されている上で，病状と体調が安定していれば主治医の判断で接種可能とされている．

8 アレルギーと予防接種

▶▶卵アレルギー

インフルエンザワクチンや黄熱ワクチンは，培養基剤として孵化鶏卵を用いて製造されている．したがって，鶏卵由来の成分がワクチンに残存している可能性があり，卵アレルギーの既往がある者への接種には注意が必要である．しかし，現在のインフルエンザワクチンは，高度に精製されており，鶏卵由来の成分の残存は極めて微量となっているため，卵アレルギーの既往があったとしても，全身症状やアナフィラキシーの既往がなければ接種可能であると考えられている．ほかにも，麻疹，風疹，流行性耳下腺炎，狂犬病ワクチンの製造過程でニワトリの胚細胞を用いているが，こちらもアレルギーに関与するタンパク質の含有量は極めて微量であり，卵アレルギーの既往があっても接種は可能であるとされている．

▶▶ミルクアレルギー

麻疹，風疹，流行性耳下腺炎，日本脳炎，A型肝炎，狂犬病ワクチンなどには，安定剤として乳糖が含まれている．ミルクアレルギーを有する者への接種は可能であるが，ミルクの摂取でアナフィラキシーを起こしたことがある者への接種には十分注意が必要である．

▶▶ゼラチンアレルギー

過去に，麻疹や風疹ワクチンなどの安定剤として含まれていたゼラチンによるアレルギー報告が散見された．現在の日本では，経鼻インフルエンザワクチン（フルミスト®），黄熱ワクチン，狂犬病ワクチンおよび痘そうワクチン以外のワクチンにはゼラチンが含まれておらず，上記を除いて注意する必要はない．

▶▶その他

生ワクチンは組織培養を用いて製造するため，培地で使用された抗菌薬がワクチンに残存する可能性がある．日本で頻用される抗菌薬はエリスロマイシン，カナマイシン，ストレプトマイシンであるため，これらに対してアナフィラキシーの既往がある者に対しては接種できない．しかし，これらの抗菌薬に対してアレルギー歴のある者は少なく，ワクチンに残存する抗菌薬濃度も極めて低いため，臨床上問題となることは極めてまれであると考える．

9 副反応と有害事象

予防接種後に生じたあらゆる好ましくないまたは意図しない徴候，正常ではない臨床検査所見，症状または疾患を「有害事象」という．有害事象ではワクチンとの因果関係の有無は問わない．有害事象の中で因果関係が想定される，あるいは否定できないものを「副反応」という（図6.2.1）．ワクチンの安全性を確保するために現場の医師等から情報を収

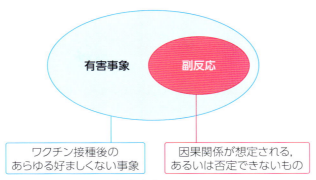

図6.2.1　副反応と有害事象

集する必要があるが，因果関係の判断は難しく（時に不可能），医師等による報告の段階では因果関係を問わない有害事象（副反応疑い）として報告される（**表6.1.3**［p.484］）．

世界保健機関（World Health Organization：WHO）と国際医学団体協議会（Council for International Organizations of Medical Sciences：CIOMS）は予防接種後有害事象の原因特異的な定義として，下記の5つを挙げている．

① ワクチン製剤に対する反応
② 誤った接種による反応
③ ストレスに関連する反応（予防接種ストレス関連反応）
④ ワクチンの品質不備による反応
⑤ 偶発的事象

▶ ワクチン製剤に対する反応

ワクチンの有効成分や安定剤・保存剤・アジュバント（アルミニウム塩などの免疫原性を増強する物質）などの有効成分以外が原因で生じるものをいう．

生ワクチンは病原体を弱毒化したものであり，感染症に自然罹患した時のような症状が生じることがある．例えば，麻疹ワクチンの発熱・発疹や流行性耳下腺炎ワクチンの耳下腺腫脹などが挙げられる．生ワクチンでは病原体の増殖に伴って自然免疫に認識されるため，多くは接種後1～2週間で生じる．一方，病原性を完全になくした不活化ワクチンでは，局所で自然免疫による炎症が出現するため，多くは接種直後から1～2日以内に局所反応が生じる．局所反応のほかに，全身倦怠感や筋肉痛，頭痛，食欲不振などの全身症状が現れることもあるが，多くの場合は時間とともに自然軽快する．これらの反応は，ワクチンに含まれる安定剤・保存剤・アジュバントにより引き起こされる場合もある（多くは接種直後から1～2日以内に発生）．また非常にまれであるが，アレルギー反応（アナフィラキシーや蕁麻疹など）や免疫反応（無菌性髄膜炎［流行性耳下腺炎ワクチンなど］，急性散在性脳脊髄炎［日本脳炎ワクチンなど］，ギラン・バレー症候群［インフルエンザワクチンなど］，急性血小板減少性紫斑病［風疹ワクチンなど］）の発現を認めることもある．

▶ 誤った接種による反応

接種不適当者への接種も含め，下記に示すような誤った予防接種によるものをいう．

- ワクチンの種類の間違い（予定とは異なる種類のワクチン接種など）
- 対象者の間違い（年齢の間違い，対象者の取り違え，接種間隔の間違え，不必要な接種など，対象とはならない者へのワクチン接種など）
- 接種手技の間違い（投与量の間違いやBCGワクチンの皮下投与［本来は皮内投与］など）
- ワクチンの取り扱いの間違い（ワクチン調製や保管方法の間違い，期限切れなど）
- 接種器具の取り扱いの間違い（使用済み器具の再利用など）

定期接種での上記間違いは，市町村長から都道府県を通じて厚生労働省に報告する必要があり，毎年10～30件程度の健康被害が報告されている（多くは局所反応や発熱）．

▶ 予防接種ストレス関連反応

予防接種への不安によるストレスが原因で生じるものをいう（図6.2.2）．接種前・接種時・接種後（5分以内）に生じる急性反応と，接種後数日後に生じる遅発性反応に分類される．急性反応には，交感神経系の亢進に伴う急性ストレス反応（動悸，息切れなど）と，副交感神経系の亢進に伴う血管迷走神経反射（血圧低下，めまい，失神など）がある．接種前にも生じるのが特徴であり，通常はいずれも一過性で自然に消失する．一方，遅発性反応は解離性神経症状反応と呼ばれ，心理的なストレスがさまざまな神経症状（脱力・麻痺，異常な運動・肢位，不規則歩行，言語障害，生理学的に明らかな異常のない非てんかん性発作など）として現れるが，神経学的に症状の原因を同定することはできない．他のストレスも原因になるため，予防接種との因果関係を判断することは難しい．

予防接種ストレス関連反応のリスク因子としては，年齢10～19歳，失神を伴う血管迷走神経反射の既往，過去の不快な経験（疼痛や血管迷走神経反射による失神など），血液・

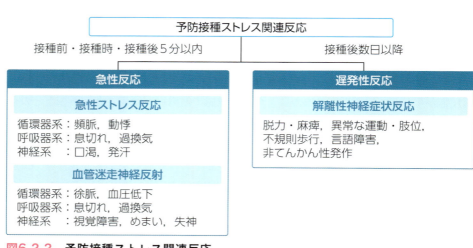

図6.2.2 予防接種ストレス関連反応

注射・外傷への恐怖，不安障害・発達障害（特に自閉スペクトラム症）などの基礎疾患，などがある．

▶ ワクチンの品質不備による反応

無毒化や不活性化など，ワクチンの品質不備によるものをいう．代表的なものとして1948年に京都・島根で起きたジフテリア予防接種禍事件がある．ジフテリアワクチンは，ジフテリア毒素をホルマリンで無毒化したトキソイドであるが，製造過程が適正に遵守されておらず，一部の製造ロットで無毒化されていなかった．その結果，接種後に接種部位周辺の腫脹・熱傷様症状や麻痺などの症状を訴える者が相次いだ．症状を訴えた854人のうち，84人が死亡し，生存者の多くに後遺症が残った．そのほかに，1930年ドイツで起きたリューベック事件（BCGワクチンへのヒト型結核菌の混入により乳児72人が死亡）や1955年米国で起きたカッター事件（ポリオワクチンの不完全な不活化処理により約4万人がポリオに感染し，うち約200人に麻痺が残り，10人が死亡）などがある．現在では，製造および検定などに対する厳重な安全管理がなされている．

▶ 偶発的事象

予防接種時の基礎疾患，新規発症疾患や治療薬などのワクチン以外の曝露により偶発的に生じたものをいう．予防接種後に有害事象が生じたとき，基礎疾患や新規に発症した疾患の症状である可能性や，薬物有害事象によって生じた可能性もある．例えば，接種時に抗菌薬を服用しており，接種5日後に皮疹が出現した場合，ワクチンの有害事象であるとは明確には言えない．このような偶発的事象はさまざま起こりうるため，ワクチンによるものと安易に判断してはならない．

3 ワクチン接種会場における薬剤師の役割

ココをしっかりおさえよう！

▶予診票 ▶接種後の経過観察 ▶アレルギー ▶アドレナリン

近年，新型コロナウイルス感染症 (COVID-19) の流行により，ワクチン接種会場における薬剤師の必要性や重要性が議論されてきた．薬剤師によるワクチンの調製は，専門的な知識と技能によって対応が可能である．しかし，それだけでなく，薬学的専門知識を有する者として，副反応時の対応など，下記のような役割がある．

1 医師や看護師と連携した，予診票の確認

ワクチン接種の際は必ず予診が行われ，多くは予診票を用いて既往歴やアレルギー歴などを確認する．その際に薬剤師も予診票（図6.3.1）を確認し，アレルギー歴や薬剤の

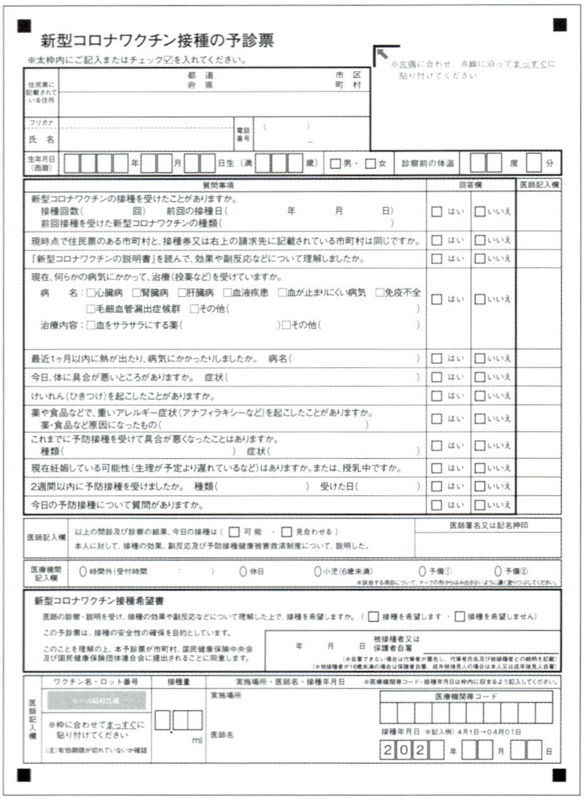

図6.3.1 COVID-19 ワクチン特例臨時接種における予診票

（出典：厚生労働省 HP：新型コロナワクチンの接種を行う医療機関へのお知らせ［令和6年3月31日まで］）

服用歴を確認することが重要である．そこでアルコールなどのアレルギーやその他の接種禁忌項目を見つけた場合は医師に報告し，対応を協議する．

2 ワクチンの調製（溶解，希釈，充填）

ワクチンは，もともとシリンジに充填されており，そのまま接種することが可能な製品もあるが，必要時に溶解液にて希釈し，シリンジに充填しなければならない製品もある．例えばCOVID-19ワクチンであるコミナティ®筋注6ヵ月～4歳用3人用は，1バイアルあたり生理食塩液1.1mLで溶解し，0.3mLずつシリンジに充填して投与する必要がある（表6.3.1）．このような操作は，看護師など他の職種でも可能であるが，日常診療で薬剤の調製を行っている薬剤師の重要な役割の一つである．さらに，粘性の高い液体や振ることで容易に泡立つ液体などの扱いに関しては，製剤学的特徴を理解している薬剤師が行う，あるいは指導することで正確な調製が可能となる．

3 接種会場施設の消毒や換気に対する助言

集団接種会場においては，接種者の密集による感染拡大に注意が必要である．季節性インフルエンザやCOVID-19に関しては，流行期間にワクチンを接種することもあり，飛沫感染や接触感染が問題となる．したがって，ワクチン接種会場の適切な喚気や，環境消毒などに注意を払う必要があり，ワクチンや感染症に対する高度な知識を有する薬剤師が助言することが重要である．

表6.3.1　COVID-19ワクチンの希釈・保管（例）

販売名	製造販売	1回接種量	希釈	保存温度［使用期限］	
				穿刺前	穿刺後
コミナティ®筋注 6ヵ月～4歳用 3人用	ファイザー	0.3mL	要 （生食1.1mL）	−90～−60℃ ［18ヵ月］ ↓ 2～8℃ ［10週間］ ↓ 8～30℃ ［24時間］	（希釈後） 2～30℃ ［12時間］
コミナティ®RTU筋注 5～11歳用1人用 コミナティ®筋注シリンジ12歳以上用			不要		2～30℃ ［12時間］
スパイクバックス®筋注	モデルナ・ジャパン	0.25mL （6ヵ月～11歳） 0.5mL （12歳以上）	不要	−25～−15℃ ［12ヵ月］ ↓ 2～8℃ ［30日間］ 8～25℃ ［24時間］	2～25℃ ［12時間］

4 医薬品の検品・管理

　ワクチンや，接種会場で使用するアドレナリン製剤（エピペン®）などの医薬品管理は薬剤師の重要な役割である．特にワクチンは，冷所保存を代表として保存温度が明確に決められているものがあり（表6.3.1），それらに対する助言は重要である．また，医薬品納入に伴う検品や医薬品の期限確認を行うことで，安全な医薬品の提供が可能となる．

　COVID-19のワクチン接種が始まったときは，流通の確保が困難であったこともあり，極めて厳格なワクチンの管理を求められた．調製ミスや薬剤ロスが1本でもあると新聞沙汰になるという独特の緊張感の中，予約状況の確認や調製開始時刻の設定などに苦慮したことは記憶に新しい．

5 接種後の経過観察

　ワクチン接種後は15〜30分程度の経過観察を行う．特に注意すべきなのがアレルギー反応であり，薬剤師もその初期対応に備えておく必要がある．図6.3.2に初期対応の流れを示す．

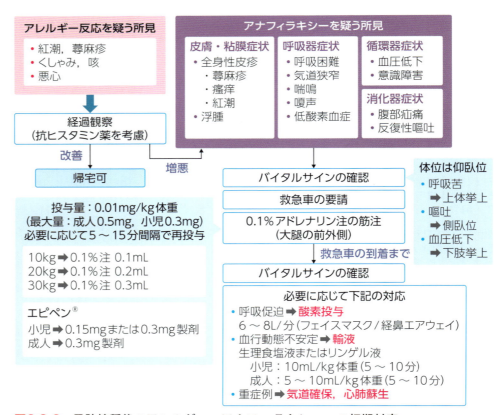

図6.3.2　予防接種後のアレルギー・アナフィラキシーへの初期対応

3 ワクチン接種会場における薬剤師の役割

経過観察中に注射部位以外の症状（皮膚の紅潮や蕁麻疹，くしゃみ・鼻汁，咳，悪心など）がみられた場合，症状が改善するまで経過観察期間を延長する．状態に応じて抗ヒスタミン薬（ヒスタミン H_1 受容体拮抗薬）の内服が考慮されるが，アレルギーの原因となりうるポリエチレングリコール（別名マクロゴール）を含まない製剤（ビラノア® 錠，ルパフィン® 錠など）が望ましいとされている．症状が改善すれば帰宅させるが，改善しない場合は最寄りの医療機関の受診を指示する．

症状が増悪してアナフィラキシーが疑われる症状が出現した場合，あるいは当初からそれらの症状がみられた場合には，まず急に立ち上がったり座ったりする動作を禁止して，体位を仰臥位にする（下肢を約 15〜30 cm 挙上）．これは，アナフィラキシーでは体位変換により状態が急変する可能性があるためである．嘔吐があれば側臥位，呼吸苦があれば上体を挙上するなど楽な体位にする．直ちにバイタルサインを確認し，少しでもアナフィラキシーが疑われれば 0.1 ％ アドレナリンを大腿部中央の前外側から筋肉内注射する．絶対的禁忌は存在しないため，アナフィラキシーが疑われる場合には，ためらわずに速やかにアドレナリンを投与することが肝要である．これと並行して救急車を要請する．アドレナリン投与後に症状の改善がみられなければ 5〜15 分間隔で再投与を行う．

2018 年 3 月の添付文書改訂により，アナフィラキシー対応時におけるアドレナリンと α 遮断作用を有する抗精神病薬との併用禁忌は解除されたが，服用中の場合にはアドレナリン投与後の血行動態に注意を要する． α 遮断作用により，アドレナリンの β 刺激作用が優位になり，昇圧作用の反転により低血圧となることがある．抗精神病薬の α 遮断作用は，第一世代（定型）抗精神病薬では，フェノチアジン系（クロルプロマジン，レボメプロマジンなど）は比較的強く，チエピン系（ゾテピンなど）は中程度，ブチロフェノン系（ハロペリドールなど）・ベンズアミド系（スルピリドなど）・イミノベンジル系（モサプラミンなど）は弱いあるいはないとされる．一方，第二世代（非定型）抗精神病薬については中程度のものが多く，クロザピンなどは比較的強いとされる．このような使用中の薬剤についての情報収集・評価・共有や有害事象のモニタリングも薬剤師の重要な役割である．

救急車の到着までバイタルサインを確認し，必要に応じて酸素投与や輸液，重篤な場合は時には気道確保や心肺蘇生などの救命処置を行う．当然薬剤師も救命処置に参加することは例外ではない．薬剤師は，注射剤の投与をはじめとする医療行為は行うことができないが，心肺蘇生の実施や，救命経過の記録，自動体外式除細動器（automated external defibrillator：AED）の搬送など，医療従事者としてすべきことは多岐にわたる．一次救命処置（basic life support：BLS）の流れを**図6.3.3**に示すが，人工呼吸や胸骨圧迫，AED などの手技も含め，薬剤師も最低限修得しておく必要がある．

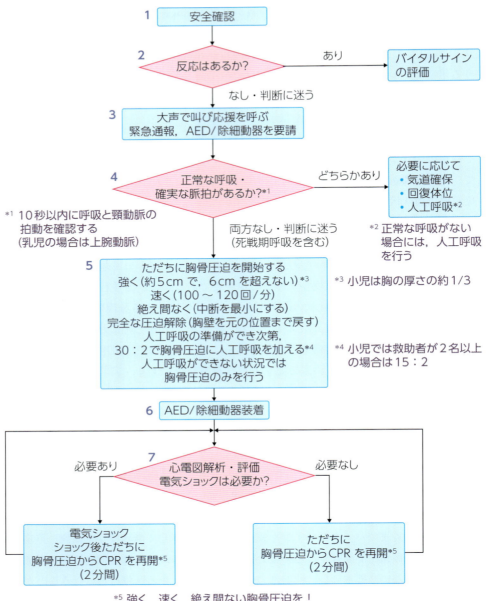

図6.3.3　医療従事者向けのBLSアルゴリズム

BLS：一次救命処置，AED：自動体外式除細動器，CPR：心肺蘇生法，ALS：二次救命処置

(出典：日本蘇生協議会：JRC蘇生ガイドライン2020, p51, 医学書院, 2021)

章末問題

解答と解説 ▶ p.519

6.1.1 生ワクチンに該当**しない**のはどれか．2つ選べ．

1）結核　　2）ロタウイルス　　3）水痘　　4）ポリオ　　5）インフルエンザ

6.1.2 百日咳に関する記述として，**誤っている**のはどれか．1つ選べ．

1）急性呼吸器感染症の一種である．

2）高用量の鎮咳薬で症状が軽快する．

3）吸気性笛声が認められる．

4）咳嗽は夜間に増悪する．

5）治療は主にマクロライド系抗菌薬を用いる．

6.1.3 急性弛緩性麻痺発現に対するワクチンとして正しいのはどれか．1つ選べ．

1）ポリオ　　2）ジフテリア　　3）破傷風　　4）流行性耳下腺炎　　5）狂犬病

6.2.1 妊婦とインフルエンザワクチンに関する記述として，**誤っている**のはどれか．1つ選べ．

1）インフルエンザワクチンは不活化ワクチンである．

2）妊婦へは原則接種可能である．

3）先天性奇形発症率が高まる．

4）母体で産生された抗体が胎児に移行する．

5）ワクチンに入っている防腐剤は胎児への影響はない．

6.2.2 予防接種ストレス関連反応の症状について，**誤っている**のはどれか．1つ選べ．

1）動悸　　2）息切れ　　3）血圧低下　　4）めまい　　5）体温低下

解答と解説

1 章　p.27

1.1.1 1) 汗以外の分泌物，体液，粘膜，健常ではない皮膚は感染性を有する．

1.1.2 3) 緑膿菌以外は健常者でも感染症を発症する．

1.1.3 4) 麻疹は生ワクチン，インフルエンザは不活化ワクチン，ジフテリアと破傷風はトキソイド，COVID-19 は国内では mRNA ワクチンとリコンビナントワクチンで海外では不活化ワクチンも用いられた．

1.2.1 3) わが国に常在しない感染症の病原体が船舶や航空機を介して国内に侵入するのを防ぐ目的で，検疫法に基づき検疫が実施されている．全国の港，空港にある検疫所において，検疫感染症（**表1.2.5** [p.21]）の患者あるいは検疫感染症の無症状病原体保有者が発見された場合には，入国停止，隔離，停留，消毒などの措置がとられる 3) の「新興感染症は，すべて検疫感染症に含まれる」は誤りである．新興感染症とは，かつては知られていなかった新しく認識された感染症で，局地的あるいは国際的に，公衆衛生上問題となる感染症である．SARS，鳥インフルエンザ，ウエストナイル熱，エボラ出血熱，クリプトスポリジウム症，HIV 感染症 / AIDS，腸管出血性大腸菌感染症，レジオネラ症，クロイツフェルト・ヤコブ病，カンピロバクター感染症，C 型肝炎，E 型肝炎などが相当し，検疫感染症以外の感染症も含まれる．

1.2.2 4) 2011 年頃から男性の報告数が先に増加しはじめ，遅れて女性も増加し，コロナ流行時に少し減少したが，その後再び増加に転じたこのグラフの示す感染症は梅毒である．
選択肢に挙げた各性感染症の近年の報告数は下記の通り．

感染症		年間報告数								
		2014	2015	2016	2017	2018	2019	2020	2021	2022
後天性免疫不全症候群（全数把握疾患）	総 数	1,546	1,434	1,448	1,389	1,317	1,236	1,095	1,057	884
	男 性	1,476	1,357	1,380	1,313	1,242	1,175	1,040	1,012	846
	女 性	70	77	68	76	75	61	55	45	38
梅毒（全数把握疾患）	総 数	1,661	2,690	4,575	5,820	7,001	6,642	5,867	7,978	13,221
	男 性	1,284	1,930	3,189	3,931	4,591	4,387	3,902	5,261	8,701
	女 性	377	760	1,386	1,895	2,416	2,255	1,965	2,717	4,519
性器クラミジア感染症（定点把握疾患）	総 数	24,960	24,450	24,397	24,825	25,467	27,221	28,381	30,003	30,136
	男 性	11,936	11,670	11,724	12,072	12,346	13,947	14,712	15,458	15,578
	女 性	13,024	12,780	12,673	12,753	13,121	13,274	13,669	14,545	14,558
性器ヘルペスウイルス感染症（定点把握疾患）	総 数	8,653	8,974	9,175	9,308	9,128	9,413	9,000	8,981	8,705
	男 性	3,293	3,540	3,620	3,694	3,585	3,520	3,324	3,387	3,342
	女 性	5,360	5,434	5,555	5,614	5,544	5,893	5,676	5,594	5,363
尖圭コンジローマ（定点把握疾患）	総 数	5,687	5,806	5,734	5,437	5,609	6,263	5,685	5,602	5,979
	男 性	3,345	3,589	3,666	3,382	3,584	4,113	3,587	3,524	3,950
	女 性	2,342	2,217	2,068	2,055	2,025	2,150	2,098	2,078	2,029

（出典：厚生労働省：感染症発生動向調査）

解答と解説

1.2.3 **3)** 「化学物質に関して，関係者間でリスクの情報や各関係者の意見を共有し，関係者間で相互に意思疎通（コミュニケーション）を行う」意であるので，正解は3)の「リスクコミュニケーション」である．
1)の「リスク評価」とは，あらかじめ定めたリスク基準と比較し，算定したリスクの重要度を判定することをいう．リスク評価を行う際は，事態の起こりやすさ（発生確率）と事態が発生した場合の影響の大きさ（損害の大きさ）の2つの尺度から評価を行う．
2)の「リスク管理」とは，想定されるリスクが起こらないように，事前にそのリスクの原因となる事象が発生しないように防止策を検討し，実行に移すことを指す．
4)の「安全データシート（SDS）制度」とは，『特定化学物質の環境への排出量の把握等及び管理の改善の促進に関する法律』(化管法)で指定された「化学物質又はそれを含有する製品（化学品）」を他の事業者に譲渡または提供する際に，当該化学品を譲渡または提供するときまでに，化管法 SDS により，当該化学品の特性および取り扱いに関する情報を提供することを義務づけるとともに，ラベルによる表示に努める制度である．
5)の「マニュフェスト制度」とは，排出事業者が収集運搬業者，処分業者に委託した産業廃棄物の処理の流れを自ら把握し，不法投棄の防止等適正な処理を確保することを目的とした制度である．排出事業者は，マニフェスト（電子か紙）を使用して，委託した産業廃棄物が最終処分まで適正に処理されたかどうか確認する義務がある．

2章　p.106

2.1.1 **1)** 感染症の診断では，しばしば免疫学的検査を行う．その多くは特異的な抗体価（液性免疫）を測定するものであるが，結核は細胞性免疫を測定する．結核菌抗原に反応する T 細胞から放出されるインターフェロンを検出する方法である．

2.1.2 **4)** オセルタミビルは，A 型および B 型インフルエンザウイルスのノイラミニダーゼを阻害し，新しく形成されたウイルスの感染細胞からの遊離を抑制することで増殖を阻害する．その他の選択肢は，1) ファビピラビル，2) バロキサビル，3) アマンタジンといった抗インフルエンザ薬，5) 抗 HIV-1 薬のラミブジンなどの逆転写酵素阻害薬についての記述である．

2.1.3 **1)** がんの化学療法は，体の中の分裂する細胞を非特異的に攻撃する．血液を作る細胞は活発に分裂増殖を行うため，がんの化学療法によって血液を作る細胞が障害され，白血球の数が減少する．その結果，感染症に対する抵抗性が低くなる．

2.2.1 **1)** グラム染色は，細菌の細胞壁の構成成分と厚さの違いおよび，外膜の有無によって青色と赤色に染め分ける染色法で，青色に染まる菌はグラム陽性菌，赤色に染まる菌はグラム陰性菌に分類される．また，菌体の形によって球菌または桿菌と表現する．
臨床材料の染色標本には，細菌以外に上皮細胞や多核白血球やフィブリンの析出像などが観察され，染色所見と患者情報や検査情報を併せて判断することによって原因微生物の推定が可能となる．

507

2.2.2 2) 培養検査は病原体の増殖に必要な培地と培養条件（温度，好気培養と二酸化炭素の濃度，嫌気培養）を選択して実施される．

血液培養の陽性は菌血症（bacteremia）および敗血症（sepsis）の存在が疑われる．また，検出された微生物の種類によって分離菌が原因菌か汚染菌かを鑑別することが必要である．

常在菌が生息する部位の検査材料では，患者情報や検体の情報とグラム染色所見を参考にしながら，寒天培地に発育したコロニーを常在菌と病原菌に区別して原因菌を推定する必要がある．

2.2.3 2) MIC値は薬剤濃度（μg/mL）で表される．

2.3.1 1），2），3），4）

1）○：尿路感染症の大部分は大腸菌であるが，地域によって抗菌薬の感受性パターンは異なる．その地域の最新のアンチバイオグラムを参考に抗菌薬を選定することが重要である．

2）○：バイタルサインが安定していればEscalation療法の適応となるため，比較的狭いスペクトラムの抗微生物薬が初期治療として選択される．不安定ならば広域抗菌薬からスタートするDe-escalation療法が適応される．

3）○：尿路感染症は無症候性細菌尿（感染症を起こしていないが尿中に細菌が定着している状況）から移行することが多い．したがって，過去の培養で薬剤耐性菌が検出されていれば，その菌の感染症である可能性を念頭に治療薬を選択することになる．

4）○：アレルギー歴の聴取は抗菌薬投与時には必須である．

5）×～△：高齢女性の尿路感染症は多くは無症候性細菌尿からの移行であり，インフルエンザのようにヒトからヒトに早い速度で伝播することはまれである．

2.3.2 4），5）

1）×：本症例は全身状態も安定しており，肺炎の原因菌としても肺炎球菌が強く疑われる．したがって，Escalation療法または標的治療が適応されるべき状況であり，カルバペネム系抗菌薬は広域すぎる．

2）×：細菌性の市中肺炎であり，原因菌が肺炎球菌の可能性が高いと推定されるため，抗菌薬の適応になると思われる．

3）×：市中肺炎の治療期間は5～7日間が一般的であり，14日分を一度に処方することは過剰な治療につながる．

4）○：ペニシリン耐性肺炎球菌の頻度は低く，治療期間も7日分と適正であり，抗菌薬投与の効果を確認するため3日後に経過観察を計画しており，正しい．

5）○：本症例は肺炎球菌尿中抗原が陽性であり，ほぼ原因菌を確定できているが，培養検査を行って薬剤感受性試験を確認することは正しい．

2.3.3 2），3）

1）×：ほとんどが細菌感染症であり抗菌薬の適応となる．

2）○：多くがウイルス感染症であり抗菌薬を処方しないことが多い．

3）○：ウイルス感染症が多いが，一部細菌感染症もある．しかし，ほとんどが抗菌薬なしで治癒するため，抗菌薬を使用しないことが多い．

4）×：ウイルス性髄膜炎の頻度も高いが，疾患が重篤でありDe-escalation療法が選択されることの多い疾患である．したがって，抗菌薬が使用される頻度は高い．

5）×：ほとんどが黄色ブドウ球菌やレンサ球菌などの細菌感染症であり，抗菌薬を使用することが多い．

解答と解説

2.4.1 **1)** ミノサイクリンは，テトラサイクリン系抗菌薬であり，リボソーム 30S サブユニットに結合することで細菌のタンパク質合成を阻害する．アンピシリンとメロペネムはトランスペプチダーゼ阻害により，細菌の細胞壁合成を阻害する．エリスロマイシンとリネゾリドは 50S サブユニットに結合することで細菌のタンパク質合成を阻害する．

2.4.2 **5)** レボフロキサシンはニューキノロン系抗菌薬であり，DNA ジャイレースとトポイソメラーゼ IV を阻害し，細菌の DNA 合成を阻害する．1) は β-ラクタム系抗菌薬，2) は配合剤，3) はスルホンアミド系抗菌薬，4) はリファマイシン系抗菌薬の作用機序である．

2.4.3 **5)** レボフロキサシンは濃度依存性の抗菌薬であるため，1 回あたりの投与量を増やした方が治療効果はより期待できる．

2.4.4 **5)** プリマキンは抗原虫薬，アムホテリシン B は細胞膜のエルゴステロールに結合して膜の透過性を変化させるポリエン系抗真菌薬，ミコナゾールは細胞膜のエルゴステロール合成を阻害するイミダゾール系（アゾール系）抗真菌薬，ミカファンギンは β-D-グルカンの合成を阻害するエキノキャンディン系抗真菌薬である．

2.4.5 **2)** アムホテリシン B は細胞膜のエルゴステロールに結合して膜の透過性を変化させる薬剤，フルコナゾールはアゾール系抗真菌薬でエルゴステロールの合成を阻害する薬剤，テルビナフィンはスクアレンエポキシダーゼを阻害する薬剤，ミカファンギンは β-D-グルカンの合成を阻害するエキノキャンディン系抗真菌薬である．

2.4.6 **1)** ボリコナゾールには，視覚障害（例：視覚の異常や一時的な視野の変化など）が主要な副作用として報告されている．ボリコナゾールは，特に侵襲性アスペルギルス症の治療に使用されるが，投与中に視覚障害が生じることがあるため，使用時には注意が必要である．これらの視覚障害は通常，薬剤の投与を中止すると回復するが，まれに持続することもある．ほかの選択肢の薬剤では，主要な副作用として視覚障害は報告されていない．

2.4.7 **2)** オセルタミビルはインフルエンザウイルス感染症に使用される．リトナビルは HIV に使用されるプロテアーゼ阻害薬である．レジパスビル / ソホスブビル配合剤は C 型肝炎ウイルスの治療に使用される．アシクロビルはヘルペスウイルスによる感染症の治療に使用される．

2.4.8 **3)** A 型インフルエンザには，アマンタジン，オセルタミビル，ザナミビルが用いられる．B 型肝炎には，エンテカビル，テノホビル，ラミブジンが用いられる．後天性免疫不全症候群には，逆転写酵素阻害薬とプロテアーゼ阻害薬が用いられる．サイトメガロウイルス感染症には，ガンシクロビル，ホスカルネットが用いられる．

2.4.9 **4)** アマンタジンは M2 タンパク阻害薬である．オセルタミビルは経口剤であり，ザナミビルおよびラニナミビルは吸入剤である．

2.4.10 **2)** メフロキンは，マラリア原虫に対する治療および予防に使用される抗寄生虫薬である．特にクロロキン耐性を持つマラリア原虫に対して有効である．アルベンダゾール，ジエチルカルバマジン，メトロニダゾール，メベンダゾールは，それぞれ異なる寄生虫に対する薬剤であり，マラリア治療には使用されない．

2.4.11 1)　フェノトリンは，ピレスロイド系殺虫薬であり，アタマジラミやケジラミの治療に使用される．他の選択肢であるイベルメクチン，ピランテル，メトロニダゾール，プラジカンテルは，主に他の寄生虫や病原体に対して使用される．

2.4.12 4)　アルベンダゾールは，寄生虫のグルコース代謝を阻害することで，エネルギー供給を断ち，寄生虫を死滅させる効果を持つ抗寄生虫薬である．プリマキンやプラジカンテル，ピランテル，メトロニダゾールは，それぞれ異なる作用機序を持ち，グルコース代謝の阻害には関与しない．

3章　p.354

3.1.1 1)　この中で，感染症法の二類感染症に指定されているのは肺結核のみである．COVID-19 は 2023 年 5 月 7 日までは発生届の提出が要求されていたが，5 月 8 日以降は感染症法上五類となり，対象から外れた．

3.1.2 2)　市中肺炎のうち細菌性肺炎よりも非定型肺炎の方が若年者に多いとされており，この選択肢の中では 2) と 5) が該当する．5) の肺炎クラミジアについては年齢を問わず感染者がみられ，特に若い患者で多いのはマイコプラズマ肺炎である．

3.1.3 2)　肺結核の治療において，イソニアジド，リファンピシン，エタンブトール，ピラジナミドは標準治療であり，エタンブトールに替えてストレプトマイシンが使用されることがある．一方，レボフロキサシンは現時点では上記の薬剤ほどの効果を証明できておらず，標準治療とは考えられていない．

3.2.1 1)　血液中の *H. pylori* 抗体は，過去の感染でも陽性となるため，除菌判定には用いることはできない．

3.2.2 3)　壁構造が保たれていない虫垂炎は，蜂窩織炎性（化膿性）虫垂炎ではなく壊疽性虫垂炎に至っている．この状態では，外科的切除の適応となることが多い．

3.2.3 4)　腸炎の多くは，対症療法である補液にて改善することが多い．

3.2.4 2)　近年は海外の輸入症例が多く，わが国での発症はほとんど認められない．

3.2.5 3)　サルモネラには迅速診断法はなく，培養を用いた菌同定により確定診断に至る．

3.2.6 5)　止瀉薬は蠕動を抑制し，菌の体外排除を遅らせるので極力使用すべきではない．

3.2.7 4)　セフェム系抗菌薬に対して *Campylobacter jejuni* は自然耐性を持つため，使用しない．マクロライド系の抗菌薬が推奨される．

3.2.8 2)　EHEC ではなく，腸管凝集性大腸菌である．

3.2.9 3)　ウェルシュ菌は，嫌気性グラム陽性桿菌である．エンテロトキシンを産生することが多い．その芽胞は耐熱性であり，さまざまな環境下に存在し，ヒトや動物の腸内にも存在する．潜伏期は 6〜18 時間と短く，腹痛や下痢を認めるが，嘔気や腹痛を認めにくい．

3.2.10 1)　赤痢アメーバ感染症は原虫感染症である．

3.2.11 5)　菌交代現象を起こす抗菌薬を投与して，1〜2 週間後から症状が出現することが多い．

解答と解説

3.2.12	2)	ウイルス抗原キットや PCR が存在する.

3.3.1	2)	C 型肝炎ウイルス (HCV) の潜伏期は 1〜3ヵ月である.

3.3.2 5) 最近の日本の A 型肝炎では乳幼児, 学童の患者はほとんどみられず, 患者の高年齢化が顕著である.

3.3.3 4) アンピシリンは, 皮疹を誘発するため禁忌である.

3.3.4 2) レテルモビルは CMV ターミナーゼ阻害薬であり, 同種造血幹細胞移植および臓器移植患者における CMV 感染症の発症抑制にしか使用適応がない.

3.3.5 2) HBs 抗原消失が目的である.

3.3.6 5) 症状を認めるのは, 代償性肝硬変ではなく, 非代償性肝硬変である.

3.3.7 4) 確診には画像所見が必要である.

3.3.8 2) 胆道ドレナージと原因の排除が重要である.

3.4.1 3) 通常発熱は伴わない感染症である.

3.4.2 3) 腎盂腎炎の症状は特徴的で, 高熱, 全身倦怠感, 腰部痛, 肋骨脊柱角叩打痛などである.

3.4.3 4) 女性は男性と比較して CAUTI のリスクが高く, 独立したリスク因子である. ただし, 若年層や短期留置では性差は小さくなる傾向がある.

3.5.1 1), 4)
1) 梅毒は感染症法上, 五類感染症 (全数把握) である.
2) HIV 感染症の新規発生数は 2013 年頃をピークに日本では減少に転じている.
3) 性器クラミジア感染症は男性では咽頭炎や尿道炎など比較的軽い症状で終わりがちであるが, 女性では子宮頸管炎や骨盤内に感染が拡大し, Fitz-Hugh-Curtis 症候群に至ることがある.
4) 多剤耐性淋菌の出現など, 近年では淋菌の薬剤耐性化が顕著である.
5) HIV 感染症の中で, 23 種類の指標疾患を合併した症例を後天性免疫不全症候群と呼ぶ.

3.5.2 2), 5)
1) 梅毒の治療薬として選択可能なのはペニシリン系抗菌薬, 一部のセフェム系抗菌薬, テトラサイクリン系抗菌薬であるが, アジスロマイシンの選択肢となる場合がある.
2) 尖圭コンジローマはヒトパピローマウイルスによる感染の結果生じるため, 抗菌薬は無効である.
3) 性器クラミジア感染症の第一選択はアジスロマイシンなどのマクロライド系抗菌薬であり, テトラサイクリン系抗菌薬も使用される.
4) 淋菌感染症はセフェム系抗菌薬が第一選択であるが, アジスロマイシンが使用されることもある.
5) HIV 感染症はウイルス感染症であり抗菌薬は無効である.

3.5.3 4) 後天性免疫不全症候群の指標疾患は, 基本的には HIV 感染症による細胞性免疫の低下によって生じる可能性のある日和見感染症が 23 種類列挙されている. この中で, 細胞性免疫不全がなくても発症する可能性があるものはマイコプラズマ肺炎である.

511

3.6.1 **3)** 伝染性膿痂疹は黄色ブドウ球菌などが皮膚に侵入し，水疱を形成していく皮膚感染症である．通常，かゆみを伴い，ナジフロキサシン軟膏の外用，皮疹が広範あるいはアトピー性皮膚炎の合併症例ではセフェム系抗菌薬などの内服で治療する．

3.6.2 **4)** 蜂窩織炎は真皮から皮下組織で発症する化膿性炎症性疾患である．壊死性筋膜炎は，皮下組織から筋膜まで広範囲に炎症および組織壊死をもたらす感染症である．伝染性膿痂疹，せつ，毛包炎および丹毒は，表皮あるいは真皮に限局している．

3.6.3 **4)** 丹毒は蜂窩織炎よりも浅い層で生じる皮膚感染症である．典型例では筋肉壊死は呈さない．ただし，蜂窩織炎から壊死性筋膜炎に進展することもある．

3.6.4 **3)** 壊死性筋膜炎の経験的治療ではタゾバクタム / ピペラシリンやメロペネムなど，標的治療ではベンジルペニシリンやアンピシリン，セファゾリンなどが用いられる．また播種性血管内凝固（DIC）の合併例ではトロンボモデュリンアルファが適応となる．病態の悪化によって，血圧低下によるショック状態を呈することはあるが，血圧上昇は発現することはないためにニカルジピンの使用は考えにくい．

3.6.5 **5)** 尋常性ざ瘡は思春期から青年期に好発する．皮脂分泌の亢進が大きな要因であるために高齢者の発症は考えにくい．ただし，ステロイドざ瘡や抗がん薬によるざ瘡様皮疹などは高齢者でも生じる．

3.6.6 **2)** アメナメビルは肝代謝型薬剤であるため，腎機能を考慮することなく投与が可能である．

3.6.7 **2)** 小児は足白癬に罹患しにくく，むしろ高齢者が高い頻度で罹患しやすい．

3.6.8 **1)** ヒゼンダニは角層に寄生して感染症を引き起こす．

3.7.1 **1)** 細菌性髄膜炎の三徴候は発熱，意識障害，項部硬直である．

3.7.2 **2)** *N. meningitidis* に対してベンジルペニシリンの MIC が 0.06μg/mL 以下の場合は，ベンジルペニシリンまたはアンピシリンが第一選択薬となり，MIC が $0.12 \sim 1 \mu$g/mL の場合は，セフォタキシムまたはセフトリアキソンが第一選択薬となる．

3.7.3 **1)** クリプトコックス髄膜炎の治療は，アムホテリシン B リポソーム製剤（1 回 6 mg/kg で 1 日 1 回）とフルシトシン（1 回 25 mg/kg で 1 日 4 回）の併用で 2 週間以上実施する．

3.8.1 **3)** 肺炎患者で菌血症が生じる場合，肺炎の原因微生物と血流感染の原因菌は一致しているのが一般的である．カンジダが肺炎の原因になることはかなりまれであるため，院内肺炎が深在性カンジダ症の原因となる可能性は低いと考えられる．抗菌薬使用中に喀痰培養を行うと，かなりの頻度で *Candida* 属菌が検出されるが，ほとんどの場合は定着菌である．造血器腫瘍の化学療法中などの理由で好中球が極めて減少している症例ではまれにカンジダ性肺炎も生じうるが，院内肺炎が深在性カンジダ症の原因になることはまれである．

3.8.2 **1)** 発熱性好中球減少症（FN）の治療は，低リスクで外来での治療を検討する場合を除いて，原則として緑膿菌に対する活性を有する抗菌薬を使用する．これは FN の原因菌が血液培養で同定される割合が 3 割程度しかないとされているためである．上記の抗菌薬の中で緑膿菌に無効なのは CEZ である．

解答と解説

3.8.3 **2)**, **4)** 敗血症の初期治療におけるモニタリング指標として，尿量と血清乳酸値が重要である．尿量は循環不全による腎灌流低下を反映し，0.5 mL/kg/h 以上を目標とする．血清乳酸値は組織低灌流の指標で，高値は予後不良を示唆し，経時的測定で治療効果を評価できる．両指標とも即時性があり，継続的なモニタリングが可能で，治療効果の評価に適している．

3.9.1 **5)** **1)** 感染性心内膜炎に治療に用いられる抗菌薬はベンジルペニシリンやバンコマイシンなどスペクトルの狭い抗菌薬が一般的である．
2) 血液培養は 3 セット以上の採取が推奨される．
3) 疣腫の大きさとしては 10 mm を超えるものにおいて外科手術の適応について検討する．その他コントロールできない心不全の合併，脳や腎臓などへの塞栓が証明されている場合などが外科手術の要否について検討される．
4) 感染性心内膜炎の原因菌の多くはグラム陽性球菌であるため，緑膿菌が感染性心内膜炎の原因菌になる可能性は低い．

3.9.2 **5)** 感染性心内膜炎の原因菌として頻度が高いものは，ほとんどの *Staphylococcus* 属，肺炎球菌以外の *Streptococcus* 属，*Enterococcus* 属などのグラム陽性菌，*Candida* 属などである．緑膿菌のようなグラム陰性桿菌も感染性心内膜炎の原因にはなりうるが，典型的ではない．

3.9.3 **2)** 既知の弁膜症がある患者においては，抜歯前に抗菌薬投与を行うことが推奨される．その際，選択される抗菌薬はアモキシシリンである．投与のタイミングや投与量は国によってばらつきがあるが，米国では 1 時間前にアモキシシリン 2 g 単回投与が推奨される．ペニシリンに対してアレルギーがある場合は，クリンダマイシンの処置前投与が行われる．

3.10.1 **2)** 急性化膿性骨髄炎は，黄色ブドウ球菌が最も一般的な原因菌であり，血行性感染が多い．MRI は早期診断（発症後 1 週間）に有用であるが，単純 X 線検査では早期での骨の異常所見はみられない．適切な治療がなされず，感染が長引き進行した場合には，腐骨形成がみられることがある．合併症の一つであり，決してまれではない．

3.11.1 **4)** 流行性角結膜炎は，ウイルス性結膜炎でアデノウイルスが主な原因ウイルスである．感染力が強いため，手洗いは接触感染を予防する基本となる．タオルなどは共用せず，入浴も最後にするなど工夫した方がよい．プール熱として知られているのは咽頭結膜熱である．

3.11.2 **4)** 中耳炎の原因菌は，急性中耳炎と慢性中耳炎で異なることを理解する．好発年齢は共に小児，乳幼児に多い．理由としては耳管の形態を考慮すると理解しやすい．慢性化する場合には成人でもみられることがある．

3.12.1 **4)** 口腔内のさまざまな有機酸産生菌に潜在的な齲蝕原性があるが，健全な歯質への付着能とバイオフィルム形成能，酸産生能を持つミュータンスレンサ球菌が齲蝕の原因菌として最も重要である．

3.12.2 **2)** 顎の腫れを伴う場合は，炎症が歯周組織に拡大しているおそれがあるため，速やかな歯科受診が必要である．

3.12.3 2)	1) は抗ヘルペス治療薬，3) ～5) は抗菌薬．抗菌薬は真菌には無効である．

3.12.4 4)	誤嚥性肺炎は意識のある状態での顕性誤嚥だけでなく，就寝中などの意識レベル低下時に口腔や鼻咽腔の常在菌を不顕性に誤嚥することでも発症する．そのため，経口での栄養摂取をやめても誤嚥性肺炎のリスク低減にはつながらない．禁煙やインフルエンザ予防は口腔や気道の機能維持に有効であり，リスク低減につながる．

3.12.5 4)	1) から 5) のいずれも感染性心内膜炎の原因菌となりうる．グラム染色による鏡検で 1) と 2) はグラム陰性桿菌，3) はブドウの房状に配列したグラム陽性球菌，5) はグラム陽性双球菌として観察される．

3.13.1 4)	回虫は蠕虫の中の線虫の一種である．蠕虫は，動物，植物，真菌，原虫と同じく真核細胞生物である．真核細胞は核膜で囲まれた核およびミトコンドリア，リソソーム，ゴルジ体，小胞体などの細胞内小器官を有する．真核細胞のリボソームは 40S 小サブユニット，60S 大サブユニットからなる．40S 小サブユニットは種々のタンパク質と 18S rRNA で構成される．60S 大サブユニットは種々のタンパク質と 5S rRNA，5.8S rRNA，28S rRNA で構成される．16S rRNA は原核細胞のリボソームの 30S 小サブユニットの中に含まれる．

3.13.2 1)	アニサキスは蠕虫の中の線虫の一種で，幼虫が寄生した生鮮魚介類を刺身など生（不十分な冷凍または加熱のものを含む）で食べると，幼虫が胃壁や腸壁に穿入し，アニサキス症を引き起こす．食後数時間後に激しい心窩部痛，悪心，嘔吐を生じる．2018 年以降，年間食中毒発生事件数の第一位を占める．サルコシスティスは胞子虫類の原虫で，クドアは単細胞生物（原虫）か多細胞生物かとの論争があり，現在では多細胞生物との説が受け入れられるようになっているが，線虫ではない．カンピロバクター，腸炎ビブリオは細菌である．

3.13.3 5)	HIV 感染により免疫不全が生じると，日和見感染症や悪性腫瘍を発症するようになる．23 の指標疾患のうち 1 つ以上が明らかに認められる場合に AIDS 発症と診断される．AIDS の指標疾患のうち，クリプトスポリジウム症（1 ヵ月以上続く下痢を伴ったもの），トキソプラズマ脳症（生後 1 ヵ月以後），イソスポラ症（1 ヵ月以上続く下痢を伴ったもの）は原虫によって起こる．ほかには，*Candida albicans* などの *Candida* 属の真菌により起こるカンジダ症，結核菌（*Mycobacterium tuberculosis*）（細菌）により起こる活動性結核などがある．

3.14.1 2)	メタロ β - ラクタマーゼ産生大腸菌は，広範囲の β - ラクタム系抗菌薬に対する耐性を示す．この酵素はペニシリン系，セフェム系，カルバペネム系など多くの β - ラクタム系抗菌薬を不活化する能力を持つ．しかし，重要な例外としてアズトレオナムはメタロ β - ラクタマーゼによって不活化されない．

3.14.2 4)	ESBL 産生肺炎桿菌に有効な抗菌薬は，肺炎桿菌が特に他の耐性機序を有していないのであれば 1)，2)，3)，4) である．しかし，カルバペネム系以外の抗菌薬は重症の ESBL 産生菌感染症に対する使用経験が乏しく，有効性が十分に検証されていない．したがって，ESBL 産生菌による重症感染症に対してはカルバペネム系抗菌薬の選択が推奨される．ただし，非重症の ESBL 産生菌による感染症に対しては，セフメタゾールやタゾバクタム / ピペラシリンが使用されることも多い．

3.14.3 2) MRSA が検出された場合，抗 MRSA 薬の投与が必要かどうかは，感染症の種類と患者の状態によって異なる．各選択肢について解説を行うと以下の通りである．
1）インフルエンザ罹患後の肺炎では肺炎球菌と黄色ブドウ球菌の頻度が高いことが知られている．
2）若年女性の尿路感染はほとんどが大腸菌によるものであり，MRSA が検出されたとしても汚染菌か病原性を発揮していない定着菌と判断される．
3）格闘技競技者で繰り返す蜂窩織炎が生じる場合，市中感染型 MRSA 感染症の可能性があるため，治療対象となることが多い．
4）関節液は本来無菌のはずであり，穿刺液から MRSA が検出されたとすれば，原因菌と考える必要がある．
5）人工呼吸器関連肺炎の 2 番目に多い原因菌は MRSA であるため，治療対象となる可能性が高い．

3.15.1 1), 2), 5) MDRP の定義は ① イミペネムの MIC 値が 16 μg/mL 以上，② アミカシンの MIC 値が 32 μg/mL 以上，③ シプロフロキサシンの MIC 値が 4 μg/mL 以上の条件を同時に満たすことである．したがって，正解は 1)，2)，5) となる．

3.15.2 すべて VAP の原因菌として最も多いものは緑膿菌で，市中肺炎ではほとんど問題にならない黄色ブドウ球菌，腸内細菌目のグラム陰性桿菌が多い．なお，肺炎球菌は市中肺炎に比べると原因菌になる頻度は低いが，早期の VAP では原因菌となることも珍しくないため注意する．

3.15.3 1), 2), 3) 血流感染症の原因菌の中で，感染性心内膜炎を合併することが多い菌種はグラム陽性球菌と *Candida* 属菌である．感染性心内膜炎以外に化膿性椎体炎や腸腰筋膿瘍などの合併に注意が必要である．また，*Candida* 属菌は眼内炎を合併することもある．ただし，大腸菌や緑膿菌の感染性心内膜炎も頻度は低いが存在はするため，菌血症が持続するような症例では原因菌となっていることも考えられる．

4 章 p.417

4.1.1 4) Cockcroft-Gault 式は以下の通りであり，用いるパラメーターは年齢，体重，血清クレアチニン値 (sCr) である．

$$\text{Ccr (mL/min)} = \frac{(140 - 年齢) \times 体重\,(\text{kg})}{72 \times \text{sCr (mg/dL)}} \quad （男性）$$

※女性の場合は男性の値の 0.85 倍

4.1.2 4) テトラサイクリン系抗菌薬は胎児に一過性の骨発育不全，歯牙の着色・エナメル質形成不全を引き起こすことがあり胎児毒性に特に注意が必要である．イトラコナゾールは CYP3A の強力な阻害薬であり薬物相互作用および薬剤性肝障害，イソニアジドは薬剤性肝障害の中の特異体質性肝障害，バンコマイシンは薬剤性腎障害に特に注意が必要である．ペニシリン系抗菌薬であるアモキシシリンは，妊婦に比較的安全に使用することが可能であり，使用禁忌ではない．

4.1.3 1) リファンピシンは強力な CYP3A 誘導薬であり，CYP3A の基質薬の代謝活性を亢進させ，血中濃度を低下させる．一方，ボリコナゾールとクラリスロマイシンは CYP3A の強力な阻害薬である．メトロニダゾールは CYP3A 阻害薬としての報告はなく，セファゾリンは肝臓に代謝を受けずに腎排泄である．

515

4.2.1 2) QT 延長を発現する抗菌薬として，マクロライド系抗菌薬やキノロン系抗菌薬が知られている．キノロン系抗菌薬のモキシフロキサシン（経口剤）とラスクフロキサシン（注射剤）は，QT 延長のある患者には禁忌である．

4.2.2 4) 急性尿細管障害を起こす抗微生物薬として，アミノグリコシド系抗菌薬や抗真菌薬であるアムホテリシン B などが挙げられる．アムホテリシン B は，他の抗真菌薬と比較して腎障害の発現頻度が高いことが知られている．

4.2.3 4) 動物実験で幼若動物に関節異常が認められたことから，多くのキノロン系抗菌薬は小児への投与が禁忌となっている．

4.3.1 4) アミカシンなどのアミノグリコシド系抗菌薬は，有効性確保のためピーク血中濃度を高める必要がある一方，腎機能障害の毒性回避のためにトラフ血中濃度を一定水準以下まで下げる必要があり，トラフ値とピーク値の 2 ポイントの血中濃度モニタリングが推奨されている．
ボリコナゾールやテイコプラニンは AUC の代替指標としてトラフ血中濃度のモニタリングが実施されている．バンコマイシンの経口製剤は，消化管からの吸収率が極めて低く血中濃度としてほぼ検出されないため，TDM 対象薬（特定薬剤治療管理料算定対象薬）ではない．リネゾリドも現時点では TDM 対象薬に指定されていない．

4.3.2 1) 腎機能低下患者での薬物投与設計では，腎排泄型か肝代謝型かの区別を行い，前者の場合に腎機能に応じた用量設定が必要になる．感染症治療薬の多くが腎排泄型であるが，肝代謝型薬物としては，マクロライド系抗菌薬，テトラサイクリン系抗菌薬，リンコマイシン系抗菌薬，キャンディン系抗真菌薬，フルコナゾールを除くアゾール系抗真菌薬などがある．選択肢 1) ～5) はいずれも TDM 対象薬であるが，これらのうちアゾール系抗真菌薬のボリコナゾールのみが肝代謝型薬物に分類される．
TDM 対象薬は用量調整の機会が多いため，腎排泄型か肝代謝型のいずれに分類されるのかを明確に把握しておく必要がある．

4.3.3 5)
1) ×：ボリコナゾールの TDM は，トラフ値を指標として実施される．主な副作用として肝障害や視覚障害が挙げられるが，視覚障害の回避を目的とした TDM の有用性は低い．
2) ×：ゲンタマイシンなどのアミノグリコシド系抗菌薬は，毒性（腎障害）回避を目的としてトラフ値がモニタリングされる．ピーク値は有効性の指標となる．
3) ×：テイコプラニンの TDM は，トラフ値を指標として実施される．
4) ×：バンコマイシンの TDM による安全性の確保は，肝障害ではなく腎毒性を回避することが目的とされる．トラフ値のみをモニタリングすることもあるが，AUC を指標とした TDM は腎障害を回避・軽減する目的において特に有用性が高いとされ，近年では，トラフ値とピーク値の 2 ポイントを測定し，解析ソフトウェアにより算出された AUC を指標とすることが推奨されている．
5) 〇：アルベカシンなどのアミノグリコシド系抗菌薬は，毒性（腎障害）を回避すべくトラフ値を一定水準より下げる必要がある．

解答と解説

4.4.1 5)	薬剤耐性菌はヒトや動物，環境を通じて世界中に拡がっていく．一方，動物のウイルス感染では，それによりウイルス感染症が拡散される．

4.4.2 2)	TDM の活用や PK/PD 理論に従った抗菌薬投与を実践するためには，薬剤師の関与が不可欠であり，その役割が重要である．

4.4.3 4)
1）ヒト，動物，環境すべてに対する抗菌薬使用動向を監視する必要がある．
2）保健医療，介護福祉，食品，獣医療，畜水産，農業などのさまざまな分野の専門職や従事者が対象となる．
3）薬剤師は抗菌薬の使用動向の把握や抗菌薬適正使用支援に主体的に関わる役割が求められる．
4）正解
5）AMR の発生をできる限り抑えるとともに，薬剤耐性微生物 (antibiotic resistant organism：ARO) による感染症の蔓延を防止するための対策が必要である．

5 章　p.474

5.1.1 4)　すべての微生物を殺滅または除去する行為は滅菌である．抗菌，除菌，殺菌に明確な定義はない．無菌とは，日本薬局方において定められた方法で対象微生物が検出されないことを指す．

5.1.2 4)　エタノールの効果発現は速やかである．オルトフタルアルデヒドは高水準消毒薬である．次亜塩素酸ナトリウムは有機物の存在下では効果が失活する．ポビドンヨードの効果発現には時間を要する．クロルヘキシジングルコン酸塩は粘膜には使用できない．

5.1.3 2)　高圧蒸気滅菌は医療機関では 121℃，15 分で施行される．セミクリティカル器具は Spaulding の分類に準じると高水準消毒が必要である．EO ガス滅菌は残留毒性があるため滅菌後にエアレーションを必要とする．過酸化水素低温ガスプラズマ滅菌法の最終生成物は水と酸素であるため滅菌後のエアレーションは不要である．ろ過滅菌法は，熱や圧を加えないため他の滅菌法と比較して不完全な滅菌法である．

5.2.1 5)　キャップを外した注射針は，リキャップせず専用の医療ボックスに廃棄することが望ましい．リキャップの際の針刺し事故による医療者の感染予防に有効な対策となる．

5.2.2 3)　風疹は，風疹ウイルスによって引き起こされる急性の発疹性感染症であり，主な感染経路は飛沫感染となる．

5.2.3 1)　感染の有無に関わらず，医療が提供されるあらゆる環境においてすべての患者および医療従事者に適用される予防策は「標準予防策」である．選択肢 2)～5) は，標準予防策を実施の上で各感染症・病原体固有の伝播経路を遮断する「感染経路別予防策」となる．

5.3.1 2)　選択肢の微生物はすべて血液媒介感染症を起こすが，ワクチンが存在するのはHBV のみである．

517

5.3.2 2) 針刺し事故の予防法と発生時の対策をしっかりと覚えておく．針刺し事故はリキャップ時に起こりやすいため，リキャップは禁止する．使用後の針は専用の廃棄物処理容器に捨て，容量が 80 % に達したら交換する．また，手袋は突き抜けるときに針に付着している血液量を減少させるため，曝露防止対策として有効であると考えられる．

5.3.3 5) 血中 HBs 抗原と HBe 抗原が共に陽性の患者ということで HBV 感染のおそれはある．しかし，看護師が HBs 抗体陽性である場合，これはワクチン接種によって抗体陽性が形成されたか，過去に感染してその後に治癒したかを意味する．そのため，感染のリスクはなく，特に何もする必要はない．このように，ワクチンによって免疫を獲得しておくことは医療従事者には非常に重要である．

5.4.1 1) 患者を入院させるための施設を有する医療機関では，病院長の諮問機関として ICC を配置することが求められている．ICC では，院内感染に関する技術的事項等を検討するとともに，雇用形態に関わらずすべての職員に対する組織的な対応方針の指示，教育等を行うことが必要である．ICT と AST はそれぞれ感染制御，抗菌薬適正使用の実働チームであり，感染対策担当医は自部署のスタッフに感染対策に関する情報を周知徹底する．厚生労働省は国民生活の保障および向上を図り，ならびに経済の発展に寄与するため，社会福祉，社会保障および公衆衛生の向上および増進ならびに労働条件その他の労働者の働く環境の整備および職業の確保を図ることを任務とする．

5.4.2 4) 二類感染症に分類されるのは結核である．マラリアは四類，南米出血熱は一類，新型コロナウイルス感染症は五類，細菌性赤痢は三類感染症に該当する．

5.4.3 3) 感染症法に基づく届出において，一〜四類の感染症，新型インフルエンザ等感染症，指定感染症は全数把握の対象であり，すべての医師がすべての患者の発生に対して直ちに届出を行うことが義務づけられている．一方で，五類感染症は全数把握と定点把握に分けられ，全数把握の中でも，侵襲性髄膜炎菌感染症，風疹および麻疹は直ちに，その他の感染症は 7 日以内に届出をする必要がある．

5.5.1 5) COVID-19 の主な感染経路は飛沫感染，エアロゾル感染，接触感染とされている．マダニを感染経路とする新興・再興感染症には，クリミア・コンゴ出血熱などがある．

5.5.2 4) 注目している疾患に適応を持たない既存の薬剤を治療に用いる制度をコンパッショネート・ユース (compassionate use) という．なお，他の選択肢のうち，オーバー・ユースとは過用のことであり，多くの場合はスポーツによる過度の筋使用を指す．

5.5.3 1) トシリズマブは，IL-6 受容体拮抗薬として関節リウマチに適応を持っていたが，2022 年 1 月に COVID-19 の適応追加が承認された．本薬は，IL-6 受容体拮抗作用を通じて，COVID-19 におけるサイトカイン・ストームを抑制すると考えられている．

5.6.1 4) 平日だけでなく休日も 24 時間体制で対応する．

5.6.2 5) 文書により説明内容を提供した場合に「小児抗菌薬適正使用支援加算」が算定できる．

5.6.3 4) 周産期における母体や児の過剰なヨード曝露が新生児期の一過性の甲状腺機能低下症の原因となる．

解答と解説

6章　p.505

6.1.1 **4), 5)**　生ワクチンは，病原体の病原性を大きく低下させたものを主成分とする．ポリオやインフルエンザは不活化ワクチンであり，病原体の病原性を完全になくし，必要な抗原のみを製剤化したものである．

6.1.2 **2)**　鎮咳薬で症状は軽快することはない．むしろカタル期からの抗菌薬投与により咳嗽が軽減できる．

6.1.3 **1)**　ポリオウイルスに対する抗ウイルス薬は開発されていなく，対症療法が主である．臨床症状として急性弛緩性麻痺があるのは，急性灰白髄炎という感染症である．

6.2.1 **3)**　インフルエンザワクチンは，妊婦に対する投与では有益性が高いとされ，先天性奇形発症率の増加に関する報告もない．

6.2.2 **5)**　交感神経系亢進に伴う急性ストレス反応，副交感神経系亢進に伴う血管迷走神経反射および遅発性反応がある．これらには多様な症状が出現するが，一過性に自然に消失する．

519

索 引

一般索引

英字

A-DROP スコア	123
AIDS（後天性免疫不全症候群）	7, 19, 194, 309
── 指標疾患	196
All or None	371, 372
Ambler の分類	71
AMR（薬剤耐性）	5, 327, 406, 407, 446, 467
── 菌（感染症）	52, 327
── 対策アクションプラン	11, 327, 406, 409
── メカニズム	328
AST（抗菌薬適正使用支援チーム）	12, 411, 414, 449
AUC/MIC	82, 399
Augsberger-II 式	366
A 型肝炎	19, 161
A 群溶血性レンサ球菌咽頭炎	19
bacterial translocation	242
β-ラクタマーゼ	71, 337, 339
β-ラクタマーゼ産生アモキシシリン / クラブラン酸耐性（BLPACAR）	53
β-ラクタマーゼ産生アンピシリン耐性（BLPAR）	53
β-ラクタマーゼ非産生アンピシリン耐性（BLNAR）	53
Brudzinski 徴候	224
B ウイルス病	19
B 型肝炎ウイルス（HBV）（感染症）	166, 488
── 血液・体液曝露後の対応	442
CAP（市中肺炎）	37, 61, 121
CAUTI（カテーテル関連尿路感染）	185, 335, 346
CD4 陽性 T リンパ球	194
Centor スコア	113
Child-Pugh 分類	369
CLABSI（中心静脈カテーテル関連血流感染）	348

Clostridioides difficile 感染症 / 腸炎	61, 386
Cmax/MIC（Cpeak/MIC）	82, 399
Cockcroft-Gault 式	370, 404
COVID-19（新型コロナウイルス感染症）	19, 118, 451, 461, 490
CRBSI（カテーテル関連血流感染）	61, 247, 249, 258, 263
CRE（カルバペネム耐性腸内細菌目細菌）（感染症）	19, 52, 339
C 型肝炎ウイルス（HCV）（感染症）	8, 172
── 血液・体液曝露後の対応	443
De-escalation（療法）	58, 449
definitive therapy（標的治療）	11, 36, 58
DOTS（直接服薬確認療法）	130, 467
Duke 基準	260
EHEC（腸管出血性大腸菌）感染症	19, 150, 151
empiric therapy（経験的治療）	11, 35, 58
Epstein-Barr ウイルス感染症	162
ESBL（基質特異性拡張型 β-ラクタマーゼ）産生菌感染症	337
Escalation 療法	58
E 型肝炎	19
Fitz-Hugh-Curtis 症候群	203
FN（発熱性好中球減少症）	36, 242
GFR（糸球体ろ過量）推算式	
── 小児の推算式	367
── 日本人向け推算式	370
HACEK	304
HAI（医療関連感染）	342
── サーベイランスシステム	16
halo sign（ハロー徴候）	136
HAP（院内肺炎）	61, 126, 331
Helicobacter pylori 感染症	138

HIV（ヒト免疫不全ウイルス）（感染症）	7, 194
── 血液・体液曝露後の対応	444
HPV（ヒトパピローマウイルス）感染症	490
ICT（感染制御チーム）	9, 414, 448
IHR（国際保健規則）	17
I-ROAD スコア	127
JANIS（院内感染対策サーベイランス）	448
Jarisch-Herxheimer 反応	190
J-SIPHE（感染対策連携共通プラットフォーム）	448
Kernig 徴候	224
Lanz 点	141
MAC（*Mycobacterium avium complex*）	132
MALDI-TOF MS	46
MASCC スコア	243
McBurney 点	141
MDRA（薬剤耐性アシネトバクター）（感染症）	19, 53
MDRP（薬剤耐性緑膿菌）（感染症）	19, 53, 335, 348
MDR-TB（多剤耐性結核菌）	53
MERS（中東呼吸器症候群）	19, 21, 456
mCIM（modified carbapenem inactivation method）	340
MIC（最小発育阻止濃度）	50, 398
Mirizzi 症候群	176
mRNA ワクチン	481
MRSA（メチシリン耐性黄色ブドウ球菌）（感染症）	19, 52, 330, 342, 348, 400
Murphy 徴候	175
N95 マスク	438, 470
NESID（感染症サーベイランスシステム）	451
N-メチルチオテトラゾール（NMTT）基	396
O157	150
Osler 結節	259

一般索引

PCP（ニューモシスチス肺炎）　253
PCR（polymerase chain reaction）法　40, 41
Pharmacokinetics/Pharmacodynamics（PK/PD）　82, 398
PPE（個人防護具）　433, 461
pre-emptive therapy（先制攻撃的治療）　61
PRSP（ペニシリン耐性肺炎球菌）（感染症）　19, 52
qSOFA（quick SOFA）　35, 239
QT 延長　383
Q 熱　19
Reverse halo sign（逆ハロー徴候）　252
RS（呼吸器合胞体）ウイルス感染症　19, 491, 491, 491
SOFA スコア　238
Spaulding の分類　421
SSI（手術部位感染）　36, 342, 373
STS（serologic test for syphilis）法　190
TDM（治療薬物モニタリング）　331, 398
——採血タイミング　403
Time above MIC　82, 399
torsades de pointes（トルサード・ド・ポワンツ）　383
TP 抗原法　190
VAP（人工呼吸器関連肺炎）　335, 351
Vero 毒素　150
von Harnack の小児用量換算表　366
VRE（バンコマイシン耐性腸球菌）（感染症）　19, 52, 333
VRSA（バンコマイシン耐性黄色ブドウ球菌）（感染症）　19, 332

あ
アウトブレイク（集団発生）17
アキレス腱炎　397
アジア条虫症　323
アジュバント　480, 497

アナフィラキシー（ショック）　325, 379, 380
アニサキス症　317
アメーバ赤痢　19, 154, 312
アレルギー　373, 379, 496
アンチバイオグラム　51, 56, 57, 450

い
医学典範　3
一次予防　62
遺伝子検査法　40
イムノクロマト法　40, 41
医療関連感染（HAI）　342
——サーベイランスシステム　16
医療用マスク　470
咽頭結膜熱　19, 277
院内感染　37
——対策委員会（ICC）　446
——対策サーベイランス（JANIS）　448
院内肺炎（HAP）　61, 126, 331
インフルエンザ　19, 31, 114, 490
——脳症　117
インフルエンザ菌 b 型（Hib）感染症　487

う
ウイルス　6
ウイルス性角膜炎　280
ウイルス性肝炎　19, 160
ウイルス性結膜炎　277
ウイルス性心筋炎　265
ウイルス性腸炎　158
ウエストナイル熱　19
ウェルシュ菌感染症　152
齲窩　290
齲蝕　290

え
エアロゾル感染　118, 461
衛生用品　470
エキノコックス症　19, 325
壊死性筋膜炎　61, 209
エナメル質形成不全　371
エボラ出血熱　19, 21, 458

エムポックス（サル痘）　19
塩素消毒耐性（抵抗性）　314, 315

お
黄熱　19
オウム病　19
横紋筋融解症　391
起りやすさの推定値　25
おたふくかぜ　491
オニール・レポート　11, 406
オムスク出血熱　19

か
外因性感染　10
外陰腟カンジダ症　199
海外渡航前の感染対策　471
回帰熱　19
疥癬　219
回虫症　321
ガウンテクニック　9
かかりつけ薬局・薬剤師　465
顎下膿瘍　298
角膜炎　280
かぜ症候群　112
画像検査　33
学校薬剤師による感染対策教育　467
カテーテル関連血流感染（CRBSI）　61, 247, 249, 258, 263
カテーテル関連尿路感染（CAUTI）　185, 335, 346
化膿性関節炎　271
カルバペネマーゼ産生腸内細菌目細菌（CPE）（感染症）　339
カルバペネム耐性腸内細菌目細菌（CRE）（感染症）　19, 52, 339
肝炎を起こすウイルスの特徴　160
肝機能低下症例　368
間歇熱　306
眼瞼炎　274
関節リウマチ　251
感染経路別予防策　436
感染症
——サーベイランス　16

521

―― サーベイランスシステ
ム（NESID）　451
―― 診療の基本的プロセス
　30
―― 人類の歴史　2
―― 治療薬を投与する際の
留意点　366
―― 発生動向調査　18, 451
―― 法に基づく届出　450
―― リスクアセスメント
　22, 23
―― リスクコミュニケーショ
ン　22, 24, 26
―― リスクマネジメント　20
―― 流行状況　32
―― 類型　18, 452
感染性胃腸炎　19
感染性角膜炎　280
感染制御　446
―― チーム（ICT）
　9, 414, 448
感染性結膜炎　277
感染性心内膜炎　61, 257, 304
感染性動脈瘤　263
感染対策向上加算　410
感染対策連携共通プラットフォー
ム（J-SIPHE）　448
感染の三要素　2
カンピロバクター腸炎　148

き

基質特異性拡張型 β-ラクタマー
ゼ（ESBL）産生菌感染症　337
寄生虫症　306
キニヨン染色　43
基本再生産数　24
偽膜性（大）腸炎　156, 386
キャサヌル森林病　19
急性咽頭炎　61
急性灰白髄炎　19, 488
急性化膿性骨髄炎　268
急性呼吸器感染症　19
急性弛緩性麻痺　19
急性出血性結膜炎　19, 277
急性腎障害　381
急性胆管炎　178
急性胆嚢炎　175
急性中耳炎　281

急性尿細管障害　381
急性脳炎　19
急性汎発性発疹性膿疱症（AGEP）
　392
急性副鼻腔炎　285
狭域抗菌薬　64
狂犬病　19
蟯虫症　322
ギラン・バレー症候群
　148, 390
菌血症　348
菌交代現象 / 菌交代症
　10, 300, 329

く

空気感染予防策　437
クドア食中毒　319
クラミジア結膜炎　277
クラミジア肺炎　19
グラム染色　40, 42-44, 56, 64
クリプトコックス症　250
クリプトコックス髄膜炎　251
クリプトスポリジウム症
　19, 315
クリミア・コンゴ出血熱
　19, 21
クロイツフェルト・ヤコブ病（プ
リオン病）　11, 19, 234

け

経過観察　60
経験的治療（empiric therapy）
　11, 35, 58
経口感染　142
痙攣　388
―― 予防接種　495
劇症型溶血性レンサ球菌感染症
　19
血液障害　384
血液・体液曝露　435, 440
血液脳関門（BBB）　248
血液媒介病原体　435
血液培養　46
結核　19, 39, 43, 128, 467, 487
―― 服薬支援　467
血小板減少症　385
血清クレアチニン　370
血糖値異常　393

結膜炎　277
検疫感染症　18, 21
健康サポート機能　465
検査材料　39
腱障害　397
検体検査　33

こ

広域抗菌薬　64
光学顕微鏡　3
抗菌スペクトル　63
抗菌薬　63
―― 関連下痢症　386
―― 関連脳症　388
―― 作用機序　65
―― 選択毒性　66
―― 選定の基本的な考え方
　55
―― 治療プロセス　55
―― 使わないという選択　58
―― 適正使用　11, 450, 467
―― 適正使用支援（AS）
　406, 413
―― 適正使用支援加算　411
―― 適正使用支援チーム
（AST）12, 411, 414, 449
口腔カンジダ症　299
高血糖　393
抗酸菌　78
―― 検査　39
―― 染色　43, 45
―― 治療薬　78
広節裂頭条虫症　323
後天性免疫不全症候群（AIDS）
　7, 19, 194, 309
―― 指標疾患　196
抗微生物活性　55
抗微生物薬　63
―― 選定の基本的な考え方
　55
―― 治療プロセス　55
―― 適正使用　11, 450, 467
項部硬直　224
荒蕪肺　133
高齢者　367
誤嚥性肺炎　302
呼吸器感染症　112
国際保健規則（IHR）　17

一般索引

コクシジオイデス症 19
個人防護具 (PPE) 433, 461
骨髄炎 61, 267
骨発育不全 371
骨盤内炎症性疾患 (PID)
192, 203
コッホの四原則 3
—— 限界 6
コレラ 19
コンパッショネート・ユース
462

さ

催奇形性 371, 372
細菌性角膜炎 280
細菌性結膜炎 277
細菌性髄膜炎 19
細菌性赤痢 19, 143
細菌性肺炎 122
再興感染症 12, 455
最小発育阻止濃度 (MIC)
50, 398
再生不良性貧血 385
在宅医療における感染対策
466
サイトメガロウイルス肝炎
164
サイトメガロウイルス網膜炎
198
催不整脈作用 383
サージカルマスク 438, 470
ざ瘡 211
殺菌 65
殺菌性抗菌薬 65
サナダムシ 324
サーベイランス 16
サルコシスティス食中毒 319
サルモネラ腸炎 145
産褥熱 4
霰粒腫 274

し

ジアルジア症 19, 314
ジカウイルス感染症
19, 21, 460
歯科感染症 289
歯牙の着色 371

糸球体ろ過量 (GFR) 推算式
—— 小児の推算式 367
—— 日本人向け推算式 370
歯垢 (デンタルプラーク) 290
歯周病 293
ジスルフィラム様作用 396
歯性感染症 297
市中肺炎 (CAP) 37, 61, 121
質量分析 46
シトクロム P450 (CYP) 376
歯肉膿瘍 298
ジフテリア 19, 486
—— 予防接種禍事件 499
縦隔炎 345
重症急性呼吸器症候群 19
重症熱性血小板減少症候群 19
集団免疫 481
手指衛生 / 消毒 5, 432, 461
手術部位感染 (SSI)
36, 342, 373
出血傾向 396
種痘 4
授乳 371
消化管寄生条虫症 323
消化器感染症 138
上気道感染症 112
常在菌 47
消毒 5, 420, 432
消毒薬 420
—— 管理方法と指導 469
小児 366, 394
—— 禁忌 367
—— 抗菌薬適正使用支援加
算 411
—— 特有の副作用が懸念さ
れる抗微生物薬 395
—— 用量 366
除菌 65
食中毒 317, 319
腎盂腎炎 61, 184
新型コロナウイルス感染症
(COVID-19)
19, 118, 451, 461, 490
腎機能低下症例 369
—— 投与設計 404
心・血管内感染症 257
新興感染症 12, 455

人工呼吸器関連肺炎 (VAP)
335, 351
深在性カンジダ症 247
深在性真菌症 247
心室頻拍 383
人獣共通感染症 314, 333
侵襲性アスペルギルス症 253
侵襲性インフルエンザ菌感染症
19
侵襲性髄膜炎菌感染症 19
侵襲性肺炎球菌感染症 19
腎症候性出血熱 19
尋常性ざ瘡 211
新生児 394
迅速検査 40

す

髄液検査 225
水系感染症 312, 314, 315
垂直感染 / 伝播 166, 329
水痘 19, 489
水平感染 / 伝播 166, 329
髄膜炎 61, 222
髄膜炎菌感染症 488
髄膜刺激徴候 224
スティーヴンス・ジョンソン
症候群 (SJS) 392
スポロトリコーシス 255
すりガラス陰影 123, 136, 254

せ

性 (行為) 感染症
154, 188, 312, 314
性器カンジダ症 199
性器クラミジア感染症
19, 202
性器ヘルペスウイルス感染症
19
静菌 65
静菌性抗菌薬 65
西部ウマ脳炎 19
生理学的検査 33
赤痢アメーバ (症) 154, 312
せつ (癤) 212
接合 329
接種効果 (inoculum effect)
344
接触感染予防策 436

523

尖圭コンジローマ 19
潜在性結核感染症 (LTBI) 128
全身性感染症 237
全数把握疾患 18
—— 届出と実施できる措置 20
先制攻撃的治療 (pre-emptive therapy) 61
先天性風しん症候群 19
潜伏感染 10

そ
臓器移行性 55

た
第 8 脳神経障害 371
体液着色 396
体格指数 (BMI) 368
胎児毒性 371
体重 368
帯状疱疹 214, 489
大腸菌 150
大動脈解離 397
大動脈瘤 397
多剤耐性結核菌 (MDR-TB) 53
脱灰 290
ダニ媒介脳炎 19
胆管ドレナージ 181
炭疽 19
丹毒 208

ち
地域包括ケアシステム 465
チクングニア熱 19, 21
腟トリコモナス症 201
中耳炎 281
中心静脈カテーテル関連血流感染 (CLABSI) 348
虫垂炎 140
中枢神経移行性 231
中枢神経系感染症 222
中枢神経障害 388
中東呼吸器症候群 (MERS) 19, 21, 456
中毒性表皮壊死融解症 (TEN) 392
腸炎 142
腸炎ビブリオ感染症 146

腸管出血性大腸菌 (EHEC) 感染症 19, 150, 151
腸チフス 19
直接服薬確認療法 (DOTS) 130, 467
治療期間 60, 61
治療薬物モニタリング (TDM) 331, 398
—— 採血のタイミング 403
チール・ネルゼン染色 43

つ
つつが虫病 19

て
手足口病 19
手洗い 4, 5, 432, 461
低カルニチン血症 394, 395
低血糖 393
ディスバイオーシス 289
定点把握疾患 18
—— 届出と対象疾患 21
適応外使用 462
デング熱 19, 21, 459
電子顕微鏡 7
伝染性紅斑 19
伝染性単核球症 162
伝染性膿痂疹 204
デンタルプラーク (歯垢) 290
天然痘 4
—— 世界根絶宣言 6

と
痘そう 19, 21
同定検査 48
東部ウマ脳炎 19
トキソイド 480
トキソプラズマ症 309
トキソプラズマ脳症 310
特定薬剤治療管理料 398
突発性発しん 19
とびひ 204
鳥インフルエンザ 19, 21
トリコモナス原虫 201
トルサード・ド・ポワンツ (torsades de pointes) 383

な
内因性感染 10
生ワクチン 480, 497
南米出血熱 19, 21

に
ニキビ 211
二次予防 62
ニパウイルス感染症 19
日本海裂頭条虫症 323
日本紅斑熱 19
日本脳炎 19, 490
ニューモシスチス肺炎 (PCP) 253
尿道カテーテル 186
尿路感染症 182, 346
妊婦 311, 371
—— 生ワクチン接種 495

ね
年齢 366

の
脳炎 232
脳膿瘍 229
ノロウイルス 158

は
肺アスペルギルス症 135
肺炎球菌感染症 486
バイオフィルム 289
肺結核症 61, 128
敗血症 237
敗血症性ショック 239
梅毒 19, 188
肺非結核性抗酸菌症(肺NTM症) 132
培養検査 45
培養検出菌 56
白癬 217
麦粒腫 274
播種性クリプトコックス症 19, 251
播種性淋菌感染症 (DGI) 192
破傷風 19, 487
発熱 31
発熱性好中球減少症 (FN) 36, 242

一般索引

歯と歯周組織	289
パニック値	54
ハマダラカ	306
パラチフス	19
針刺し事故	440
汎血球減少症	385
バンコマイシン耐性黄色ブドウ球菌（VRSA）（感染症）	19, 332
バンコマイシン耐性腸球菌(VRE)（感染症）	19, 52, 333
ハンタウイルス肺症候群	19

ひ

被害規模の推定値	25
非結核性抗酸菌	39
微生物学的検査	38
鼻疽	19
ヒトパピローマウイルス(HPV)感染症	490
ヒト免疫不全ウイルス (HIV)（感染症）	7, 194
── 血液・体液曝露後の対応	444
皮膚糸状菌症	217
皮膚・軟部組織感染症	132, 204, 259, 330
ピボキシル基	394
ヒポクラテス	3
飛沫感染	461
── 予防策	437
百日咳	19, 486
表在性真菌症	247
標準体表面積	370
標準予防策	8, 432, 440
標的治療 (definitive therapy)	11, 36, 58
日和見感染症	10, 195, 247, 300, 309, 315

ふ

風疹（風しん）	19, 489
不活化ワクチン	480
副作用	374, 379
副反応	482, 496
副鼻腔炎	61, 285
プラークコントロール	294

ブリストル便形状スケール	387
ブルセラ症	19
ブレイクポイント	50
糞口感染	161
分離培養	45

へ

ペスト	19, 21
ベダキリン	81
ペニシリンアレルギー	373
ペニシリン耐性肺炎球菌(PRSP)（感染症）	19, 52
ベネズエラウマ脳炎	19
ペプチドグリカン	67
ヘルパンギーナ	19
ヘンドラウイルス感染症	19

ほ

蜂窩織炎	61, 206
膀胱炎	182
墨汁染色	44, 45, 250
発しんチフス	19
ボツリヌス症	19
ポリオ	488

ま

マイクロバイオーム	289
マイコプラズマ肺炎	19, 122
── 細菌性肺炎との鑑別	123
マキシマルバリアプリコーション	258
麻疹（麻しん）	19, 489
マスク	438, 470
── 品質基準	470
末梢神経障害	390
マトリックスメタロプロテアーゼ	263
マラリア	19, 21, 35, 306
マールブルグ病	19, 21
慢性骨髄炎	268
慢性中耳炎	281
慢性副鼻腔炎	285

み

水際対策	18
ミュータンスレンサ球菌	290

む

無顆粒球症	385
無菌	420
無菌性髄膜炎	19
無鉤条虫症	323
ムコール症（接合菌症）	252

め

メタロβ-ラクタマーゼ (MBL)	335, 339
メチシリン耐性黄色ブドウ球菌（MRSA）（感染症）	19, 52, 330, 342, 400
滅菌	65, 420
滅菌法	429
眼の構造	274

も

毛包炎	212
毛包性膿皮症	212
ものもらい	274
問診	32

や

薬害	7
薬剤感受性試験	49, 55
── ブレイクポイントによる結果の解釈	50
薬剤性過敏症症候群 (DIHS)	392
薬剤性肝障害	375, 381
薬剤性光線過敏症	393
薬剤性視神経障害	389
薬剤性腎障害	370, 375, 380
薬剤性聴覚障害	389
薬剤性皮膚障害	392
薬剤耐性 (AMR)	5, 327, 406, 407, 446, 467
── 菌（感染症）	52, 327
── 対策アクションプラン	11, 327, 406, 409
── メカニズム	328
薬剤耐性アシネトバクター（MDRA）（感染症）	19, 53
薬剤耐性緑膿菌(MDRP)（感染症）	19, 53, 335, 348
薬物アレルギー	373
薬物相互作用	376

野兎病 19

ゆ

有害事象 496
有鉤条虫症 323
疣腫 257
輸入感染症 306, 312, 314

よ

よう（癰） 212
溶血性貧血 385
予防接種 471, 480
―― アレルギー・アナフィ
ラキシーへの初期対応 502
―― 健康被害救済制度 482, 485
―― スケジュール 483
―― ストレス関連反応 498
―― 接種会場における薬剤
師の役割 500
―― 経過観察 502
―― 接種不適当者 492
―― 接種要注意者 492
―― 渡航時に推奨されるワ
クチン 472

予防接種法 481
―― 副反応疑い報告の基準 484
予防的抗微生物薬 62

ら

ライム病 19
ラッサ熱 19, 21
ランブル鞭毛虫 314

り

リキャップ 441
リスクマトリックス 26
リッサウイルス感染症 19
リフトバレー熱 19
流行性角結膜炎 19, 277
流行性耳下腺炎 19, 491
旅行者下痢症 312, 314
淋菌感染症 19, 192
臨床検査 33

る

類鼻疽 19

れ

レジオネラ症 / 肺炎 19, 123, 125

―― 診断予測スコア 124
レッドネック（レッドマン）症
候群 395
レプトスピラ症 19

ろ

ロタウイルス（感染症） 158, 488
ロッキー山紅斑熱 19
肋骨脊柱角（CVA）叩打痛 184

わ

ワクチン 12, 441, 442, 462, 480
―― 種類 480
―― 接種禁忌・副反応 492, 496
―― 調製 501
―― 予防可能な疾患 486
―― 投与経路 485
―― 渡航時に推奨されるワ
クチン 472
―― 品質不備 499
ワンヘルス・アプローチ 11, 406

薬剤索引

英字

ATP 合成酵素阻害薬　　　　81
β 遮断薬　　　　266
β-ラクタマーゼ阻害薬配合ペ
　ニシリン系抗菌薬　　　125
β-ラクタム系抗菌薬　68, 124,
　336, 345, 349, 379, 385
CCR5 (C-C ケモカイン受容体 5
　(CCR5)) 阻害薬　　　98
DEET (N, N-ジエチル-3-メチル
　ベンズアミド)　　　309
DNA 依存性 RNA ポリメラーゼ
　阻害薬　　　　79
G-CSF (顆粒球コロニー刺激因
　子)　　　　246
RNA ポリメラーゼ阻害薬
　　　　79, 91
ST 合剤 (スルファメトキサゾー
　ル / トリメトプリム) 77, 226,
　231, 232, 254, 311, 367, 381,
　385, 388, 390, 391, 393 – 395

あ

アシクロビル (ACV)　　89, 92,
　227, 233, 281, 368, 490
アジスロマイシン (AZM)　75,
　124, 125, 134, 144, 203, 316,
　368, 384, 391
アズトレオナム (AZT)
　　　　71, 231, 341, 374
アセトアミノフェン
　113, 115, 117, 215, 489 – 491
アゾール系抗真菌薬　84, 248,
　251, 253, 376, 382, 384, 391,
　401
アダパレン　　　　213
アーテスネート　　　308
アトバコン　　　254, 311
アトバコン / プログアニル
　　　　101, 102, 308
アドレナリン　　　380
アバカビル (ABC)　89, 97, 197
アマンタジン　　　89, 92, 116
アミカシン (AMK)
　　　　74, 130, 134, 401

アミドトリゾ酸　　　325
アミノグリコシド系抗菌薬
　74, 231, 331, 335, 336, 368,
　371, 374, 375, 381, 389, 401
アムホテリシン B (AMPH-B)
　リポソーム製剤 (L-AMB)
　83, 84, 136, 227, 232, 248,
　251, 253, 300, 381, 384, 391
アメナメビル (AMNV)　215
アモキシシリン (AMPC)　64, 68,
　113, 125, 139, 190, 208, 263,
　276, 282, 284, 287, 298, 486
アモキシシリン / クラブラン
　酸 (AMPC/CVA)　125, 141,
　183, 205, 245, 282, 287, 298
アリルアミン系抗真菌薬
　　　　84, 88, 391
アルキルジアミノエチルグリ
　シン塩酸塩　　　424
アルテメテル / ルメファント
　リン　　　　308
アルベカシン (ABK)
　　　　74, 127, 332, 401
アルベンダゾール
　　　101, 104, 315, 322, 326
アンピシリン (ABPC)　64, 68,
　125, 146, 208, 226, 232, 262,
　269, 334

い

イサブコナゾニウム (イサブ
　コナゾール：ISCZ)
　　　　84, 86, 136, 253
イソコナゾール　　　200
イソニアジド (INH)　80, 130,
　134, 227, 232, 375, 382, 390,
　487
イソプロパノール　424, 425
イトラコナゾール (ITCZ)　84,
　85, 136, 218, 231, 248, 251,
　256, 300, 368, 369, 377
イベルメクチン　101, 104, 220
イミダゾール系抗真菌薬　85
イミペネム / シラスタチン
　(IPM/CS)　　　70, 388
イムデビマブ / カシリビマブ
　　　　121

インテグラーゼ阻害薬 (INSTI)
　　　　98

え

エキノキャンディン系抗真菌
　薬　　　　84, 86
エタノール　　378, 424, 425
エタンブトール (EB)　80, 130,
　134, 227, 232, 389, 487
エチオナミド (ETH)　　80
エピペン ®　　　　502
エフィナコナゾール (EFCZ)
　　　　86, 218
エムトリシタビン (FTC)
　　　　97, 197, 445
エリスロマイシン (EM)
　75, 125, 149, 377, 384, 395
エルビテグラビル (EVG)
　　　　89, 98
エンシトレルビル　89, 99, 120
エンテカビル (ETV)
　　　　89, 94, 170
エンドヌクレアーゼ阻害薬
　　　　91
エンビオマイシン (EVM)　81

お

オキサシリン　　　331
オキサゾリジノン系抗菌薬
　　　　76, 331
オセルタミビル
　　　89, 90, 116, 124, 490
オフロキサシン (OFLX)
　　　77, 276, 278, 384, 390
オラネキシジングルコン酸塩
　　　　426

か

核酸アナログ製剤　　　488
過酢酸　　　　423, 424
過酸化ベンゾイル　　　213
カスポファンギン (CPFG)
　　　84, 86, 248, 368, 369
ガチフロキサシン (GFLX)
　　　276, 278, 393
カナマイシン (KM)　74, 81
カプシド阻害薬 (CAI)　98

顆粒球コロニー刺激因子(G-CSF)
　　　　　　　　　　　　246
カルバペネム系抗菌薬　70, 127,
　207, 210, 231, 240, 335, 336,
　338, 368, 378, 379, 386, 394
ガレノキサシン(GRNX)　　77,
　284, 287, 377, 384, 390, 395
ガンシクロビル(DHPG)
　　89, 93, 165, 198, 233, 385
環状リポペプチド系抗菌薬
　　　　　　　　　　78, 331
肝代謝型薬剤　　　　　　368

き

キニーネ　　　　　　　　308
キノロン系抗菌薬　　76, 125,
　144, 146, 147, 183, 203, 231,
　335, 341, 347, 367, 374, 378,
　379, 384, 388, 390, 391, 393,
　395, 397
キャンディン系抗真菌薬
　　　　　　　　　248, 251

く

クラリスロマイシン(CAM)
　75, 124, 125, 134, 139, 298,
　311, 368, 377, 384, 391
グリコペプチド系抗菌薬　72,
　331, 381, 389, 395, 400, 401
クリンダマイシン(CLDM)
　76, 141, 213, 231, 263, 298,
　311, 368, 374, 386
グルココルチコイド　　240
グルタラール　　　423, 424
グレカプレビル / ピブレンタス
　ビル(GLE/PIB)　89, 96, 173
クロキサシリン(MCIPC)　68
クロトリマゾール　　85, 200
クロナゼパム　　　　　235
クロラムフェニコール(CP)
　　76, 278, 367, 385, 395
クロルヘキシジングルコン酸塩
　　　　　　　　　424, 426
クロロキン　　　　　　308

け

ケトコナゾール(KCZ)　　85

ゲンタマイシン(GM)
　74, 226, 262, 334, 401

こ

抗 B 型肝炎ウイルス薬　89, 94
抗 C 型肝炎ウイルス薬　89, 95
抗 HBs 人免疫グロブリン　442
抗 HIV 薬　　　　　　　391
抗 MRSA 薬　　127, 240, 245,
　331, 344, 349, 353
抗インフルエンザウイルス薬
　　　　　　　　　　　89
抗インフルエンザ薬　　115
抗ウイルス薬　88, 120, 383, 391
抗外部寄生虫薬　　101, 104
抗寄生虫薬　　　　　　100
抗結核薬　130, 382, 384, 390
抗原虫薬　　　　100, 101
抗新型コロナウイルス(SARS-
　CoV-2)薬　　　　89, 99
抗真菌薬　　　　　　　83
抗蠕虫薬　　　　101, 103
抗破傷風人免疫グロブリン
　　　　　　　　　　487
抗ヒト免疫不全ウイルス(HIV)
　薬　　　　　　　89, 97
抗不整脈薬　　　　　　266
抗ヘルペスウイルス薬　89, 92
抗マラリア薬　　100, 308
コビシスタット(COBI)　377
コリスチン(CL)
　　　78, 336, 341, 381

さ

サイクロセリン(CS)　81, 130
細胞壁合成阻害薬　　67, 81
細胞膜機能阻害薬　　　78
ザナミビル　　89, 90, 116

し

次亜塩素酸ナトリウム
　　　　　　　　424, 426
ジエチルカルバマジン
　　　　　　　　101, 104
シクロスポリン　　　　376
シタフロキサシン(STFX)
　　77, 284, 287, 377, 384
ジドブジン(AZT)　89, 97

シプロフロキサシン(CPFX)
　64, 77, 125, 141, 270, 377,
　384, 395
消毒薬　　　　　　　　420
腎排泄型薬剤　　　　　368

す

ストレプトマイシン(SM)
　　74, 81, 130, 134, 487
スピラマイシン(SPM)　311
スペクチノマイシン(SPCM)
　　　　　　　　　　193
スルタミシリン(SBTPC)
　　　　　　　　125, 298
スルバクタム / アンピシリン
　(SBT/ABPC)　124, 125,
　127, 141, 262, 298, 303, 344
スルファジアジン　　　311
スルファメトキサゾール / トリ
　メトプリム(ST 合剤) 77, 226,
　231, 232, 254, 311, 341, 367,
　381, 385, 388, 390, 391,
　393 – 395
スルホンアミド系抗菌薬　77

せ

セファクロル(CCL)
　　　　　　　113, 183, 276
セファゾリン(CEZ) 69, 207,
　262, 269, 270, 344, 349, 373
セファレキシン(CEX) 69, 205,
　207, 208, 263, 269, 270, 276
セファロスポリン系抗菌薬
　69, 183, 205, 207, 208, 336,
　379, 385, 391
　―― 第一世代　　113, 231
　―― 第二世代　　231, 386
　―― 第三世代
　　　　113, 185, 386, 394
セフィデロコル(CFDC)　336
セフェピム(CFPM) 69, 187,
　226, 231, 232, 245, 270, 347,
　349, 350, 388
セフェム系抗菌薬　69, 183,
　205, 207, 208, 336, 379, 385,
　391
セフォキシチン(CFX)　331

528

薬剤索引

セフォゾプラン (CZOP)
69, 226
セフォタキシム (CTX)
69, 226, 231, 232, 270, 347
セフォチアム (CTM)　　69
セフォペラゾン (CPZ)
231, 368, 396
セフカペン ピボキシル(CFPN-PI)
287, 391, 394, 395
セフジトレン ピボキシル
(CDTR-PI)　125, 185, 283,
284, 287, 394, 395, 486
セフジニル (CFDN)　　377
セフタジジム (CAZ)
69, 185, 187, 226, 231, 232
セフテラム ピボキシル
(CFTM-PI)　287, 394, 395
セフトリアキソン (CTRX)
69, 124, 127, 185, 190, 193,
226, 231, 232, 262, 270, 283,
284, 347, 395, 487, 488
セフミノクス (CMNX)　396
セフメタゾール (CMZ)　69,
337, 338, 344, 347, 374, 396
セフメノキシム (CMX)
276, 278, 396
セフロキシム (CXM)　　69

そ

ソトロビマブ　　89, 99, 121
ソホスブビル / ベルパタスビ
ル (SOF/VEL)　　　173
ソホスブビル / レジパスビル
(SOF/LDV)　　　173

た

第四級アンモニウム塩　　427
タゾバクタム / セフトロザン
(TAZ/CTLZ)　　336, 338
タゾバクタム / ピペラシリン
(TAZ/PIPC)　124, 127, 187,
207, 210, 245, 270, 337, 338,
353, 391, 487
ダプトマイシン (DAP)　78, 262,
270, 332, 334, 349, 368, 391
ダルナビル (DRV)　89, 98, 377
タンパク質合成阻害薬　73, 81

ち

チゲサイクリン (TGC)
74, 341, 369
チニダゾール (TNZ)
201, 313, 315
直接作用型抗ウイルス薬(DAA)
173

て

テイコプラニン (TEIC)　72, 127,
270, 331, 353, 395, 400, 401
デキサメタゾン
121, 225, 227, 491
テジゾリド (TZD)　　76, 332
テトラサイクリン (TC)
74, 395
テトラサイクリン系抗菌薬
74, 371, 378, 382, 393, 395
テノホビル　　　　89, 95
テノホビルアラフェナミドフマ
ル酸塩 (TAF)
97, 170, 197, 445
テノホビルジソプロキシルフマ
ル酸塩 (TDF)　97, 170, 445
テビペネム ピボキシル(TBPM-
PI)　70, 283, 287, 394, 395
デラマニド (DLM)
80, 130, 384
テルビナフィン (TER)
84, 88, 218, 256, 383, 391

と

ドキシサイクリン (DOXY)
190, 377, 395
トシリズマブ　　　　463
トスフロキサシン (TFLX)
77, 276, 278, 283, 284, 287,
367, 377, 390
ドパミン　　　　　240
トブラマイシン (TOB)　74, 401
ドラビリン (DOR)　　89, 97
トリアゾール系抗真菌薬　85
ドリペネム (DRPM)
70, 270, 298
ドルテグラビル (DTG)
89, 98, 197, 377

な

ナジフロキサシン (NDFX) 205
ナリジクス酸 (NA)　　64, 77

に

ニタゾキサニド　　315, 316
ニルマトレルビル / リトナビル
89, 99, 120

ぬ

ヌクレオシド / ヌクレオチド系
逆転写酵素阻害薬 (NRTI)
97

ね

ネビラピン (NVP)　　89, 97

の

ノイラミニダーゼ阻害薬　90
ノルアドレナリン　　　240
ノルフロキサシン (NFLX)
64, 77, 144, 367, 390

は

パズフロキサシン (PZFX)
77, 125
バソプレシン　　　　239
パニペネム / ベタミプロン
(PAPM/BP)　　　70
パラアミノサリチル酸　　81
バラシクロビル (VACV)
89, 93, 215, 490
バリシチニブ　89, 99, 121, 463
バルガンシクロビル (VGCV)
89, 94, 385
バルプロ酸　　　235, 378
バロキサビル　89, 91, 116, 490
パロモマイシン　313, 315, 316
バンコマイシン (VCM)
72, 127, 157, 226, 231, 232,
245, 262, 269, 270, 331, 344,
349, 353, 368, 374, 375, 381,
388, 395, 400, 401, 488

ひ

ビアペネム (BIPM)　　70
ビクテグラビル (BIC)
89, 98, 197

ビダラビン（Ara-A）　　233
ヒドロキシクロロキン　　308
ヒドロコルチゾン　　239
非ヌクレオシド系逆転写酵素阻
　害薬（NNRTI）　　97
ピペラシリン（PIPC）
　　68, 125, 391
ピボキシル基を有する薬剤
　　394, 395
ピラジナミド（PZA）　　80, 130,
　227, 232, 375, 382, 487
ピランテル　101, 104, 322, 323
ピリドキシン　　391
ピリミジン系抗真菌薬　84, 87
ピリメタミン　　311

ふ

ファビピラビル
　　89, 91, 116, 463
ファムシクロビル（FCV）
　　89, 93, 215, 391, 490
ファロペネム（FRPM）　183, 391
フィダキソマイシン（FDX）
　　75, 388
フィブリノゲン製剤　　8
フェノトリン　101, 105, 220
フタラール　　423, 424
ブテナフィン　　84, 88, 218
プラジカンテル
　　101, 103, 325, 326
プリマキン　　101, 308
フルコナゾール（FLCZ）84, 85,
　231, 248, 251, 368, 377, 384
フルシトシン（5-FC）
　　84, 87, 227, 231, 232, 251
プルリフロキサシン（PUFX）
　　384
プレガバリン　　215
プレドニゾロン　　251, 255
プロテアーゼ阻害薬（PI）
　　98, 394
フロモキセフ（FMOX）
　　69, 337, 338

へ

ペグインターフェロン　　170
ベダキリン　　384
ペニシリン　　5

ペニシリン系抗菌薬　68, 113,
　125, 208, 231, 368, 379, 381,
　388, 391
ペネム系抗菌薬　　391
ヘパリン類似物質　207, 210
ペラミビル
　　89, 91, 116, 117, 124
ベンザルコニウム塩化物　424
ベンジルアミン系抗真菌薬
　　84, 88
ベンジルペニシリン（PCG）64,
　68, 125, 226, 232, 262, 305,
　486, 488
ベンジルペニシリンベンザチン
　（DBECPCG）　　190
ベンゼトニウム塩化物　424
ペンタミジン　254, 384, 394

ほ

ポサコナゾール（PSCZ）　84,
　85, 136, 249, 253, 377, 384
保湿剤　　207, 210
ホスカルネット（PFA）
　　89, 94, 165, 233, 381, 391
ホスフルコナゾール（F-FLCZ）
　　384
ホスホマイシン（FOM）
　　146, 147, 183
ホスホマイシン系抗菌薬　73
ホスラブコナゾール（F-RVCZ）
　　218, 377
ボノプラザン　　139
ポビドンヨード　　424, 426
ポリエン系抗真菌薬
　　83, 84, 248, 251, 384, 391
ボリコナゾール（VRCZ）　84,
　85, 136, 231, 232, 245, 248,
　251, 253, 368, 369, 375, 377,
　382, 384, 389, 390, 391, 394,
　401, 402
ポリペプチド系抗菌薬　　78
ホルマリン　　423

ま

麻黄湯　　115
マクロライド系抗菌薬75, 125,
　133, 149, 231, 381, 384, 388,
　391, 395, 486

マラビロク（MVC）　89, 98, 377

み

ミカファンギン（MCFG）　84,
　86, 136, 245, 248, 349, 368
ミコナゾール（MCZ）
　　85, 200, 300, 377, 384
ミコール酸合成阻害薬　　79
ミノサイクリン（MINO）
　74, 124, 125, 190, 203, 368,
　377, 395
ミロガバリン　　215

む

ムピロシン（MUP）　　76

め

メチシリン　　68
メチルプレドニゾロン　　117
メトトレキサート　　251
メトロニダゾール（MNZ）
　101, 102, 139, 155, 157, 201,
　231, 232, 245, 313, 315, 338,
　374, 378, 384, 388, 390
メフロキン　　100, 101, 308
メベンダゾール
　　101, 103, 322, 323
メロペネム（MEPM）　70, 124,
　207, 210, 226, 245, 270, 298,
　338, 347, 353, 486, 487
免疫抑制薬　　251

も

モキシフロキサシン（MFLX）
　　276, 284, 287, 377, 384
モノバクタム系抗菌薬　　71
モルヌピラビル　　120
ヨウ化カリウム　　256

よ

葉酸代謝阻害薬　　81

ら

ラスクフロキサシン（LSFX）
　　77, 125, 384
ラタモキセフ（LMOX）69, 396
ラニナミビル　89, 90, 116, 490
ラノコナゾール　　218

薬剤索引

ラミブジン（LAM）
89, 95, 97, 197, 391
ラルテグラビル（RAL）
89, 98, 391, 445

り

リトナビル（RTV）
89, 98, 99, 120, 377, 394
リネゾリド（LZD） 76, 127,
130, 231, 269, 270, 332, 334,
385
リバビリン 89, 96
リファブチン（RBT）
80, 377, 382, 396

リファンピシン（RFP） 77, 80,
130, 134, 226, 227, 231, 232,
368, 375, 377, 382, 396, 487
両性界面活性剤 427
リラナフタート 218
リルピビリン（RPV）
89, 97, 377

る

ルリコナゾール 218

れ

レジパスビル / ソホスブビル
（LDV/SOF） 89, 95
レテルモビル（LTV） 165
レナカパビル（LEN） 89, 98

レベチラセタム 235
レボフロキサシン（LVFX） 77,
117, 124, 125, 130, 183, 184,
245, 276, 284, 287, 347, 368,
384, 390, 395
レムデシビル 89, 99, 120, 124
レレバクタム / イミペネム / シ
ラスタチン（REL/IPM/CS） 70
レンボレキサント 376

ろ

ロキシスロマイシン（RXM）
384
ロピナビル（LPV）
89, 98, 377, 394
ロメフロキサシン（LFLX） 384

531

感染症学
Essential Knowledge and Skills

2025年2月1日　1版1刷　　　　　　　Ⓒ2025

編著者
　駒野　淳　　大井一弥　　安　武夫

発行者
　株式会社 南山堂　代表者 鈴木幹太
　〒113-0034　東京都文京区湯島4-1-11
　TEL 代表 03-5689-7850　www.nanzando.com

ISBN 978-4-525-23981-7

JCOPY 〈出版者著作権管理機構 委託出版物〉
複製を行う場合はそのつど事前に(一社)出版者著作権管理機構(電話03-5244-5088,
FAX 03-5244-5089, e-mail: info@jcopy.or.jp)の許諾を得るようお願いいたします.

本書の内容を無断で複製することは，著作権法上での例外を除き禁じられています．
また，代行業者等の第三者に依頼してスキャニング，デジタルデータ化を行うことは
認められておりません．